AF524656

Meier, König, Tornay | Testfall Münsterlingen

Marietta Meier, Mario König, Magaly Tornay

Testfall Münsterlingen

Klinische Versuche in der Psychiatrie, 1940–1980

Unter Mitarbeit von Ursina Klauser

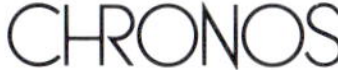

Informationen zum Verlagsprogramm:
www.chronos-verlag.ch

Umschlaggestaltung: Thea Sautter, Zürich
Umschlagbild: StATG, 9'40, 15.2/1; Reproduktion

2. Auflage Februar 2020
ISBN 978-3-0340-1545-5

Inhalt

Einleitung

Am 6. April 2016 treffen sich fünf Historikerinnen und Historiker in Frauenfeld.[1] Das Projekt «Psychopharmakaforschung von Prof. Dr. Roland Kuhn in der Psychiatrischen Klinik Münsterlingen (1946–1972)», so der offizielle Titel, hat begonnen, heute ist unser Einstand im Staatsarchiv Thurgau. Nach einer Einführung bringen uns der Staatsarchivar und sein Adjunkt ins erste Untergeschoss, wo der Nachlass von Roland und Verena Kuhn lagert. Der erste Augenschein ist beeindruckend: Die Akten umfassen 45 Laufmeter und sind in 457 Archivschachteln verpackt. Wir ziehen einige Schachteln aus dem Regal und tragen sie in einen Raum, in dem wir in den folgenden Jahren viel Zeit verbringen werden.

Die Schachteln enthalten massenhaft Papier, Blätter im A4-Format, darunter zahlreiche Durchschläge, Briefe, Zettel in verschiedenen Grössen, Notizen auf Tageskalenderblättern, gebrauchten Briefumschlägen oder Einzahlungsscheinen. Einzelne, mit roter Tinte beschriebene Zettel stechen gleich ins Auge. Sobald der erste entziffert ist, wird klar, dass sich Kuhn hier an uns wendet: «An sich wertlose Akten, sind aber von bedeutendem wissenschafts-geschichtlichem Interesse und deshalb aufzubewahren!» Roland Kuhn hat, wie wir bald merken sollten, wichtige Begriffe und Textstellen mit dem Lineal, manchmal auch mit roter Farbe markiert; die Kombination von Rot, doppelter Unterstreichung und Ausrufezeichen war also ein besonders drängendes Signal. Verfasst wurde die mit «Prof. R. Kuhn» signierte Notiz vor genau zwölf Jahren, am 6. April 2004 – ein Tag, an dem der 92-Jährige offenbar wieder einmal seine Dokumente durchging, umsortierte und Botschaften an die Nachwelt verfasste (Abb. 1). Er bereitete so seine eigene Historisierung vor und versuchte gleichzeitig, unseren Blick zu lenken, damit seine wissenschaftlichen Verdienste auch ‹richtig› in die Geschichte eingingen.

Zu Beginn der 2000er-Jahre begann Kuhn, sich mit seinem Privatarchiv auseinanderzusetzen. Er suchte bestimmte Belege, ordnete um und fügte Kommentare an, womit er wieder neue Fährten legte. Zuvor hatte er sich über Jahrzehnte hinweg einer anderen Art von Spurensuche gewidmet: der Suche nach den Wirkungen von neuen chemischen Substanzen, die sich bei Patientinnen und Pati-

1 Das Team bestand zunächst aus Mario König, Marietta Meier (Projektleitung), Magaly Tornay und den beiden Nachwuchskräften Ursina Klauser und Francesco Spöring, die anschliessend ihre eigenen Projekte verfolgten. Ursina Klauser blieb eng mit dem Buchprojekt verbunden und unterstützte es substanziell.

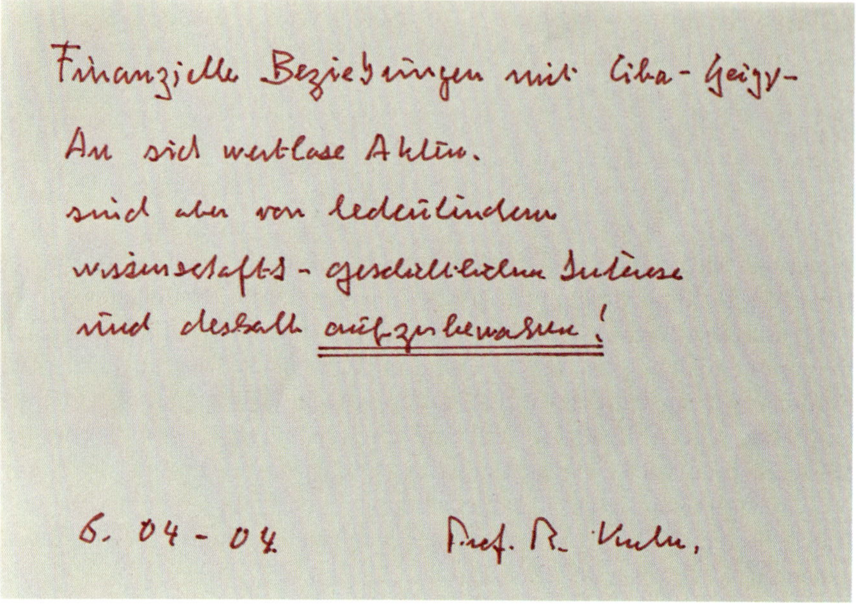

Finanzielle Beziehungen mit Ciba-Geigy-
An sich wertlose Akten.
sind aber von bedeutendem
wissenschafts-geschichtlichem Interesse
und deshalb aufzubewahren!

6. 04 - 04 Prof. R. Kuhn,

Abb. 1: Notiz für die Nachwelt, die Roland Kuhn 2004 bei der Sichtung seiner Unterlagen anbrachte.

enten auf verschiedene Arten manifestieren konnten; psychisch, körperlich, in Verhaltensweisen oder in Aussagen. Unsere Aufgabe war es nun, die überlieferten Spuren von Kuhns klinischer Forschung aufzuarbeiten und zu analysieren, um seine Suche nach Stoffwirkungen nachzuzeichnen und einzuordnen.

Vom Medienskandal zur historischen Fragestellung

Der Auslöser für diese Studie war ein Medienskandal. Dass Roland Kuhn klinische Prüfungen durchgeführt hatte, war eigentlich seit längerem bekannt. Er hatte seine Ergebnisse teilweise publiziert und Vorträge über neue Substanzen gehalten, die kantonalen Behörden wussten, dass Kuhn in Münsterlingen mit Versuchssubstanzen gearbeitet hatte. Was also hatte sich verändert, dass man nun plötzlich genauer hinschaute?
In den 1980er-Jahren hatte ein gesellschaftliches Umdenken eingesetzt, das die ärztliche Autorität hinterfragte, ethische Fragen aufbrachte und die Rechte der Patientinnen und Patienten stärker in den Vordergrund rückte. Jetzt meldeten sich auch Betroffene und Journalistinnen zu Wort, die Kuhns Versuche zum Gegenstand öffentlicher Debatten machten: Ende 2012 berichtete Simone Rau im *Tages-Anzeiger* von einem ehemaligen Zögling des Kinderheims St. Iddazell in Fi-

schingen, der Anfang der 1970er-Jahre im Ambulatorium der Psychiatrischen Klinik Münsterlingen behandelt worden war und dort fast zwei Jahre lang G 35259, ein Versuchspräparat der Firma Geigy, sowie weitere Prüfsubstanzen erhalten hatte. Man nahm an, dass auch andere Schützlinge nicht zugelassene Mittel bekommen hatten, und warf die Frage auf, ob dies ohne Information und Zustimmung der Eltern oder Vormunde geschehen sei. 2013 doppelte die Zeitung nach: Es gebe Indizien, dass Roland Kuhn in den 1950er- und 1960er-Jahren, als Oberarzt der Psychiatrischen Klinik Münsterlingen, vielleicht auch noch während seiner Zeit als Klinikdirektor in den 1970er-Jahren, für die Firmen Sandoz, Ciba, Geigy und Ciba-Geigy «psychopharmakologische Versuche» durchgeführt habe.[2] Weitere Berichte folgten, der Medienskandal nahm seinen Lauf. Zeitzeugen meldeten sich zu Wort, Leserbriefe erschienen. Im Februar 2014 publizierte Otto Hostettler im *Beobachter* einen ausführlichen Artikel mit dem Titel *Die Menschenversuche von Münsterlingen*, der viel Aufmerksamkeit erregte. Der Beitrag beruhte auf einer eingehenderen Analyse einiger Dossiers aus dem Klinikbestand, die das Staatsarchiv Thurgau bereits dem *Tages-Anzeiger* und der *Thurgauer Zeitung* zugänglich gemacht hatte. Hostettler äusserte sich auch erstmals über das Ausmass der Versuche. Kuhn habe an «über 1600 Personen klinische Tests durchgeführt, unter ethisch fragwürdig und wissenschaftlich zweifelhaften Bedingungen». Zwei Dutzend Patienten seien während oder kurz nach den Tests verstorben, die Todesursachen seien nie untersucht worden. In den Akten fänden sich keine Belege dafür, dass man die Patienten über die Versuche informiert habe, «Behörden, Ärzte anderer Kliniken und die Pharmaindustrie in Basel» hätten hingegen Bescheid gewusst.[3]
Um diese Vorwürfe gegen Roland Kuhn und die Psychiatrische Klinik Münsterlingen zu untersuchen, schrieb der Kanton Thurgau schliesslich ein Forschungsprojekt aus. Die Regierung wünschte eine «wissenschaftlich fundierte Untersuchung der Münsterlinger Medikamentenforschung», die auch «die Verantwortlichkeitsbereiche von Roland Kuhn, seiner vorgesetzten Stellen sowie der involvierten pharmazeutischen Firmen» klärte.[4] In den Medien wurden ebenfalls Namen und Zahlen gefordert: die Namen der Versuchspräparate, die Zahl der Prüfungen sowie Angaben zu den betroffenen Patientinnen und Patienten. Ein besonderes Interesse galt der Frage, ob die Tests unter Information der Patienten und mit deren Einwilligung durchgeführt worden waren, ob vor allem Heim- und Pflegekinder als ‹Versuchskaninchen› gedient und ob die Prüfungen zu schwerwiegenden Beeinträchtigungen oder gar Todesfällen geführt hatten. Zudem wurde der Ruf laut, zu prüfen, ob an anderen psychiat-

2 Tages-Anzeiger, 20. 11. 2012, S. 1, 3; 18. 1. 2013, S. 3.
3 Der Beobachter, Nr. 3, 2014, S. 23–28, 30.
4 Ausschreibung des Forschungsprojekts, die im Stellenportal des Kantons Thurgau und in der NZZ Executive vom 15. 8. und 22. 8. 2015 erschien. Vgl. auch StATG, 3'00'1002, Regierungsratsbeschluss Nr. 421 vom 26. 5. 2015.

rischen Kliniken der Schweiz ebenfalls Medikamentenversuche durchgeführt worden seien.

Medikamente sind allgegenwärtig. Bevor Arzneimittel auf den Markt kommen, müssen sie aber geprüft werden – nicht nur an gesunden, freiwilligen Probanden, sondern auch an Patientinnen und Patienten, gilt es doch zu klären, ob ein Präparat gegen bestimmte Symptome oder Krankheiten wirkt. Eine chemische Substanz zeigt jedoch ihre Wirksamkeit nicht von selbst. Ein Medikament entsteht nur, wenn dessen Wirkungen festgestellt, beurteilt und festgeschrieben werden. Im Zuge von Stoffprüfungen wird abgewogen, ausgehandelt und ausgemustert. An diesem vielschichtigen Prozess sind neben chemischen Stoffen viele weitere Akteure beteiligt.[5] Klinische Forschung, gerade in der Psychiatrie,[6] erfolgt deshalb in einem Spannungsfeld – zwischen wirtschaftlichen, wissenschaftlichen, ethischen und therapeutischen Interessen, zwischen Individuum und Gesellschaft, zwischen Recht, Richtlinien, Sicherheitsbedürfnis und der Tatsache, dass klinische Versuche stets mit Restrisiken verbunden sind. Mit anderen Worten: Probandenversuche sind ambivalent und werfen ethische Fragen auf, die jedoch in den Hintergrund geraten, sobald aus chemischen Substanzen zugelassene Produkte werden.

Kuhns Nachlass bietet erstmals die Möglichkeit, die Praxis klinischer Versuche von nahem zu untersuchen. Er ist die wichtigste Quellengrundlage unseres Buchs; kaum eine Seite, auf der Kuhns Name fehlt. Trotzdem ist Kuhn nur als Teil des ‹Prüfbetriebs› zu verstehen, als Knotenpunkt in einem Netzwerk von Akteuren und Stoffen. *Testfall Münsterlingen* geht deshalb über einen biografischen Blick hinaus. Im Zentrum steht die Frage, wie die ‹Versuchsstation Münsterlingen› funktionierte und wie sie sich im Laufe der Zeit veränderte: Was lässt sich über die Prüfungen in Erfahrung bringen, was nicht? Wie liefen sie ab? Welche Akteure waren in die Versuche involviert? Inwiefern lagen die Tests im Rahmen dessen, was zu einer bestimmten Zeit üblich war? Die Geschichte von Kuhns Versuchen wird also historisch verortet. Die klinische Forschung und die Pharmaindustrie haben sich seit dem Ende des Zweiten Weltkriegs stark gewandelt – die Medizin, die Psychiatrie, die Pharmazie und die Gesellschaft allerdings ebenfalls. Neue Forschungsmethoden wurden entwickelt, Normen und Regulierungen aufgestellt. Es ist daher wichtig, klinische Versuche nicht an scheinbar selbstverständlichen, unveränderlichen Kriterien zu messen, sondern diese ebenso zu historisieren wie die Prüfungen selbst. Nur so lässt sich Kuhns Forschung beurteilen und einordnen, nur so können die Fragen, die in den letzten Jahren aufgeworfen wurden, sinnvoll untersucht werden.

5 Dieser vielschichtige Prozess wird in der Forschung als «making sense of drugs» bezeichnet. Vgl. zu einem solchen Ansatz zum Beispiel Pignarre (2006). Zu Stoffen als Akteuren siehe Van der Geest et al. (1996).

6 Weil psychische Störungen die Urteilsfähigkeit beeinträchtigen können, stellen sich bei Versuchen mit Psychopharmaka zusätzliche Fragen.

Quellenbasis und Quellenkritik

Der Zugang zur Vergangenheit geschieht über Spuren – Texte, Gegenstände, Bilder und erzählbare Erinnerungen –, die sich analysieren und zu einer Geschichte zusammenfügen lassen. Solche Spuren bilden die Grundlage jeder historischen Studie; der Blick auf die Vergangenheit wird also auch durch die Quellenlage geprägt. Für *Testfall Münsterlingen* wurde eine Vielzahl von Archiven, Beständen und Quellensorten berücksichtigt: neben Kuhns Nachlass auch Kranken- und andere Akten der Psychiatrischen Klinik Münsterlingen, Archive der pharmazeutischen Industrie, der Interkantonalen Kontrollstelle für Heilmittel (heute Swissmedic), Gespräche mit Zeitzeuginnen und Zeitzeugen sowie Fachpublikationen und Medienberichte.

Dreh- und Angelpunkt des Projekts war der umfangreiche private Nachlass von Roland und Verena Kuhn, der 2012/13 ins Staatsarchiv Thurgau kam. Er enthält einen Fonds zur Psychopharmakologie, der die klinischen Versuche dokumentiert und 24 Archivschachteln umfasst. Hier finden sich die Prüfberichte an die Pharmafirmen, begleitende Korrespondenz sowie eine Vielfalt sonstiger, während der Versuche entstandener Unterlagen; unter anderem zahlreiche handgeschriebene Notizzettel und Listen mit Namen von Patientinnen und Patienten, denen Prüfsubstanzen verabreicht wurden (Abb. 2). Daneben enthält der Nachlass sehr grosse Korrespondenzbestände, Krankenakten, Manuskripte zu Publikationen und Vorträgen, Akten aus Kuhns Lehrtätigkeit und Unterlagen zu seiner Zeit als Klinikdirektor. Verena Kuhns Hinterlassenschaft ist demgegenüber vergleichsweise bescheiden, ihre Tätigkeit ist in diesem Bestand weit schlechter dokumentiert als diejenige ihres Gatten.

Eine wichtige Rolle spielte auch das Archiv der Psychiatrischen Klinik Münsterlingen, das Akten aus dem Zeitraum 1840–1980 enthält. Äusserst wertvoll ist der umfangreiche Bestand an Krankenakten, der etwa 15 000 stationäre und 15 000 ambulante Dossiers umfasst.[7] Viele dieser Akten enthalten Pflegeberichte und Tabellen, die über die Verabreichung pharmakologischer Substanzen informieren, die in der eigentlichen Krankengeschichte nicht vermerkt sind. Dass diese Quellen aufbewahrt wurden, ist keineswegs selbstverständlich; in den Krankenakten anderer Kliniken fehlen sie oft.

Neben den Krankenakten enthält das Klinikarchiv auch Direktions- und Verwaltungsakten, die einen Einblick in den Klinikbetrieb und die Zusammenarbeit mit anderen Institutionen geben; die Buchhaltung fehlt allerdings. Aus

7 Die stationären Krankenakten der Psychiatrischen Klinik Münsterlingen, die das Staatsarchiv Thurgau bereits vor Beginn unseres Projekts übernommen hatte, stammen aus dem Zeitraum 1840–1960, die ambulanten aus dem Zeitraum 1916–1980. In den Jahren 2016–2018 wurden auch neuere stationäre Dossiers, die sich noch in der Klinik befanden, ins Staatsarchiv gebracht. Krankenakten, die sich im Zwischenarchiv befinden und noch nicht erschlossen sind, werden in diesem Buch mit einer vorläufigen Signatur angeführt (ZA KA stationär beziehungsweise ZA KA ambulant).

einer anderen Perspektive kommt die Klinik in den Beständen des kantonalen Gesundheitsamts und Sanitätsdepartements zur Sprache.[8] Hier finden sich beispielsweise Unterlagen der Aufsichtskommission für die Krankenanstalten, aber auch weitere Dokumente, die zeigen, wie über und mit der Klinik Münsterlingen kommuniziert wurde.

Die ausgezeichnete Quellenlage im Kanton Thurgau kontrastiert mit der Überlieferung der Pharmafirmen, mit denen Kuhn zusammenarbeitete – in erster Linie Vorgängerfirmen von Novartis: Geigy, Ciba, Ciba-Geigy, Sandoz und Wander, die seit den späten 1960er-Jahren Schritt für Schritt zusammenwuchsen.[9] Trotz Unterstützung von Novartis[10] erwies sich die Quellenlage als lückenhaft und heterogen, was sich unter anderem auf die zahlreichen Fusionen zurückführen lässt, die sich offenbar negativ auf die Überlieferung auswirkten.[11]

Die Bestände des Historischen Archivs dokumentieren die Gremien auf mittlerer oder oberer geschäftlicher Hierarchiestufe. Je näher bei der Geschäftsleitung, desto stärker stehen Fragen der Vermarktung und Länderberichte im Zentrum; Psychopharmaka-Produkte werden selten thematisiert. Die Forschung und die klinischen Prüfungen sind kaum dokumentiert, ab und zu taucht der Name eines Prüfers auf.[12] Oft brechen interessante Reihen von Jahresberichten oder Protokollen nach kurzer Zeit ab, ohne dass klar wird, ob dem organisatorische Neuerungen oder Brüche in der Überlieferung zugrunde liegen. Trotz der fragmentarischen Überlieferung sind die gefunde-

8 Das Gesundheitsamt wurde 1981 geschaffen, um die zersplitterten, auf unterer Ebene angesiedelten Sanitätsaufgaben zusammenzufassen. Beim Sanitätsdepartement lässt die Überlieferungsbildung allerdings ebenso zu wünschen übrig wie bei anderen kantonalen Stellen (Finanzverwaltung, Kantonsarzt), deren Akten für das untersuchte Thema von Belang sein könnten.

9 Das Roche-Archiv wurde ebenfalls konsultiert. Kuhn führte jedoch nur wenige Versuche mit Substanzen aus dem Hause Hoffmann-La Roche durch, die Firma war also kein wichtiger Partner für ihn.

10 Die Geschäftsleitung von Novartis hatte schon Anfang 2014, unmittelbar nach dem Erscheinen des Artikels von Otto Hostettler im «Beobachter», beschlossen, eine allfällige historische Aufarbeitung der Versuche in Münsterlingen kooperativ zu unterstützen. Als wir 2016 mit dem Archiv Kontakt aufnahmen, hatten dort bereits aufwendige Vorarbeiten zur Identifizierung relevanter Dossiers aus dem Historischen Archiv stattgefunden, sodass unmittelbar mit der Arbeit begonnen werden konnte.

11 Siehe FA Novartis, Geigy, Geschäftsleitender Ausschuss GL 27, 14. 10. 1970, S. 7: «Fusion Ciba-Geigy/Archivierung der Ablage. Durch die Reorganisation der verschiedenen Bereiche im Rahmen der Fusion mit Ciba und der dadurch bedingten Umzüge hält der GA in Bezug auf die Archivierung der Ablage fest, dass grundsätzlich die Aufbewahrung von Akten auf ein Minimum zu beschränken ist.»

12 Korrespondenz ist so gut wie gar nicht erhalten, von den zahlreichen Berichten Kuhns liegt nur ein einziger vor. Da es sich um eine Fotokopie handelt, ist zu vermuten, dass diese später hinzugefügt wurde. Die Besprechungen der Chemiker und Pharmakologen, an denen Kuhn gelegentlich teilnahm, seien sorgfältig protokolliert worden; dies seien wichtige Dokumente gewesen, erinnert sich Alexandra Delini-Stula, ehemalige Mitarbeiterin von Geigy und Ciba-Geigy, die an den Sitzungen teilnahm. Diese Protokolle wurden offenbar ebenfalls vernichtet; Gespräch mit Alexandra Delini-Stula, 19. 6. 2017.

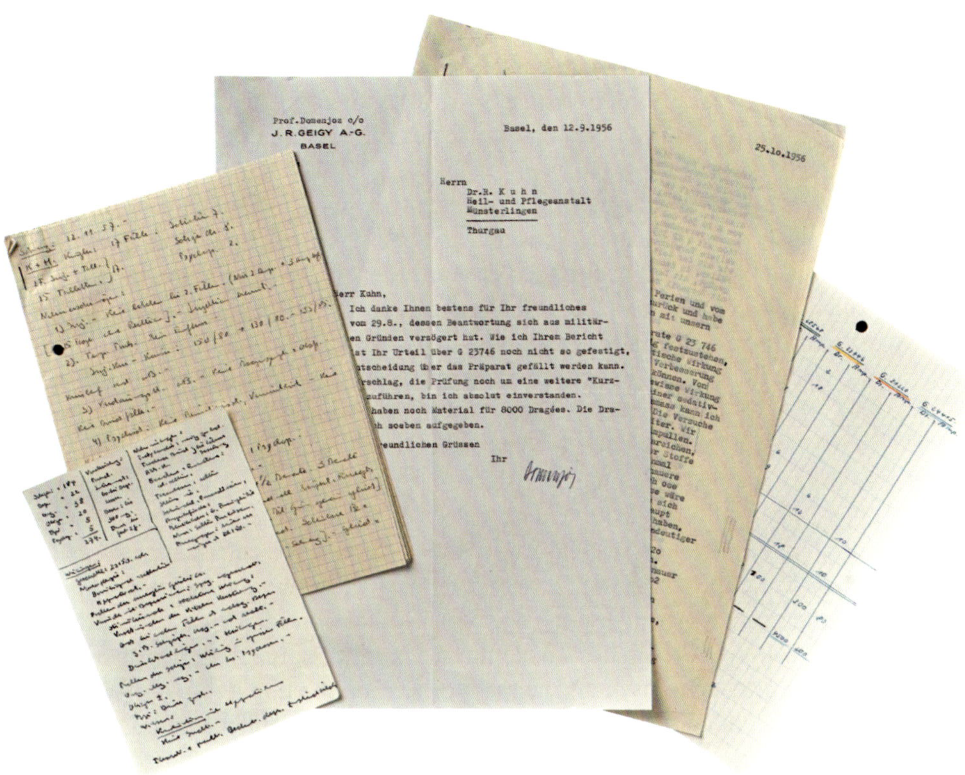

Abb. 2: Zettelwirtschaft im Nachlass Kuhn.

nen Dokumente aber von grosser Bedeutung, sie schliessen wichtige Lücken, die Kuhns Nachlass offen lässt.

Ob es neben dem Historischen Archiv noch separate klinische und Forschungsarchive gibt, blieb lange unklar. Zuletzt stellte sich aber heraus, dass vor 1970 wohl gar keine klinischen Archive existiert hatten.[13] Bei den wenigen älteren

13 In ersten Gesprächen Ende 2016 entstand der Eindruck, dass in diesen klinischen Archiven und Forschungsarchiven umfangreiche Unterlagen deponiert seien. Das weckte die Hoffnung, doch noch näher an die klinischen Versuche heranzukommen. Das Verfahren für den Zugang war umständlich. Der Aufbau der an einem ungenannt bleibenden Ort ausserhalb Basels eingelagerten klinischen Archive blieb rätselhaft. Selber durften wir nie einen Blick in die Bestände werfen; angeblich war alles in groben Zügen elektronisch verzeichnet und in Kartons verpackt, thematische Dossiers würden nicht existieren, nur Einzeldokumente. Damit man uns die aus jeglichem Zusammenhang herausgerissenen Dokumente vorlegte, mussten sie gewisse Bedingungen erfüllen: Neben einer der uns interessierenden Substanzen mussten – alternativ – die Namen von Verena oder Roland Kuhn

Dokumenten, die wir zu Gesicht bekamen, handelte es sich offenbar um zufällig erhaltene Bruchstücke. Neben viel Nichtssagendem kamen jedoch auch hier einzelne relevante Dokumente zum Vorschein, zum Beispiel Unterlagen von Wander, in denen sich Firmenmitarbeiter ungewöhnlich deutlich über Kuhn äussern.

Trotz dieser Lücken und Schwierigkeiten bot die Quellenarbeit bei Novartis eine wichtige, ergänzende Perspektive, vor allem zu Marktstrategien und der Entwicklung von Psychopharmaka. Dank der Basler Bestände liess sich beispielsweise gut rekonstruieren, wie die Pharmabranche auf die zunehmende internationale Regulierung reagierte und wie sich dieser Prozess auf den Stellenwert von Kuhns Versuchen auswirkte. Dem Zufall verdankt sich die Überlieferung eines Dossiers mit Zahlungen, die Geigy und Ciba-Geigy an Kuhn überwies; es ergänzt die im Nachlass vorhandenen Angaben.

Wenig ergiebig war die Quellenrecherche hingegen bei Swissmedic, der einstigen Interkantonalen Kontrollstelle für Heilmittel, die heute für die Zulassung und Kontrolle von Medikamenten in der Schweiz zuständig ist. Als sich Novartis damit einverstanden erklärte, dass uns Swissmedic die bewilligten Zulassungsanträge von Stoffen zugänglich macht, die ihre Vorgängerfirmen in Münsterlingen prüfen liessen, konnten wir die Dokumentationen aus den Zulassungsdossiers einsehen. Die Dokumentationen enthalten Unterlagen, mit denen die Pharmafirmen die Wirksamkeit und Unschädlichkeit des geprüften Produktes belegen wollten.[14] Die dazugehörende Korrespondenz durften wir nicht sichten, weil sich darin auch patentgeschützte Informationen über Arzneimittel finden könnten, für die keine Akteneinsicht vorlag. Dokumente wie Packungsprospekte wurden für uns kopiert. Weiterführende Informationen, etwa zu abgelehnten Zulassungsanträgen, liessen sich nicht gewinnen, ein Augenschein im Archiv war nicht möglich. Ebenfalls verwehrt blieb uns der Einblick in die Privatbuchhaltung und die Sozialversicherungsdaten von Roland

oder der Begriff Münsterlingen vorkommen, dann war das Dokument «in scope», also im elektronischen Archivsystem erfasst. Um zu prüfen, ob diese Bedingungen erfüllt seien, wurden elektronisch ausgewählte Bestände von zwei pensionierten ehemaligen Angestellten von Ciba-Geigy und Sandoz Blatt für Blatt abgesucht. Wie sich allmählich zeigte, war dieses merkwürdige Verfahren weniger Ausdruck einer Verhinderungstaktik als eine Folge gänzlich unterschiedlicher Denkweisen. Die Firmenvertreter hatten geringe Kenntnis der eigenen Überlieferung, mit historischem Arbeiten waren sie nicht vertraut. So landeten hektografierte Berichte bei uns, die im Literaturverzeichnis einen bekannten Artikel Kuhns anführten, sonst aber jeglicher Relevanz entbehrten. Oder eine fotokopierte Einzelseite aus einem offensichtlich umfangreichen und ergiebigen Jahresbericht der Medizinischen Abteilung von Geigy; kopiert war jene Seite, auf der Kuhns Name fiel. Quellen zu Themen, mit denen wir gerechnet hatten, fehlten hingegen völlig, etwa das ganze ältere Archiv von Geigy und jegliche Dokumentation zur Entwicklung von Tofranil.

14 Welche Art von Dokumenten eingereicht werden sollte, war bis in die 1980er-Jahre hinein nicht geregelt. Die Pharmafirmen konnten also selbst entscheiden, welche Unterlagen vorgelegt und welche der Interkantonalen Kontrollstelle für Heilmittel (IKS) nicht zugestellt werden sollten. Bis in die 1970er-Jahre hinein beschränkten sich die Dokumentationen auf Publikationen und Manuskripte von Vorträgen.

und Verena Kuhn, die weitere Informationen über Vergütungen der Pharmaindustrie enthalten könnten.[15]

Neben der Arbeit mit schriftlichen Quellen haben wir Gespräche mit Zeitzeuginnen und Zeitzeugen geführt, die das Ehepaar Kuhn und die Klinik Münsterlingen wieder aus einer anderen Perspektive zeigten. Mit 24 Personen wurde im Rahmen eines persönlichen Treffens gesprochen, mit 29 Telefoninterviews durchgeführt. Wichtig war uns, mit einem möglichst breiten Spektrum von Zeitzeugen zu reden – ehemaligen Patientinnen und Patienten, Pflegerinnen, Assistenzärzten, Angestellten der Pharmaindustrie, Politikern sowie Fachkollegen, die ebenfalls klinische Prüfungen durchführten.[16]

Die Erinnerungen, von denen unsere Gesprächspartner berichteten, wichen teilweise stark voneinander ab. Das erstaunt nicht, unterscheidet sich doch die Rolle einer ambulanten Patientin wesentlich von derjenigen eines Oberpflegers oder einer Ärztin, die in der Forschungsabteilung einer Pharmafirma tätig war. Zudem sind Erinnerungen stets subjektiv. Überblickt man aber die verschiedenen Gespräche aus Distanz, fallen zwei gemeinsame Punkte auf: Erstens zeugen die Interviews von der grossen Ambivalenz, mit der Roland Kuhn erinnert wird. Anscheinend polarisierte er stark. Zweitens wird deutlich, dass sich die – oft bedrückenden – Erfahrungen, die im Klinikalltag gemacht wurden, offenbar tiefer ins Gedächtnis einprägten als die Versuche. Prüfpraktiken und die konkreten Umstände, in denen Testpräparate beredet, verabreicht und beurteilt wurden, liessen sich in den Gesprächen kaum ermitteln.

Welches Fazit lässt sich angesichts all dieser Bestände ziehen? Zum einen kann man von einer wohl einzigartigen Quellenlage sprechen. Die Menge der eingesehenen Akten ist riesig, die Quellen sind äusserst vielfältig, reichhaltig, ergiebig und keineswegs ausgeschöpft. Diese Fülle ermöglicht es, Widersprüche aufzudecken; das, was Kuhn schrieb, stimmt oft nicht mit dem überein, was er tat. Sein Nachlass scheint von unschätzbarem Wert, enthält er doch – neben vielem anderem – Berichte und Korrespondenzen zu erfolgreichen und weniger erfolgreichen Versuchen sowie zahlreiche Hinweise auf die Frage, wie die Wirksamkeit psychoaktiver Stoffe hergestellt wird. Darüber hinaus bietet er

15 Siehe Kapitel 5, S. 179.

16 Die direkten Interviews wurden alle aufgezeichnet und transkribiert, zu den Telefongesprächen wurde eine Aktennotiz erstellt. Viele Zeitzeugen meldeten sich auf einen Aufruf in den Medien, der Ende Oktober 2016 erfolgte; einige hatten schon vor Beginn des Projekts mit dem Staatsarchiv Thurgau Kontakt aufgenommen, andere wurden von uns direkt angefragt. Mangels Ressourcen konnten wir leider nur mit einem Teil der Personen reden, die sich für ein Gespräch zur Verfügung stellten. Personen, die nicht berücksichtigt werden konnten, erhielten ein entsprechendes Schreiben. Zeitzeugen, die sich schon den Medien gegenüber geäussert hatten, wurden nicht berücksichtigt, weil sie bereits eine gewisse Prominenz besassen. Personen, mit denen im Rahmen eines persönlichen Treffens gesprochen wurde, wurden gefragt, ob sie im Buch namentlich erwähnt werden oder anonym bleiben wollten; bei Personen, mit denen Telefoninterviews geführt wurden, wurde grundsätzlich auf die Nennung des Namens verzichtet.

Einblick in Kuhns weitläufiges Kontaktnetz und eine Fülle von Patientennamen, die den Weg zu zahlreichen Krankenakten öffnen. Dort lassen sich viele weitere Informationen zu den Versuchen finden, die auch über Kuhns Nachlass und Münsterlingen hinausführen.[17]

Zum anderen ist festzuhalten, dass die überlieferten Bestände auch Lücken aufweisen. Dank der Quellenfülle kamen nämlich wieder Lücken zum Vorschein, die sich sonst gar nicht hätten erkennen lassen. Wir merkten deshalb bald, dass gewisse Begebenheiten nicht systematisch aufgezeichnet worden waren. So stiessen wir beispielsweise in Patientendossiers auf Versuchspräparate, ohne die Namen der entsprechenden Personen in Kuhns Nachlass zu finden, sahen umgekehrt aber auch Krankenakten von Prüfpatienten,[18] in denen keine Versuchssubstanzen dokumentiert sind. Der Anspruch auf quantitative Vollständigkeit lässt sich also aufgrund der Quellenlage nicht einlösen.

Mit anderen Worten: Wie viele Patienten in die Prüfungen einbezogen wurden und wie viele Testsubstanzen nach Münsterlingen gelangten, liess sich nicht exakt klären. Bei manchen Versuchen wird man nie genau sagen können, wann sie begannen und wann sie endeten. Nicht realisiert werden konnte auch der Plan, sämtliche Patientinnen und Patienten zu erfassen, die Prüfpräparate erhielten. Wir haben zwar alle Prüfpatienten erfasst, die sich in Kuhns Nachlass im Fonds zur Psychopharmakologie finden und identifizieren liessen, wissen aber, dass diese Gruppe bei weitem nicht alle Personen einschliesst, denen Versuchssubstanzen verabreicht wurden.[19] Die Frage nach den Dimensionen der Versuche lässt sich also nur annähernd beantworten. Trotzdem bieten die überlieferten Quellen eine Fülle von Erkenntnissen: zum Ablauf der Versuche, zum Wandel klinischer Prüfungen, zur Rolle der Patienten und zum Mikrokosmos der Klinik.

17 Die Archive von Novartis sowie gezielte Sichtungen psychiatrischer Archive der kantonalen Klinik Marsens (Freiburg) sowie der Universitätskliniken Zürich und Bern legen nahe, dass mit dem Nachlass Kuhn (StATG, 9'40) und dem Archiv der Psychiatrischen Klinik Münsterlingen (StATG, 9'10) eine einzigartige Dokumentation vorliegt, die eine differenzierte Rekonstruktion klinischer Prüfungen erlaubt. Im Vergleich zu den Akten der Psychiatrischen Universitären Dienste Basel und der Psychiatrischen Universitätsklinik Zürich scheint Kuhns Nachlass punkto erhaltener Dokumentation äusserst umfangreich zu sein (vgl. Germann (2017), S. 8 f.; Rietmann et al. (2018), S. 201 f.). Es ist jedoch zu hoffen, dass weitergeforscht wird.

18 Wir verwenden den Begriff Prüfpatient im Folgenden für alle Patientinnen und Patienten, denen Prüfsubstanzen verabreicht wurden. Der Begriff ermöglicht, solche Personen kurz und eindeutig zu benennen, und ist keineswegs despektierlich gemeint.

19 Für diese Unvollständigkeit gibt es verschiedene Gründe: Erstens sind im Nachlass Kuhn nicht alle Personen aufgeführt, die Prüfsubstanzen erhielten. Zweitens lassen sich nicht alle aufgeführten Prüfpatienten eindeutig identifizieren (unleserliche, unvollständige oder falsch geschriebene Namen; fehlende Krankenakten). Drittens ist die Verabreichung von Prüfsubstanzen in den Krankenakten nicht vollständig dokumentiert. Neben dem Nachlass Kuhn gibt es auch Bestände aus dem Klinikarchiv, die Listen mit Namen von Prüfpatienten enthalten. Diese wurden ebenfalls erfasst.

Forschungsstand

Da *Testfall Münsterlingen* in erster Linie auf Quellenarbeit beruht, erübrigt sich ein langer Bericht zum Forschungsstand. Für Kürze spricht auch der Umstand, dass viele der relevanten Entwicklungen für die Zeit nach 1945 noch wenig erforscht sind. Weil aber auch dieses Buch vor dem Hintergrund anderer Studien entstanden ist, gehen wir kurz auf einige Titel ein, die uns als Bezugspunkte dienten. Zur Sprache kommen nur historische und medizinhistorische Beiträge, Arbeiten aus anderen Disziplinen, etwa der Ethik oder der Rechtswissenschaft, bleiben unerwähnt. Die thematisierten Werke kommen aus drei Forschungsfeldern, die eng mit unserem Thema verknüpft sind: Publikationen zu Psychopharmaka und Diagnosen, Studien zu klinischen Tests und der Pharmaindustrie sowie Beiträge zur Psychiatrie nach dem Zweiten Weltkrieg.

Die Geschichtsschreibung zu modernen Psychopharmaka setzte in den 1990er-Jahren ein. Wie so oft stammen die ersten Publikationen von Medizinhistorikern oder Personen, die selbst in diesem Feld arbeiteten. Zu nennen sind hier die eher fortschrittshistorisch argumentierende Psychiatriegeschichte Edward Shorters[20] und die Publikationen David Healys. Letztere beruhen zum grossen Teil auf Interviews mit Zeitzeugen der Psychopharmaka-Entwicklung, die in drei Bänden publiziert wurden. 1997 erschien *The Antidepressant Era*, wo Healy aufzeigt, wie sich Depression zu einer der häufigsten psychischen Störungen und Antidepressiva zu einem boomenden Geschäft entwickelten. 2002 folgte die Studie *The Creation of Psychopharmacology*, die sich der Entwicklung antipsychotischer Stoffe und deren Folgen widmet.[21] Weitere Materialien und Stellungnahmen – unter anderem von Roland Kuhn – erschienen in vier Sammelbänden.[22] Klinisches Quellenmaterial oder Unterlagen aus der pharmazeutischen Industrie wurden in diesen Büchern kaum berücksichtigt.

Aus Frankreich folgten konzeptuell anspruchsvolle Beiträge zur gesellschaftlichen Konturierung der Diagnose Depression – *Das erschöpfte Selbst* von Alain Ehrenberg – und zur kulturellen Stabilisierung der Antidepressiva.[23] Im Zentrum dieser Studien steht die Frage, ob tatsächlich immer mehr Menschen unter depressiven Störungen leiden oder ob nur die Bereitschaft gewachsen ist, Depressionen zu diagnostizieren. Auch Joanna Moncrieff und Martin Dornes haben sich mit den gesellschaftspolitischen Hintergründen solcher Erkrankungen und deren Medikation befasst.[24] Jeremy A. Greene hat sich eingehend mit Verkaufsstrategien und dem Branding von Pharmafirmen in den USA ausein-

20 Shorter (1997).

21 Healy (1997); Healy (1996, 1998, 2001); Healy (2002).

22 Ban et al. (1998, 2000, 2002, 2004). Kuhn war nicht damit einverstanden, wie Healy seine Leistungen bei der ‹Entdeckung› des ersten Antidepressivums darstellte. Siehe dazu Kapitel 8, S. 263–266.

23 Pignarre (2001, 2006); Ehrenberg (2008).

24 Moncrieff (2008); Dornes (2016).

andergesetzt, während David Herzberg das Zusammenspiel gesellschaftlicher Konnotationen von Drogen und Medikamenten untersuchte.[25]

Viola Balz und Sabine Braunschweig haben sich mit dem Auftauchen und der Erprobung der ersten Neuroleptika in psychiatrischen Kliniken auseinandergesetzt und gezeigt, wie die psychopharmakologische Wende den Pflegealltag veränderte. Zu diesem Zweck griffen sie auf Krankenakten und Interviews zurück.[26] Marietta Meiers Buch zur Geschichte der Psychochirurgie nach dem Zweiten Weltkrieg bietet einen Einblick in die Funktionsweise psychiatrischer Kliniken, der auf einer eingehenden Auseinandersetzung mit Fall- und Klinikakten beruht.[27] Magaly Tornay hat für ihre Studie zu Psychopharmaka und Drogen unter anderem mit Quellen aus der Pharmaindustrie und der Klinik Münsterlingen gearbeitet und sich dabei auch mit den Versuchen Roland Kuhns beschäftigt.[28]

Für *Testfall Münsterlingen* zentral waren auch Arbeiten zur Geschichte der Pharmaindustrie. Zwar widmen sich verschiedene neuere Untersuchungen eher bestimmten Stoffen als der Industriegeschichte,[29] Mario König hat aber jüngst einen umfassenden Überblick über die Entwicklung der chemischen Industrie Basels geliefert.[30] In einem Sammelband zum *Scientific Marketing* wurden erstmals firmeninterne Quellen zu Marketingstrategien ausgewertet.[31]

Grosse Aufmerksamkeit haben in letzter Zeit klinische Versuche mit neuen psychoaktiven Stoffen erregt. Geweckt wurde das Interesse nicht zuletzt durch Medienberichte, die auch politische Vorstösse auslösten. Hier wurde, meist im Auftrag verschiedener Institutionen, historische Grundlagenarbeit geleistet: Für die DDR ist *Testen im Osten* zu nennen, das Ergebnis einer von Volker Hess geleiteten Forschungsgruppe.[32] Piloniercharakter für den Schweizer Kontext haben Katharina Brandenbergers Studie sowie Urs Germanns Bericht zur Psychiatrischen Universitätsklinik Basel; kürzlich kam ein Beitrag zu den klinischen Versuchen an der Psychiatrischen Universitätsklinik Zürich hinzu, den der Autor mit Tanja Rietmann und Flurin Condrau zusammen verfasst hat.[33] Kathryn Schoefert hat eine Dissertation über Ernst Grünthal vom Hirnanato-

25 Greene (2007, 2014); Herzberg (2009). Für einen Überblick zu Europa siehe Rose (2007).

26 Balz (2010); Braunschweig (2013).

27 Meier (2015).

28 Tornay (2016).

29 Bächi (2009); Ratmoko (2010); Haller (2012).

30 König (2016).

31 Gaudillière/Thoms (2015), darin insbesondere Gerber (2015); siehe auch Gerber/Gaudillière (2016).

32 Hess et al. (2016). In Deutschland sind verschiedene Projekte zu klinischen Versuchen am Laufen. Bereits veröffentlicht wurde ein Bericht zu Niedersachsen: Hähner-Rombach/Hartig (2019). Für weitere Hinweise siehe Rotzoll (2018).

33 Brandenberger (2012); Germann (2017); Rietmann et al. (2018). Kurz vor Erscheinen unseres Buchs wurden zwei weitere Berichte publiziert: Richli (2018, der Öffentlichkeit seit Mai 2019 zugänglich); Lienhard/Condrau (2019).

mischen Institut der Psychiatrischen Universitätsklinik Bern verfasst, der neben neurowissenschaftlicher und psychiatrischer Forschung auch vorklinische Tests mit psychoaktiven Substanzen durchführte.[34] Für den Thurgauer Kontext anzuführen sind eine Auftragsstudie zum Kinderheim St. Iddazell in Fischingen, in der erwähnt wird, dass Zöglingen aus St. Iddazell Prüfsubstanzen aus der Psychiatrischen Klinik Münsterlingen verabreicht wurden, sowie ein Buch, das Gutachten analysiert, die Münsterlinger Ärzte 1940–1979 im Auftrag von Fürsorge- und Vormundschaftsbehörden erstellt haben.[35]

Ansatz und Vorgehen

Will man der engen Verflochtenheit von Klinik, Forschung und Industrie Rechnung tragen, muss analysiert werden, wie diese konkret zusammenspielten. *Testfall Münsterlingen* rekonstruiert dieses Zusammenspiel, indem eine Vielzahl von Quellensorten in den Blick genommen wird. Weil all diese Quellengruppen in verschiedenen Kontexten entstanden und deshalb auch unterschiedlichen Zielen und Logiken folgten, messen wir Filterungs- und Übersetzungsprozessen eine wichtige Rolle zu. Wir untersuchen beispielsweise, wie Informationen aus Pflegerapporten Eingang in Berichte oder publizierte Forschungsresultate fanden, die einen ganz anderen Grad an Praxisnähe, Formalisierung und Verwissenschaftlichung besitzen. Um Kuhns Versuche aus unterschiedlichen Perspektiven zu beleuchten, nehmen wir verschiedene Akteure,[36] deren Aussagen und Verhalten in den Blick und variieren die Analyseebenen. Auf diese Weise soll, so unser Ziel, die Vielschichtigkeit des Prozesses deutlich werden, in dessen Rahmen chemische Substanzen geprüft und neue Medikamente ‹gemacht› wurden.

Wie aber wurde dieses Vorhaben umgesetzt? In einem ersten Schritt bearbeiteten wir den Fonds zur Psychopharmakologie aus Kuhns Nachlass. Alle Prüfsubstanzen und Personen, die den eingesehenen Quellen zufolge Versuchspräparate erhielten, wurden in einer Datenbank erfasst. Weil im Staatsarchiv Thurgau und in der Psychiatrischen Klinik Münsterlingen Tausende stationärer und

34 Schoefert (2015).

35 Akermann et al. (2015); Bühler et al. (2019), Kapitel 3.5. Das Buch stammt aus der Publikationsreihe der Unabhängigen Expertenkommission Administrative Versorgungen; analysiert wurden die Gutachten aus den Stichjahren 1940, 1950, 1960, 1970 und 1979.

36 Obwohl Krankenversicherungen im Untersuchungszeitraum noch nicht obligatorisch waren, waren in der Schweiz schon damals viele Leute versichert. Diese Studie geht allerdings nicht auf den Akteur Krankenkassen ein. In den Klinikbeständen gibt es keine Hinweise darauf, dass die Krankenkassen über die Münsterlinger Versuche informiert gewesen wären. Prüfstoffe wurden weder stationären noch ambulanten Patienten beziehungsweise deren Krankenkasse in Rechnung gestellt. Ein weiterer Akteur, der in diesem Buch nicht zur Sprache kommt, sind die Vormundschaftsbehörden und die Vormunde von Patientinnen und Patienten.

ambulanter Krankenakten liegen, entschieden wir uns für eine Datenbank, in der sich Informationen zu Stoffen mit solchen zu Prüfpatienten verknüpfen liessen, und definierten Kriterien, um ein qualitativ möglichst repräsentatives Sample von Prüfpatienten zusammenzustellen. Lagen neben einem lesbaren Namen weitere Angaben vor (beispielsweise eine detaillierte Fallbeschreibung oder Hinweise auf schwere Nebenwirkungen), nahmen wir diese ebenfalls auf. Standen bereits genug Informationen zur Verfügung, um die Relevanz eines Falles einzuschätzen, wiesen wir diesem eine von drei Prioritätsstufen zu. Auf diese Weise wurde festgelegt, in welcher Rangfolge die Krankenakten zu bearbeiten waren.[37]

In einem zweiten Schritt gingen wir sämtliche Fälle durch, die einer der drei Prioritätsstufen zugeordnet wurden, und stellten ein Sample von Patientinnen und Patienten zusammen, denen Prüfsubstanzen verabreicht worden waren. Ziel war, sämtliche Fälle erster sowie eine Auswahl von Fällen zweiter und dritter Priorität zu bearbeiten. Stiessen wir auf Hinweise, dass eine Person während oder bald nach der Verabreichung von Prüfsubstanzen verstarb oder unter schweren Nebenwirkungen litt, wurde sie als Fall erster Priorität aufgenommen.[38] Um eine maximale Heterogenität zu erreichen, ergänzten wir die Fälle erster Priorität durch solche zweiter, dritter und zuletzt auch durch Fälle ohne Priorität. Für die Auswahl ausschlaggebend waren Faktoren wie Diagnose, soziale Herkunft und die Zahl oder Art der verabreichten Prüfsubstanzen. Schliesslich hatten wir die Krankenakten von rund 150 Personen bearbeitet. Dies ist etwa ein Achtel der Fälle, die im Nachlass Kuhn verzeichnet sind, ein Bruchteil der Patienten, denen Prüfsubstanzen verabreicht, und ein noch kleinerer Bruchteil der Personen, die zwischen 1945 und 1980 in Münsterlingen behandelt wurden.

Die Namen und Bemerkungen, die im Fonds zur Psychopharmakologie dokumentiert sind, stellten eine gute Ausgangslage dar, um in die Arbeit mit Fallakten einzusteigen. Gleichzeitig wurde jedoch immer deutlicher, dass die Stichprobe erweitert werden müsste. Möglichkeiten, das Sample zu ergänzen, gäbe

37 Nach dem Abschluss der Arbeit mit StATG, 9'40, 5 (Nachlass Kuhn, Fonds zur Psychopharmakologie) und 9'10 waren in der Datenbank rund 1200 Personen aufgeführt. Von der grossen Mehrzahl verfügten wir jedoch nur über rudimentäre Angaben, teilweise nicht einmal über den vollständigen Vor- und Nachnamen – in diesen Fällen liess sich also nicht abschätzen, ob es sich lohnen könnte, die Krankenakte zu bearbeiten. Die erste Prioritätsstufe wiesen wir Fällen zu, zu denen Angaben vorlagen, die auf eine besonders hohe Relevanz des Falls hindeuteten (schwere Nebenwirkungen, Zwischen- oder Todesfall, ausführliche Fallbeschreibung, erster Fall einer Prüfung oder Prüfphase, Qualifizierung als ‹Musterpatient› etc.). Als Fälle zweiter Priorität wurden jene bezeichnet, bei denen wir es für möglich hielten, dass eine Bearbeitung ergiebig sein könnte. Die dritte Prioritätsstufe wiesen wir denjenigen Fällen zu, deren Bearbeitung wir im Rahmen der verfügbaren Ressourcen für vernachlässigbar hielten.

38 Zu den zwölf Todesfällen, die in Kuhns Nachlass (StATG, 9'40, 5, Fonds zur Psychopharmakologie) vermerkt waren, kamen 21 weitere hinzu, die auf Listen der Abteilung U (StATG, 9'10, 9.5/1) aufgeführt waren.

es viele;[39] die Quellenarbeit wurde nicht fortgesetzt, weil sich die Ressourcen – die finanziellen Mittel und die zur Verfügung stehende Zeit – nicht erweitern liessen. Aus wissenschaftlicher Perspektive muss deshalb festgehalten werden, dass gewisse Ergebnisse und Thesen dieses Buchs empirisch noch wenig oder zu wenig gesättigt sind. Will man beispielsweise wissen, ob und inwiefern Kuhn, seine Versuche und die davon betroffenen Patientinnen und Patienten Einzel- oder typische Fälle sind, führt kein Weg an weiterer Forschung vorbei – etwa der Analyse einer quantitativ repräsentativen Stichprobe von Krankenakten oder der Berücksichtigung weiterer Klinikarchive.

In Münsterlingen – so viel sei vorweggenommen – wurden mindestens 67 Substanzen getestet; zählt man auch Mehrfachprüfungen und Stoffe, bei denen unklar ist, ob nach der Anfrage oder Lieferung ein Versuch folgte, sind es fast 120. Der Zeitraum der Prüfungen erstreckte sich von der zweiten Hälfte der 1940er- bis in die 1980er-Jahre; Kuhn hat somit auch noch als Klinikdirektor und nach seiner Pensionierung Versuche durchgeführt. Er hat zwar in erster Linie mit der Basler Chemie zusammengearbeitet, aber auch Versuchspräparate anderer Firmen getestet. Die Bandbreite der Prüfungen ist gross; am einen Ende des Spektrums stehen Schnellprüfungen an einzelnen stationären Patienten, am anderen mehrjährige, breit angelegte Studien, in die Hunderte stationärer und ambulanter Patienten einbezogen wurden.

In die Prüfungen waren also weit über tausend Patientinnen und Patienten involviert. Zu bestimmten Zeiten muss über die Hälfte der Klinikpopulation Versuchspräparate erhalten haben. Das Spektrum der Betroffenen ist breit; es reicht von schwer kranken stationären Patienten über ambulante Patientinnen, die aus allen Schichten der Thurgauer Bevölkerung stammten, bis hin zu Privatpatienten, die aus dem Ausland kamen. Viele Personen waren in mehrere Prüfungen involviert. Manche erhielten verschiedene Prüfstoffe gleichzeitig, häufiger aber wurden Versuchspräparate mit registrierten Substanzen kombiniert. Bestimmte Präparate kamen über Jahre hinweg zum Einsatz, ohne dass man im Sinne eines Tests darüber Buch geführt hätte. Gewisse Mittel wurden Kuhn auch noch geliefert, nachdem die Firma den Versuch abgebrochen hatte. Mit anderen Worten: Klinischer Versuch und Therapie gingen fliessend ineinander über.

Viele Befunde, die in diesem Buch präsentiert werden, stehen heutigen Vorstellungen diametral entgegen – seien dies Vorstellungen vom Ablauf klinischer Versuche, von der Rolle vorgesetzter Behörden oder einem angemessenen Umgang mit Patienten. Was nun? Je näher einem etwas ist – thematisch, zeitlich oder räumlich –, desto eher tendiert man dazu, es für selbstverständlich zu hal-

39 Neben einer quantitativ repräsentativen Stichprobe gibt es andere, unterschiedlich aufwendige Möglichkeiten für eine systematische Auswahl von Fallakten. Untersucht werden könnten beispielsweise Fälle aus der Datenbank, die nicht priorisiert wurden, oder Samples zu bestimmten Stichtagen und Abteilungen, die sich auf Basis verschiedener Quellen zusammenstellen liessen.

ten und zu glauben, dass es sich um etwas handelt, das es schon immer und überall gab. Diese Studie hinterfragt solche Annahmen, etwa die Vorstellung von zeit- und kulturübergreifenden Normen, und zeigt, dass solche Normen gemacht, historisch gewachsen und damit auch veränderbar sind. Sie stellt Kuhns Prüfungen so weit als möglich in einen grösseren Zusammenhang, was aber nicht bedeutet, dass alles auf einen sogenannten Zeitgeist zurückzuführen wäre. *Testfall Münsterlingen* will weder schönfärben noch schwarzmalen, sondern Zwischentöne herausarbeiten. In den Münsterlinger Versuchen kreuzen sich medizinische, wissenschaftliche, gesellschaftliche, ethische, rechtliche und weitere Felder, die sich im Laufe des langen Untersuchungszeitraums alle veränderten. Schaut man genau hin, wird deutlich, dass sich vermeintlich klare Grenzen (beispielsweise zwischen Forschung und Therapie oder zwischen wissenschaftlichen und finanziellen Interessen) verschieben oder auflösen konnten oder erst im Laufe der Zeit entstanden.

Dass die Grenzen zwischen therapeutischer und experimenteller Anwendung von Substanzen lange fliessend waren, lässt sich auch an der verwendeten Begrifflichkeit erkennen. In Münsterlingen wurden neue Medikamente zunächst als «Präparate» bezeichnet, Therapien wie Experimente wurden «Kuren» genannt. Wir sprechen deshalb in diesem Buch von Stoffen, Substanzen oder Präparaten, die entweder zugelassen waren – dann werden sie als Medikamente oder Arzneimittel bezeichnet – oder eben nicht. Werden Begriffe wie Test, Versuch, Experiment oder Prüfsubstanz verwendet, schliessen wir damit nicht aus, dass die Verabreichung therapeutische Zwecke verfolgte. Scheint uns ein Fall eindeutig, weisen wir darauf hin. Dass jedoch die Frage «Therapie oder Forschung, Prüfpräparat oder Medikament?» nicht unbedingt zielführend ist, zeigt schon die Tatsache, dass in Münsterlingen auch Substanzen auf neue Anwendungen getestet wurden, die bereits im Handel waren.

Die vielen Stoffe, Akteure, Schauplätze und Versuche in diesem Buch lösen vielleicht punktuell Verwirrung aus. Damit sich *Testfall Münsterlingen* auch ohne fotografisches Gedächtnis und spezielle Fachkenntnisse verstehen lässt, werden verschiedene Hilfsmittel angeboten: Register und Wegweiser zu Personen, Themen und Stoffen.[40] Gleichzeitig scheint es uns aber wichtig, zu zeigen, dass manchmal selbst die Akteure die Übersicht verloren haben. In solchen Fällen verzichten wir darauf, die komplexe Situation zu sehr zu vereinfachen oder künstlich Ordnung zu stiften.

40 Im Anhang finden sich verschiedene Register und Verzeichnisse: ein Personenverzeichnis (natürliche und juristische Personen), ein Substanzen- und ein Stichwortverzeichnis, ein Glossar und ein chronologischer Überblick. Die Tabelle auf der Innenseite des hinteren Buchumschlags führt alle Präparate auf, die im Haupttext des Buches erwähnt werden.

Historikerinnen und Historiker sind keine Richter; sie beurteilen, urteilen aber nicht.[41] *Testfall Münsterlingen* zeigt Perspektiven unterschiedlicher historischer Akteure auf und stellt diese einander gegenüber. Unser Ziel ist, Aussagen, Praktiken, Ereignisse, Prozesse und Strukturen zu rekonstruieren, zu analysieren und zu interpretieren und unsere Forschungsresultate schliesslich in einer Geschichte Gestalt annehmen zu lassen, die zum Nachdenken und Diskutieren anregt. Wir bemühen uns um grösstmögliche Präzision und Klarheit, stellen aber unsere Akteure in verschiedenen Facetten dar, wobei – je nach Kontext – einmal diese und einmal jene beleuchtet wird. Auf diese Weise versuchen wir eine reflexive Distanz zu schaffen, die es auch ermöglicht, den vielbeschworenen Fortschritt (zum Beispiel in der klinischen Forschung oder der staatlichen Kontrolle) historisch zu analysieren und kritisch zu hinterfragen. Kurz: Wir gehen von mündigen Leserinnen und Lesern aus, die sich eine eigene Meinung bilden.

Aufbau

Testfall Münsterlingen verbindet eine chronologische Struktur mit einer thematischen. Neben der Einleitung und dem Schlusswort enthält das Buch acht Kapitel. Drei umfangreiche Hauptkapitel befassen sich mit drei Dekaden – den 1950er-, den 1960er- und den 1970er-Jahren –, die verschiedene Etappen der klinischen Forschung und der Versuche in der Psychiatrischen Klinik Münsterlingen darstellen. Dazwischen liegen drei kürzere Längsschnitte, die sich drei thematischen Schwerpunkten widmen. Umklammert werden diese sechs Kapitel von einem Prolog zu den 1940er- und einem Epilog zu den 1980er-Jahren, die sich mit den Anfängen und dem Ende von Kuhns Prüfungen beschäftigen.

Kapitel 1 stellt mehrere wichtige Akteure vor; die Psychiatrische Klinik Münsterlingen, deren Standort und institutionellen Kontext, die Patientinnen und Patienten sowie das Klinikpersonal. Eine zentrale Rolle spielen Roland und Verena Kuhn, Direktor Adolf Zolliker, die Basler Chemie und deren Entwicklung in der ersten Hälfte des 20. Jahrhunderts. Parpanit, ein Stoff der Firma Geigy, der 1946 nach Münsterlingen gelangte und Bewegungsstörungen lindern sollte, führt schliesslich in den Reigen der Testsubstanzen ein. Die Prüfung dieses Präparats begründete die Zusammenarbeit zwischen Kuhn und Geigy, dem Versuch sollte eine lange Reihe weiterer Tests folgen.

Kapitel 2 befasst sich mit den Anfängen der Psychopharmaka-Forschung in Münsterlingen, die in den 1950er-Jahren einsetzt. Es erzählt die Ankunft des ersten Neuroleptikums aus Münsterlinger Perspektive, schreibt die bekannte ‹Entdeckungsgeschichte› des ersten Antidepressivums um und zeigt auf der

41 Eine zusammenfassende Beurteilung findet sich im Schlusswort.

Basis neuer Quellen, wie die Entwicklung von Tofranil zu einem Kampf um Rangordnungen und geistige Urheberschaft wurde. Die ersten Geigy-Substanzen lösten in Münsterlingen noch grosse Begeisterung aus. Als dann aber die serielle Prüfung einer zweiten Generation von Geigy-Präparaten keine Erfolge verbuchen konnte, machte sich eine gewisse Skepsis breit.

Kapitel 3 nimmt eine grosse, heterogene Gruppe von Akteuren in den Blick: die Patientinnen und Patienten der Psychiatrischen Klinik Münsterlingen. Es zeigt, wie gross die Bandbreite von Personen war, die dort im Laufe der Zeit behandelt wurden, untersucht, wem Prüfsubstanzen verabreicht wurden, und arbeitet dabei verschiedene Muster heraus. Auf diese Weise lässt sich das breite Spektrum von Prüfpatienten verständlich machen und erklären, weshalb Patientinnen und Patienten die Verabreichung von Testpräparaten sehr unterschiedlich wahrnahmen und beurteilten.

Kapitel 4 behandelt die 1960er-Jahre, eine Zeit intensiver, ausufernder Versuche und zahlreicher Prüfsubstanzen, die unmittelbar auf die ‹Entdeckungen› der 1950er-Jahre folgte und in Münsterlingen von der Suche nach einem besseren, spezifischen Antidepressivum geprägt war. Für Kuhn wirkte sich die Entwicklung der klinischen Forschung in den 1960er-Jahren ambivalent aus: Noch war er ein gefragter Prüfer. Gleichzeitig mehrten sich aber die Anzeichen dafür, dass er mit der zunehmenden Standardisierung und Regulierung der klinischen Forschung nicht Schritt hielt.

Kapitel 5 untersucht die Material-, Informations- und Finanzflüsse, die durch klinische Prüfungen entstanden und diese gleichzeitig nährten. Die Pharmaindustrie lieferte Prüfpräparate, pharmakologische und toxikologische Berichte, überwies Geld und erhielt Stoffbestellungen. Kuhn organisierte den Material- und Informationsfluss in der Klinik; er verabreichte Patienten Substanzen, gab Präparate an deren Angehörige, das Klinikpersonal und andere Ärzte weiter, berichtete Firmen und Kollegen von seinen Versuchsergebnissen und las Fachliteratur. Weil die verschiedenen Präparate, Informationen und Geldmittel sehr unterschiedliche Wege gingen, entstand ein vielverzweigtes Netz, das weit über die Linie Basel–Münsterlingen hinausreichte.

Kapitel 6 widmet sich den 1970er-Jahren, einer Phase des wirtschaftlichen und gesellschaftlichen Umbruchs, die auch grosse Veränderungen in der Pharmabranche, eine verstärkte Regulierung im Bereich der Arzneimittel und den definitiven Wandel des klinischen Versuchs mit sich brachte. Kuhn war nun Klinikdirektor, hatte neue Aufgaben und inner- wie ausserhalb der Klinik mit Problemen zu kämpfen. Fanden die Münsterlinger Versuche unter diesen Umständen ein Ende – so die Frage, die im Zentrum dieses Kapitels steht – oder wurden die Tests unter veränderten Bedingungen fortgeführt?

Kapitel 7 handelt von fatalen Zwischenfällen – von Patientinnen und Patienten, die Versuchssubstanzen erhielten und während oder kurz nach deren Verabreichung starben. Dabei geht es weniger um die Todesursache an sich als um die Frage, wie Roland Kuhn den Todesfällen begegnete, worauf er sie zurückführte und wie er über sie informierte. Dem gegenübergestellt werden Reaktionen weiterer Akteure – der Pharmafirmen, anderer Ärzte und Kliniken. Da die analysierten Einzelfälle aus vier verschiedenen Jahrzehnten stammen, lässt sich auch untersuchen, ob sich der Umgang mit dem Tod von Prüfpatienten im Laufe der Zeit veränderte.

Kapitel 8 setzt mit Kuhns Pensionierung im Jahr 1980 ein, die gleichzeitig den Übergang in die Privatpraxis bedeutete. Es befasst sich mit Kuhns letzter Prüfung, seinen Plänen und Tätigkeiten als Rentner, aber auch mit dem Skandal um einen Thurgauer Kantonsarzt, der Insassen eines Alters- und Pflegeheims Prüfpräparate verabreicht hatte. In den 1990er-Jahren kam erstmals die Idee auf, eine Geschichte der Psychopharmaka-Entwicklung zu schreiben. Kuhn bemühte sich sehr darum, mit seiner ‹Entdeckung› in die Annalen der Geschichte einzugehen. Gleichzeitig bewog ihn die beginnende Historisierung dazu, sich wieder mit dem vielen Papier zu beschäftigen, das er im Laufe seines Berufslebens angesammelt hatte.

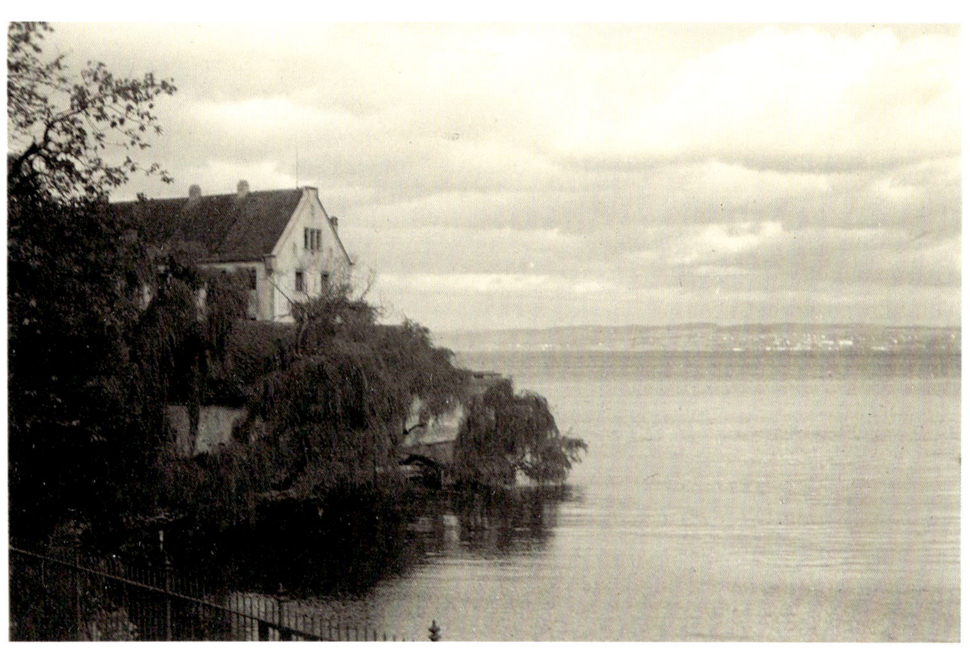

Abb. 3: Klinik mit Seeufer und Zaun, um 1950.

1 1940er-Jahre: Der Stein kommt ins Rollen

Der Ausblick auf den See war wunderbar, nur leider für die Bewohner der Siedlung – fast tausend Menschen – durch Mauern und Zäune beeinträchtigt (Abb. 3). Erst als in den 1950er-Jahren die überfällige bauliche Erneuerung der psychiatrischen Klinik Münsterlingen einsetzte, überdachte man auch die Architektur der Einschliessung. «Nachdem wir die Anstaltsumzäunung gegenüber der Eisenbahn um einen Meter niedriger gemacht und dabei festgestellt haben, wie befreiend und ästhetisch wohltuend diese Änderung wirkte, haben wir es gewagt, entlang dem Seeufer noch viel radikaler vorzugehen. Wir haben dort die Umzäunung, die vorher über zwei Meter hoch war, völlig entfernt und damit ist für die im Areal spazierenden Kranken, für das Pflegepersonal und die besuchenden Angehörigen eine herrliche Seelandschaft dem Blicke freigegeben worden.»[1] So der Jahresbericht der Heil- und Pflegeanstalt Münsterlingen von 1957. Zufällig fiel die Umgestaltung in eben jenes Jahr, in dem das bekannte, mit dem Namen von Roland Kuhn verbundene Antidepressivum Tofranil der Firma Geigy zulassungsreif wurde. Die klinische Erprobung bislang unbekannter Substanzen lässt der Jahresbericht allerdings nur erahnen. «Mehrfach», so erfahren wir ein Jahr später, seien «Vertreter der Firma Geigy, Basel, zur Besichtigung» in der Anstalt gewesen. Der Anlass dieser Besuche bleibt offen. Ganz nebenbei, ohne eine Verbindung herzustellen, wird nachfolgend auf die «vermehrten therapeutischen Möglichkeiten mit den neuen Medikamenten» hingewiesen.[2] Es ist dies überhaupt das einzige Mal während Jahrzehnten enger Zusammenarbeit, dass der Firmenname im öffentlichen Rechenschaftsbericht der Klinik erscheint, obwohl die damit verbundenen Versuche ein Ereignis ganz anderer Dimension darstellten, als es die Entfernung eines Gitters am Seeufer war.

Vom Irrenhaus zur Heil- und Pflegeanstalt

Der nordostschweizerische Kanton Thurgau hatte die Anstalt in Münsterlingen und das benachbarte Spital 1839/40 in grenznaher Lage am Bodensee gegründet. Die Bevölkerung des ländlich wirkenden Kantons ohne städtisches Zentrum erreichte in den 1980er-Jahren die Zahl von 200 000 Menschen; 1950

1 StATG, 9'10, 1.1.0/60, Jb. PKM 1957, S. 3 f.
2 Ebd., Jb. PKM 1958, S. 5.

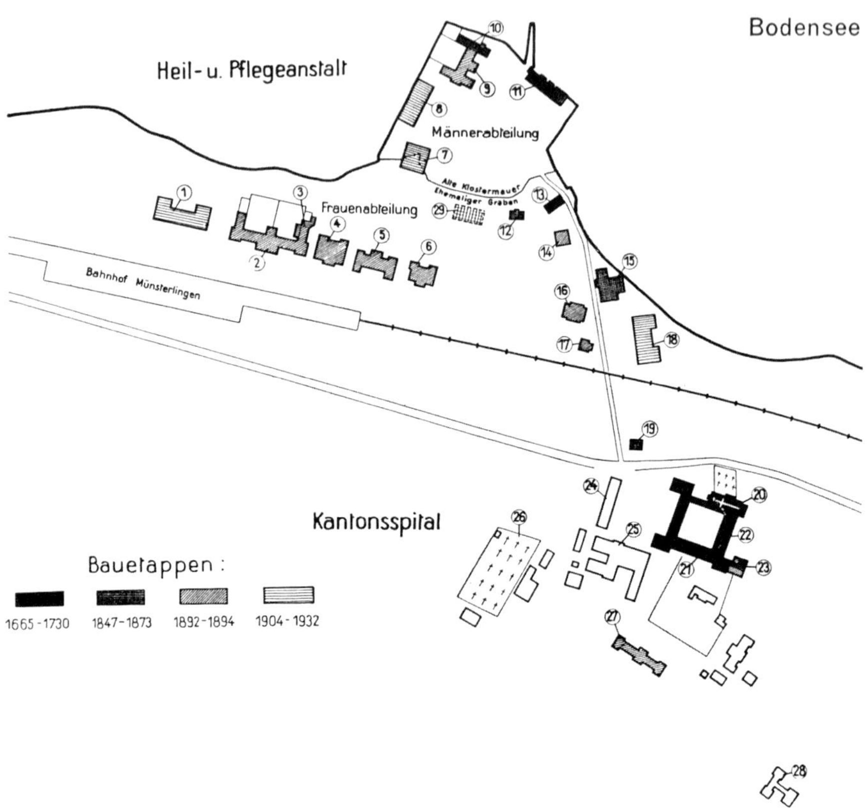

Abb. 4: Plan der Psychiatrischen Klinik Münsterlingen, 1940.

waren es nur 150 000 gewesen.[3] Hinter dem ländlichen Erscheinungsbild verbarg sich eine schon früh stark industrielle Erwerbsstruktur, mehrheitlich kleinbäuerlich-proletarisch geprägt, politisch und kulturell gesteuert von ländlich-kleinstädtischen, bäuerlichen, unternehmerischen und bildungsbürgerlichen Eliten. Eine sozialistische Opposition gewann nur lokal Bedeutung. Wie der Kanton am Rande der Schweiz, lag Münsterlingen am Rande des Kantons. Für die Standortwahl, die wiederholt zu diskutieren gab, war ausschlaggebend gewesen, dass die Bauten eines alten Klosters zur Verfügung standen. Von 21 kantonalen psychiatrischen Anstalten der Schweiz gingen sechs aus solchen Umnutzungen hervor.[4] Die männlichen psychiatrischen Patienten von Münsterlingen befanden sich in den Altbauten des ehemaligen Klosters, auf einer

3 Eine moderne Kantonsgeschichte fehlt; siehe aber HLS, Kanton Thurgau.
4 Siehe die Karte in Bersot (1936), S. 20.

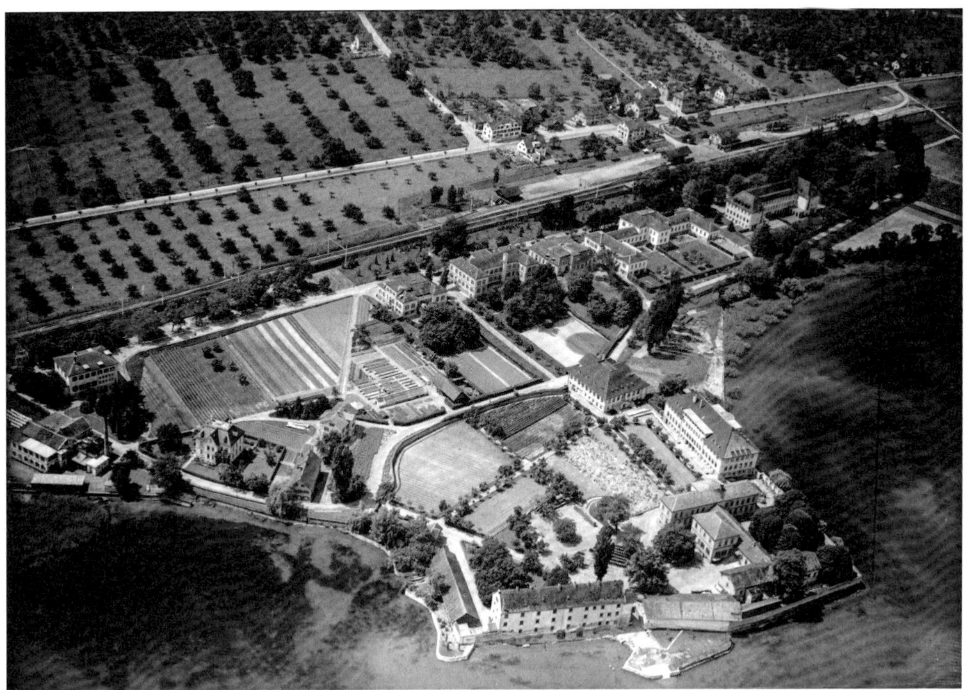

Abb. 5: Luftaufnahme der Psychiatrischen Klinik Münsterlingen, 1949.

Landzunge unmittelbar am Seeufer, die Frauen waren im Kantonsspital, im barocken Neubau des 18. Jahrhunderts leicht erhöht landeinwärts untergebracht. 1871 kam die Bahnlinie Romanshorn-Kreuzlingen trennend dazwischen zu liegen. Sie wurde zur landseitigen Abgrenzung der psychiatrischen Einrichtung. Erst seit 1895 allerdings, als man auch die Frauen an den See verlegte, waren «Irrenanstalt» und «Spital» baulich und organisatorisch definitiv separiert (Abb. 4 und 5).[5]

Als erster beruflich spezialisierter Arzt für psychisch Kranke war von 1850 bis 1857 Ludwig Binswanger dort tätig; anschliessend gründete er im nahen Kreuzlingen das private Sanatorium Bellevue, das unter der Regie seiner Nachkommen zu internationalem Ruhm gelangte.[6] Wie lässt sich die Münsterlinger Anstalt charakterisieren? Die Zahl der Internierten stieg bis zum Ersten Weltkrieg auf etwa 400 und nahm seither kontinuierlich weiter zu. In mehreren Phasen erfuhr die Anstalt eine bauliche Erweiterung, in den 1890er-Jahren, in der zwei-

5 Ammann/Studer (1990), S. 64, und Karte, S. 115.

6 Siehe HLS, Einträge für Binswanger. Sein gleichnamiger Enkel war mit Sigmund Freud befreundet. Kuhn stand ab 1940 in freundschaftlicher Verbindung mit Binswanger, der sein Denken stark beeinflusste.

ten Hälfte der 1920er-Jahre und seit der zweiten Hälfte der 1950er-Jahre, beschleunigt dann nach 1970.
1934 war sie mit mehr als 600 Patienten die achtgrösste psychiatrische Klinik der Schweiz.[7] Deutlich grösser mit 1000 und mehr Patienten waren lediglich die Rheinau im Kanton Zürich, die Waldau und Münsingen im Kanton Bern und Wil in der sankt-gallischen Nachbarschaft.[8] Das Bild ändert sich, bezieht man die Patientenzahl auf die Bevölkerung der jeweiligen Kantone. Dann rückt der Thurgau an die Spitze, gefolgt von Appenzell, Schaffhausen und St. Gallen. «Aus dieser Zusammenstellung darf indessen nicht der Fehlschluss gezogen werden, dass der Norden und Osten der Schweiz nun tatsächlich am meisten Geisteskranke besässen. [...] In einigen Kantonen werden die Geisteskranken leichter und rascher versorgt als in andern. Einige Kantone plazieren in ihren Anstalten geistig zurückgebliebene Kinder, Idioten und Epileptiker, während andere Kantone diese Jugendlichen in besonderen Anstalten beherbergen und sie nicht in die Statistik der Irren einbeziehen.»[9] So Henri Bersot, Direktor der Anstalt Bellevue im Kanton Neuenburg, im Jahr 1939.
Als Roland Kuhn und Adolf Zolliker 1939 den Dienst als Oberarzt respektive Direktor der Klinik Münsterlingen aufnahmen, betrug die Zahl der Patienten 635, 311 Männer und 324 Frauen; das medizinische, pflegerische und sonstige Dienste leistende Personal umfasste 144 Personen.[10] Ein Höhepunkt war 1954 erreicht, als die Anstalt beinahe 1000 Menschen beherbergte, nebst dem Personal 731 Patientinnen und Patienten. Letztere waren nach ihrem Verhalten, nämlich nach dem Grad ihrer «Unruhe» eingeteilt und untergebracht, streng nach Geschlechtern getrennt. In jenem Jahr setzte die intensive Erprobung der späterhin als Psychopharmaka geltenden Substanzen ein. Zu einem deutlichen Rückgang der Belegung kam es erst nach 1971, als vermehrt spezialisierte Einrichtungen für chronisch Kranke Münsterlingen entlasteten.
Das Pflegepersonal wies, dem Verhältnis unter den Patienten entsprechend, stets eine leichte Überzahl an Frauen auf. Die Bezahlung war schlecht, die Arbeitszeiten extrem lang, die gesamte Arbeits- und Lebenssituation belastend. «Die weiblichen Angestellten hatten zudem noch einen wesentlich geringeren Lohn als die männlichen», hielt Kuhn 1990 rückblickend fest. «Verheiratetes Personal durfte nur die Nächte vor und nach dem Freitag und während der Ferien bei der Familie zubringen, im übrigen musste es in der Klinik schlafen. Die Direktion führte gemeinsam mit dem Personalverband geradezu einen

7 Überblick von Patienten- und Personalentwicklung schweizerischer Kliniken 1910–1935 bei Bersot (1939), S. 14–27.
8 Übersicht bei Bersot (1936), S. 60.
9 Ebd., S. 58. Was für Hintergründe die regional unterschiedlich schnelle Bereitschaft zur Internierung hat, kann hier nicht geklärt werden.
10 Zahlen nach StATG, 9'10, 1.1.0/60, Jb. PKM; ausführlich zum Pflegepersonal anhand des Basler Beispiels Braunschweig (2013).

Kampf um das ‹Externat› für verheiratetes Personal.»[11] Dieses wurde erst 1956 eingeführt. Parallel kürzte man die Arbeitszeit auf 60 Stunden in der Woche.[12] Der Zehnstundentag war ein Dauerpostulat des VPOD seit 1931 gewesen;[13] nun aber kannte ein Drittel aller Anstalten bereits eine Arbeitszeit von 48 Stunden, ein weiteres Drittel von 54 Stunden, wie Roland Kuhn rückblickend hervorhob.[14] Seit den späten 1930er-Jahren war die Mehrheit der Pfleger verheiratet, die Pflegerinnen hingegen waren ledig und schieden bei Heirat aus. Ihre Form des Protests gegen die Arbeitsbedingungen zeigte sich in einer extrem hohen Fluktuation, die in manchen Jahren 50 Prozent erreichte. Gelegentlich kam es zu eigentlichen Massenkündigungen des weiblichen Personals, so 1945/46, als die Direktionssekretärin Agathe Christ von einer «Revolutionsstimmung» sprach.[15] Ähnliches wiederholte sich 1962; die wöchentliche Arbeitszeit betrug immer noch 57 Stunden, im Januar kündigten zehn Angestellte auf einen Schlag.[16] Das Personal war im Übrigen seit den 1930er-Jahren mehrheitlich organisiert, die meisten im «Anstaltskartell» des VPOD, der Gewerkschaft der öffentlichen Angestellten.[17]

Im Vergleich zum steten Kommen und Gehen in den unteren Rängen, besonders unter den Frauen, herrschte an der Spitze der Pflegehierarchie langjährige Kontinuität. Wer die Klinik betrat, hatte das eiserne Tor zu passieren, wo von 1904 bis 1948 Portier Carl Reutemann wachte (Abb. 6). Einzig die Ärzte besassen neben ihm einen Schlüssel. Mit der neuen Leitung ab 1939 lockerte sich das strenge Regime ein wenig.[18] Oberpfleger Christian Goldiger, der 1937 starb, hatte seit 1903 im Dienst der Anstalt gestanden; Nachfolger wurde sein Sohn Emil Goldiger, der seit 1925 in Münsterlingen arbeitete und bis 1968 in seiner Stellung blieb. Die Oberpflegerin, Schwester Mathilde, war seit 1945 im Dienst, bis sie infolge eines Konflikts 1962 vorzeitig ausschied.[19] Mit ihrem Königspudel durch das Areal spazierend, gehörte sie zu den eigenwilligen Erscheinungen des Hauses.[20] Über Jahrzehnte erstreckte sich auch die Tätigkeit mancher auf Dauer im geschützten Rahmen der Klinik lebender Patienten, so etwa Arthur Kreis, dessen Name hier genannt sein darf, da bereits Roland Kuhn ihn mehr-

11 Kuhn (1990), S. 108.
12 Ebd., S. 108.
13 Thurgauer Arbeiterzeitung, 11. 1. 1946; in Abschrift beiliegend in StATG, 9'40, 3.1.22/0, Korrespondenz zwischen Roland Kuhn und Agathe Christ.
14 Kuhn (1990), S. 108.
15 StATG, 9'40, 3.1.22/0, Agathe Christ an Kuhn, 17. 9. 1945.
16 StATG, 4'840'33, Protokoll Aufsichtskommission, 8. 2. 1962, S. 8.
17 Präzise Angaben bei Bersot (1939), S. 64–70.
18 StATG, 9'10, 1.1.0/60, Jb. PKM 1976, S. 4, kleines Porträt durch Kuhn anlässlich von Reutemanns Tod.
19 Alle Angaben aufgrund der Jahresberichte.
20 Gespräch mit ehemaliger Lernschwester, 18. 4. 2018.

fach durch öffentliche Erwähnung ehrte.[21] Kreis kümmerte sich um alles. Er sei nicht nur ein idealer Sekretär, notierte Roland Kuhn bereits 1941, «er katalogisiert die Bibliothek, macht Übersetzungen fremdsprachiger Werke, verwaltet das K.G.-Archiv [Krankengeschichten], kurz das Anstaltsleben liesse sich ohne seine tatkräftige Hilfe kaum mehr denken».[22] Nach mehr als 30 Anstaltsjahren starb er 1969 infolge akuter Erkrankung 73-jährig im benachbarten Kantonsspital. Ihn kannte jeder damals in Münsterlingen. Er bezog ein Taschengeld, später einen kleinen Lohn, und war damit privilegiert. Die Mithilfe von Patienten – meist ohne Lohn – galt als Beitrag an die Kosten, die sie verursachten, zudem betrachtete man sie als Teil der Arbeitstherapie.[23]

Seit 1927 konnte das ursprünglich nur angelernte Pflegepersonal ein Diplom erwerben, ein Teil der Bemühungen um berufliche Aufwertung. Münsterlingen war von Anfang an daran beteiligt und nahm bei der Verbesserung der Qualifikation eine führende Stellung unter den grösseren Anstalten ein. 1938 waren bereits 60 Prozent diplomiert, weitere 24 Prozent in Ausbildung.[24] Der Oberarzt betreute den schulischen Betrieb; als Personalchef war er im Übrigen auch für die Einstellung des Pflegepersonals zuständig.

Was das medizinische Personal betraf, so stand dem Direktor seit 1930 als Stellvertreter ein «erster Assistenzarzt» zur Seite, der 1939 im Titel zum Oberarzt aufgewertet wurde. Roland Kuhn profitierte als Erster davon; er war zuvor Assistenzarzt I. Klasse in der Berner Universitätsklinik Waldau gewesen. Eigentliche Assistenzärzte gab es ab 1934 drei. 1944 kam ein zweiter Oberarzt hinzu, 1947 eine vierte assistenzärztliche Stelle, die Verena Gebhart übernahm. Lange Zeit blieb es bei zwei Oberärzten und vier Assistenzärzten. Erst im Lauf der 1960er-Jahre verstärkte man die medizinische Betreuung, sodass die Ärzteschaft im Jahr 1971, als Zolliker in den Ruhestand ging und Kuhn die Direktion übernahm, auf 13 Personen gestiegen war, unter ihnen nun drei Frauen. Verena Gebhart war lange Zeit die einzige gewesen; 1972 wurde sie «leitende Ärztin». Seit 1942 beschäftigte die Klinik eine Laborantin, ab 1956 eine zweite, deren Kosten teilweise die Basler Firma Geigy übernahm.

Adolf Zollikers Vorgänger in der Direktion war Hermann Wille gewesen, der Münsterlingen seit 1912 geleitet hatte.[25] Unter Wille war 1929/30 die Namens-

21 StATG, 9'10, 1.1.0/60, Jb. PKM 1963, S. 8; 1979, S. 24. Alle Personen, die in diesem Buch auftreten oder zitiert werden, wurden anonymisiert. Ausnahmen bilden öffentliche Personen, Kaderpersonal (inkl. weitere wichtige Fachleute) der Pharmaindustrie, der Psychiatrischen Klinik Münsterlingen (Oberpflegepersonal, Ärztinnen und Ärzte ab Stufe Oberarzt, Chefsekretärin und Verwalter) und anderer Institutionen sowie Zeitzeuginnen und Zeitzeugen, die namentlich genannt werden wollten.

22 StATG, 9'10, 5.4/9229.1, Bl. 7, 29. 3. 1941.

23 Siehe Kapitel 5, S. 206.

24 Bersot (1939), S. 56.

25 Kuhn (1990), S. 100. Schon sein Vater Ludwig Wille war im 19. Jahrhundert temporär Direktor gewesen, bevor er seine Laufbahn als Psychiatrieprofessor und erster Direktor der Friedmatt in Basel beschloss; siehe HLS, Ludwig Wille (1834–1912); Braunschweig (2013).

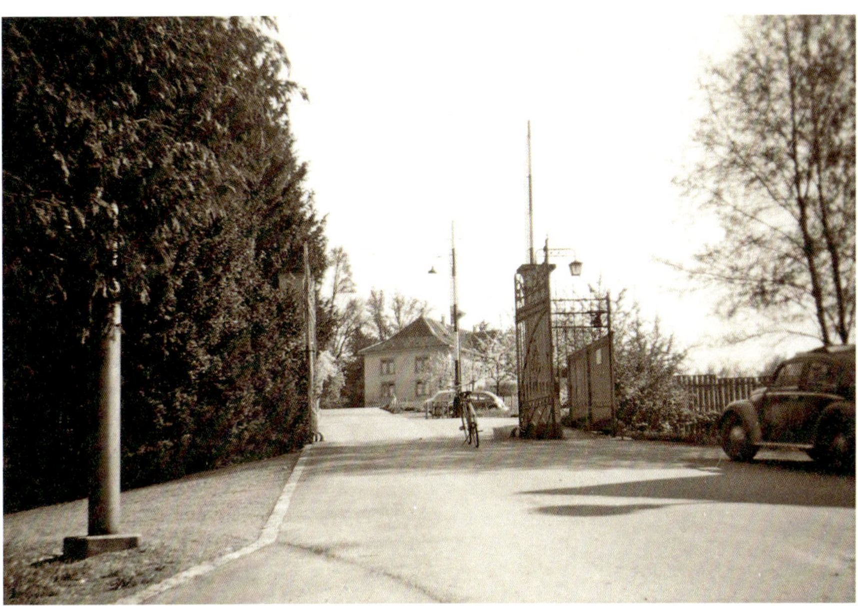

Abb. 6: Das Hauptportal der Klinik, um 1958.

änderung von der «Irrenanstalt» zur «Irrenheilanstalt» erfolgt, was den angestrebten Wandel vom Asyl zur spitalartigen Einrichtung unterstrich.[26] Die Jahresberichte verzeichnen ab 1937 neuartige Therapieformen, auch wenn in Direktor Willes letzten Dienstjahren die institutionelle Dynamik deutlich gebremst war. «In den dreissiger Jahren», so urteilte Kuhn rückblickend, «hatte sich Dr. Wille, wohl altersbedingt, jeder auch minimalen baulichen Veränderung widersetzt.»[27] Besonders die älteren Bauten seien in einem trostlosen Zustand gewesen. «Ganz schlimm stand es mit den Abteilungen für unruhige Kranke P und Hinterhaus: Die Personalzimmer waren auf die Abteilungen verteilt, zum Teil nur durch Krankenzimmer zugänglich, meist in Estrichen und feuergefährdet. Überall waren die sanitären Einrichtungen ganz ungenügend. Die Pflege körperlich hinfälliger, vor allem unreiner Kranker war völlig mangelhaft. Der Kriegsausbruch anfangs September 1939 verzögerte eine Verbesserung der Verhältnisse beträchtlich.»[28] Die erwähnten Abteilungen waren zugleich die am stärksten belegten mit um die hundert Internierten. Viel zu gross für eine angemessene Betreuung seien sie gewesen, befand Roland Kuhn 1990;

26 Verwirrend ist die Angabe zur Namensänderung bei Wille (1944), S. 128. Die Angabe im Text folgt der Anschrift der Jahresberichte.

27 Kuhn (1990), S. 106.

28 Ebd., S. 102.

zu einer Änderung kam es jedoch erst Anfang der 1970er-Jahre, als er selber die Direktion übernahm.[29]

Es ist nicht ganz unüblich, die Verhältnisse unter dem Vorgänger düster darzustellen, damit die eigenen Verdienste umso heller erstrahlen. Doch besteht kein Zweifel, dass die Münsterlinger Anstalt für Aussenstehende bedrückend gewirkt haben musste, in den 1950er-Jahren kaum weniger als 20 Jahre zuvor, denn die kurz nach dem Zweiten Weltkrieg ins Auge gefassten Investitionen unterblieben, Sparsamkeit war grossgeschrieben im Kanton. Mit der Neubesetzung von Direktion und Oberarztstelle hatte ab 1939 eine gewisse Modernisierung eingesetzt – so wurden zum Beispiel die Krankengeschichten nun mit der Schreibmaschine verfasst, auch dank der neuen Sekretärinnenstelle. Gebremst war die Entwicklung zunächst durch die kriegsbedingt häufige Abwesenheit der leitenden Ärzte, darüber hinaus dann immerzu durch fehlende finanzielle Mittel. Der Mangel an ärztlichem Personal wäre behebbar gewesen mithilfe deutscher Emigranten. Allein 1940 bewarben sich fünf, die Anstalt wäre interessiert gewesen, doch dem Kanton waren sie unwillkommen. «Es scheint übrigens», schrieb Direktor Zolliker im Juli 1940 an den im Dienst abwesenden Kuhn, «dass die Fremdenpolizei gegenwärtig noch strenger wird. Ich war gestern auf Inspektion in Littenheid [einer privaten Anstalt] und habe dort ein ablehnendes Schreiben der kant. Fremdenpolizei betr. Finkelstein gesehen, in dem ganz offen geschrieben stand, es handelt sich um einen Juden, und dieses Wort noch unterstrichen war.»[30] Lediglich 1942 konnte temporär die Ärztin Ruth Kroner, Emigrantin jüdischer Herkunft, als Volontärin aufgenommen werden.[31]

Zeitgleich führte man die von Wille begonnenen Schlaf- und Fieberkuren fort, auch die Schocktherapien unter Verwendung von Cardiazol und Insulin, das zeitweise knapp wurde. Die künstliche Auslösung einer körperlichen Schockreaktion repräsentierte seit den 1930er-Jahren den neuesten Standard, der Methode wurden einige Erfolge zugeschrieben.[32] 1941 schaffte man ein Elektroschockgerät an, eine seit kurzem zur Verfügung stehende Alternative zum medikamentös ausgelösten Schock. Schwerwiegend und irreversibel waren die operativen Eingriffe im Gehirn, die sogenannte Lobotomie, die man nach 1945 (bis um 1970) auch in Münsterlingen in mindestens 75 Fällen vornahm.[33] Eine Momentaufnahme von 1955 unter chronisch kranken Schizophrenen zeigt, dass an 15,9 Prozent der Eingriff durchgeführt worden war.[34]

29 Ebd., S. 110; siehe Kapitel 6, S. 202–208.

30 StATG, 9'40, 3.1.97/0, Zolliker an Kuhn, 20. 7. 1940.

31 StATG, 9'10, 1.1.0/60, Jb. PKM 1942 und mündlicher Hinweis durch Gabriel Heim (Basel).

32 Ein Überblick bei Braunschweig (2013), S. 195–202.

33 Näheres bei Meier (2015), S. 320 f.

34 StATG, 5.1.0/0.2, Kuhn an Domenjoz, 17. 3. 1955, S. 6 (Bericht über den Versuch mit G 22150, dem ersten in der Psychiatrischen Klinik Münsterlingen geprüften Psychopharmakon; siehe Kapitel 2, S. 66–68).

Anfänglich langsam entwickelte sich das bereits unter Hermann Wille 1938/39 geschaffene Ambulatorium; 1942 kam die viel kleiner bleibende Beratungsstelle in Frauenfeld hinzu. Die meisten Fälle ambulanter Beratung und Behandlung wurden vom Kantonsspital oder von diversen Behörden überwiesen. Eine kleine Anzahl meldete sich aus eigenem Antrieb. Der grosse Boom setzte erst ab 1952/53 ein; Kinder und Jugendliche gewannen rasch an Bedeutung. Hatte man zu Beginn mit insgesamt wenigen Hundert Fällen pro Jahr zu tun, so wurde 1958 die Zahl von 1000, 1967 von 2000 Beratungen erreicht, darunter nun mehrheitlich Kinder und Jugendliche.[35]

Schon 1939 war eine erneute Änderung des Namens der Klinik erfolgt, die nun etwas umständlich Thurgauische Heil- und Pflegeanstalt Münsterlingen hiess, sodass der belastete Begriff des «Irren» offiziell verschwand –, selbst bei der Aufsichtskommission war allerdings unverändert von der «Irrenanstalt» die Rede.[36] Im allgemeinen Sprachgebrauch dürfte sich die Bezeichnung noch lang gehalten haben. Von 1965 auf 1966 folgte der letzte Schritt, die Umbenennung in Psychiatrische Klinik Münsterlingen, womit das medizinische Profil unterstrichen und die sprachliche Annäherung ans benachbarte Kantonsspital vollendet war. Klinikdirektoren aus der ganzen Schweiz hatten im Dezember 1965 die Frage der Bezeichnungen ausführlich diskutiert. Paul Kielholz, Professor für Psychiatrie und Direktor der Psychiatrischen Universitätsklinik Friedmatt in Basel, protestierte, dass im amtlichen Schriftverkehr immer noch von «Heil- und Pflegeanstalt» gesprochen werde. Maurice Rémy, Leiter von Marsens, machte darauf aufmerksam, dass auch die Landestopografie angegangen werden müsse: Auf den Karten finde man nach wie vor «Irrenanstalt» und «Asile d'aliénés».[37] Einstimmig befand man, gegenüber den Behörden auf dem Begriff «Spital» oder «Klinik» zu bestehen, was nicht zuletzt – und unausgesprochen – die Aufwertung der eigenen ärztlichen Praxis in diesen Einrichtungen mit einschloss. Im November 1966 gab der Thurgauer Regierungsrat die Namensänderung bekannt, zu deren Begründung er anführte, «dass es nicht mehr zeitgemäss sei, von Anstalt zu sprechen. Dieses Wort sei diskriminierend. Mit der neuen Bezeichnung will man darlegen, dass man sich ganz auf moderne Behandlungsmethoden umgestellt habe.»[38]

35 Auswertungen anhand StATG, 9'10, 1.1.0/60, Jb. PKM. Der Jahresbericht von 1968, S. 5–13, enthält einen Überblick, verfasst von Kuhn. Zu den Entschädigungen, die den Ärzten für ihre Arbeit im Ambulatorium ausbezahlt wurden, siehe Kapitel 5, S. 184 f.

36 StATG, 4'840'33, Aufsichtskommission, Protokolle 1939/40.

37 StATG, 9'10, 1.4/6.1, Schweizerische Arbeitsgemeinschaft ärztlicher Direktoren und leitender Chefärzte psychiatrischer Institutionen, Protokoll zur Sitzung 8. 12. 1965.

38 StATG, 9'14, 5.2.6.0/2, Regierungsratsbeschluss, 22. 11. 1966.

Der institutionelle Rahmen

Fragt man nach dem gesetzlichen Rahmen des Thurgauer Gesundheitswesens in der Nachkriegszeit, so sucht man lang und stösst dann auf das Sanitätsgesetz von 1850. Dessen Erneuerung liess auf sich warten. Ein Vorstoss von 1930 blieb vergeblich; erst 1958 lag ein Entwurf vor, der in die Vernehmlassung ging, dann aber erneut liegenblieb. Nach 1970 griff man das Geschäft wieder auf; 1981 legte der Regierungsrat seine Botschaft zum Gesetz über das Gesundheitswesen vor; es wurde Ende 1985 angenommen.[39]

Vorgesetzte Behörde der Thurgauer Krankenanstalten war die Regierung, respektive der Direktor des Departements für Sanität und Erziehung. Was Münsterlingen angeht, waren mit der Reorganisation des ausgehenden 19. Jahrhunderts manche Einzelheiten neu festgelegt worden. So führten die beiden lokalen Anstalten seither getrennte Rechnung. Auch ohne zeitgemäss formuliertes Gesundheitsgesetz erfolgten auf einer nachgeordneten Stufe bei Gelegenheit Anpassungen. In Ablösung der Verordnung von 1898 hielt man 1950 für ethisches Handeln der öffentlichen Krankenanstalten fest: «Es liegt der Direktion ob, in jeder Weise das körperliche und geistige Wohlbefinden der Kranken zu fördern. Ihre Behandlung hat nach den Grundsätzen der Wissenschaft und Humanität zu erfolgen.»[40] Neben dem ärztlichen Direktor hatte die Anstalt einen ökonomischen Verwalter, der zugleich die Staatsdomäne Münsterlingen, ein grosses benachbartes landwirtschaftliches Gut, betreute. Die «Pfleglinge» der Anstalt sollten «zu Arbeiten auf dem Staatsgut Münsterlingen verwendet werden», wobei die Weisungen der Anstaltsdirektion Vorrang vor jenen des Gutsbetriebs hatten.[41] Die Nähe zur Staatsdomäne erwies sich während Kriegs- und Krisenzeiten mehrfach als hilfreich bei der Versorgung. Die Amtszeiten der Verwalter überboten sogar diejenigen der Anstaltsdirektoren. Als Kuhn und Zolliker 1939 in Münsterlingen eintrafen, stiessen sie auf Heinrich Herzog, der diese Funktion seit 1903 ausübte. 1949 löste ihn der gleichnamige Sohn ab, der neben seinen umfangreichen Aufgaben 1964 bis 1979 auch Ständerat des Kantons Thurgau war.[42] Verwalter blieb er bis zur Pensionierung 1974. Erst danach wurden die Aufgaben neu verteilt und die Verwaltung der beiden Kliniken von der Staatsdomäne abgetrennt.

Als Instrument der staatlichen Aufsicht existierte seit den 1890er-Jahren eine Aufsichtskommission, der anfänglich fünf, später bis neun Mitglieder angehörten: als Präsident der Sanitätsdirektor, als Mitglieder häufig noch ein zwei-

39 StATG, 2'30'331-A, 54/9-1, Botschaft des Regierungsrats zum Gesetz über das Gesundheitswesen, 8. 9. 1981; einleitend eine sehr knappe Skizze der Entwicklung. Vgl. Kapitel 8, S. 262.

40 Vollziehungsverordnung des Regierungsrates zum Gesetz über die Organisation der öffentlichen Krankenanstalten (vom 18. Dezember 1950), in: Amtsblatt des Kantons Thurgau 1950, S. 921.

41 Wille (1944), S. 125; Kuhn (1990), S. 109.

42 Siehe HLS, Heinrich Herzog; auch Kuhn (1990), S. 109.

ter Regierungsrat, sodann ein Bezirksarzt oder der Kantonsarzt und weitere Parlamentarier und Honoratioren. Es handelte sich durchweg um hochgradig beanspruchte Herren. Die Aufgaben der Kommission hielten sich allerdings in Grenzen.[43] Sie war verpflichtet, mindestens einmal jährlich vollzählig in jeder Anstalt zu erscheinen, und hatte sich primär um finanzielle Aspekte zu kümmern. Hinzu kamen von Fall zu Fall bauliche Fragen. In den klinischen Betrieb griff die Kommission nur indirekt ein, indem sie auch allfällige Beschwerden gegen die Anstaltsdirektoren zuhanden der Regierung entgegennahm und begutachtete.[44]

Aktivere Mitglieder der Kommission sprachen wiederholt die Unzulänglichkeit der eigenen Tätigkeit an. Das Protokoll vom September 1954 zitiert den Sanitätsdirektor Ernst Reiber: «Unsere Kommission ist im engeren Sinne ein sehr schwerfälliges Instrument. Man kann den Anstalten nicht die gewünschte Aufmerksamkeit schenken. Ein besserer Kontakt mit diesen ist unbedingt nötig. Der gegenwärtige Verkehr beschränkt sich ja nur auf die Sitzungen betreffend das Budget [...].»[45] Als Notbehelf kümmerte sich nach 1955 eine Zweierdelegation um jede Krankenanstalt, die Pflicht zum vollzähligen Besuch fiel dahin. Damit allein war das Problem jedoch nicht zu beheben. 1957 wiederholte der Unternehmer und freisinnige Kantons- und Nationalrat Walter Tuchschmid die Kritik, dass die Kommission ihrer Aufgabe nicht gerecht werden könne.[46] Die Aufsicht über die immer grösser und komplexer werdenden Einrichtungen des Gesundheitswesens stellte ein Langzeitproblem dar, doch macht es nicht den Eindruck, als sei die Suche nach einer Lösung für besonders dringlich gehalten worden. Gottlieb Höppli aus Wängi, Kantonsrat und als Landwirt eine Ausnahmeerscheinung in der Kommission, schrieb dem Sanitätsdepartement 1973: «Ich denke, dass sich die wenigsten Mitglieder der Aufsichtskommission um zusätzliche Aufgaben reissen, doch scheint mir, dass diese Institution wesentlich aktiviert werden müsste, wenn sie ihrem Namen gerecht werden wollte.»[47] Mit den zitierten Eckdaten von 1954 und 1973 ist die Hauptperiode der klinischen Stoffprüfungen in Münsterlingen umrissen; sie tauchen in den Protokollen der Kommission nie auf. Bei Gelegenheit erwähnt wird einzig die Höhe der Medikamentenausgaben; das wird später anzusprechen sein.[48]

43 Zum Aufgabenheft von 1896 siehe Wille (1944), S. 126; für die spätere Entwicklung siehe StATG, 4'840'33, Aufsichtskommission.

44 Wille (1944), S. 101.

45 StATG, 4'840'33, Aufsichtskommission, Protokoll 9. 9. 1954, S. 4.

46 Ebd., Tuchschmid, Einige Gedanken zum Reglement, 2. 6. 1957; zur Person siehe HLS, Walter Tuchschmid.

47 StATG, 4'802'153, Höppli an das Sanitätsdepartement, 14. 6. 1973.

48 Siehe Kapitel 2, S. 61, und Kapitel 5, S. 174–177.

Roland Kuhn

Roland Kuhn war eben 27 Jahre alt geworden, als er im Mai 1939 in Münsterlingen eintraf. Der Entscheid zur Annahme der Stelle war sehr kurzfristig gefallen. Im März war es zu einem Konflikt mit Direktor Jakob Klaesi an der Berner Universitätsklinik Waldau gekommen, worauf der gekränkte Assistent I. Klasse noch gleichentags seinen Abschied gab. Man versöhnte sich wieder, ob unmittelbar oder später bleibt offen.[49] Doch griff Kuhn rasch zu, als ihn der ehemalige Waldauer Kollege Otto Briner, der ihn als Erster in die Psychoanalyse eingeführt hatte und mittlerweile am Burghölzli tätig war, auf die freie Stelle aufmerksam machte. «Ich sagte zu, ohne den neuen Direktor oder die Anstalt gesehen zu haben. Der damalige Chef des thurgauischen Sanitätsdepartementes, Ständerat Dr. jur. Jakob Müller bestellte mich ins Bundeshaus, wo er mir klar machte, wie schön die Lage der Klinik und wie einfach und bescheiden die Verhältnisse seien.»[50]

Das Zitat entstammt einer autobiografischen Skizze aus den 1970er-Jahren. Mit weit ausholender Geste, mit der Beschwörung von «Geschick» und «Ahnenreihen» präsentiert Roland Kuhn sich sogleich im ersten Satz als Spross aus alter Familie, dem Tradition und Herkommen keine leeren Worte waren.

Kuhn war im März 1912 in Biel, an der deutsch-französischen Sprachgrenze, in einer bürgerlichen Familie reformierten Glaubens zur Welt gekommen. Er hatte eine anderthalb Jahre jüngere Schwester. Väterlicherseits stammte die Familie aus Bern, stadtbürgerlich seit Generationen, also von privilegiertem Status. Der Vater Ernst Kuhn betrieb eine Buchhandlung und einen Verlag mit Niederlassungen in Bern und in Biel, woher die Mutter stammte. Er war einer der frühen Verleger des einst weit über den Thurgau hinaus bekannten Schriftstellers Alfred Huggenberger, gelegentlicher Gast in Roland Kuhns Kinder- und Jugendjahren, wenn der Vater für ihn Lesungen in Bern, Solothurn oder Biel organisierte.[51] Roland Kuhn zog zwar andere Autoren vor, war aber schon als Kind ein eifriger Leser in der väterlichen Buchhandlung. Auch später, in der Schulung des Münsterlinger Pflegepersonals, arbeitete er gern mit populären literarischen Texten, bevorzugt griff er nach Jeremias Gotthelf. Der Vater begleitete ihn lang; Ernst Kuhn starb erst 1969, 95-jährig.

Nach eigenen Angaben ging Roland Kuhn nicht gern zur Schule und erbrachte in den Sprachen schwache Leistungen. Ins Französisch wuchs er in Biel quasi automatisch hinein. Weitere Fremdsprachen lernte er nie richtig, sein Englisch

49 StATG, 9'40, 3.2.1/0, Kuhn an Klaesi, 10. 3. 1939; siehe Hinweis in den Erinnerungen, Kuhn (1977), S. 223, wo der Vorfall abgemildert erscheint.

50 Kuhn (1977), S. 223.

51 StATG, 9'42, 1.1/58 (Nachlass Huggenberger). Im Januar 1913 schrieb Huggenberger an Ernst Kuhn: «Grüssen Sie mir Ihre verehrte Frau und den Tronfolger [sic].» Roland Kuhn bewahrte in seinem Nachlass zwei Briefe Huggenbergers an den Vater auf; siehe 9'40, 12/331.

blieb unzulänglich, was ihm auf längere Sicht – mit dem Aufstieg der USA zur pharmakologischen Weltmacht – beruflich schaden sollte. Die angelsächsische Welt blieb ihm, ähnlich vielen Schweizer Intellektuellen jener Generation, trotz späterer Reisen fremd. Das frühe naturwissenschaftlich-medizinische Interesse brachte er selber später mit häufigen Krankheiten in der Kindheit in Verbindung, die ihm unter anderem einen Aufenthalt im Lungensanatorium eintrugen. Er studierte in Bern Medizin, mit einem Pariser Auslandssemester. Das biochemische Interesse erwachte in einem organisch-chemischen Praktikum; die Dissertation schlug eine ähnliche Richtung ein.[52] Der Unterricht von Jakob Klaesi, zugleich Professor und Direktor der Waldau und einer der Pioniere neuer Therapieformen, lenkte ihn zur Psychiatrie, sodass er unmittelbar nach dem Staatsexamen im Juni 1937, eingedenk der väterlichen Mahnung, auf Zeit und Kosten zu achten, in der Waldau eintrat. Rasch eine Stelle zu finden, war zur Zeit der auslaufenden Weltwirtschaftskrise ein erheblicher Vorteil.[53] Am neuen Ort entstanden wichtige Kontakte. Kuhn befreundete sich mit dem zwanzig Jahre älteren Oberarzt Jakob Wyrsch, wurde bei Arnold Weber auf die Kinderpsychiatrie sowie auf den Rorschachtest aufmerksam, jenes halb künstlerisch-intuitive diagnostische Verfahren, und folgte dem Unterricht des Gehirnpathologen Ernst Grünthal, der wissenschaftliche Vorträge als «Referierabende» organisierte. Form und Begriff nahm er sich später zum Vorbild.[54] Auch teilte er mit Grünthal die Faszination für die Elektroenzephalografie, ein neues Verfahren, Gehirnströme sichtbar zu machen.[55] Noch in der Waldau, wo 1938 das erste Gerät eintraf, lernte er diese Technik kennen.

Roland Kuhn war ein unermüdlicher Leser, vor allem in den ersten zehn, fünfzehn Jahren in Münsterlingen; später fehlte die Zeit. Familie hatte er vorerst keine, das heimatliche Biel lag fern, die Zerstreuungsmöglichkeiten am Bodensee waren begrenzt. Man habe, so schrieb er rückblickend, in einer derartigen Umgebung «nur die Wahl zwischen geistiger Verarmung und aktiver Suche und Pflege von Beziehungen und Auseinandersetzungen».[56] Einer Andeutung zufolge musizierte er in jüngeren Jahren;[57] die Vorliebe für klassische Konzerte und musikalische Innerlichkeit blieben charakteristische Elemente einer kulturellen Prägung traditioneller Art. Die künstlerisch-literarische Moderne blieb ihm fremd. Der avantgardistische Grossstadtroman des Arztes und Psychiaters Alfred Döblin, *Berlin Alexanderplatz* (1929), sagte ihm nichts; er zog Rudolf Alexander Schröder vor, den nationalkonservativ-protestantischen deutschen Dich-

52 Diese und weitere Angaben bei Kuhn (1977), S. 221–223.
53 Die «Überfüllungsgefahr im Ärztestand» war ein Dauerthema jener Jahre; siehe Stupnicki (1954).
54 Siehe zum Beispiel StATG, 9'40, 10.0/10, Bericht über die erste USA-Reise, Referierabend 18. 6. 1958 (dazu «Erdbeerkuchen mit amerikanischer Fahne»).
55 Pidoux (2010), S. 450; auch Schoefert (2015), S. 123 f.
56 Kuhn (1977), S. 232.
57 StATG, 9'40, 3.1.22/0, Agathe Christ an Kuhn, 11. 12. 1941.

ter.[58] Paul Klee schätzte er; und nach dem Besuch einer grossen Picasso-Ausstellung in Mailand bekannte er 1953, dass er diesen nun doch positiver sehe.[59] Aber noch im hohen Alter äusserte er tiefes Missfallen gegenüber dem plastischen Werk von Alberto Giacometti, dessen verletzliche Gestalten den Arzt in ihm doch hätten ansprechen können.[60] Die Bereitschaft, im medizinisch-pharmakologischen Bereich Neues zu erproben, stand in einem unübersehbaren Gegensatz zur kulturellen Wertschätzung von Überliefertem.

Roland Kuhn war ein weit über das Medizinische hinaus belesener Mensch; er formte sich selbst nach dem bildungsbürgerlichen Ideal seiner Generation. Wichtig wurde die Begegnung mit dem älteren Ludwig Binswanger im benachbarten Kreuzlingen, der eine zwischen Psychoanalyse und Existenzialphilosophie angesiedelte «Daseinsanalyse» entwarf. Martin Heidegger, den er für den bedeutendsten Philosophen des Jahrhunderts hielt, wurde zu einem Bezugspunkt, wenn auch der persönliche Kontakt flüchtig blieb.[61] Im Alter relativierte er diese Bewertung, sprach nun auch von den «sehr problematischen Seiten dieser Persönlichkeit» und rückte Edmund Husserl an die erste Stelle.[62]

Erste Schreiberfahrungen erwarb Kuhn mit Arbeiten über den Rorschachtest. Als Jakob Klaesi und Ernst Grünthal 1938 Herausgeberschaft und Redaktion der renommierten *Monatsschrift für Psychiatrie und Neurologie* übernahmen (der Verlag war 1937 aus Berlin nach Basel emigriert), erging an Kuhn der Auftrag, einen umfassenden Literaturbericht zur Thematik zu erstellen.[63] Weitere Publikationen auf diesem Gebiet folgten, die dem jungen Arzt bald einen Ruf als Spezialist und Kenner des Tests eintrugen und Kontakte zur psychiatrischen Prominenz der Schweiz begründen halfen. Aus einem Vortrag über «Maskendeutungen im Rorschach'schen Versuch» ging eine umfangreiche Abhandlung von 1944/45 hervor, die nach dem Krieg in französischer Übersetzung erschien und zur Grundlage seiner Habilitation an der Universität Zürich 1957 wurde.[64] Auch mit daseinsanalytischen Überlegungen zur Schizophrenie machte er sich in den ersten Nachkriegsjahren einen Namen. Das Nachdenken über jenen geheimnisvollen Komplex von Störungen galt als zentrale intellektuelle Herausforderung der Psychiatrie jener Zeit. Die depressive Erkrankung hingegen war vorerst kein explizites Thema; retrospektiv hob er ein damals schon bestehendes Interesse hervor. Hingegen verfasste er Handbuchbeiträge zur Daseinsanalyse.

58 StATG, 9'40, 12/129, handschriftliche Notiz Kuhns, 22. 5. 1999, S. 2.

59 StATG, 9'40, 3.1.70/0, Kuhn an Jacques Schotte, 6. 11. 1953; zu Paul Klee 9'40, 12/383.

60 StATG, 9'40, 12/264, Notiz nach dem Besuch einer Giacometti-Ausstellung in Zürich 2001.

61 StATG, 9'40, 2.3/0, Korrespondenz und Notiz zu einem Gespräch 1966; auch 9'40, 3.1.41.

62 StATG, 9'40, 3.1.11/0, Kuhn an Wolfgang Blankenburg, 17. 12. 1997.

63 Kuhn (1977), S. 228; zum Verlag Karger und seinen Zeitschriften siehe www.karger.com; dort eine auch gedruckt vorliegende Jubiläumsschrift von 2015.

64 Kuhn (1954).

Kuhns Denken war in erster Linie sprachlich-begriffsanalytischer Natur; soziale Lebensumstände interessierten ihn weniger. In einem Brief von 1964 an den Psychoanalytiker Gustav Bally verglich er den eigenen Blickwinkel – am Beispiel der Beschäftigung mit den Texten von Sigmund Freud – mit jenem des älteren Kollegen. «Es scheint mir, dass Sie soziologische und umfassendere Gesichtspunkte mehr berücksichtigen, während es mir eher darum geht, den einzelnen Begriff, das einzelne Phänomen und zum Schluss den einzelnen Satz Freuds möglichst adäquat zu verstehen und in einer möglichst adäquaten Sprache auszudrücken.»[65] Entsprechend waren auch die Lese- und Bildungszirkel, die Kuhn für die jungen Assistenzärzte veranstaltete, auf eine anspruchsvolle Weise philosophisch und textanalytisch orientiert; ähnlich die Vorlesungstätigkeit an der Universität Zürich, die sich auf Literaturbetrachtung zur Daseinsanalyse konzentrierte.[66] Wenn Kuhn bei Gelegenheit doch einmal die berufliche Seite der menschlichen Lebensbewältigung anführte, so fiel dies altertümelnd aus, näher beim Ideal einer festgefügten berufsständischen Ordnung als bei den fliessenden Konturen der modernen Industrie- und Dienstleistungsgesellschaft, die sich zu seinen Lebzeiten herausbildete. Das gelingende Leben bemass sich bei ihm an der «Hochstimmung», die das Vollbringen eines Werks auslöse. «Der Künstler empfindet sie im Gestalten eines Werkes, der Handwerker im Herstellen eines brauchbaren Gegenstandes wie eines Kleides, eines Möbelstückes, eines Gerätes, einer Maschine. Der Landwirt spürt ähnliches beim Bebauen des Feldes und beim Ernten der Frucht, der Chirurg beim guten Abschluss einer schwierigen Operation, der Psychiater im Gelingen eines freien und offenen Gesprächs mit dem Kranken.»[67]

Die hohen intellektuellen Ansprüche und das nach aussen präsentierte Bild des werdenden konservativen Intellektuellen standen über lange Zeit in hartem Kontrast zu seinen konkreten Lebensbedingungen. Die Grundbesoldung zu Beginn der Tätigkeit in Münsterlingen stieg mit den kriegsbedingten Teuerungszulagen 1939 bis 1944 von jährlich knapp 6000 auf 7000 Franken.[68] Das lag wenig über dem Durchschnittsverdienst eines kaufmännischen Angestellten, knapp 60 Prozent über einem Arbeiterlohn.[69] Der Ausgleich der Teuerung fiel so unzulänglich aus, dass Kuhn – wie andere kantonale Beamte dieser Gehaltsstufe – während der Kriegsjahre einen Kaufkraftverlust von rund 25 Prozent hinzunehmen hatte.[70] Für 1944 liegen gute Vergleichsdaten über die Einkünfte

65 StATG, 9'40, 3.1.2/0, Kuhn an Gustav Bally (1893–1966), 2. 11. 1964.

66 Viel Material dazu in StATG, 9'40, 9, Der Universitätslehrer.

67 Kuhn (1994), S. 56.

68 StATG, 9'10, 1.2.8/0, Regierungsrat des Kantons Thurgau, Auszug aus dem Protokoll, 28. 3. 1939; für die Teuerungszulagen siehe Amtsblatt des Kantons Thurgau 1943, S. 1119 f.

69 Vergleichsdaten bei König et al. (1985), S. 140, 624.

70 Errechnet anhand des Index der Konsumentenpreise nach Ritzmann (1996), S. 503; die Teuerung betrug 1939–1944 51 %, der Teuerungsausgleich 13 %.

frei praktizierender Ärzte vor; sie waren knapp dreieinhalb Mal so hoch wie sein Grundlohn.[71]

In späteren Jahren betonte Kuhn gern, wie überaus bescheiden er bezahlt worden sei.[72] Allerdings hatte er stets mehrere Quellen zusätzlicher Einnahmen, deren Höhe wir nicht genau kennen. Da waren die gerichtlichen und sonstigen Gutachten, sodann die separat verrechnete Erhebung von Elektroenzephalogrammen, vor allem aber die Tätigkeit im Ambulatorium, die nach 1950 stark zunahm.[73] Zu Letzterem liegen für die 1970er-Jahre nähere Angaben vor.[74] Zum Grundlohn kam ausserdem die «freie persönliche Station» hinzu – Kuhn lebte wie alle anderen Angestellten auf dem Areal der Klinik. An sich hätte er Anspruch auf eine Dienstwohnung gehabt, doch standen ihm gemäss eigener Beschreibung nur zwei bescheidene Räume in einer baufälligen Liegenschaft zur Verfügung, ohne Bad und Wasseranschluss, fast nicht zu beheizen. Das WC hatte er mit Angestellten, Patienten und Besuchern zu teilen (es fror im Winter oft ein). Auch die Räume der Verwaltung waren an manchen Wintertagen, wenn der eisige Nordwind über den See blies, infolge Kälte kaum zu benutzen.[75] Angesichts der «Finanzschwäche des Kantons», so schrieb Kuhn 1964 mit leichtem Sarkasmus, auf die er «von hoher Seite immer wieder aufmerksam gemacht» worden sei, habe er auf Beanstandung der Wohnsituation verzichtet.[76] Nach einundzwanzig Dienstjahren stand ab Januar 1961 – er war seit knapp zwei Jahren verheiratet – eine normal ausgestattete Wohnung zur Verfügung. «Möglichst bald», so hatte Sanitätsdirektor Jakob Müller Anfang 1939 angekündigt, werde man die Wohnsituation bereinigen und prüfen, «ob eventuell einmal ein besonderes Haus erstellt werden könnte, in welchem auch verheiratete Oberärzte des Kantonsspitals wohnen könnten».[77]

Kuhn blieb bis zu seiner Pensionierung in Münsterlingen. Im Rückblick äusserte er gelegentlich, dass er nie ernsthaft an eine Universitätsklinik gestrebt habe.[78] Das traf nicht zu; anfänglich rechnete er zuversichtlich mit einer baldigen Rückkehr an die Waldau. Während der Kriegsjahre, aber auch danach, war er an verschiedenen Orten in Verhandlung, wurde auch gelegentlich von extern angefragt.[79] Im Fall von Basel zeigte sich allerdings im Frühjahr 1942, dass

71 Stupnicki (1953), S. 125.

72 So namentlich in einem wichtigen Brief von 1989: StATG, 9'40, 1.05/5, Kuhn an Zweidler, 17. 7. 1989 (siehe Kapitel 8, S. 258–261).

73 Zur Rolle der strafrechtlichen Gutachten, seit der Strafrechtsreform von 1942 in wachsender Zahl gefordert, siehe Germann (2004).

74 Siehe Kapitel 5, S. 184–186.

75 StATG, 9'40, 2.3/19.5, Verena Gebhart an Kuhn, 3. 3. 1955.

76 StATG, 9'40, 3.0.0/6, Kuhn an Personalamt, o. D. (Februar 1964).

77 StATG, 9'10, 1.2.8/0, Regierungsrat Müller an Direktor Hermann Wille, 19. 1. 1939.

78 So zum Beispiel StATG, 9'40, 3.1.11/0, Kuhn an Wolfgang Blankenburg, 17. 4. 1978.

79 Einige Kontakte erwähnt Kuhn in seiner Selbstdarstellung: Kuhn (1977), S. 223.

die Bezahlung dort noch bescheidener gewesen wäre.[80] Bei dem Wunsch nach Ortswechsel waren indes mehr als finanzielle Motive im Spiel, wie Kuhn Jakob Klaesi erklärte, als er sich 1945 für eine Stelle an der Psychiatrischen Klinik Rosegg im Kanton Solothurn interessierte – keine Universitätsklinik. «Ausschlaggebend ist für mich die Rücksicht auf meine Eltern und meine Schwester. Ich bin in Münsterlingen so weit von ihnen getrennt, dass ich mich verpflichtet fühle, den Versuch einer Bewerbung zu machen.»[81] Ein Faktor, der ihn vor Ort hielt, war der freundschaftliche Kontakt zu Binswanger. Auch genoss er eine Freiheit, die ihm andernorts vielleicht gefehlt hätte. So erklärte er es später, in seiner autobiografischen Skizze, zum Vorteil, stets am selben abgeschiedenen Ort geblieben zu sein. Der Psychiater könne «so psychotische und psychogene Entwicklungen über lange Zeit verfolgen, Familienpathologie aus eigener Anschauung über zwei oder gar drei Generationen kennen lernen und die inneren Zusammenhänge eines Klinikbetriebes in allen Einzelheiten durchschauen».[82] Nach der Habilitation von 1957 wurde Roland Kuhn 1966 Titularprofessor an der Universität Zürich. Sein abendlich abgehaltenes Lehrpensum betraf die Daseinsanalyse. Eine Handvoll Hörer, die vielfach von Münsterlingen her anreisten, folgten seinen anspruchsvollen Ausführungen. Auf den Professorentitel legte Kuhn stets viel Wert.

Im inneren Kreis

Während 32 Jahren arbeitete Roland Kuhn in enger Gemeinschaft mit Direktor Adolf Zolliker. Der Verkehr mit dem acht Jahre Älteren war höflich und kollegial, doch blieb man – wie in jener Zeit nicht unüblich – immer beim formellen «Sie». In Kuhns Selbstdarstellung kommt Zolliker nur beiläufig vor; auch in den umfangreichen Quellenbeständen des Nachlasses bleibt er eine Gestalt im Hintergrund. Er kam von der Schweizerischen Anstalt für Epileptische in Zürich, wo er Oberarzt gewesen war. Zugleich mit ihm übersiedelte die junge Sekretärin und ausgebildete Fürsorgerin Agathe Christ von der «Epi» nach Münsterlingen; auch sie gehörte mit der Zeit zum festen Inventar des Hauses, dem sie bis zur Pensionierung 1975 treu blieb. Weit über die Rolle der Sekretärin hinaus wurde sie zur engen Mitarbeiterin; namentlich organisierte sie das

80 StATG, 9'40, 3.1.12/0, Manfred Bleuler an Kuhn, 19. 3. 1942. Das Nettosalär, Wohnung inbegriffen, aber ohne Kost, hätte in Basel 6761 Franken betragen, plus Teuerungszulage von 420 Franken. In Münsterlingen bezog Kuhn rund 7000 Franken, also etwas weniger, doch war die Verpflegung mit inbegriffen. In der Korrespondenz liegt keine Begründung vor, weshalb der Wechsel nach Basel unterblieb.

81 StATG, 9'40, 3.1.47/0, Kuhn an Klaesi, 14. 9. 1945.

82 Kuhn (1977), S. 223.

Ambulatorium.[83] Der junge Oberarzt Kuhn beanspruchte sie bald intensiv für das Diktat seiner Briefe und Berichte; unzählige Schriftstücke tragen im Kopf das Kürzel K/Ch. Im entstehenden Vertrauensverhältnis geriet Zolliker an den Rand; ihn traf die Ironie der Sekretärin, deren Selbstbewusstsein von ihrer Herkunft aus guter Basler Familie kündet. «Und Herr Direktor entwickelt ungeahnte Energien», berichtete sie im Herbst 1940 dem im Dienst abwesenden Kuhn. Er erledige Gutachten, mache Visiten, «kümmert sich um alles und zeigt viel mehr Interesse als auch schon».[84] In der Charakterisierung des «Chefs» als träge Erscheinung konnte sie offensichtlich mit Kuhns stillem Einverständnis rechnen. Kuhn und Zolliker kamen miteinander aus, indem sie sich gegenseitig respektierten und in Ruhe liessen. Nur in den frühen Jahren lassen sich hierarchische Abhängigkeiten erahnen, so wenn Kuhn für einen Artikel die Genehmigung des «Chefs» abwarten musste.[85]

Zolliker war eher ein Verwalter; er betrieb den Verkehr mit Gemeindebehörden und kantonalen Instanzen, was auch in seine Zuständigkeit fiel. Dass er die Visite vernachlässige, drang gelegentlich nach aussen.[86] Bisweilen verschwand er ganz einfach tageweise; niemand wusste, wo er war.[87] Kuhns sich entwickelndem, anspruchsvollem montäglichem Lese- und Bildungszirkel für die Ärzte des Hauses blieb er fern. Ehemalige Assistenzärzte erinnern ihn auffallend gegensätzlich, bald positiv, bald negativ besetzt, wie ein Kontrastbild zur jeweiligen Wahrnehmung Kuhns.[88] In einer Hinsicht rechnete Kuhn ihm unbedingt hohe Verdienste zu, nämlich für den Aufbau und Unterhalt eines Systems von «Stammtafeln», auf denen die familiären Verhältnisse von Patientinnen und Patienten dokumentiert wurden. «Ein derartiges Arbeitsinstrument gestattet meist mehr Aussagen über die familiären Belastungen mit psychischen Störungen, als die Kranken selbst und ihre Angehörigen sie machen können, ganz abgesehen von den Tendenzen, dem Arzt entsprechende Vorkommnisse in der Familie zu verschweigen.»[89] Die biologische Erbschaft fand definitiv mehr Aufmerksamkeit als jede Form familiär-sozialer Bestimmung.

83 StATG, 9'10, 1.1.0/60, Jb. PKM 1975, S. 4.

84 StATG, 9'40, 3.1.22/0, Christ an Kuhn, 22. 10. 1940; ähnlich in Inhalt und Ton: ebd., 22. 1. 1945; 30. 5. 1950.

85 StATG, 9'40, 3.1.47/0, Kuhn an Jakob Klaesi, 23. 5. und 31. 5. 1944 (es ging um die Arbeit über Maskendeutungen); so auch 1946 der erste Bericht zur Prüfung einer Versuchssubstanz, den Kuhn von Zolliker genehmigen liess (siehe S. 53).

86 StATG, 4'840'33, Protokoll Aufsichtskommission, 15. 11. 1954, wo dieser Vorwurf laut wird. Dem Klinikdirektor unterstand die gesamte Verwaltung. Vgl. dazu Kapitel 6, S. 202–204; mit der Übernahme der Direktion durch Roland Kuhn 1971 wurden medizinische und Verwaltungsaufgaben dann getrennt.

87 StATG, 9'40, 2.3/19.5, Verena Gebhart an Kuhn, 15. 8. 1954; auch ebd., 3. 3. 1955, über verspätetes Erscheinen zur gemeinsamen Besprechung.

88 Als autoritären Bürokraten erinnert ihn ein ehemaliger Assistenzarzt von 1959/60, Gespräch vom 6. 3. 2018; eine freundliche Erinnerung bewahrt René Bloch, Gespräch vom 14. 3. 2018.

89 Kuhn (1977), S. 227.

Der Oberarzt war ein harter Arbeiter mit asketischen Zügen. Ausgelassene Tafelfreuden und Alkoholika lagen ihm nicht. Die Wohnsituation lud auch nicht zur Pflege der Gastlichkeit ein. Das besserte nach der Heirat, als sich der wöchentliche Bildungszirkel mit einem Nachtisch verwöhnt sah. Der hochgewachsene, hagere und steif wirkende Mann war vom Militärdienst wegen körperlicher Untauglichkeit befreit worden. Er leistete jedoch Hilfsdienst bei der Fliegertruppe, wo er fliegende Besatzungen mithilfe des Rorschachtests auf ihre Eignung prüfte und wie stets vollen Einsatz zeigte. Das erwartete er auch von Untergebenen; darin war er streng. Doch habe man bei ihm – im Gegensatz zu Zolliker – enorm viel lernen können, erinnert sich ein ehemaliger Assistenzarzt von 1959/60.[90] Unter den papierenen Hinterlassenschaften der frühen Jahre finden sich einzelne Zeugnisse von Zuneigung der Untergebenen, so etwa wenn «König Rolands verwaiste Kaffee-Tafelrunde» dem in Paris Weilenden eine scherzhafte Botschaft zukommen lässt, dass an der Klinik alles drunter und drüber gehe, er sich aber nicht zu sorgen brauche.[91] Initiantin dürfte Agathe Christ gewesen sein, die als Erste signierte; gleich hinter ihr die junge Assistenzärztin Verena Gebhart. Eine Aufnahme von der populären Anstaltsfastnacht zeigt «König Roland» 1954 im weissen Arztkittel, mit schiefsitzender Papierkrone auf dem Haupt.[92] Aus späteren Jahren sind solche Momente nicht mehr bezeugt.

Verena Gebhart kam aus dem benachbarten Kreuzlingen. Sie war neun Jahre jünger als Kuhn und entstammte einer angesehenen Familie von Landmedizinern; der Vater wie schon der Grossvater waren Ärzte. Ernst Gebhart hatte einst bei Eugen Bleuler im Burghölzli, danach in der privaten Anstalt von Zihlschlacht gearbeitet, bevor er 1909 eine eigene Hausarzt-Praxis eröffnete. Als langjähriger Bezirksarzt hatte er aber auch später immer wieder mit Fragen der Psychiatrie zu tun.[93] Die Tochter fand ihren beruflichen Weg in einem familiären Interessennetz. Sie studierte in Zürich, wohnte bei der Familie des Onkels Wilhelm Löffler, Arzt auch er, dazu Leiter der Poliklinik und Professor an der Universität.[94] 26-jährig trat sie im November 1947 als Assistenzärztin in Münsterlingen ein. Bei der Wahl ihres Dissertationsthemas spielte der neue Vorgesetzte, Roland Kuhn, bereits eine massgebliche Rolle. Es handelte sich um die aufwendige Gewinnung und Auswertung von 500 Rorschach-Protokollen von Kindern – 1949 war sie dafür beurlaubt –, die 1952 in der *Monatsschrift für Psychiatrie und Neurologie* (bei Grünthal und Klaesi) erschien; Referent Manfred

90 Gespräch mit ehemaligem Assistenzarzt 1959/60, 6. 3. 2018.

91 StATG, 9'40, 3.0.0/3, 19. 6. 1951; ähnlich in der Tonlage ebd., 19. 9. 1952.

92 Eine Reproduktion in Tornay (2015), S. 57.

93 Informativer Nachruf für Ernst Gebhart (1877–1954), Thurgauer Zeitung, 25. 5. 1954.

94 Archiv der Universität Zürich, Immatrikulationskarte 48237, Gebhart Verena; zu Wilhelm Löffler (1887–1972) siehe HLS.

Bleuler, Korreferent Roland Kuhn.[95] Zugleich rückte sie zur Oberärztin auf. Kinder blieben der Schwerpunkt ihrer Arbeit.

Ein kleiner handschriftlicher Briefbestand erhellt die sich entwickelnde Beziehung zwischen Verena Gebhart und Roland Kuhn. Verena Gebharts Briefe – seine fehlen – lassen von Anfang an ihr persönliches Interesse am Oberarzt erkennen, den sie geduldig umwarb.[96] Er zögerte und blieb hartnäckig beim förmlichen «Sie». Komplizierend trat hinzu, dass Kuhn der Familie Gebhart ab 1948/49 in einem Krankheitsfall beratend beigestanden hatte.[97] Erst im Frühjahr 1957 – Kuhn und Verena Gebhart kannten sich seit bald zehn Jahren – entschloss er sich (Abb. 7). Die Wende fiel exakt in die Zeit, als sich sein beruflicher Erfolg mit dem Antidepressivum Imipramin abzeichnete. Im Februar 1958 heirateten die beiden. Der Klatsch blieb nicht aus; das Personal belustigte sich gelegentlich über das neue Paar.[98] Auch nach der Geburt von drei Töchtern blieb Verena Kuhn-Gebhart unverändert in der Klinik tätig.

Vor den Psychopharmaka: Die chemische Industrie von Basel

Bis in die 1940er-Jahre hatte die industrielle Pharmazie den psychiatrischen Anstalten nicht eben viel zu bieten; auch in den Firmen wäre niemand auf die Idee gekommen, hier einen potenziell riesigen Markt zu vermuten.[99] Seit den 1920er-Jahren sind vereinzelte Kontakte zwischen Münsterlingen und den Basler Pharmaka-Produzenten dokumentiert. So bot die Ciba Münsterlingen 1922 zwei Eierstockextrakte aus der Frühzeit der firmeneigenen Hormonforschung an.[100] An erster Stelle stand jedoch der psychiatrische Bedarf an Schlaf- und Beruhigungsmitteln, darunter die Opiate, die allerdings älter waren als die pharmazeutische Industrie. Sie galten als problematisch wegen ihres Suchtpotenzials. Die bedeutendsten Hersteller der Schweiz waren die Basler Konzerne Hoffmann-La Roche,[101] Ciba und Sandoz. Was die Derivate von Opium betraf, war das Angebot von Roche besonders reichhaltig. Nach 1930 arbeitete man in der Firma an Morphinersatzmitteln mit vielfach verstärkter Wirkung. 1937 bezog Direktor Wille eine derartige Substanz, Roche 2981/14, aus der 1940 das

95 Gebhart (1952).

96 StATG, 9'40, 2.3/19.5, Briefe von Verena Gebhart an Kuhn 1953–1957.

97 StATG, 9'40, 2.3/19.6, Briefwechsel 1951.

98 Gespräch mit ehemaliger Lernschwester, 18. 4. 2018.

99 Siehe Schoefert (2015), S. 176. Vor der Entwicklung der modernen Psychopharmaka beschränkten sich die pharmakologischen Optionen in der Psychiatrie auf Chloralhydrat, Kaliumbromid, Opiate und Barbiturate.

100 Siehe Ratmoko (2010), S. 47–97, über Sistomensin und Agomensin; StATG, 9'10, 1.2.1/1, Ciba an H. Wille, 18. 7. und 26. 7. 1922, bietet «Probemengen» der beiden Substanzen an.

101 In der Folge meist Roche genannt. Ein erster Kontakt mit Roche über die Gratislieferung von Sedobrol 1916 wird erwähnt in StATG, 9'10, 1.2.1/1, Roche an Direktor H. Wille, 3. 8. 1921.

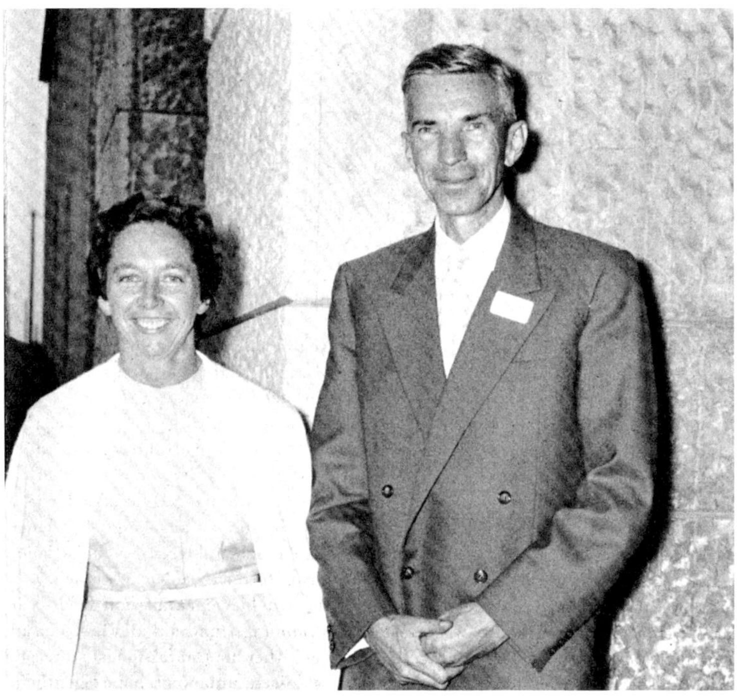

Abb. 7: Roland und Verena Kuhn an einem Kongress in Rom, 1958.

Medikament Permonid hervorging.[102] Über Umstände und Resultate dieser frühen Anwendung einer noch nicht zugelassenen Substanz in Münsterlingen ist nichts Näheres bekannt.[103] Dasselbe gilt für ein obskures Hefepräparat, Eufaxym, propagiert vom deutschen Arzt und Naturheiler Paul Honekamp zur «Heilung von Geisteskrankheiten». Wille bezog 1937 sieben Kilo, als Beigabe schickte die Zyma AG in Nyon Honekamps Buch.[104] Brauchbares stand kaum zur Verfügung, also probierte man auch Abseitiges.

Seit dem frühen 20. Jahrhundert waren die Ciba und Roche zu bedeutenden Herstellern verschiedener pharmazeutischer Produkte aufgestiegen.[105] Nach

102 StATG, 9'10, 1.2.11, Korrespondenz 1937. Zur Identifikation von Roche 2981/14 Auskunft von Alexander Bieri, Leiter HAR, 20. 3. 2018; siehe auch Wikipedia, englische Ausgabe, Desomorphine (12. 7. 2019).

103 Im Verwaltungsarchiv der Psychiatrischen Klinik Münsterlingen findet sich nichts; verstreute Hinweise könnten in den Krankenakten vorliegen.

104 StATG, 9'10, 1.2.11/8.3, Korrespondenz 1937, belegt den Eingang von Buch und Substanz. Zu Eugenozym und dem Synonym Eufäxym Fundstellen im Internet mit Hinweisen auf den erwähnten Honekamp.

105 Im Überblick bei König (2016).

1920 stiess Sandoz hinzu. Ciba, Geigy und Sandoz waren ursprünglich Farbenfabriken; aus Teerfarben (Anilin) liessen sich – eine bedeutende Entdeckung des späten 19. Jahrhunderts – medizinisch brauchbare Präparate entwickeln.[106] Roche entstand nicht aus der Farbenchemie, sondern als industrielle Apotheke. Frühe Erfolge erzielte man mit Alkaloiden, organischen Extrakten wie Opium oder Digitalis. Ähnlich arbeitete man bei Sandoz auf der Basis von Mutterkorn. Bei der Ciba entstand seit den 1920er-Jahren eine bedeutende Forschung an den noch nicht lang entdeckten Hormonen, anfänglich mühsam gewonnen aus organischen Substanzen (Schlachtabfällen), dann synthetisiert.[107] Aus der Hormonforschung ging das 1948 in seiner fulminanten Wirkung erkannte Cortison hervor; es wurde schon 1950 in Grossbritannien psychiatrisch geprüft – mit negativem Ausgang.[108] Es handelte sich um die erste sogenannte Doppelblindstudie in der Psychiatrie, ein Prüfverfahren mit zwei Vergleichsgruppen, das Roland Kuhn stets ablehnen sollte.[109] Ab 1943 kam mit dem von Albert Hofmann bei Sandoz aus der Gruppe der Mutterkornsubstanzen entwickelten LSD eine psychoaktive Substanz von enormer Kraft ins Spiel, die bereits 1947 am Zürcher Burghölzli psychiatrisch erprobt wurde – an Kranken wie im Selbstversuch an Gesunden.[110]
Um 1935 hatten die pharmazeutische Forschung und Produktion der Basler Konzerne und ihrer deutschen Konkurrenten einen kräftigen Aufschwung genommen.[111] Vielversprechende neue Produktfamilien kamen ins Blickfeld, Sulfonamide und dann während des Kriegs – nun in England und den USA – die Antibiotika. Roche wuchs mächtig mit der Synthese von Vitamin C, das anfänglich noch als potenzielles Heilmittel galt. Die neuen Stoffe faszinierten Fachleute und Öffentlichkeit, auch wenn teilweise noch unklar war, wo genau ihr Nutzen lag. Während des Kriegs, als Roche und Ciba bereits einen Teil der Forschung in die USA verlegt hatten, brach die Nachfrage in der Farbenindustrie ein, was die wirtschaftliche Bedeutung der Pharmazie noch erhöhte. Um 1950 überholte deren Umsatz die Farben, so bei Ciba und Sandoz, 1953/54 auch beim Nachzügler Geigy.[112] Wissenschaft, Medizin, Industrie und Öffentlichkeit spielten immer enger zusammen, auch wenn man von «Big Pharma» – den weltweit engagierten Riesenkonzernen der Gegenwart – noch weit entfernt war.
Geigy sollte nicht nur für Roland Kuhn zum wichtigsten Partner werden. Die Kooperation mit dem Psychiater aus Münsterlingen erwies sich umgekehrt auch als

106 Ciba und Geigy fusionierten 1970 zu Ciba-Geigy. Vgl. dazu Kapitel 4, S. 143 f., und Kapitel 6, S. 190–192.
107 Siehe Ratmoko (2010).
108 Haller (2012); zur psychiatrischen Prüfung Healy (2002), S. 184 f., 283.
109 Pionier des Verfahrens war der britische Psychiater W. Linford Rees (1914–2004), Zeitgenosse von Kuhn; siehe Rees (1997). Vgl. dazu im Detail Kapitel 4, S. 139, 156.
110 Tornay (2016), S. 33–46.
111 Siehe König (2016), S. 129–134.
112 Ebd., S. 209.

zentral für den Aufstieg der jungen pharmazeutischen Sparte dieser Firma. Die Leitung dieser ältesten der Basler Farbfabriken hatte erst 1938 beschlossen, dem Vorbild von Ciba und Sandoz folgend das Produktionsprogramm ebenfalls zu erweitern. Die Abteilung für Agrochemie reüssierte rasch dank der Entwicklung von DDT. Weit länger dauerte es mit den Pharmazeutika, die vorläufig nur Defizite produzierten. Ab 1940 war man auf dem Markt; doch verzettelte man sich mit wenig erfolgreichen Kleinprodukten. Noch 1947 rechnete man damit, nicht vor 1955 aus den roten Zahlen herauszukommen. Freude herrschte, als diese Wende dank eines erfolgreichen Mittels gegen Rheuma bereits 1951 erreicht war. «Damit sollte die Verlustperiode unserer Pharma-Abteilung abgeschlossen sein, eine Periode, die 10 Jahre gedauert hat und die nur durchgehalten werden konnte, weil die Pharma-Verluste aus den Farbstoffgewinnen gedeckt werden konnten.»[113] So Robert Boehringer, der nach dem Krieg als erfahrener Berater zur Firma gestossen war – er hatte früher für die deutsche Boehringer Ingelheim gearbeitet, der er familiär verbunden war, 1919 bis 1930 dann für Roche.[114] Mit dem ebenfalls von Roche kommenden und bereits 1939 durch Boehringer vermittelten deutschen Chemiker Hans Stenzl, auf den das Schmerzmittel Saridon zurückging und der nun die Rheumamittel entwickelte, mit dem Arzt und Pharmakologen Robert Domenjoz aus Lausanne (ab 1941) sowie den jüngeren Chemikern Franz Häfliger (ab 1940) und Walter Schindler (ab 1942) kam in der Pharmaabteilung von Geigy ein fähiges Team zusammen.

Parpanit: Geigy kommt nach Münsterlingen

Die Schlüsselfigur, die Geigy nach Münsterlingen brachte und Münsterlingen nach Basel, war der bereits bekannte Ernst Grünthal, Roland Kuhns Lehrer an der Universität Bern und an der Waldau. Aus Würzburg vertrieben, war der renommierte Gehirnanatom 1934 nach Bern gekommen, wo der neue Direktor Jakob Klaesi die wissenschaftliche Forschung ausbauen wollte.[115] Als einer der ganz wenigen Emigranten jüdischer Herkunft fand Grünthal Zugang zur Schweizer Psychiatrie. Zwar gab es kaum Geld vom Kanton, doch finanzierte ihm die Rockefeller Stiftung ein gehirnanatomisches Forschungslabor in der Waldau. 1941 wurde der neue Leiter der Pharmakologie bei Geigy, Robert Domenjoz, auf einen soeben erschienenen Artikel Grünthals aufmerksam. In der *Schweizerischen Medizinischen Wochenschrift* hatte er sein bereits in Würzburg entwickeltes Verfahren zur Messung von Druck- und Schmerzempfinden vor-

113 FA Novartis, Geigy, PP 130, Jahresbericht der Pharmazeutischen Abteilung 1951, S. 1.

114 Eine biografische Skizze von Robert Boehringer (1884–1974) bei Kissener (2015), S. 223–239. Der ungewöhnliche Mann war zugleich Nachlassverwalter des Dichters Stefan George und eine wichtige Gestalt in dessen Kreis. Über die Geigy-Verbindung, nur knapp, S. 238 f.

115 Zu Ernst Grünthal (1894–1972) wertvolle Angaben bei Schoefert (2015), betr. Geigy v. a. S. 173–185.

gestellt. Bei Geigy dachte man über das Profil der noch ganz jungen pharmazeutischen Abteilung nach. Im Vordergrund standen Schmerz- und Schlafmittel – das machten alle. Grünthal erschien als wertvoller Kontakt, denn von klinischer Prüfung verstand man noch wenig. In dieser Liaison fanden sich also zwei Aussenseiter. Die praktische Arbeit setzte 1943 ein, als Grünthal Morphinderivate für Geigy zu prüfen begann. Ihm kam das sehr zupass, denn die Finanzierung durch Rockefeller war inzwischen ausgelaufen. Auf Kosten von Geigy stellte er einen Laborassistenten ein und prüfte in den nächsten Jahren mehrere Dutzend Substanzen an einer Handvoll mehrheitlich gesunder Personen. Die Stoffe waren zuvor von Domenjoz im Tierversuch als toxikologisch unbedenklich eingestuft worden. Regelmässig gingen nun in Basel die Berichte Grünthals ein.

Parpanit, die Substanz G 2747, war Grünthal als krampflösend angekündigt worden; Domenjoz hoffte auf positive Effekte bei Bewegungsstörungen, wie sie bei der Parkinson-Erkrankung auftraten. Grünthal aber beschrieb eigenartige, drogenähnliche Effekte: Die gesunden Probanden verloren das Gefühl für die Lage ihrer Gliedmassen, sie hatten zeitweise das Gefühl zu schweben. Angesichts der merkwürdigen Wirkung auf die Muskelspannung konzentrierte man sich in einer weiteren Phase auf Personen, die an Enzephalitis lethargica (auch europäische Schlafkrankheit genannt) erkrankt waren und parkinsonähnliche Symptome aufwiesen. In der Zwischenkriegszeit war diese Erkrankung gehäuft aufgetreten, viele Betroffene wurden derart hilflos, dass sie den Rest ihres Lebens in Anstalten verbrachten. Grünthal beobachtete erhebliche Besserung, wenn auch «von einem völligen Verschwinden der Parkinsonzeichen unter der Wirkung des Mittels [...] nicht gesprochen werden» könne.[116] Vor einer möglichen Vermarktung der Substanz war nun vertiefte klinische Erprobung gefordert.

Die erste Kontaktnahme mit Münsterlingen ist nicht dokumentiert.[117] Ende März 1946 aber erschien Robert Domenjoz vor Ort und sprach bei Direktor Zolliker wie bei dessen Oberarzt vor. Dem muss die Vermittlung durch Grünthal vorausgegangen sein. Jetzt ging alles sehr schnell. Wenige Tage später erhielt Kuhn die erste Lieferung der Versuchssubstanz G 2747; ein Resümee des pharmakologischen Berichts ging ihm zu, Grünthal persönlich erschien. Das Projekt erwies sich als sehr erfolgreich, bezüglich des Mittels, vor allem aber im Hinblick auf die sich etablierende Form der Zusammenarbeit. Schon Mitte Mai 1946 gelangten erste positive Rückmeldungen Kuhns nach Basel. Zwar berichtete er auch von unangenehmen Nebenwirkungen, fügte aber hinzu: «Die Patienten nehmen diese gerne auf sich, wenn es ihnen dafür wenigstens subjektiv etwas besser geht, und zum Teil geht es ihnen auch objektiv offensichtlich wesentlich besser.»[118] Im Sommer reiste Kuhn nach Basel, besuchte erstmals

116 Grünthal (1946), S. 1287.
117 Schoefert (2015), S. 177, Anm. 649, weist darauf hin, dass der von ihr erschlossene Grünthal-Nachlass in Bern wenig Information zur frühen Kooperation mit Geigy enthält.
118 StATG, 9'40, 5.0.3/3, Kuhn an Geigy, 28. 5. 1946.

die Geigy-Laboratorien und kündigte seinen Schlussbericht an, der auf den 10. September 1946 datiert ist. Die Prüfung hatte fünf Monate gedauert, sechs Frauen und acht Männer waren einbezogen. Acht der 14 Personen litten an Enzephalitis lethargica, teilweise verbunden mit psychotischen Zuständen; hinzu kamen zum Zweck des Vergleichs diverse Einzelfälle andersartiger organischer Gehirnschädigung.[119]

Das Parpanit-Gutachten umfasste 35 Seiten, es war sorgfältig ausgearbeitet und klarer strukturiert als manche späteren.[120] Der gut dokumentierte Versuch erweist sich in unserem Zusammenhang als wertvoll: Roland Kuhn entwickelte, beeinflusst von Ernst Grünthals Vorarbeit, erstmals ein Prüfverfahren für Versuchssubstanzen, das er später in ähnlicher Form vielfach wiederholen sollte. Den Bericht hatte Kuhn von Zolliker genehmigen lassen, was für spätere Jahre nie mehr dokumentiert ist. Ein erster Teil listete die Behandelten auf – sie waren mit einem für Roland Kuhn ungewöhnlichen Verfahren anonymisiert worden[121] – und schilderte den individuellen Verlauf der versuchsweisen Behandlung. In seiner eigenen Kopie ergänzte Kuhn von Hand die echten Namen, um den Überblick zu behalten. Ein zweiter Teil referierte über begleitend durchgeführte Untersuchungen – Pulskontrolle, Atmungsfrequenz, Blutdruckmessung – und lieferte eine zusammenfassende Beurteilung. Schriftproben waren eingeklebt, als aussagekräftiges Indiz für eine veränderte Handbewegung. «In methodischer Hinsicht ist noch zu erwähnen, dass wir die Patienten selber öfters besucht haben. Wir haben sie auch befragt und wir haben darüber Protokoll geführt. Ausserdem wurde aber das Pflegepersonal angewiesen, die Patienten besonders gut zu beobachten und darüber schriftlich Rapport zu schreiben. Die Bearbeitung erfolgte auf Grund dieser Beobachtungen.»[122] Die vermehrte Zuwendung habe die Kranken natürlich beeinflusst und auch Erwartungen auf Besserung geweckt. Mit der langdauernden Beobachtungszeit habe man aber diese suggestive Wirkung reduzieren können. Um zusätzliche Gewissheit zu schaffen, ging man in einem Fall abweichend vor und verzichtete auf jede Erklärung gegenüber dem Patienten, der einfach beiläufig vom Pfleger die Tablette erhielt. «Wir haben uns auch nachher nicht um ihn bekümmert und erst nach längerer Zeit im Vorbeigehen uns einmal erkundigt, wie es eigentlich gehe. Da dieser Patient keinen Kontakt mit andern hat, glauben wir, dass in diesem Fall wirklich die Wirkung nur auf das Präparat zurückzuführen ist.»[123]

Parpanit war kein Psychopharmakon. Es konnte jene psychotische Patientin nicht beruhigen, die glaubte, dass man sie vergiften wolle. Sie weigerte sich im-

119 Dies betraf Epilepsie, Chorea Huntington, Parkinsonismus, Idiotie, zerebrale Parese.

120 StATG, 9'40, 5.0.3/3, Gutachten 10. 9. 1946.

121 Kuhn verwendete die korrekte Initiale des Nachnamens, jedoch einen fiktiven Vornamen; das machte er später nicht mehr so.

122 StATG, 9'40, 5.0.3/3, Gutachten, 10. 9. 1946, S. 24. Die erwähnten Protokolle fehlen.

123 Ebd., S. 24 f.

mer heftiger, die Tabletten einzunehmen – und setzte sich am Ende durch.[124] Kuhn bestätigte die von Grünthal beschriebene rauschartige Wirkung und wies auch auf unangenehme Erscheinungen wie Kopfschmerzen, Schwindel, in einem Fall epileptische Anfälle hin. In vielen Fällen sei zwar keine Heilung, doch erhebliche Linderung der Beschwerden erzielt worden. Dies galt auch für jenen Patienten, dem das Mittel als einzigem ambulant verabreicht worden war. Hier wurde das Einverständnis der Angehörigen und des Hausarztes eingeholt, um ihn periodisch wieder in die Klinik bestellen zu können. «Es handelt sich um ein vollkommen neues Medikament», informierte Kuhn den Vater des Erkrankten. «Es ist das erste Mittel, das wir kennen, das bei Zuständen wie demjenigen Ihres Sohnes wirken soll. Wir wollten aber zuerst einige Erfahrungen mit dem Mittel gewinnen und verwenden es deshalb seit etwa 14 Tagen in unserer Anstalt. Es ist vollkommen harmlos und hat tatsächlich in gewissen Fällen eine erstaunlich gute Wirkung.»[125] Zahlreiche Briefe gingen hin und her. Eine derartige Informationspraxis ist bei späteren Versuchen nie mehr anzutreffen. Zwei Patienten starben nach dem Versuch von 1946 – bei fortgesetzter Anwendung des Ende 1946 zugelassenen Parpanits. Ein 29-jähriger Mann starb im Juni 1949, gemäss Obduktion an einer Lungenembolie bei vorliegender Tuberkulose. Er hatte bei seiner 1948 erfolgenden Überweisung nach Münsterlingen von Anfang an Parpanit erhalten, offenbar ohne dass sein schwer angeschlagener Gesundheitszustand erkannt worden war. Ein zweiter, ebenfalls nur 35-jähriger Patient, der an der Prüfung von 1946 beteiligt gewesen war, starb im Februar 1947. Kuhn wies die Firma darauf hin, vermochte aber keinen Zusammenhang zur Verabreichung des Präparats zu sehen.[126] Diese Einschätzung mag zutreffen, andere Fragen bleiben jedoch offen. Rückblickend sprach Kuhn 1949 in einem Gutachten für Geigy von Marasmus (Unterernährung) als Todesursache.[127] Der Name des Patienten wurde zwar notiert, unwillkürlich stellen sich jedoch Zweifel an der Identität ein, denn Krankengeschichte und Pflegerapporte registrieren – ganz andersartig – eine plötzliche Verschlechterung, verbunden mit einem Herzinfarkt, und ein Lungenödem. Bis zu seinem Tod oder bis kurz zuvor hatte der Mann Parpanit erhalten. Er hatte wiederholt gegen die Tabletten protestiert und über starke Kopfschmerzen geklagt.

Kuhn setzte die Behandlung derselben Patienten mit Parpanit bis 1949 fort. Das Mittel war zwar nun zugelassen, doch war auch die Firma an zusätzlichen Auskünften über optimale Dosierung und Langzeitwirkung interessiert. Ende 1946 war Geigy mit der Nachricht über das neue Medikament an die medizinische Fachwelt gelangt; einer von drei Artikeln, die in der *Schweizerischen Medizinischen Wochenschrift* erschienen, stammte von Robert Domenjoz, einer von Grünthal

124 Ebd., S. 12.
125 StATG, 9'10, 5.4/11201, Kuhn an den Vater, 16. 4. 1946.
126 Siehe auch die Krankenakten StATG, 9'10, 5.4/10205; 9'10, 5.4 / 11783.
127 StATG, 9'40, 5.0.3/3, Gutachten von Roland Kuhn an Geigy, 20. 6. 1949.

und einer aus der Universitätspoliklinik für Nervenkranke in Zürich, wo parallel zu Münsterlingen Versuche durchgeführt wurden. Auch in Zürich waren fünf der 60 Behandelten während der achtmonatigen Versuchsdauer gestorben, ohne dass der Bericht mehr als die blosse Tatsache des Todes mitteilt.[128]

Parpanit stellte einen erheblichen Prestigegewinn für die Firma Geigy dar, die sich erstmals öffentlich als wissenschaftlich fähiger Newcomer zu präsentieren vermochte. Grosse Gewinne waren damit allerdings nicht zu erzielen, dafür war der Absatz zu gering.[129] Das Medikament gelangte auch früh schon in die USA. Ab Herbst 1947 erprobte man es im Massachusetts General Hospital von Boston. Kuhn erhielt die Fotokopie eines Berichts von 1949. Als eine der zwingend zu erfüllenden Bedingungen derartiger Versuche nannte der Artikel die vergleichende Verwendung eines Placebos, ohne Patienten oder Angehörige darüber zu informieren.[130] Dazu war Kuhn auch in späteren Jahren nie bereit.[131]

Bei Geigy war man dankbar für Kuhns Arbeit, bedauerte höchstens, dass er seine präzisen Berichte (ein zweiter folgte 1949) nicht veröffentlichte. Grünthal hatte mit der Publikation von 1946 seine Geigy-Verbindung öffentlich gemacht; Kuhn wollte das offensichtlich nicht. Nun blieb noch die Verhandlung um seine Honoraransprüche, die er mit diplomatischem Geschick führte. «Die Beobachtung der Wirkungen des Medikamentes hat sowohl für die Patienten selbst wie für das Pflegepersonal und für mich tatsächlich eine recht grosse Arbeit bedeutet.» So schrieb er im September 1946 und fügte bei: «Ich möchte aber für mein Gutachten keine Rechnung stellen. Dagegen möchte ich Ihnen gerne empfehlen, der Anstalt nach Ihrem Ermessen etwas zu bezahlen. Wir würden einen Teil davon in einer Weise verwenden, in der es den Patienten sowohl wie dem Pflegepersonal zugute käme. Einen anderen Teil würden wir für die wissenschaftliche Arbeit in unserer Anstalt gebrauchen.»[132] Auf Nachfrage erklärte Kuhn, dass der «grösste Wunsch» darin bestehe, «einen Elektroencephalographen zu bekommen».[133] Dazu winkte er bereits mit der Möglichkeit weiterer Dienste, bei denen das Gerät hilfreich sein könnte. «Vielleicht bietet sich früher oder später wieder Gelegenheit, dass wir Ihnen auch auf einem andern Gebiete Untersuchungen durchführen können über die klinische Wirkung eines neuen Stoffes.»[134] Geigy zahlte am Ende 3000 Franken für die Anschaffung des Geräts, das ab 1950 in Münsterlingen zur Verfügung stand.

128 Schweizerische Medizinische Wochenschrift, Nr. 50, 14. 12. 1946, S. 1282–1291; weitere Artikel folgten in den nächsten Jahren.

129 Einige Angaben bei Schoefert (2015), S. 184, Anm. 670.

130 StATG, 9'40, 5.0.3/3, beiliegende Fotokopie, Schwab/Leigh (1949), S. 629.

131 Vgl. zu Kuhns Haltung gegenüber Placebos ausführlich Kapitel 4, S. 156 f.

132 StATG, 9'40, 5.0.3/3, Begleitbrief zum Gutachten, 23. 9. 1946.

133 Ebd., Kuhn an Geigy, 1. 10. 1946.

134 Ebd., Kuhn an Geigy, 8. 11. 1946. Zusätzlich erhielt Kuhn noch einen Scheck über 400 Franken; vgl. Kapitel 5, S. 178 f.

Im Juni 1950 klopfte Geigy bereits wieder bei Kuhn an, ob er bereit wäre, das Schmerz- und Rheumamittel Irgapyrin auf eine zusätzliche Indikation zur Behandlung depressiver Zustände zu prüfen. Eine solche Verwendung mag überraschen, doch rechnete man offenbar mit der Möglichkeit einer Schockwirkung, ein Ansatz, wie er auch der Verwendung von krampfauslösenden Substanzen zugrunde lag. Kuhn erklärte sich bereit, rief aber in Erinnerung, dass sich bisher kein Medikament gefunden habe, das die depressive Stimmungslage verändern könne, ausser vielleicht die Opiumkur. Für eine Untersuchung bräuchte er viel Zeit, «da wir nicht allzu viele depressive Patienten aufnehmen und wohl mehrere Versuche angesetzt werden müssen, um einigermassen ein Bild zu bekommen».[135]

Während in Münsterlingen noch die Parpanit-Langzeiterprobung lief, verfolgte man im Forschungslabor von Geigy bereits neue Ziele. Der Leiter machte den Chemiker Franz Häfliger im Frühjahr 1948 auf die Iminodibenzyle als möglicherweise pharmazeutisch interessante Verbindung aufmerksam.[136] Sie waren mit den damals stark interessierenden Phenothiazinen verwandt, einer ursprünglich aus der älteren Farbstoffchemie bekannten, neuerdings wiederentdeckten Stoffgruppe, aus der Chlorpromazin hervorgehen sollte – das als erstes Neuroleptikum berühmt gewordene Largactil von 1953. Von verschiedenen Seiten her bewegte man sich nun auf die Entdeckung der psychopharmakologischen Wirksamkeit gewisser Stoffe zu. Ende 1948 übernahm der Chemiker Walter Schindler einen Teil der Arbeit; bald lag eine Reihe von Iminodibenzylderivaten vor, die ersten zwei gingen an Grünthal. Angelehnt an den soeben erzielten Erfolg mit Parpanit hoffte man auf ein Parkinsonpräparat. Im Sommer 1949 synthetisierte Schindler G 22150 und wenig später G 22355.[137] Man hatte ein Antidepressivum an der Hand. Doch das wusste noch niemand.

135 StATG, 9'40, 5.0.3/3, Geigy an Kuhn, 28. 6. 1950; ebd., Kuhn an Geigy, 5. 7. 1950. Der Versuch blieb ganz klein und dauerte nur kurz.

136 FA Novartis, Geigy, G_JU/V, ZF Recht, Abgelaufene Verträge, Nr. 2219, English translation by Dr. F. Rupprecht of a memorandum written and adressed on January 23, 1958 by Dr. Franz Haefliger to Dr. Adolf Krebser (6 S.). Das deutsche Original dieses Schlüsseldokuments der Tofranil-Vorgeschichte existiert offenbar nicht mehr. Häfliger zitiert teilweise aus älteren Dokumenten, was den Wert seiner Darstellung erhöht. Über den Forschungsleiter, Dr. W. Hentrich, liessen sich keine weiteren Angaben finden.

137 Ein Überblick erschien 1954, siehe Schindler/Häfliger (1954).

2 1950er-Jahre: Versuchsfieber mit Geigy

Im Sommer 1982, zwei Jahre nach Roland Kuhn, ging auch Paul Schmidlin in den Ruhestand. Seit 1945 war der Mediziner für Geigy tätig gewesen, später Ciba-Geigy, war dort bis zum Leiter der klinischen Prüfung und stellvertretenden Leiter der medizinischen Abteilung aufgestiegen.[1] Kein anderer Angestellter der Firma hat so lang die Versuche mit Geigy-Substanzen in Münsterlingen begleitet, seit 1955 regelmässig mit Kuhn korrespondiert, telefoniert, ihn vor Ort besucht oder in Basel empfangen. Anfang 1960 verbrachte er einen «Praxismonat» in Münsterlingen, um sich mit der klinischen Situation besser vertraut zu machen.[2] Seiner Funktion entsprechend lud ihn der Firmenarchivar von Ciba-Geigy schon Anfang 1980 ein, wichtige Unterlagen für die Übergabe ans Archiv vorzubereiten.[3] Schmidlin kam dem Wunsch nach. Das übergebene Material liegt heute im Firmenarchiv von Novartis;[4] es zählt zu den für diese Untersuchung besonders wertvollen Beständen, ist aber zugleich von auffälliger Lückenhaftigkeit. Roland Kuhns Name erscheint im Kontext zahlreicher Versuche an verschiedenen Orten. Das ist erhellend, denn er war ja nicht der einzige Prüfer, ebnet aber doch seine Bedeutung für Geigy erheblich ein. Zudem beginnt die Dokumentation erst 1960, so dass gerade die Unterlagen zum bekannten Antidepressivum Imipramin/Tofranil fehlen, obwohl Schmidlin dort massgeblich engagiert war. Besonders eigenartig berührt, dass er sämtliche von Kuhn eingegangenen Schreiben, seine zahlreichen Berichte, aber auch die eigenen Briefe und firmeninternen Aktennotizen zu Besprechungen oder Beschlüssen rund um Roland Kuhn entsorgt hat. Ohne dessen Nachlass wäre die Dichte der Kommunikation zwischen Basel und Münsterlingen kaum zu erahnen.

Ein ehrender Artikel von 1982 in der Ciba-Geigy-Zeitung gibt einen Fingerzeig zur Klärung der Merkwürdigkeit. «Zentraler Punkt seiner Lebensleistung», so erfahren wir über Paul Schmidlin, «war wohl die Erkennung der antidepressiven ‹thymoleptischen› Wirkung von Tofranil, das ja zunächst als Antihistaminicum, dann als Neuroleptikum geprüft wurde. In der Folge gelang es Paul Schmidlin, weitere wichtige Antidepressiva (Pertofran, Insidon und Anafranil)

1 FA Novartis, Geigy, FB 1, Material zu Dr. med. Paul E. Schmidlin (1917–1984).

2 FA Novartis, Geigy, PP 12/5, Produktion Pharma, Medizinische Abteilung, Protokoll Sachgebietsbesprechung Mental Drugs, 5. 2. 1960, S. 3.

3 Die Aufforderung des Firmenarchivars Erwin Zwigart (1922–2017) liegt dem erwähnten Bestand, FA Novartis, Geigy, FB 1, Paul Schmidlin, bei.

4 Gemäss beigelegter Notiz stammt der Bestand FA Novartis, Geigy, PP 12/5 von Schmidlin.

zu profilieren und zu einer eigentlichen Antidepressiva-Gamme [einem Produktsortiment] auszubauen.»[5] Kuhn bleibt unerwähnt. Schmidlin und mit ihm die firmeninterne Überlieferung hatten ihn zur blossen Fussnote degradiert oder überhaupt aus der Geschichte der Antidepressiva-Entwicklung gestrichen, um sich diese gänzlich anzueignen – in unübersehbarer Parallele zu Kuhns Praxis, seinerseits die Firma Geigy (und mit ihr auch alle übrigen Industriekontakte) in der öffentlichen Berichterstattung der Klinik sehr zurückhaltend zu behandeln.[6] Früher war Schmidlin vorsichtiger gewesen; in einem internen Papier von 1958 sprach er Kuhns Rolle noch deutlich an.[7] Seither aber hatte sich die Firma sehr verändert; kaum ein Verantwortlicher aus der Psychopharmaka-Entwicklung der 1950er-Jahre stand 1982 noch im Dienst von Ciba-Geigy. Erst in hohem Alter sollte Kuhn realisieren, was für einen Streich ihm der inzwischen verstorbene Schmidlin gespielt hatte, als dessen Sichtweise in die ersten wissenschaftlichen Darstellungen der Antidepressiva-Entwicklung drang.[8] Aufgebracht entwarf Kuhn eine Gegendarstellung und fragte bei Novartis nach Schriftstücken aus dem alten Geigy-Archiv zur Ergänzung der eigenen Dokumentation, die seinen Vorrang bei dieser ‹Entdeckung› unter Beweis stellen sollte.[9] Nichts von dem, was er suchte, war noch vorhanden. Die Entwicklung des ersten Antidepressivums führt also in eine Kampfzone um geistige Urheberschaft und Rangordnungen; die Anlage oder Beseitigung von Dokumentationen war ein Teil davon.

Vom untauglichen Schlafmittel zum potenziellen Psychopharmakon

Als die Chemiker des Geigy-Labors 1948/49 mit der Synthese von Iminodibenzylderivaten begannen, waren die Erwartungen über deren mögliche Verwendbarkeit recht unbestimmt. Man hoffte auf spasmolytische, also krampflösende, oder auf antiallergische Wirkungen, zum Beispiel gegen Asthma. Im Anschluss

5 FA Novartis, Geigy, FB 1, Paul Schmidlin; Ciba-Geigy Zeitung, 6. 7. 1982, S. 10; ganz ähnlich bereits ein Artikel anlässlich des 25-Jahr-Dienstjubiläums von Schmidlin, in: Geigy Nachrichten, 1. 4. 1970.

6 Siehe Kapitel 1, S. 1*.

7 FA Novartis, Geigy, G_JU/V, ZF Recht, Abgelaufene Verträge, Nr. 2219, Fritz Rupprecht, The Invention of Tofranil, S. 4 f., mit der Zusammenfassung eines im Original nicht vorliegenden Papiers von Paul Schmidlin von 1958 [hier infolge eines Tippfehlers auf 1953 datiert]; siehe auch StATG, 9'40, 5.1.0/0.2, Paul Schmidlin, Observations on the Clinical Testing of Mental Drugs. Experience with G 22355 (undatiertes Manuskript, 6 Seiten, vermutlich Vorlage für Referat an der Jahresversammlung der American Psychiatric Association, San Francisco, Mai 1958; Kuhn war an dem Anlass auch anwesend; Schmidlin erwähnt ihn auf S. 3).

8 So namentlich in die Publikationen von Shorter und Healy; siehe auch Kapitel 8, S. 263–265.

9 Hinweis in StATG, 9'40, 12/71, Kuhn an Dr. med. Raymond Battegay, 30. 1. 2001. Die «Gegendarstellung» erschien in Ban et al. (2002), S. 282–352, dem sog. Imipramin-Dossier, das zahlreiche relevante Dokumente enthält.

an den Erfolg mit Parpanit war auch von der Parkinson-Erkrankung die Rede. Im Sommer 1949 gelangten die ersten Substanzen aus der Stoffgruppe der Iminodibenzylderivate an Ernst Grünthal vom Hirnanatomischen Institut der Waldau. Dessen Berichte liegen in Auszügen in Kuhns Nachlass vor.[10] Der Geigy-Chemiker Franz Häfliger fasste ihren Inhalt um die Jahreswende 1949/50 zusammen.[11] Ob ein Effekt bei Parkinson zu erzielen sei, vermochte Grünthal nicht zu sagen. Der erste Versuch an gesunden Probanden ergab hingegen einen deutlichen, Schlaf herbeiführenden Effekt. Besonders ausgeprägt sei dieser, so Grünthal, bei der Substanz G 22150. Auch die Substanz G 22355 aus derselben Stoffgruppe war ihm interessant erschienen wegen möglicher Wirkungen auf das Schmerzempfinden. Robert Domenjoz, der massgebende Pharmakologe bei Geigy, reagierte sogleich und veranlasste eine vertiefte Prüfung als Schlafmittel. Im Februar 1951 erhielt Grünthal fünf weitere Substanzen aus der Reihe, mit dem Auftrag, sie unter diesem Blickwinkel mit G 22150 zu vergleichen.[12]

Im Oktober 1950 hatte Domenjoz nach mündlicher Vorbesprechung eine Versuchsmenge von G 22150 nach Münsterlingen senden lassen, mit der Bitte, deren Eignung als Schlafmittel zu prüfen, sie aber auch mit Parpanit zu vergleichen, von dem prompt eine neue Packung einging.[13] Wie vielen Personen Kuhn dieses erste Iminodibenzylderivat verabreichen liess, bleibt offen; einen Vergleich mit Parpanit scheint er nicht gemacht zu haben. In einem späteren Brief sind handschriftlich drei Namen eingefügt.[14] Die Erstlieferung von 500 Tabletten war nach zwei Monaten aufgebraucht, vor Weihnachten kam nochmals die gleiche Menge. Eine Telefonnotiz von Robert Domenjoz hielt im März 1951 fest, dass Kuhn noch nicht zur Abfassung des versprochenen Berichts gekommen sei, aber glaube, «dass aus G 22150 ein brauchbares Schlafmittel entwickelt werden kann. Das Präparat erfreut sich bei Patienten und Pflegepersonal einer gewissen Beliebtheit.» Zudem habe sich gezeigt, «dass bei erregten Patienten eine gute Beruhigung mit G 22150 erreicht werden kann», eine nebenbei vermerkte Beobachtung, die später einige Bedeutung gewinnen sollte.[15] Eine Gewöhnung trete

10 StATG, 9'40, 5.1.0/0.2, Bisherige klinische Versuche mit G 22150, undatierter (Herbst 1950) und unsignierter, jedoch eindeutig von Robert Domenjoz stammender Durchschlag; mit ausführlichen Zitaten aus Gutachten Grünthals vom 23. 12. 1949 bis zum 25. 9. 1950.

11 FA Novartis, Geigy, G_JU/V, ZF Recht, Abgelaufene Verträge, Nr. 2219, Memorandum Häfliger, zuhanden von Direktor A. Krebser, 23. 1. 1958, mit Zitaten aus eigenen zeitgenössischen Berichten, S. 3–5.

12 Archiv Psychiatrie-Museum Bern, Nachlass Grünthal, Kiste 1, 1_B: Geigy, Domenjoz an Grünthal, 9. 2. 1951.

13 StATG, 9'40, 5.1.0/0.1, Prüfung diverser Geigy-Präparate, Domenjoz an Kuhn, 25. 10. 1950.

14 Ebd., Kuhn an Domenjoz, 17. 2. 1954.

15 Novartis, Research Archives, Sichtmappe G022150, Letters, Kuhn-Geigy (Local 65, M26, G022150), Bisherige Erfahrungen und Befunde mit G 22150: Aktennotiz Domenjoz vom 27. 3. 1951: «Betrifft: Klinische Prüfung von G 22150. Telephon mit Herrn Dr. Kuhn, Münsterlingen, vom 22. 3. 1951.» Die Notiz gehört zu einem ganz kleinen Dokumentenüberrest aus den frühen 1950er-Jahren, der auf unklaren Wegen im späteren Forschungsarchiv von Ciba-Geigy landete.

nicht ein, meldete Kuhn; auch störende Nebenwirkungen würden fehlen. In dieser Hinsicht waren deutsche Prüfer, die den Stoff ebenfalls erhalten hatten, weniger optimistisch. Die Wirkung als Schlafmittel sei «ungleichmässig», hiess es dort, es würden «relativ viele Versager beobachtet, ebenso sind Nebenerscheinungen, speziell aber die Nachwirkungen am Morgen recht häufig (Müdigkeit, Benommenheit, Schwindel, Dösigkeit, Kopfschmerzen usw.).»[16] Die Prüfung in Münsterlingen endete im Lauf des Jahrs 1951, ohne dass ein eigentlicher Schlusspunkt verzeichnet ist; auch dies ein Merkmal, das sich später vielfach wiederholen sollte. Grünthal hatte das Mittel zuletzt – laut eigener Aussage mit gutem Erfolg – ambulant im Bekanntenkreis verteilt.[17] Weitere Stoffe aus der Iminodibenzyl-Reihe hielt er allerdings für so wenig geeignet, dass sie gar nicht erst in die klinische Prüfung gelangten. Kuhns Bericht blieb ungeschrieben, man begnügte sich mit mündlichem und telefonischem Austausch; auch er war zuletzt nicht mehr überzeugt von der Qualität der Substanz.[18] Damit schienen G 22150 und die übrigen Iminodibenzyle vorerst erledigt.

Dann aber kamen Nachrichten aus Paris, die einen kräftigen Anstoss gaben, die Situation neu zu überdenken. An einer Jahresversammlung berichteten französische Psychiater im Juni 1952, in der Pariser Anstalt Sainte-Anne sei es gelungen, mit einer pharmakologischen Substanz ungewöhnliche Erfolge in der Beruhigung schizophren Erkrankter zu erzielen.[19] Es handelte sich um Chlorpromazin, ein Stoff aus der Reihe der Phenothiazine, ursprünglich entwickelt in der Hoffnung auf verbesserte operative Narkosen. Er gelangte wenig später unter dem Namen Largactil auf den Markt. In der Basler Universitätsklinik Friedmatt griff man die neue Methode Anfang 1953 auf.[20] Sie schlug umgehend ein, wie Roland Kuhn rückblickend in Erinnerung rief: «In der Geschichte der schweizerischen Psychiatrie wird der 21. Juni 1953 stets denkwürdig bleiben, als Ärzte der Psychiatrischen Klinik Basel in Biel über ihre ersten Erfahrungen mit der aus Paris stammenden Largactil-Behandlung berichteten. Innerhalb der nächsten Wochen verbreitete sich damals die neue Behandlungsmethode über die Anstalten der ganzen Schweiz.»[21] Voraussetzung der rasanten Durchsetzung einer noch ganz unbekannten Methode waren die vorangegangenen Erfahrungen mit körperlichen Kuren. Sie hatten der Anschauung den Weg

16 Archiv Psychiatrie-Museum Bern, Nachlass Grünthal, Kiste 1, 1_B: Geigy, Auffallende Reaktionen nach Hypnotikum G 22150 (Dragée à 20 mg). Fälle, zusammengestellt aus verschiedenen deutschen Berichten, 28. 11. 1951; Begleitbrief Domenjoz', 30. 11. 1951.

17 Ebd., Grünthal an Geigy, 1. 12. 1951. «Ich habe das Mittel in meinem Bekanntenkreis mehrfach derartig schlafempfindlichen jüngeren oder älteren Frauen gegeben, die die natürliche Wirkung sehr angenehm empfanden und lobten.» Allerdings habe er geringer dosiert.

18 Dies legt zumindest Kuhns Rückblick von 1954 nahe. Siehe StATG, 9'40, 5.1.0/0.1, Kuhn an Domenjoz, 17. 2. 1954.

19 Knapper Überblick bei Shorter (2003), S. 372–376.

20 Braunschweig (2013), S. 210; Meier (2015), S. 279–281.

21 Kuhn (1959), S. 319.

bereitet, es könne vielleicht doch ein Medikament geben zur Behandlung der lange als unheilbar geltenden schizophrenen Erkrankungen. Mit einem weiteren, eigens dem Largactil gewidmeten Kolloquium in Basel vom November 1953 steigerte sich das Interesse noch. Kuhn reiste mit Verena Gebhart an.[22] Sie war an der anrollenden Erprobung psychopharmakologischer Substanzen in Münsterlingen von Anfang an eng beteiligt.

Bereits Ende Juli hatte Kuhn an Direktor John E. Staehelin von der Basler Friedmatt geschrieben, man benutze Largactil nun auch. Nebenbei erinnerte er an die Erprobung von G 22150: «Ich habe persönlich vor etwa 2 Jahren ein Antihistaminicum bei Schizophrenen verwendet.»[23] Im Übrigen wird Largactil ab 1953 regelmässig in Krankengeschichten verzeichnet; viele der besonders früh damit behandelten Patienten wurden in der Folge auch in Kuhns Versuche einbezogen. Largactil wurde im Februar 1954 offiziell in der Schweiz zugelassen, einen Bericht über die frühen Erfahrungen hat Kuhn nie verfasst. Kurz zuvor hatte er das Sanitätsdepartement in Frauenfeld über Largactil orientiert und einen Nachtragskredit von 12 000 Franken beantragt, denn das neue Medikament war nicht billig. «Unsere bisherigen Erfahrungen zeigen, dass wir auf die Anwendung des Medikamentes nicht verzichten können, ohne unsere Patienten einer wesentlichen Erleichterung zu berauben, die ihnen die moderne Medizin zu geben imstande ist. Auch unser Personal verspürt eine Erleichterung des Dienstes, wenn viele gerade der schwierigsten Patienten durch das Medikament beruhigt werden.»[24]

Bei Kuhn erscheint Largactil in der Rolle des Katalysators, der die Aufmerksamkeit auf die Versuche mit G 22150 zurücklenkte. In späteren Jahren sollte Kuhn behaupten, er habe schon 1951 bei Geigy eine systematische Fortsetzung der Prüfung von G 22150 bei Schizophrenen angeregt, nicht mehr als Schlafmittel, sondern als Psychopharmakon. Die Firma habe aber derart geringes Interesse gezeigt, dass er die Angelegenheit verärgert zur Seite gelegt habe. Damit verband sich gelegentlich die für ihn selber höchst schmeichelhafte Überlegung, er habe nicht nur ein Antidepressivum, sondern beinahe auch ein erstes Neuroleptikum entdeckt, weil G 22150 nahe bei einem solchen lag.[25] Die Version von

22 StATG, 9'10, 9.5/0, Kuhn an Paul Kielholz, Basel, 30. 9. 1953, die Einladung zum Kolloquium vom 28. 11. 1953 beantwortend; er werde in Begleitung von Fräulein Gebhart kommen.

23 StATG, 9'40, 3.0.2/3, Kuhn an Staehelin, 25. 7. 1953. Ein Largactil-Dossier existiert im Nachlass nicht, nur einige verstreute Dokumente.

24 StATG, 9'10, 9.5/0, Kuhn an Sanitätsdepartement, 13. 1. 1954, S. 2. Der Antrag wäre eigentlich in die Zuständigkeit von Direktor Zolliker gefallen.

25 StATG, 9'40, 5.1.0/0.1, Aktennotiz Kuhns, 18. 9. 2000: «[...] dass ich beinahe nicht nur das Antidepressivum, sondern auch noch ein erstes Neuroleptikum entdeckt hätte. Wenn es kein Largactil gegeben hätte, wäre G 22150 möglicherweise doch ein in Frage kommendes Präparat gewesen. Freilich muss man bedenken, dass ohne die Kenntnis des Largactils möglicherweise G 22355, d. h. Tofranil, nicht untersucht worden wäre und deshalb auch nicht hätte entdeckt werden können. So sind die Probleme ineinander verwickelt.»

dem durch eine gedankenlose Firma verhinderten Versuch taucht erst ab 1970 in schrittweise ausgebauter Form in seinen Schriften auf, Zweifel sind angebracht.[26] Als nämlich Kuhn im Februar 1954 tatsächlich mit einem ausführlichen Schreiben an Domenjoz gelangte, berief er sich nicht etwa auf einen entsprechenden früheren Vorschlag, was seinem Anliegen in diesem Moment Nachdruck verliehen hätte, sondern erinnerte nur an die seinerzeitige Mitteilung, dass die Substanz bei erregten Patienten beruhigend wirke. «Als nun aber die Largactilbehandlung der Psychosen aufkam, ist mir sogleich aufgefallen, dass die Largactilbehandlung derjenigen Ihres Stoffes ganz auffallend nahekommt. Ich habe deshalb die Gelegenheit einer zufälligen telefonischen Besprechung mit einem Ihrer Mitarbeiter benützt, um ihn auf dieses Problem aufmerksam zu machen. Meines Erachtens wäre es von Interesse, diese Angelegenheit weiter zu verfolgen. Es wird ja sicher auch anderswo gesucht, Stoffe, die eine ähnliche Wirkung wie Largactil haben, bei Psychosen auszuprobieren, und selbstverständlich hofft man auf diese Weise unter Umständen einen noch besser wirkenden Stoff zu finden.»[27] Nicht ohne geschäftliches Geschick appellierte Kuhn an das Interesse, der ausländischen Konkurrenz mit einem schweizerischen und möglicherweise billigeren Produkt begegnen zu können. Doch brauchte es in diesem Fall keine grossen Überredungskünste, Domenjoz war offensichtlich schon im Bild, antwortete umgehend und schlug ein Treffen in Basel vor.

Psychopharmaka: Ab 1954 fortlaufend im Versuch

Mitte April 1954 traf eine Sendung von G 22150 aus Basel ein.[28] Der Moment stand, ohne dass einer der Beteiligten dies geahnt hätte, für den Beginn der jahrzehntelangen Praxis, in Münsterlingen neue Substanzen auf ihre psychopharmakologische Brauchbarkeit zu prüfen. Ab sofort bis in die 1970er-Jahre sollten sich in der Klinik zu jedem beliebigen Zeitpunkt noch nicht zugelassene Substanzen in Prüfung und Anwendung befinden, im Normalfall mehrere gleichzeitig. Als sich Domenjoz noch im April 1954 nach der Möglichkeit einer weiteren

26 Kuhn (1970), S. 210, deutet diesen Vorgang an. In seiner autobiografischen Darstellung lässt er die angebliche Episode weg; siehe Kuhn (1977), S. 238. 1986 erscheint sie in ausgebauter Form; siehe Kuhn (1986), S. 108. In seinem bekannten Artikel über Tofranil von 1957 erhob er keine derartigen Ansprüche; siehe Kuhn (1957), S. 1135 («Wir haben aber diese Wirkung gerade viel zu sehr lediglich unter dem einseitigen Gesichtspunkt der Beruhigung beurteilt und deshalb das besondere Interesse, welches diese Stoffe bieten, übersehen.»).

27 StATG, 9'40, 5.1.0/0.1, Kuhn an Domenjoz, 17. 2. 1954.

28 Der dokumentierten Lieferung von G 22150 vom 26. 4. 1954 muss eine nicht dokumentierte vorangegangen sein; Kuhn erwähnt am 22. 4. 1954, dass er bereits fünf Patienten behandelt habe; siehe StATG, 9'40, 5.1.0/0.1, Kuhn an Domenjoz, 22. 4. 1954. Die allererste Lieferung erfolgte 1950; siehe S. 59.

Prüfung erkundigte, verwies Kuhn auf die beschränkte Kapazität des Hauses. «Sie werden wohl verstehen, dass das in einer Landanstalt einfach nicht möglich ist. Wir haben das notwendige Personal sowohl auf dem ärztlichen wie auf dem Laboratoriumssektor nicht. Ich möchte auch nicht einen Auftrag übernehmen, den ich dann nicht mit der nötigen Gründlichkeit durchführen kann.»[29] Mit 731 stationären Patientinnen und Patienten erreichte die Klinik Ende 1954 eine maximale Belegung; auf jeden der vier Assistenzärzte und zwei Oberärzte des Hauses entfielen 122 zu betreuende Personen. Hinzu kam das schnell wachsende Ambulatorium. Das kleine, 1942 eingerichtete Labor beschäftigte eine Laborantin. Die seriöse Durchführung von Versuchen erforderte ständige Messungen (Blutdruck, Puls, Temperatur), Beobachtung, Befragung und Kontrollen unter Anlage entsprechender schriftlicher Dokumentationen. Kuhns Zurückhaltung war gut begründet; dennoch wich sie bald einem eigentlichen Versuchsfieber, von den eigenen Vorbehalten aus der Frühzeit sprach er nie mehr.

In den ersten Jahren dominierten ganz stark die Prüfsubstanzen der Firma Geigy. Bis 1960 gelangten mindestens vierzehn nach Münsterlingen.[30] Schon im Mai 1954 kam erstmals ein Produkt der Ciba hinzu, der 1953 zugelassene Blutdrucksenker Serpasil, ein äusserst erfolgreiches Medikament, das mit einer neuen Indikation zur Behandlung von Schizophrenie geprüft wurde. Diese Erprobung blieb in Münsterlingen marginal. Zwei Monate später folgte ein Kombinationspräparat aus Serpasil und Ritalin.[31] Die Bezeichnung und Abgrenzung der neuen Stoffe war noch unklar, man sprach abwechslungsweise von «mental drugs» oder von «Neuroplegica».[32] Um 1957 setzte sich im fachlichen Sprachgebrauch für Substanzen dieser Art der Begriff des Neuroleptikums durch (in den USA *major tranquilizer*).[33] Ein Jahr früher war ein weiteres Ciba-Mittel aus jener Klasse in Münsterlingen eingetroffen, mit einer womöglich dem Largactil ähnlichen Wirkung; es blieb bedeutungslos.[34] Auch vonseiten der Firma Sandoz suchte man ab 1958 aktiv den Kontakt und lieferte eine erste Versuchssubstanz. Kuhn befand sie für wenig wirksam, machte aber Vorschläge zur Veränderung der Formel.[35] Bei Sandoz beschloss man, den Austausch weiterzuführen, auch wenn Kuhn «als Laie auf diesem Gebiet» spreche und seine Ideen nicht realisierbar seien. «Da der letztere ziemlich grosses Interesse zeigt und ein ausgezeichneter Prüfer ist und wir jetzt mit ihm richtig in Kontakt gekommen sind,

29 StATG, 9'40, 5.1.0/0.1, Kuhn an Domenjoz, 22. 4. 1954.

30 Siehe die Übersicht im Anhang, S. 300–305. Eine gewisse Unschärfe entsteht in der Zählung infolge der Frage, ob man die Retard-Formen bereits vorliegender Substanzen eigenständig mitzählen soll.

31 Das Präparat kam nicht auf den Markt.

32 FA Novartis, Geigy, PP 12/4, Forschungs- und Vertriebssitzung, 18. 3. 1955, erstmals der Begriff «Neuroplegicum» (Geigy befasste sich neu damit), seither wiederholt.

33 Healy (2002), S. 117.

34 Es handelte sich um Ciba 17040.

35 StATG, 9'40, 5.0.8/1. Es handelte sich um die Versuchssubstanz BY 54, zu deren Prüfung Kuhn sich nach dem Besuch eines Firmenvertreters im Herbst 1958 bereit erklärte.

erachte ich es als erwünscht, diese Versuchsstelle auch auf diesem Weg ‹warm zu halten›.»[36] Zu diesem Zeitpunkt war Roland Kuhn schon ein bekannter und begehrter Mann in der Welt der klinischen Versuche; im Frühjahr 1958 wurde das von ihm geprüfte Tofranil als Antidepressivum zugelassen, das sich rasch als grosser Erfolg erwies, therapeutisch wie kommerziell (Abb. 8). Von den wichtigen industriellen Produzenten fehlte jetzt nur noch Hoffmann-La Roche. Das 1960 eingeführte Beruhigungsmittel Taractan, ein heute vergessener Vorläufer der Benzodiazepine, war nicht in Münsterlingen erprobt worden, doch umwarb auch Roche den bekannten Prüfer und suchte seine Gunst: «Es wäre uns sehr daran gelegen, dass Sie sich schon vor der offiziellen Einführung ein persönliches Urteil über die Wirkungsqualitäten von ‹Taractan› bilden könnten.»[37] Es kam zu keiner Zusammenarbeit; diese blieb auch später punktuell, denn Kuhn sollte Medikamenten der von Roche favorisierten Linie (Benzodiazepine) stets sehr skeptisch gegenüberstehen, da sie rasch Abhängigkeit erzeugten.

Als Zwischenbilanz ist also festzuhalten, dass die starke Wahrnehmung des Erfolgs von Largactil alle wichtigen Basler Produzenten innerhalb weniger Jahre veranlasste, ebenfalls auf diesem Feld aktiv zu werden. Einen geschäftlichen Vorsprung hatte Geigy gewonnen, den erst der sensationelle, 1961 beginnende Siegeszug von Roche-Librium und Valium infrage stellte.

Doch zurück zu den Anfängen in Münsterlingen: Zügig setzte hier im Frühjahr 1954 die Prüfung von G 22150 ein. Sehr bald spielte sich mit einem System von Lagerhaltung, Kontrolle, Bestellung und Nachschub jene Logistik ein, die für viele Jahre in Betrieb bleiben sollte.[38] Bis in den Sommer stieg der monatliche Verbrauch auf 4000 bis 5000 Tabletten. «Allein auf unseren unruhigen Abteilungen werden täglich 130 Tabletten verabreicht», teilte Kuhn Anfang 1955 Domenjoz mit.[39] Die Lieferungen umfassten mittlerweile jeweils 10 000 Stück, was für rund zwei Monate reichte. Ende Juli 1954, nach dreimonatigem Versuchsbetrieb, lieferte Kuhn einen ersten Zwischenrapport. Wenig später teilte Domenjoz mit, dass man ihm künftig monatlich einen «Prüfungsbeitrag» von 300 Franken zahlen werde, rückwirkend ab Beginn der Versuche im April. Kuhn erklärte sich einverstanden und gab seine private Kontonummer an; es war der Beginn jahrzehntelang kontinuierlicher finanzieller Bezüge aus Basel.[40] Zugleich teilte er mit, dass er nun auch in der Lage sei, «das neue Präparat, von dem wir das letzte Mal gesprochen haben, zu prüfen». Es handelte sich

36 FA Novartis, Sandoz, H 205.006, 1959–1960, Dr. A. Cerletti an Dres. Renz und Jucker, 13. 8. 1959.

37 StATG, 9'40, 5.0.7/2, Roche an Kuhn, 22. 3. 1960, S. 2.

38 Siehe Kapitel 5, S. 163–167.

39 StATG, 9'40, 5.1.0/0.2, Kuhn an Domenjoz, 5. 1. 1955.

40 StATG, 9'40, 5.1.0/0.1, Domenjoz an Kuhn, 12. 8. 1954; ebd., Kuhn an Domenjoz, 30. 8. 1954. Für Parpanit hatte er bereits den einmaligen Betrag von 400 Franken und Geld für das EEG-Gerät erhalten. Siehe Kapitel 1, S. 55, und Kapitel 5, S. 178 f.

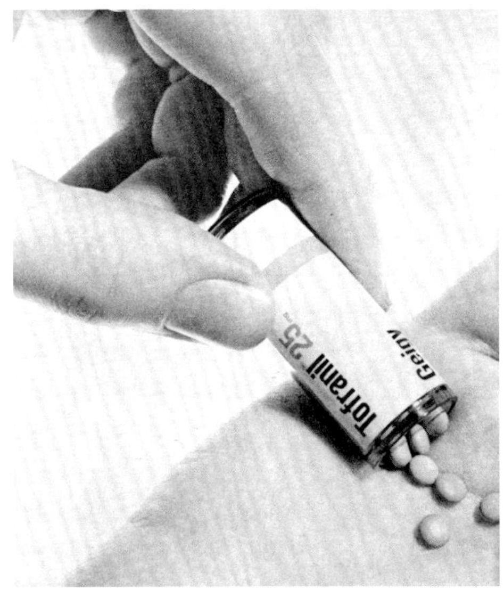

Abb. 8: Werbebroschüre für Tofranil, 1969.

um G 22355, das zukünftige Tofranil. Kuhn bat, die neue Substanz einzufärben, «damit diese Dragées sich eindeutig von den andern unterscheiden und keine Verwechslung zustande kommen kann». Im März 1955 folgte sein zweiter Bericht über G 22150, nunmehr sehr ausführlich. Zu diesem Zeitpunkt war auch die neue Substanz G 22355 bereits in Gebrauch. Die Tabletten waren rot eingefärbt, das Mittel lief hausintern als «Geigy Rot». Die Substanz G 22150, die nie einen Markennamen erhalten sollte, war nun «Geigy Weiss».

Im Oktober 1955 erging in Münsterlingen eine interne, wohl von Kuhn verfasste «Anweisung betreffend Kuren», die festhielt: «Der Arzt soll auf der Abteilung selbst ein Blatt führen, in welchem er in Stichworten, aber leserlich, seine alltäglichen Beobachtungen einträgt. Das Blatt soll wenig enthalten, nämlich den Grund für die Kur, kurze Notizen über den Verlauf und über besondere Zwischenfälle.»[41] Solche Ärzterapporte liegen den Krankenakten fast nie bei; Angaben zum «Grund für die Kur» finden sich schon gar nicht.[42] Roland Kuhn könnte sie den Krankenakten entnommen haben, um sie für seine Auswertungen zu benutzen und danach zu entsorgen. Doch erscheint dies als unwahrscheinliche Erklärung für die Seltenheit der Überlieferung, wurden doch weit belanglosere Dokumente in grosser Zahl aufbewahrt. Zumal die Anweisung in späteren Jahren nie erneuert wurde, ist eher davon auszugehen, dass die Rap-

41 StATG, 9'10, 0.4/1, Anweisung betreffend Kuren. Für Ärzte, 6. 10. 1955.

42 Beiliegende Ärzterapporte dieser Art finden sich beispielsweise in StATG, 9'10, 5.4/14298, 11. 4. 1957; 9'10.5.4/12616.2, 23. 2. 1957.

porte nur ungefähr zwei Jahre lang angefertigt wurden, dann aber in Vergessenheit gerieten.

Der Versuch mit G 22150 hatte neue Dimensionen. Im ersten Zwischenbericht vom Juli 1954 verwies Kuhn auf 49 involvierte Patienten. Ihre Namen ergänzte er handschriftlich in dem bei ihm verbleibenden Durchschlag, auch dies eine künftig vielfach befolgte Praxis. Gemäss dem zweiten Bericht vom März 1955 war die Zahl der Beteiligten auf insgesamt 118 Personen angewachsen, deren Namen unbekannt bleiben (die 49 dürften weitgehend darin enthalten gewesen sein).[43] Somit war ungefähr jeder sechste stationäre Patient in der Klinik einbezogen. Unter den 118 von Kuhn beschriebenen Fällen seines ausführlichen Berichts vom März 1955 waren 94 schizophrene Patienten, darunter in seinen Worten «69 ausgesprochen chronisch Kranke. Diese befinden sich grösstenteils seit Jahren und Jahrzehnten in der Anstalt, sodass bei den meisten der spontane Verlauf ihrer Psychose bekannt ist. Ebenso kennt man bei diesen Fällen die Reaktion auf andere Behandlungsmethoden.»[44] Unter diesen 69 Personen war ein beachtlicher Anteil von 11 Patienten lobotomiert worden, hatte also einen Eingriff am Gehirn erfahren. Ergänzend ist aber zu erwähnen, dass Verena Gebhart, die ebenfalls mitprüfte, in zumindest einem Fall die Substanz auch ganz anders einsetzte und sie ab November 1954 einem sechzehnjährigen Mädchen ambulant verabreichte, das in seiner Haushaltslehre und mit der Mutter Probleme hatte.[45]

Die Prüfung war ein anspruchsvolles Unternehmen, war sie doch vergleichend angelegt: Die zu beantwortende zentrale Frage lautete, wie Geigy 22150 (Weiss) im Vergleich mit Largactil abschnitt. Ende 1954 komplizierte sich die Situation weiter, indem nun auch G 22355 (Geigy Rot) vergleichend miteinzubeziehen war. In seinem Bericht vom März 1955 ging Kuhn am Rand bereits darauf ein, mochte sich aber «vorläufig nur sehr vorsichtig ausdrücken». Bereits sagen könne er, «dass dem Präparat G 22355 ähnliche Eigenschaften zukommen wie dem Largactil, dem Serpasil und G 22150. Der Stoff scheint uns auf Psychosen in ähnlicher Weise zu wirken.»[46] Auch G 22150 war anfänglich als dem Largactil sehr ähnlich beurteilt worden. Die Patienten würden ruhiger und schliefen

43 Aus anderen Quellen liessen sich allerdings 122 Namen eruieren, also vier mehr als von Kuhn erwähnt; nicht in jedem Fall konnte die Identität geklärt werden. Einem überdurchschnittlichen Anteil von fast einem Drittel wiesen wir einen Prioritätsrang zu; sofern auffindbar wurde die Krankenakte beigezogen. Die prioritäre Zuordnung ergab sich daraus, dass besonders viele dieser Patientinnen und Patienten sehr schwere Krankheitsverläufe aufwiesen und auch in vielen anderen Versuchen auftauchen. Der letztere Effekt war naheliegend: Es handelte sich um die erste breit angelegte Prüfung. Und sie betraf in hohem Mass Krankheitsbilder, die mit langjähriger Internierung in der Klinik einhergingen. Zur Zuweisung von Prioritätsstufen siehe Einleitung, S. 22.

44 StATG, 9'40, 5.1.0/0.2, Bericht zuhanden von Domenjoz, 17. 3. 1955, S. 6.

45 StATG, 9'10, 6.2/6687. Der Fall – es handelt sich um eine ambulante Patientin – wurde bei den Recherchen zufällig entdeckt. Vgl. zur Rolle von Verena Kuhn-Gebhart Kapitel 4, S. 141 f., Kapitel 6, S. 214 f., sowie Schlusswort, S. 275 f.

46 StATG, 9'40, 5.1.0/0.2, Bericht zuhanden von Domenjoz, 17. 3. 1955, S. 39.

besser. «Sie sind weniger geladen und verlieren vor allem weitgehend ihre Neigung zu Gewalttätigkeit.»[47]

Dieser Eindruck einer gleichförmigen Wirkung löste sich bald auf, ein komplexeres Bild trat an seine Stelle. Dies betraf vor allem die sogenannten Nebenwirkungen. Mehr als 11 der 40 Seiten des ersten ausführlichen Berichts zu G 22150 und G 22355 vom März 1955 waren diesen gewidmet. Die Patienten nahmen den Stoff sehr ungern, empfanden ihn als noch unangenehmer als Largactil; besonders schmerzhaft waren die Injektionen.[48] Jahrzehnte später illustrierte Kuhn den Unterschied zwischen den beiden Substanzen mit seiner Erinnerung, wie zwei Patientinnen sich damals an der Fastnacht als Medikament verkleidet hätten, als «gute Dame Largactil» und «böse Dame Geigy».[49] Als besonders problematisch empfand Kuhn die bisweilen auftretende Auslösung starker Erregung; auch die Betroffenen würden dies als sehr belastend erleben.[50] In der jüngeren Historiografie gern zitiert wird der Fall jenes Patienten, der in einem solchen Zustand im Nachthemd auf dem Fahrrad, lauthals singend, in den nächsten Ort gefahren sein soll, was in der Bevölkerung wie bei Geigy viel Beunruhigung ausgelöst und beinahe die Fortsetzung des Versuchs infrage gestellt habe.[51] Der anekdotische Wert der viel späteren Erinnerung ist hoch, doch fehlt in der für diese Zeit dicht überlieferten Korrespondenz zwischen Basel und Münsterlingen jeder Hinweis auf einen solchen Vorfall. An der erregenden Wirkung aber bestand kein Zweifel. Im März 1955, bereits vor dem ausführlichen Bericht, schrieb Kuhn zudem: «Sehr unangenehm sind die Sehstörungen, die vor allem bei Menschen, deren Akkomodation nicht mehr sehr gut ist, unter Umständen sogar das Absetzen des Medikamentes erzwingen.» Im Sommer 1955 steigerte sich dies zu grösster Beunruhigung, als bekannt wurde, dass Versuche mit einer Substanz von Sandoz in der Basler Friedmatt bei einigen Patienten zur Erblindung geführt hatten – die beiden Betroffenen erholten sich mit der Zeit. In Münsterlingen löste dies Vorsicht aus: Es folgten zahlreiche Augenuntersuchungen im Münsterlinger Kantonsspital, die nichts Schlimmes erkennen liessen. Doch wirkte der Schreck noch lang nach und veranlasste entsprechende Kontrollen.

Ehrgeizig und unerfahren, wie er war, empfahl Kuhn Geigy im Herbst 1955, G 22150 rasch einzuführen.[52] Auch später hielt er daran fest, dass sich die Substanz gelegentlich positiv auswirke, wenn andere Produkte versagt hätten.[53] In

47 StATG, 9'40, 5.0.1/0.1, Kuhn an Domenjoz, 31. 7. 1954, S. 3.
48 StATG, 9'40, 5.1.0/0.2, Bericht zuhanden von Domenjoz, 17. 3. 1955, S. 8.
49 Tornay (2015), S. 58 f.; dies dürfte sich auf die Fastnacht 1955 beziehen.
50 StATG, 9'40, 5.1.0/0.2, Bericht zuhanden von Domenjoz, 17. 3. 1955, S. 27–29.
51 Ursprünglich im Interview durch Alan Broadhurst, ehemaliger Geigy-Mitarbeiter britischer Herkunft, erwähnt; siehe Healy (1996), S. 116; wiederholt durch Broadhurst in Ban et al. (1998), S. 73; übernommen von Healy (1997), S. 51, und Tornay (2016), S. 133.
52 FA Novartis, Geigy, PP 12/1, Pharma-Gremium, 13. 9. 1955, S. 2.
53 Siehe zum Beispiel StATG, 9'40, 5.1.0/0.2, Kuhn an Domenjoz, 11. 1. 1956.

einem zusammenfassenden Bericht von März 1955 hatte Kuhn jedoch keinen Zweifel daran gelassen, dass der Stoff dem Largactil und dem Serpasil nicht ganz ebenbürtig sei. G 22150 scheine allerdings weniger allergische Reaktionen auszulösen. «Es fragt sich deshalb, ob es nicht zweckmässig wäre, mit einem ähnlichen Stoff, von welchem auf Grund seiner pharmakologischen Eigenschaften angenommen werden kann, dass die unangenehmen Nebenerscheinungen geringer sind, ebenfalls Versuche in grösserem Rahmen durchzuführen.»[54] In kleinerem Umfang hatten solche Versuche bereits begonnen – mit G 22355, Geigy Rot.

Auf Umwegen zum Antidepressivum

Der Einbezug von G 22355 in die angelaufenen Versuche war naheliegend. Grünthal hatte die Substanz frühzeitig hervorgehoben, allerdings mit einer anderen Indikation, wegen möglicher Wirkung auf das Schmerzempfinden. In einem zweiten Bericht hatte er auch eine Wirkung bei Schizophrenie erwähnt. Wenn Roland Kuhn später behauptete, er selber habe an der Wahl von G 22355 als nächster zu prüfender Substanz mitgewirkt, da er anhand der Strukturformel sogleich die grosse Ähnlichkeit mit Largactil erkannt habe, irrte er sich.[55] Die Formeln gelangten erst im November 1954 zu ihm, zusammen mit den ersten 1000 Tabletten, als der Entscheid längst gefallen war.[56]

Auch diese Versuchsreihe stand ganz unter der Erwartung, einen möglichen Largactil-Ersatz zu finden, also eine Substanz mit Wirkung auf Schizophrenie. Schon nach wenigen Tagen bestätigte Kuhn, dass dies tatsächlich der Fall sei.[57] Dann aber zogen sich die Versuche über Monate hin, ohne dass sich Klarheit einstellte. «Über G 22355 kann ich Ihnen noch gar nichts Endgültiges sagen», berichtete Kuhn nach einem Dreivierteljahr im September 1955. «Es scheint mir, dass der Stoff doch deutlich besser ertragen wird als der andere. Er scheint aber auch eher weniger wirksam zu sein.»[58] Als er dann jedoch Anfang 1956 gelegentlich auftretende, «recht schwere und unangenehme Erregungszustände» erwähnte, wuchs bei Domenjoz die Skepsis. «Ihre neueren Erfahrungen mit G 22355», so reagierte er postwendend, «scheinen darauf hinzuweisen, dass auch dieses Präparat nicht unserer Idealvorstellung entspricht. Sind Sie

54 Ebd., Bericht Kuhns, 17. 3. 1955, S. 38.

55 Siehe die divergierenden Aussagen beteiligter Personen in David Healys Interviews der 1990er-Jahre.

56 StATG, 9'40, 5.0.1/0.1, Domenjoz an Kuhn, 4. 11. 1954, mit Strukturformeln von G 22150, G 22355 und Largactil. Domenjoz bat um Diskretion, was dagegenspricht, dass Kuhn diese Formeln schon früher erhalten hatte.

57 StATG, 9'40, 5.1.0/0.2, Kuhn an Domenjoz, 5. 1. 1955.

58 Ebd., Kuhn an Domenjoz, 8. 9. 1955.

vielleicht heute schon in der Lage ein Urteil abzugeben, ob eine weitere Prüfung von G 22355 überhaupt Zweck hat, oder ob sie nur Ihre für uns so wertvollen Arbeitsmöglichkeiten blockiert?»[59] Ein Abbruch stand bevor.

Dem mochte Kuhn nun aber nicht folgen. Er hielt daran fest, dass die Substanz besser sei als G 22150, wenn er auch ihre Eigenart noch immer nicht recht zu fassen vermochte, und empfahl sogar eine erweiterte Prüfung. Sein Prestige war inzwischen so gewachsen, dass man bei Geigy darauf einging und die Herstellung einer grösseren Menge G 22355 in Auftrag gab. Unübersehbar war ein gewisser geschäftlicher Druck, neben den antirheumatischen Mitteln endlich ein gewichtiges neues Erfolgsprodukt auf den Markt zu bringen. «Wir halten unsere Positionen und bauen sie aus», so der beratende Robert Boehringer – Schlüsselfigur im Hintergrund – im September 1956, «obwohl uns neue Präparate fehlen. Da liegt der Hund begraben! Bis wir ein zweites Präparat mit breiter Indikation vertreiben können, bleibt unsere Lage prekär.»[60] Im Vorjahr war an der Forschungs- und Vertriebssitzung die Bemerkung gefallen, Kuhn werde demnächst zwei geeignete Prüfer in den USA melden.[61] Für den auf dem US-Markt noch wenig erfahrenen Pharmaproduzenten erschien er als nützlicher Helfer, dabei verfügte Kuhn dort kaum über Kontakte.

Es zählt zu den langjährigen Eigenheiten Roland Kuhns, dass er seine Berichte häufig sehr verspätet ablieferte. Seine wachsende Belastung mit mehreren parallel geführten Prüfungen, seine Neigung zu einem immer wieder abwägenden ‹Einerseits-anderseits› hatte unausweichlich diesen Effekt. Angesichts von Domenjoz' Zweifeln beeilte er sich nun aber und lieferte der Firma im Februar 1956 einen ausführlichen Prüfbericht über G 22355. Er schrieb dem Präparat eine durchaus ähnliche Wirkung zu wie Largactil und Serpasil. «Es wirkt auf endogene Psychosen in der für diese Präparate spezifischen Art und Weise, nämlich nicht nur beruhigend, sondern auch umgestaltend auf den Gedankengang und auf die Sekundärsymptome bei der Schizophrenie.»[62] Dieser Aspekt stand im Vordergrund; im Mai resümiert das Protokoll der Forschungs- und Vertriebssitzung von Geigy: «Über G 22355 liegt ein ausführlicher Bericht von Herrn Dr. Kuhn vor. Dieses Präparat scheint bei ähnlichen Indikationen Vorteile vor Largactil aufzuweisen.»[63]

Unerwähnt bleibt eine erst im Rückblick bedeutungsvoll werdende, nahezu beiläufige Bemerkung des Berichts. Einige ausgesprochen positive Resultate, so Kuhn, habe man bei Depressionen beobachtet. «Es ist bekannt, dass Largactil und Serpasil eine sehr unsichere und oft kaum feststellbare Wirkung auf

59 Ebd., Domenjoz an Kuhn, 3. 1. 1956. Kuhn hatte im Brief vom 2. 1. 1956 von Erregungszuständen gesprochen.

60 FA Novartis, Geigy, PP 12/4, Geigy-Pharmaka, 1. Semester 1956, 6. 9. 1956, S. 3.

61 Ebd., Forschungs- und Vertriebssitzung, 1. 7. 1955, S. 3.

62 StATG, 9'40, 5.1.0/0.2, Bericht zuhanden von Domenjoz, 4. 2. 1956, S. 17.

63 FA Novartis, Geigy, PP 12/4, Forschungs- und Vertriebssitzung, 25. 5. 1956, S. 2.

Depressionen haben. Bereits G 22150 schien uns in einzelnen Fällen auf Depressionen recht gut zu wirken. Deutlicher wurde dies bei G 22355, sodass wir uns fragen, ob es nicht angezeigt wäre, das Präparat gerade für solche Fälle zu empfehlen und zu versuchen, in dieser Richtung vermehrte Versuche anzustellen.»[64] Leider habe man in der Klinik relativ wenige derartige Fälle. Zu einer ambulanten Verabreichung habe er sich bisher aus Sicherheitsgründen nicht entschliessen können; er werde diese Zurückhaltung nun aber aufgeben, da das Mittel kaum giftig sei. Bei Geigy war man sehr zufrieden mit diesen Auskünften und übergab die weitere Prüfung, dem üblichen Prozedere folgend, der Medizinischen Abteilung; Paul Schmidlin übernahm die Regie. Das Gremium für Forschung und Vertrieb hatte bereits auf den 1. März 1956 Kuhns monatliches Honorar auf 600 Franken verdoppelt. Die Bezüge von Ernst Grünthal erhöhte man von 700 auf 1000 Franken.[65] Kuhn seinerseits bestellte 20 000 Tabletten G 22355 und weitere 20 000 der immer noch intensiv weitergeprüften Substanz G 22150, die gratis zur Verfügung gestellt wurden. Zugleich hatte er seit kurzem mit der Prüfung einer weiteren Substanz, G 28568, Geigy Grün, begonnen. Der Verbrauch von Geigy Rot stieg in der Folge steil an, der von G 22150, Geigy Weiss, ging allmählich zurück.

Die Versuche liefen also mit gesteigerter Intensität weiter. Im April 1956 berichtete Kuhn Domenjoz nun recht eindringlich: «Da ja die Depression bekanntlich wohl nicht nur die häufigste psychische Krankheit ist, sondern eine der häufigsten Krankheiten, die es überhaupt gibt, und da die Wirkung von Largactil auf Depressionen, wie allgemein anerkannt wird, mässig und meistens überhaupt ganz ungenügend ist, würden sich hier nun tatsächlich beträchtliche Möglichkeiten eröffnen.»[66] Man verbrauche gegenwärtig monatlich 400 Ampullen und 12 000 Tabletten Geigy Rot, hiess es im Juli; Kuhn bekräftigte «die oft sehr gute Wirkung von G 22355 vor allem bei depressiven Zuständen. Wir sind heute bereits genötigt, für die weitere Behandlung entlassener Patienten praktischen Ärzten Versuchsmengen zur Verfügung zu stellen [...].»[67]

Die Versuche schienen dem Erfolg nahe – der Zulassung von G 22355 als Medikament zur Behandlung von Depressionen – und gerieten nun doch ins Stocken. Auf Domenjoz' Wunsch erstellte Kuhn im August 1956 einen Kurzbericht, der die Doppelwirkung auf Psychosen wie auf Depressionen hervorhob.[68] Domenjoz versicherte ihm, dieser sei zur Orientierung der vorgesehenen zusätzlichen Prüfer bestens geeignet. Schmidlin legte dem Gremium für Forschung und

64 StATG, 9'40, 5.1.0/0.2, Bericht zuhanden von Domenjoz, 4. 2. 1956, S. 8.

65 FA Novartis, Geigy, PP 12/4, Forschungs- und Vertriebssitzung, 2. 3. 1956, S. 4. Der Beschluss wurde Kuhn noch gleichentags mitgeteilt; siehe StATG, 9'40, 3.0.2/4, Domenjoz an Kuhn, 2. 3. 1956.

66 StATG, 9'40, 5.1.0/0.2, Kuhn an Domenjoz, 18. 4. 1956.

67 StATG, 9'40, 5.0.3/6, Kuhn an Domenjoz, 10. 7. 1956.

68 StATG, 9'40, 5.1.0/0.2, Bericht Kuhns, Erfahrungen mit G 22355 an ca. 150 Patienten, 11. 8. 1956, 5 S.

Vertrieb am Tag darauf seinen seit Juli vorliegenden Prüfplan vor, der genehmigt wurde.[69] In der nachfolgenden Umsetzung der Prüfungen aber, seit dem Spätsommer 1956, verzichtete Schmidlin auf die Weitergabe des Kuhn'schen Berichts und liess die Prüfer – überliefert sind sieben Namen aus der Schweiz, zwei aus Deutschland – im Glauben, es handle sich um ein largactilähnliches Produkt, dessen Wirkung auf Psychosen zu prüfen sei.[70] Nach einem halben Jahr bekam Kuhn das Resultat zu sehen: Die Berichte waren einhellig negativ, das Mittel sei kaum brauchbar. Als er realisierte, dass die Prüfer infolge einseitiger Orientierung durch die Firma Depressionen gar nicht einbezogen hatten, protestierte er.[71] Am 15. Februar 1957 reiste er für eine Aussprache nach Basel. Schmidlin fügte sich und bestätigte, dass die Prüfung nun «ausgeweitet und intensiviert werden [solle], mit dem Hauptziel, die Wirkung bei Depressionen verschiedener Art noch besser kennenzulernen und über ein grösseres Erfahrungsgut zu verfügen».[72] Kuhn selber war eingeladen, neue Prüfer vorzuschlagen, was er umgehend tat. In mehreren Fällen nahm er persönlich Kontakt auf und stellte das Medikament vor, so bei John Staehelin und Hans Steck, den Direktoren der Universitätskliniken von Basel und Lausanne.[73]
Kuhn sollte sich in späteren Jahren bitter beklagen, Schmidlin habe mit seinem Vorgehen das Projekt beinahe zum Scheitern gebracht.[74] Auch David Healy, der britische Forscher, der in den 1990er-Jahren zahlreiche Interviews mit noch lebenden Psychopharmaka-Pionieren führte, war auf die merkwürdige Verzögerung aufmerksam geworden und fragte mehrfach nach den Gründen. Niemand wusste eine überzeugende Antwort. Schmidlin lebte nicht mehr; seine Witwe hingegen sowie weitere, Schmidlin nahestehende Personen wie zum Beispiel der Basler Psychiater Raymond Battegay drehten die ganze Geschichte um. Battegay behauptete, es sei eigentlich Schmidlin gewesen, der den widerstrebenden Kuhn gedrängt habe, G 22355 auch auf die Wirkung bei Depressionen zu prüfen, nachdem man mit der Behandlung von Psychosen keinen Erfolg erzielt hatte.[75] Die ausbleibende Anerkennung Kuhns für diese Intervention habe Schmidlin schwer gekränkt. Für diese Version bestehen keinerlei Anhaltspunkte; sie erscheint als Produkt von Ressentiment und Selbstüberhöhung.[76]

69 FA Novartis, Geigy, PP 12/4, Forschungs- und Vertriebssitzung, 15. 8. 1956. Der Prüfplan ist nicht erhalten.
70 StATG, 9'40, 5.0.3/7, Liste der G 22355-Prüfer, 4. 4. 1957. Nicht mitgezählt wurde Ernst Grünthal.
71 Weder Kuhns Protest noch die diesbezüglichen Berichte liegen vor; es existiert auch keine Aktennotiz oder ein Verzeichnis der Anwesenden für die nachfolgend erwähnte Aussprache. Nur der nachfolgend zitierte Brief Schmidlins vom 19. 2. 1957 bestätigt Kuhns Intervention.
72 StATG, 9'40, 5.1.0/0.2, Schmidlin an Kuhn, 19. 2. 1957.
73 StATG, 9'40, 5.0.3./7, Kuhn an Staehelin, 26. 3. 1957; ebd., Kuhn an Steck, 9. 4. 1957.
74 Ban et al. (2002), S. 303–305 (das sog. Imipramin-Dossier).
75 Healy (1998), Interview Battegay, S. 376; zu dessen Nähe zu Schmidlin und Frau siehe S. 378–380.
76 Ebenso unsinnig ist die Version von Alan Broadhurst, er selber, Schmidlin und der Geigy-Mitarbeiter Dr. med. Otto Kym hätten einen widerstrebenden Kuhn überredet, G 22355 auch noch bei Depressionen zu prüfen. Siehe Ban et al. (1998), S. 73 f.; Kuhns Stellungnahme dazu in Ban et al. (2002), S. 302.

Kuhn und Domenjoz, die ebenfalls befragt wurden, erinnerten sich an manches nur ungenau und fehlerhaft, was angesichts der verstrichenen Zeit und des Alters der beiden Herren – Kuhn war zum Zeitpunkt des Interviews 85, Domenjoz 89 – nicht zu überraschen vermag.[77] In einer Hinsicht liess Domenjoz keinen Zweifel: «But one thing is certain, Roland Kuhn was the person who discovered the antidepressant effect, without the shadow of a doubt.»[78] Kuhn erklärte Schmidlin zum Hauptschuldigen des fast eingetretenen Debakels. Ebenso hätte er sich wundern können über Domenjoz, der ihm seit Februar 1956 mehrfach sein besonderes Interesse an der antidepressiven Wirkung bestätigt hatte, dann aber Schmidlin autorisierte, ohne sich um die Instruktion der Prüfer zu kümmern. Dies mag mit der firmeninternen Arbeitsteilung und mangelhafter Kooperation aufeinander angewiesener Abteilungen zusammenhängen. Rückblickend im Jahr 2001 räumte Kuhn – in ungewohnt selbstkritischer Reflexion – ein, dass auch seine eigene Sicht in den 1950er-Jahren unzulänglich gewesen sei: «At that time we had no clear idea of the now obvious difference between the neuroleptic and the antidepressant effects! Above all, depressive symptoms in schizophrenics had confused matters.»[79] Tatsächlich hatte er mit der Ambivalenz seiner ersten Berichte über G 22355 den Missverständnissen selber Vorschub geleistet, indem er immer wieder einen dem Largactil vergleichbaren Charakter von G 22355 postuliert und dann noch die wertvolle Wirkung bei Depressionen ergänzt hatte. Erst später befand er, G 22355 sei als Neuroleptikum unbrauchbar gewesen; ursprünglich sah er das anders, mochte sich aber an das frühere Fehlurteil nicht mehr erinnern. Die in dieser Hinsicht einhellig negative Bewertung der Substanz durch unbefangenere Prüfer war präziser als seine eigene; womöglich war sie doch nicht ganz so unnütz für deren definitive Beurteilung. Kuhn hatte sich also Schritt für Schritt von der fixen Meinung gelöst, man habe eine Substanz mit ausgeprägt neuroleptischen Eigenschaften vor sich.

Als weiteren Faktor brachte der alte Kuhn ins Spiel, nur das Eingreifen Robert Boehringers habe verhindert, dass Geigy den Versuch abbrach.[80] Wieweit dies zutraf, muss offenbleiben. Es besteht kein Zweifel, dass Boehringer, der als wichtiger Berater für Geigy tätig war, die sich abzeichnende antidepressive Wirkung von G 22355 ausgesprochen positiv beurteilte. Er hatte es selber bezogen und seiner Frau verabreicht, der es nach wenigen Tagen besserging.

77 So verwechselte Kuhn Parpanit mit den Substanzen aus der Gruppe der Iminodibenzylderivate und meinte, beide gehörten derselben Stoffgruppe an. Domenjoz, dem das Interview mit Kuhn vom September 1996 vorlag, korrigierte diesen Irrtum.

78 Healy (2001), Interview mit Domenjoz, Sept. 1997, S. 366.

79 Ban et al. (2002), S. 303, Kuhn im sog. Imipramin-Dossier, engl. Übersetzung seines deutschen Textes; das «wir» bezieht sich auf ihn selbst.

80 Healy (1998), Interview mit Kuhn, Sept. 1996, S. 104 f.; Ban et al. (2002), S. 304, Imipramin-Dossier.

Hinsichtlich der Chronologie ist Kuhns Erinnerung ungenau.[81] Belegt sind Interventionen Boehringers ab November 1957; sie fielen markant aus. Boehringer bemühte sich offensichtlich, widerstrebende Kräfte in der Firma zu neutralisieren, indem er ganz oben in der Hierarchie ansetzte. Dies entsprach auch seinem Status in der Firma, wo er vollständig freie Hand hatte, sich in den verschiedenen Abteilungen zu bewegen. Ende November 1957 schrieb er an Carl Koechlin, jahrzehntelang mächtiger Steuermann von Geigy und Präsident des Verwaltungsrats.[82] Einen Monat später wandte er sich an dessen Bruder Hartmann Koechlin, technischer Direktor und Delegierter des Verwaltungsrats, und teilte ihm mit, von dem neuen Medikament erwarte er «eine Aufsehen erregende Wirkung»: «Wie heilsam es bei einer Depression wirken kann, habe ich selbst beobachtet, und in wie viel Familien tritt dieses Leiden auf.»[83] Seine «Pharma-Silvester-Betrachtung» vom 30. Dezember 1957 fiel hellsichtig aus. «Damit dringen wir in ein bisher kaum zugängliches Gebiet ein, dessen Ausmass ausserordentlich gross sein dürfte.»[84]

Tofranil: Der Erfolg

Im Oktober 1957 legte Paul Schmidlin dem Gremium «Forschung und Vertrieb» das «Zirkulationsdossier zum Freigabeantrag» vor, fasste die nun mehrheitlich positiven Prüfresultate zusammen und empfahl eine rasche Markteinführung.[85] Sein Ansehen hatte keinen Schaden genommen, trotz der von ihm zu verantwortenden Verzögerungen; der Geschäftsleitende Ausschuss hatte ihn im Juni zum Handlungsbevollmächtigten befördert.[86] Roland Kuhn hatte Ende August 1957, abgesprochen mit Domenjoz, in der *Schweizerischen Medizinischen Wochenschrift* einen gewichtigen Artikel publiziert, «Über die Behandlung depressiver Zustände mit einem Iminodibenzylderivat (G 22355)».[87] Im

81 In Ban et al. (2002), S. 304, vermischt sich Kuhns Erinnerung an den Psychopharmaka-Kongress in Rom, Sommer 1958, wo Boehringer ihm von den Vorgängen berichtet habe, mit diesen Vorgängen von Anfang 1957 selbst. Ein Durcheinander macht Shorter (2009), S. 61, der sich auf dieselben Gespräche stützt und alles ins Jahr 1958 verlegt.

82 FA Novartis, Geigy, P 22/6, Boehringer an Carl E. Koechlin, damals in Yonkers, USA, 28. 11. 1957: «Da Depressionen äusserst verbreitet sind, versprechen wir uns von dem Mittel therapeutischen Erfolg, obwohl nach den klinischen Berichten es nur in 50 % der Fälle wirkt.»

83 Ehrenbold (2017), S. 58; Datum des Briefs (31. 12. 1957) und Ergänzung des Zitats gemäss Auskunft von Tobias Ehrenbold. Siehe auch Healy (2001), Interview mit Domenjoz, Sept. 1997, S. 368.

84 FA Novartis, Geigy, 22/6. In welchem Kontext und für wen Boehringer diese Betrachtung verfasste, bleibt offen.

85 FA Novartis, Geigy, PP 3, Zirkulationsdossier zum Freigabeantrag vom 27. Sept. 1957, 4. 10. 1957. Das Dossier gelangte an die Herren Dr. R. Boehringer, Prof. R. Domenjoz, Dr. W. Faber, Dr. S. Koechlin, Dr. A. Krebser, PD Dr. H. Oberholzer.

86 FA Novartis, Geigy, GL 11, Geschäftsleitender Ausschuss, 20. 6. 1957, S. 2.

87 Kuhn (1957).

September hatte er die neue Substanz am Internationalen Psychiatriekongress in Zürich präsentiert; immer noch fehlte dem Präparat ein Name. Der Vortrag hatte allerdings nur ein minimales Publikum angezogen, der Legende nach ein Dutzend Personen. Noch konzentrierte sich alles Interesse auf die Neuroleptika, ein Medikament der von Kuhn beschriebenen Art erwartete niemand. Schmidlin war weiterhin skeptisch und riet zur Vorsicht. «Mit der Einführung von G 22355 betritt Geigy ein für die Firma neues Gebiet der Medizin, eine solche Einführung stellt somit einen Sonderfall dar. Es gibt viele, und nach Ansicht des Unterzeichneten gewichtige Gründe, welche für den Modus der Einführung unter einer Versuchsbezeichnung sprechen.» Man wisse einfach noch zu wenig über die Wirkungsweise und deren theoretische Grundlagen. «Bei Verkauf des Präparats unter einer Marke wird das wissenschaftliche Prestige der Firma aber viel stärker exponiert als bei der Einführung unter der blossen Bezeichnung mit einer Nummer.»[88] Schmidlin schlug deshalb den Namen «Mental Drug G 22» vor; die Propagierung sollte sich ganz auf Kliniken und Heilanstalten beschränken. Es ist allerdings unwahrscheinlich, dass eine solche Form für ein neues Medikament je einmal benutzt wurde.
Die einschränkende Linie vermochte sich nur teilweise durchzusetzen.[89] Kurz vor der Zulassung erhielt die Substanz ihren Namen: Imipramin für den Stoff und Tofranil als Markenbezeichnung.[90] Am 13. März 1958 erfolgte die Zulassung in der Schweiz, Ende Jahr dann auch in Deutschland und 1959 in den USA. Im Frühjahr 1958 trat der frisch verheiratete Kuhn, gemeinsam mit seiner Frau und Paul Schmidlin, seine erste USA-Reise an, die im Zeichen der Propagierung von Tofranil stand. 1960 reiste eine Delegation in die Sowjetunion, die für 380 000 Franken Tofranil gekauft hatte.[91] «Die bisherigen Verkäufe in der Schweiz entwickelten sich über Erwarten günstig», berichtete das Pharma-Gremium bereits im Juli 1958. «Leider reicht die heute vorhandene Lieferkapazität von monatlich ca. 100 kg nur für [die] zusätzliche Einführung des Präparates in Deutschland und vielleicht einigen Nebenländern.»[92] Boehringer Ingelheim half aus und übernahm vorübergehend die Produktion für den westdeutschen Markt.[93] Was die Zahl der verkauften Tabletten betraf, so erzielte die Neuheit schon im zweiten Quartal einen Anteil von 8,6 Prozent des Gesamtabsatzes; im vierten Quartal

88 Ebd., S. 16 f.

89 Die Überlieferung der Protokolle von «Forschung und Vertrieb» bricht im November 1956 ab. Siehe aber FA Novartis, Geigy, GL 11, Geschäftsleitender Ausschuss, 25. 10. 1957, S. 6: «Antidepressivum. Die Forschungs- und Vertriebssitzung hat beschlossen dieses Präparat sofort in den Handel zu bringen.» Die Firma folgte Schmidlins Empfehlung insofern, als sie die Werbung exklusiv auf Psychiater und Kliniken konzentrierte.

90 Wann genau dies erfolgte und von wem die Namen stammen, scheint nicht dokumentiert; die Zulassungsdossiers für die verschiedenen Länder fehlen im Novartis-Archiv.

91 FA Novartis, Geigy, PP 12/1, Pharma-Gremium, 22. 6. 1960, S. 2; 20. 7. 1960, S. 5.

92 Ebd., Pharma-Gremium, 9. 7. 1958, S. 3.

93 FA Novartis, GL 11, Geschäftsleitender Ausschuss, 26. 8. 1958, S. 9 f.; 3. 9. 1958, S. 8.

hängte Tofranil die bisherigen Bestseller, die antirheumatischen Mittel, deutlich ab.[94] Der Tofranilumsatz ab dem Standort Basel stieg von 2,39 Millionen Franken 1958 auf 20,69 Millionen 1959.[95] Seit der Einführung von Serpasil als Blutdrucksenker durch die Ciba 1953 hatte kein Produkt aus Basel derart eingeschlagen.[96] Im Vergleich mit den Hauptkonkurrenten in Basel – Ciba und Sandoz – lag Geigy 1959 an dritter Stelle, jedoch nicht mehr so weit hinter Sandoz und mit höheren Zuwachsraten, wie man zufrieden feststellte. «Es scheint, dass mit dem Tofranil die Forschung dem Vertrieb das längst erwartete zweite, eigene Bein gegeben hat.»[97] Die immer noch junge Pharmasparte von Geigy hatte erheblich zugelegt. Parallel rückten die Antidepressiva nach vorn und drängten die so lang verfolgte Spur eines Largactil-Ersatzes in den Hintergrund.

Zum Sommerende 1958 empfing der Forschungsleiter des Konzerns, Direktor Adolf Krebser, Roland Kuhn in Basel, um die weitere Zusammenarbeit zu besprechen. Kuhn gab sein Einverständnis, dass er nicht für *alle* psychopharmakologischen Prüfpräparate von Geigy Priorität beanspruche, bat aber, über die Erfahrungen anderer Prüfer auf dem Laufenden gehalten zu werden. Das Pharma-Gremium schrieb ihm ein hohes Verdienst zu. «Das Gremium ist deshalb einverstanden, ihm für eine bestimmte Zahl von Jahren eine spezielle Gratifikation zukommen zu lassen, was auch im Hinblick auf weitere Prüfungen, für die wir gerne Herrn Dr. Kuhn zuziehen, nützlich sein wird. Diese Zahlungen, die noch festzusetzen sind, würden unabhängig von den laufenden Zuwendungen für Prüfungen erfolgen.»[98] Aus den nachfolgenden Besprechungen ging eine Vereinbarung hervor, die Kuhn auf fünf Jahre einen Bonus der Firma zusprach, für 1958 erstmalig 30 000 Franken, «im Prinzip» denselben Betrag in den nachfolgenden Jahren, verbunden mit dem kleinen Vorbehalt, dass man bei der Höhe dieser Leistung auf den Geschäftsgang abstellen müsse. Damit einher ging eine Bestimmung, welche von Ferne an das klassische Konkurrenzverbot für qualifizierte Angestellte erinnert: Demgemäss würde Kuhn inskünftig «bei der Zusammenarbeit mit andern Firmen, gegen welche wir im Prinzip keinerlei Einwendungen erheben, Arbeiten über das spezielle Gebiet der endogenen Depressionen ohne gegenseitige schriftliche Verständigung nicht durchführen».[99] Gegen eine von Geigy zunächst angestrebte stärkere Einengung seiner künftigen Handlungsfreiheit hatte er sich erfolgreich gewehrt mit dem Hinweis, dass er jetzt schon von

94 FA Novartis, Geigy, PP 9/2, Produktion Pharma, Quartalsberichte 1958.

95 FA Novartis, Geigy, PP 130, Geigy-Pharmaka, Jahresberichte (verfasst von R. Boehringer), 1959, S. 31.

96 König (2016), S. 210.

97 FA Novartis, PP 12/1, Pharma-Gremium, Protokolle. Pharma-Geschäft Ciba-Sandoz-Geigy, Versuch einer vergleichenden Analyse, 21. 4. 1960; Zitat aus: Pharma-Forschung. Betrifft: Geschäftsberichte 1959 Ciba-Sandoz-Geigy, 25. 4. 1960, S. 2.

98 Ebd., Pharma-Gremium, 3. 9. 1958, S. 4.

99 FA Novartis, Geigy, G_JU/V, Verträge, Geigy an Kuhn, 26. 2. 1959. Dieser Brief hält die Ergebnisse einer mündlichen Besprechung vom 9. 1. sowie eines nicht vorliegenden Briefwechsels fest. Der eigentliche Vertrag liegt nicht bei.

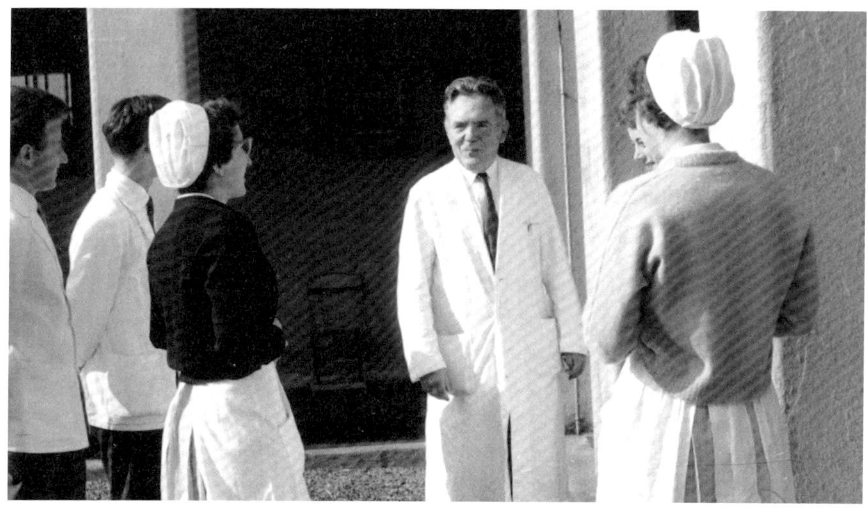

Abb. 9: Der Klinikdirektor Adolf Zolliker, 1961.

anderen Firmen um Mitarbeit ersucht werde. «Die Bearbeitung von deren Präparaten liegt zum Teil im dringenden Interesse meiner Kranken und der Anstalt, in welcher ich arbeite. Zugleich aber liefert sie auch eine Vergleichsbasis für die Beurteilung Ihrer Stoffe. Es kann der Fall eintreten, dass ich ein solches Präparat auch bei Depressiven versuchen muss, besonders auch bei Fällen, wo Tofranil nicht wirkt. Sollte dabei eine Entdeckung gemacht werden, würde ich Ihnen, wie wir mündlich abgemacht haben, berichten.»[100]

Ende Februar 1959 erhielt Kuhn erstmals den Betrag von 30 000 Franken ausbezahlt. Er war weit höher als sein jährliches Grundeinkommen, das damit auf das Zweieinhalbfache anstieg. Die Zahlung blieb über fünf Jahre auf dieser Höhe. Angesichts des Erfolgs von Tofranil erhöhte Geigy den Bonus ab Sommer 1964 auf 50 000 Franken jährlich.

Kuhn hatte sich in der Vertragsfrage durch einen Berner Anwalt juristisch beraten lassen.[101] In diesem Zusammenhang hatte er noch ein wichtiges Anliegen an Direktor Krebser: «Darf ich Sie bitten, Ihr Schreiben vom 15. Januar noch einmal abzufassen und dabei vor allem auch in der Adresse lediglich zu schreiben: ‹Oberarzt der Heil- und Pflegeanstalt Münsterlingen›, da unbedingt vermieden werden sollte, die Direktion der Anstalt mit dieser privaten Angelegenheit zu vermi-

100 Ebd., Kuhn an Direktor Krebser, 16. 2. 1959, S. 2. Es handelt sich um eine der ganz wenigen Korrespondenzen Kuhns, die im Novartis-Archiv erhalten sind. Der Brief liegt auch im Nachlass Kuhn vor; siehe StATG, 9'40, 5.0.3/2.

101 StATG, 9'40, 5.0.3/2, Kuhn an Berner Anwalt, 5. 2. 1959; es handelt sich um die Bestätigung des Treffens am 7. Februar, unter Beilage des Vertrags; zum Inhalt der Beratung fehlen Unterlagen.

schen.»[102] Kuhn selber verwendete nicht das offizielle Papier der Klinik, sondern schrieb mit privatem Briefkopf; offensichtlich hatte er den Brief persönlich getippt und nicht – wie sonst üblich – der Sekretärin Agathe Christ diktiert. Dabei ging es nicht um Direktor Zolliker, der gelegentlich in die Kontakte mit Geigy einbezogen war, ohne dass wir den Grad seiner Informiertheit kennen (Abb. 9).[103] Kuhn wollte Zolliker wahrscheinlich nicht umgehen. Gegenüber der kantonalen Trägerschaft aber sollte wohl zumindest die finanzielle Honorierung der Versuche, die gemäss Kuhns Verständnis Privatsache waren, möglichst unauffällig bleiben.[104]

Im Zeichen des Regenbogens: Kuhn als serieller Prüfer

Im Frühjahr 1956 hatte Domenjoz an der Sitzung von «Forschung und Vertrieb» über den Stand bei den Psychopharmaka berichtet. «Es sind gegenwärtig 11 Substanzen vorhanden, von welchen 8 orientierend vorgeprüft und 3 in der klinischen Prüfung sind. Ein viertes Präparat konnte nach kurzer Prüfung am Patienten als uninteressant ausgeschieden werden.» «Orientierend vorgeprüft» hiess, die betreffende Substanz war bereits bei Ernst Grünthal gewesen und für potenziell lohnend befunden worden. Die drei in der klinischen Prüfung befindlichen Substanzen waren alle in Münsterlingen: Geigy Weiss, Rot und Grün. Das Gremium wünschte eine «Beschleunigung und Ausweitung der klinischen Prüfung» und bat Schmidlin, «mit Herrn Dr. Kuhn die Möglichkeit zu prüfen, ob er eine grössere Zahl von Präparaten in einer kurzen Prüfung vortesten könnte. Zweck dieser Vorprüfung wäre ungefähre Angaben über Wirkung und Nebenwirkung zu erhalten, welche uns eine erste Beurteilung des Präparates erlauben würden.»[105]

In der neuen Rolle des Schnellprüfers und Kundschafters erhielt Kuhn ab Sommer 1956 eine Substanz nach der anderen, während die Hauptversuche mit Geigy Weiss und Rot noch im Gange waren. Schmidlin sprach von einer «pilote test-Prüfung».[106] Im Herbst 1956 liefen in Münsterlingen gleichzeitig sieben Versuche für Geigy. Hinzu kam noch ein Ciba-Präparat, für das Kuhn sich ebenfalls zu einer «orientierenden Prüfung» bereit erklärte. Nur drei männliche Patienten sind als Empfänger dokumentiert. Bei einem von ihnen ging die «orientierende Prüfung» in eine Routinetherapie über: Er erhielt die Substanz während

102 Ebd., Kuhn an Direktor Krebser, 16. 2. 1959, S. 3.

103 Siehe zum Beispiel StATG, 9'40, 5.0.3/6, Kuhn an Domenjoz, 19. 6. 1956, Vereinbarung eines Mittagessens im Waaghaus in Gottlieben auf den 21. Juni, unter Teilnahme Zollikers.

104 Siehe dazu Kapitel 5, S. 183.

105 FA Novartis, Geigy, PP 12/4, Forschungs- und Vertriebssitzung, alle Zitate 25. 5. 1956, S. 2. Im Gegensatz zu diesen Vorprüfungen wurden die Grünthal'schen Versuche an Gesunden «Verträglichkeitsprüfungen» genannt.

106 StATG, 9'40, 5.0.3/6, Schmidlin an Kuhn, 29. 10. 1956.

mehrerer Jahre, da er positiv darauf ansprach.[107] Ein Teil der Geigy-Stoffe schied bis Jahresende aus, 1957 kamen drei neue hinzu. Bei den rein experimentellen Substanzen verzichtete die Firma nun vereinzelt auf die Verträglichkeitsprüfung durch Grünthal und bat Kuhn, diese selber zu übernehmen.[108] Man habe zu wenig Stoff vorrätig. So erklärte sich Kuhn bereit, G 33679 Violett «an einem chronischen Fall» zu erproben, um «eine ev. Toxizität» zu prüfen.[109] Die Hausapotheke hatte mittlerweile eine kaum mehr überschaubare Vielfalt verschiedenfarbiger Tabletten zu verwalten: Grün, Weiss I und II, Gelb, Blau, Orange/Grün II, Braun, Schwarz, Violett, Rosa. Ab Sommer 1956 sorgte Schwester Klara hier für Ordnung und versorgte Kuhn mit akribischen Notizen, wie der Stand der Vorräte aussah und wo sich Engpässe abzeichneten.[110] Erst im Sommer 1959 trat eine gewisse Beruhigung ein; die Iminodibenzyl-Varianten schienen erschöpft.

Die Hoffnung der Firma, die potenzielle Brauchbarkeit neuer Substanzen möge sich beschleunigt klären lassen, erwies sich freilich als illusorisch. Sich schnell festzulegen, entsprach dem Arbeitsstil Kuhns in keiner Weise. Er war ein experimentierfreudiger Tüftler und meist bereit zur Verlängerung. Bei ihm hiess ‹schnell› wenige Monate bis ein halbes Jahr; öfter aber zogen sich die Versuche über ein Jahr oder länger hin. Gelegentlich kam auch Geigy, aus nicht immer nachvollziehbaren Gründen, auf eine bereits zur Seite gelegte Substanz zurück und schickte diese in eine zweite Runde. So begrüsste Kuhn 1959 das leicht verändert wiederkehrende Geigy Grün (G 28568, nunmehr G 31220) mit Begeisterung. «Der Stoff ist sicher psychopharmakologisch wirksam. Er ist ein ausgezeichnetes Beruhigungsmittel, die sedativ hypnotischen Eigenschaften sind aber deutlich weniger stark als diejenigen des Largactils, geschweige denn des Phenergans. Der Stoff macht deshalb weniger schläfrig.»[111] Am Schluss wurde die komplizierte, schwer herstellbare Mischsubstanz mangels überzeugender Wirkung jedoch ebenfalls ausrangiert. Kuhns Urteil war tendenziell positiver als dasjenige seiner Partner bei der Firma; er hatte immer irgendwelche Patienten zur Hand, bei denen eine Substanz seiner Meinung nach therapeutisch positive Züge zeigte.

Die Firma liess ihn machen, auch über den Schlusspunkt hinaus. «Ihre vorläufigen Versuche mit G 23746 und G 24415 erachten wir vorderhand für ausreichend als erste Orientierung, sodass wir im Augenblick davon absehen möch-

107 Siehe StATG, 9'10, 9.5/2, Kuhn an Dr. med. Hans J. Kaufmann, Ciba, 14. 11. 1956. Es handelte sich um Ciba 17040, mit einer erhofften largactilähnlichen Wirkung. Die Verabreichung wurde 1957 durch die Prüfung von G 28364 unterbrochen, dann aber wiederaufgenommen.

108 Siehe StATG, 9'40, 5.0.3/13, Geigy an Kuhn, 9. 6. 1958. Domenjoz schrieb: «Ich erwarte gerne Ihre Vorschläge, ob Sie vorgängig noch eine tierexperimentelle Prüfung in irgend einer speziellen Richtung wünschen und weiterhin, in welcher Weise G 33679 für Ihre Untersuchung verarbeitet werden soll.» Bei G 33679 handelte es sich um einen Metaboliten von G 22355.

109 Ebd., Kuhn an Domenjoz, 11. 6. 1958. Bei welchem Patienten «eine ev. Toxizität» geprüft wurde, muss offenbleiben.

110 Siehe dazu Kapitel 5, S. 163, 166.

111 StATG, 9'40, 5.0.3/11, Kuhn an Willy G. Stoll, 23. 6. 1959.

ten weiteres Versuchsmaterial herzustellen. Wir begrüssen es jedoch sehr, wenn Sie die Versuche mit dem noch vorhandenen Material weiterführen.»[112] So Schmidlin im Oktober 1956, denn beide Versuche waren völlig unergiebig ausgefallen; G 23746 Gelb verursachte Erbrechen und war schon deshalb unbrauchbar. Auch über G 24415 Blau gab es wenig zu berichten. «Diese Versuche haben wir aufgegeben», schrieb Kuhn im Juni 1957, «da wir überhaupt keinen Einfluss auf die Patienten feststellen konnten. Allerdings sind wir hier nicht über die ersten Versuche bei chronischen Patienten hinausgelangt.»[113] Dokumentiert ist nur ein einziger Empfänger. Trotz Wirkungslosigkeit erhielt der schwerkranke Mann, der in einer Zelle des Hinterhauses isoliert war, zwölf Monate lang Geigy Blau verabreicht, die letzten zwei Monate nach der angeblichen Aufgabe des Versuchs. Auch in seinem Fall fehlt jede dokumentierte Wirkung oder eine Begründung für die fortdauernde Verabreichung.[114] Neben Largactil hatte er noch vier Versuchssubstanzen aus der Imino-Gruppe erhalten. Einzig Largactil vermochte ihn zeitweise zu beruhigen.

Mehrere Substanzen der Reihe waren in erster Linie zu Forschungszwecken hergestellt worden; es ging darum, sie untereinander zu vergleichen, um einen bestimmten Stoff besser zu verstehen. Kuhn ging in solchen Fällen durchaus selbständig vor und führte Versuche unter Umständen noch weiter, nachdem die Firma das Interesse verloren hatte.[115] Die Hoffnung auf heilsame Wirkung stand dabei manchmal eher an zweiter Stelle, vielmehr ging es darum, Wirkungszusammenhänge und chemische Strukturen zu verstehen und Substanzen weiterzuentwickeln. Dem experimentellen Charakter entsprechend war die Zahl der Probanden in diesen Fällen besonders gering, mehrfach nur wenige Personen. In vier von zehn Versuchen stiegen die dokumentierten Zahlen hingegen auf 50 bis 100. Dabei waren vereinzelt auch andere Prüfer involviert, so etwa bei G 28364 Schwarz, das auch in sieben anderen Kliniken geprüft wurde.[116] Kuhn erhielt die Berichte leihweise zur Einsicht; sie sind nicht erhalten. In seinem eigenen Rapport vom November 1957 stützte er sich auf Daten von 58 Patienten, 44 davon waren als schizophren diagnostiziert; depressive Erkrankungen waren nicht einbezogen.[117] Dennoch kombinierte er fortlaufend mit G 22355 Rot, das kurz vor der Einführung als Antidepressivum stand. Ob die Wirkung einer Substanz nun

112 StATG, 9'40, 5.0.3/6, Schmidlin an Kuhn, 29. 10. 1956.

113 Ebd., Kuhn an Domenjoz, 26. 6. 1957.

114 StATG, 9'10, 5.4/12772. Die Krankengeschichte enthält für die betreffende Zeit, Januar 1956 bis Februar 1958, keinen einzigen Eintrag; nur die beiliegenden Fieberkurven verweisen auf die Dauer des Versuchs mit G 24415.

115 Siehe StATG, 9'40, 5.0.3/6, Kuhn an Domenjoz, 16. 7. 1957, betr. Versuche mit G 31002, die Kuhn mit den vorhandenen Vorräten weiterführen wollte, nachdem Domenjoz am 26. 6. die Einstellung mitgeteilt hatte.

116 Die anderen Prüforte waren: Königsfelden, Rheinau, Herisau, Littenheid, St. Urban, Liestal, St. Pirminsberg.

117 StATG, 9'40, 5.0.3/6, Prüfbericht zuhanden Domenjoz, 29. 11. 1957, S. 2.

eher als antipsychotisch oder als antidepressiv vermutet wurde – alles schien immer noch im Fluss. Kuhn suchte ständig nach der optimalen Ergänzung, mit der Tofranil doch noch zum erfolgreichen Mittel für die Behandlung von Schizophrenie hätte werden können. «Die unregelmässigen Erfolge des Medikaments bei Schizophrenie beruhen zum Teil auf dessen geringen oder fehlenden sedativ-hypnotischen Wirkungen.»[118] So vermutete er im Juni 1957; daran orientierte sich die Suche. Er glaubte bald hier, bald dort fündig geworden zu sein.
Im Übrigen nutzte er geschickt die Gelegenheit, der Klinik über den Moment der Zulassung von Tofranil hinaus für solche kombinierten Versuche weiteren Gratisnachschub des Medikaments zu sichern. Diese Versorgungslinie funktionierte bis 1961; bis zur Zulassung 1958 waren über 300 000 Tabletten geliefert worden. Den Höhepunkt erreichten die Lieferungen erst danach, 1958/59, ohne dass zu erkennen wäre, wie viel davon in die antidepressive Behandlung mit Tofranil floss, jetzt auch vielfach ambulant, und wie viel in neue, kombinierte Versuche mit noch nicht zugelassenen Substanzen. Selten nur erreichte ihn eine milde Mahnung aus Basel wegen seiner Verfahrensweise. Als er Ende 1957 eine weitere, frisch eingetroffene Substanz, G 31406 Rosa, sogleich mit Tofranil zu kombinieren begann, wies ihn Domenjoz darauf hin, dass man ja erst einmal erfahren müsse, «was G 31406 alleine zustande bringt, um erst zu einem späteren Zeitpunkt auf die Frage einzugehen, ob sich diese Wirkung durch geeignete Beigaben oder Kombinationen in günstiger Weise modulieren lässt».[119]
Das freihändige Kombinieren gehörte zu den zentralen Merkmalen von Kuhns Prüfungsverfahren, das er sich nicht nehmen liess. Geigy Rosa beurteilte er rasch als «eines der interessantesten Präparate», das er im Alleingang zu prüfen wünschte. Insbesondere sprach er sich bei Domenjoz dagegen aus, die Medizinische Abteilung – sprich Schmidlin – zu früh einzubeziehen. «Sie wissen, wie es mit G 22355 ging. Wenn Sie sich auf die ersten Gutachten aus andern Anstalten gestützt hätten, die abgegeben wurden, bevor die klare Indikation herausgegeben worden ist, dann wäre das Präparat jetzt auf der Liste der klinischen Versager, die man zu nichts brauchen kann [...].»[120] Grünthal aber hatte er von auftretenden Erregungszuständen berichtet – zusammen mit der Bitte, diese Information nicht an Geigy weiterzuleiten – und bei plötzlichem Absetzen von G 31406 Rosa auftretenden «schwersten Kollapszuständen [...], die tatsächlich lebensbedrohlich erscheinen».[121]

118 Kuhn (1957), S. 1137. Siehe auch Healy (2002), S. 228; er hält die Versuche, antipsychotische von antidepressiven Wirkungen sauber zu trennen, für vergeblich, da es sich dabei um begriffliche Konstrukte handle.

119 StATG, 9'40, 5.0.3/11, Domenjoz an Kuhn, 27. 2. 1958. Im April 1958 schied dieser erfahrene Pharmakologe bei Geigy aus und schlug eine Hochschullaufbahn ein. Vgl. zu den Kombinationen Kapitel 3, S. 103 f., sowie das Schlusswort.

120 StATG, 9'40, 5.0.3/11, Kuhn an Domenjoz, 25. 2. 1958, S. 3.

121 Ebd., Kuhn an Grünthal, 15. 2. 1958.

Verbunden mit diesen seriellen Versuchen wuchs bei Kuhn das theoretische Interesse, die Spekulation über den Zusammenhang von Struktur und Wirkung, namentlich bei Variation der Seitenketten der Dibenzyle. War hier das Rätsel der Wirkung oder Nicht-Wirkung ganz geringfügig unterschiedlicher Substanzen verborgen? Lag es an der Hinzufügung oder dem Weglassen des Chlors?[122] Der Austausch mit dem Pharmakologen Domenjoz und den Geigy-Chemikern interessierte ihn lebhaft – weit mehr als die Ansichten des Berufskollegen Schmidlin. «Da Kern und Seitenkette bei diesem Stoff», so schrieb er im März 1957 an Domenjoz, «weitgehend ähnlich sind [wie bei G 22355], besteht die Möglichkeit, dass es auch bei Depressionen wirkt oder aber es wirkt gerade hier wie Largactil nicht, was dann vielleicht auf die Bedeutung des Chlors hinweisen würde.»[123] Im Zug seiner Basler Besuche ergaben sich Kontakte mit den Chemikern, namentlich mit Walter Schindler, der diese Stoffe synthetisiert hatte.[124] «Für uns und insbesondere für den mit diesen Arbeiten beschäftigten Chemiker ist es aber von allergrösster Wichtigkeit, gewisse Spekulationen, die für die Synthese des Präparates massgebend waren, so bald als möglich bestätigt oder widerlegt zu sehen – da ja solche Hinweise Voraussetzung sind für unsere weiteren gedanklichen Konstruktionen.»[125] So Domenjoz im Februar 1958. Die Überlegungen des Pharmakologen und des Chemikers sind nicht dokumentiert. Vorläufig blieb es beim sporadischen Meinungsaustausch, Kuhn sog das neue pharmakologische Wissen begierig auf. Bis zu eigentlichen Molekülmodellen fehlte noch einiges; erst in den 1960er-Jahren würde er einen Schritt weitergehen und selber konkrete Vorschläge zur Abänderung chemischer Substanzen unterbreiten.[126]

Rückblickend fertigte ein Mitarbeiter von Geigy für die Jahre 1955 bis 1962 ein Verzeichnis aller durchgeführten klinischen Prüfungen an.[127] Obwohl er zeitlich noch ganz nah an den Ereignissen war und über alle Unterlagen verfügte, hatte er Mühe, die Dauer und das Ende der Versuche immer mit Sicherheit zu erfassen, so wenig systematisch präsentierten sich die Aufzeichnungen der Firma. An verschiedenen Orten geprüft worden waren insgesamt 117 Substanzen, davon 27 Psychopharmaka – ein Anteil von 23 Prozent. Zahl und Namen der klinischen Prüfer bleiben ungenannt. Kuhns überragende Rolle geht aus seinen eigenen Unterlagen

122 Siehe Austausch mit Domenjoz in: StATG, 9'40, 5.0.3/6, 16. und 18. 7. 1957.

123 StATG, 9'40, 5.1.0/0.2, Kuhn an Domenjoz, 2. 3. 1957.

124 Siehe zum Beispiel StATG, 9'40, 5.0.3/11, Domenjoz an Kuhn, 27. 2. 1958, bezüglich G 31406 Rosa: 9'40, 5.0.3/6, Domenjoz an Kuhn, 16. 7. 1956 («Dr. Schindler, dem wir die Synthese unserer Präparate verdanken»).

125 StATG, 9'40, 5.0.3/11, Domenjoz an Kuhn, 27. 2. 1958.

126 Siehe Kapitel 4, S. 119.

127 FA Novartis, Geigy, PP 50, Klinik-Präparate: 1955–1962, undatiert (1962); zur Berechnung der nachfolgenden Angaben wurde G 22355 Rot ergänzt, das merkwürdigerweise nicht in der Liste figuriert. Die Erstellung einer derartigen Übersicht dürfte im Rahmen der damals laufenden Bemühungen um Einrichtung einer «zentralen Registratur für die Prüfungsunterlagen» stehen; siehe Klinisches Archiv Novartis, Box 82, 3/24, Acc No 23541, Bericht der M.A.-Registratur, undatiert (1965), S. 27.

hervor: 16 der 27 psychopharmakologischen Substanzen waren durch seine Hände gegangen. Für ihn persönlich war der Höhepunkt 1958 erreicht, als er in alle elf laufenden Prüfungen einbezogen war. Danach dominierte er nicht mehr derart, blieb aber weiterhin zentral.[128] Für die Firma fiel der Höhepunkt etwas verzögert ins Jahr 1960, als eine unbekannte Zahl von Kliniken sechzehn Psychopharmaka für Geigy prüfte; in neun Fällen war Roland Kuhn beteiligt. Anschliessend fand eine grosse Bereinigung statt, 1961 hatte Geigy nur noch sechs Substanzen im Rennen, vier davon in Münsterlingen. Im Juni 1957 schätzte Kuhn, dass in Münsterlingen seit Beginn der klinischen Prüfungen im April 1954 «ungefähr 500 Kranke [...] mit verschiedenen Stoffen dieser chemischen Gruppe behandelt» worden seien.[129] Es ist das einzige Mal, dass er eine solche Angabe macht. Vorausgesetzt, dass er richtig schätzte, lässt sich errechnen, dass mehr als ein Viertel aller stationären Patienten, die sich von April 1954 bis Mitte 1957 in der Klinik aufhielten, an den frühen Versuchen beteiligt war.[130] Dabei muss der Anteil der Involvierten zu Beginn tiefer, mit der Zeit dann deutlich höher gelegen sein als dieses Viertel; gegen Ende der betrachteten Periode wird ein Maximum erreicht worden sein.

Überzeugungsarbeit: Beobachtete Wirkung

Roland Kuhn rang spürbar darum, sich möglichst präzis von der Eigenart der erprobten Substanzen zu überzeugen. Seine Arbeitsweise war am Fall orientiert, die Herausforderung lag in der sorgfältigen Beobachtung und deren Übersetzung in eine angemessene sprachliche Form. Statistische Systematisierung lag ihm fern; sie setzte in der Schweiz erst ab 1962 ein, ohne dass er daran beteiligt gewesen wäre.[131] Die Schwierigkeiten, vor die er sich gestellt sah, waren mannigfaltig. Auf der einen Seite standen Krankheitszustände, deren Ursachen alles andere als klar waren, auf der anderen Seite im chemischen Labor synthetisierte Substanzen, die in einer schwer bestimmbaren Weise in biochemische Vorgänge des Körpers eingriffen und dort Wirkungen auslösten – manchmal überdeutlich, manchmal

128 Im Juni 1959 äusserte sich Kuhn überrascht, dass er seit einem Jahr entgegen der ursprünglichen Ankündigung weniger Substanzen erhalten habe; siehe StATG, 9'40, 5.0.3/11, Kuhn an Geigy, 10. 6. 1959: «Es ist für mich nun wichtig, möglichst rasch zu erfahren, wann Sie gedenken, mir weitere Stoffe zur klinischen Prüfung zuzustellen, wieviel Stoffe im Laufe des nächsten Jahres etwa untersucht werden müssen und um welche Stoffe es sich dabei handelt.»

129 Kuhn (1957), S. 1135.

130 Für diese Schätzung wurden dem stationären Krankenbestand Ende 1953 alle Zugänge bis Ende 1957 hinzugefügt (für 1954 nur 75 %, für 1957 50 %), sodass die 500 Behandelten einer Gesamtzahl von 1705 Personen gegenüberstehen; von den 500 wurden in einer Schätzung 15 % ambulante Fälle abgezogen, worauf 426 stationär Behandelte verbleiben, das heisst 25 % von 1705. In dieser frühen Periode gab es erstens allgemein noch weniger ambulante Patienten, zweitens waren sie weniger in die Versuche einbezogen. Auf diesem Weg gelangt man zu einem Anteil von etwas mehr als 25 %. Ohne jeden Abzug für Ambulante käme man auf einen Anteil von 29 % Behandelter.

131 Tornay (2016), S. 178–182; siehe auch Kapitel 4, S. 155 f.

kaum wahrnehmbar. Wirkung war grundsätzlich erfassbar über die äussere Beobachtung des Verhaltens, über messbare körperliche Werte, sodann über die Mitteilung innerer Befindlichkeiten. Für Letzteres brauchte es die Äusserung der Patienten, die den Versuchsleiter oftmals nur indirekt erreichte, vermittelt durch andere Ärzte oder das Pflegepersonal. Teilweise festgehalten war dies in den individuellen Krankenakten. Zwischenbilanzen und Abschlussbericht sorgten für eine resümierende Verschriftlichung zuhanden des Auftraggebers.

Die an Geigy gelangenden Berichte waren vielfältig in Form und Umfang, bisweilen als erweiterter Brief gestaltet, oft aber selbständige Schriftstücke, die mit einem Begleitbrief in Basel eintrafen. Nur ein einziger ist als Fotokopie im Archiv von Novartis überliefert, er könnte nachträglich dorthin gelangt sein.[132] Teils handelt es sich um Einzelberichte, teils um Sammelberichte über mehrere Substanzen. Letztere dürften den Bearbeitern der Dossiers Kopfzerbrechen verursacht haben. So traf gelegentlich eine Reklamation aus Basel ein, Kuhn möge doch bitte wenigstens die Angaben über G 22355 Rot in eigenständiger Form liefern.[133] Beeindrucken liess er sich davon nicht; er entschied im Alleingang und tat, was er für richtig hielt. Die Ausführlichkeit seiner Berichte variierte von der kurzen Bemerkung über eine einzelne Prüfsubstanz in einem Sammelrapport bis zur 40-seitigen Abhandlung über seinen ersten Versuch mit einem mutmasslichen Psychopharmakon (G 22150) im Frühjahr 1955.

Die Berichte beginnen gewöhnlich mit einem Bezug auf den Auftrag, der vage umschrieben wird («ob sie als Medikamente für die Behandlung psychischer Störungen in Frage kommen könnten»).[134] Dem folgt eine trockene Prosa, die wenig Systematik in Abfolge und Inhalt erkennen lässt. Einigen knappen Angaben über den Bestand der Versuchspersonen (Zahl, Diagnosen, Geschlecht) folgen Abschnitte über Wirkungen und Nebenwirkungen sowie ein Resümee mit einer Empfehlung zum weiteren Vorgehen. Seinem individualisierenden Ansatz folgend reihte Kuhn einzelne Behandlungen additiv aneinander oder summierte sie allenfalls zu Kleingruppen. Gerade dieser Hang zur peniblen Unterscheidung einzelner Fälle führt jedoch auffällig oft ins Unbestimmte: «In einer Reihe von Fällen»; «bewährt sich gelegentlich»; «eine gewisse Wirkung»;

132 FA Novartis, Ciba-Geigy, PH 7.04, Division Pharma (Akten Dr. Justus Gelzer), Bericht über G 22355, 4. 2. 1956. Es handelt sich um jenen Bericht, in dem die antidepressive Wirkung erstmals festgehalten worden war. Beim überlieferten Exemplar handelt es sich nicht um das Original, das ein Unikat war, sondern um die offensichtlich später angefertigte Fotokopie eines Durchschlags. Sie fand sich nicht in den Geigy-Akten, sondern bei Ciba-Geigy, war also erst nach der Fusion von 1970 ins Archiv gelangt. Eigenartig ist jedoch, dass die Kopie von Kuhn signiert ist, was bei seinen Durchschlägen nicht der Fall ist. Es könnte sich also um die in der Firma angefertigte Kopie einer heute nicht mehr existierenden Vorlage handeln.

133 StATG, 9'40, 5.1.0/0.2, Schmidlin an Kuhn, 3. 4. 1957.

134 StATG, 9'40, 5.0.3/6, Sammelbericht über G 23746 Gelb, G 24425 Blau, G 28342 Braun, G 28364 Schwarz, 27. 11. 1957, S. 1.

«schien beruhigend zu wirken».[135] Manche Aussage wurde gleich wieder zur Hälfte zurückgenommen, auch das Gegenteil traf zu: «[...] lässt sich weiter sagen, dass es sich dabei um einen Stoff handelt, der in die Gruppe gehört, welche die Schizophrenie in wesentlichem Masse günstig beeinflusst. [...] In vielen Fällen aber führt das Präparat bei Schizophrenen zu einer Verschlimmerung.»[136] Derartige Bruchstellen deuten allerdings auch auf eine gewisse Qualität der Berichte, die nicht vorschnell zur Glättung auftretender Widersprüche griffen, um dem Auftraggeber Gewissheit vorzugaukeln, wo keine war.

Wesentliche Änderungen in der Art der Berichterstattung sind im Lauf der Jahre nicht zu registrieren. Tendenziell liess mit der zunehmenden Belastung und der selbst eingegangenen Verpflichtung, zahlreiche Versuche parallel durchzuführen, die Vertiefung nach. Allgemein gehaltene Betrachtungen über die «suggestiven Beeinflussungen im positiven und negativen Sinn», die Kommunikation unter Patienten und Pflegepersonal, die ein Präparat in «Verruf» bringen oder im Gegenteil als «Wundermedikament» erscheinen lassen konnte, wie man sie im ersten ausführlichen Bericht vom Frühjahr 1955 findet, fehlten später.[137]

Statistische Übersichten sucht man vergebens, auch dort, wo die Zahl der Probanden erheblich war. Einzig in seinem gedruckten Artikel von 1957 über Tofranil erscheint einmal eine Tabelle mit geprüften Blutwerten. Eine so genaue Aussage wie die folgende ist eher die Ausnahme: «13 Fälle von den 118 konnten meist wegen Unverträglichkeit das Medikament nur während weniger als 10 Tagen einnehmen. Sie sind überall mitgerechnet und verschlechtern natürlich die Erfolgsstatistik, die ohne diese Fälle sich um ungefähr 10 % verbessern würde.»[138] In dieser ersten Untersuchung über G 22150 hatte sich Kuhn keineswegs gegen die grosse Zahl ausgesprochen. «Wahrscheinlich sollten mindestens 100 Fälle bearbeitet werden, und es sollte über die Wirkung eines Stoffes nicht eher etwas gesagt werden als nach ungefähr einem Jahr.»[139] Zahlen sind gewöhnlich in den Text eingestreut; sie werfen teilweise schwer zu beantwortende Fragen auf. «Die geschilderten Erfahrungen», so Kuhn im Artikel von 1957, der Tofranil erstmals einer breiteren medizinischen Öffentlichkeit vorstellte, «stammen von 40 mit gutem Erfolg behandelten Fällen mit vorwiegend depressiven Zustandsbildern. Wieviele Kranke mit ähnlichen Störungen haben aber nicht oder nur ganz wenig reagiert? Unsere Zahlen sind zu klein, um sichere Unterlagen für eine Statistik zu bieten.»[140] Auf Basis welchen Verfahrens man zu einem «mit gutem Erfolg behandelten Fall» gelangte, bleibt unklar. Auch gab es keinen von Anfang an festgelegten und klar definierten

135 StATG, 9'40, 5.1.0/0.2, Bericht über G 31406 Rosa, S. 10; 9'40, 5.0.3/6, Bericht über G 28364 Schwarz, 27. 11. 1957, S. 1 f., 4.

136 StATG, 9'40, 5.1.0/0.2, Bericht über G 31406 Rosa, 6. 8. 1958, S. 9.

137 Ebd., Bericht über G 22150, 17. 3. 1955, S. 2–4.

138 Ebd., S. 9.

139 Ebd., S. 5.

140 Kuhn (1957), S. 1136.

Kreis der in die Prüfung einbezogenen Patienten, eher eine schrittweise Ergänzung im Sinn einer rollenden Planung. Erst wenn Kuhn sein Material auswertete und den Bericht verfasste, kam es zur definitiven Auswahl, die im Einzelnen undurchschaubar bleibt, bis dann die Zahl der Fälle feststand.

Ein vorweggenommener und nicht weiter diskutierter Ausgangspunkt aller Berichte lag in der Unterscheidung von «Wirkung» und «Nebenwirkung» oder auch «therapeutischem Effekt» und «Nebenerscheinungen».[141] Sie ging einher mit der Hoffnung, dass die betreffenden Stoffe im Idealfall ohne grosse Störfaktoren eine möglichst «spezifische», das heisst erwünschte und im Normalfall auch eintretende Wirkung auf ein bestimmtes Krankheitsbild entfalteten. Man war sich allerdings einig, dass die angestrebte Wirkung ganz ohne unerwünschte Wirkung nicht zu haben war. «Je wirksamer aber das Medikament, desto stärker sind auch die Nebenwirkungen und umgekehrt», so Kuhn in einem Vortrag 1961.[142] Dass der Grenzziehung zwischen Wirkung und Nebenwirkung ein Moment der Willkür innewohnte, ein Entscheid, der auch anders hätte ausfallen können, gelangte nur ausnahmsweise zur Sprache. «Wir kommen zu der Besprechung der Nebenwirkungen», so Kuhn in einem Bericht vom August 1958. «Wenn man von den Aufregungszuständen und den besondern motorischen Bildern, wie sie unter G 31406 auftreten, absieht und diese als die eigentlichen Wirkungen des Präparates anschaut und nicht als Nebenwirkungen, dann kann man sagen, dass das Präparat im ganzen gesehen ausserordentlich gut ertragen wird und im Vergleich zu Tofranil im allgemeinen noch weniger Nebenwirkungen hat.»[143] Auch diese Aussage scheint von der Untrennbarkeit der verschiedenen Dimensionen von Wirkung auszugehen. Gewöhnlich aber war die Darstellung an dieser Stelle verkürzt und erweckte den Eindruck, die betreffende Differenzierung sei dem Stoff sozusagen von Natur aus eingeschrieben und beruhe nicht auf einem Entscheid des Forschers.

Die zu prüfenden Stoffe lösten bei der Anwendung am Menschen eine Vielfalt von Effekten aus, von denen manche willkommen waren, andere belanglos oder lästig, weitere aber inakzeptabel. Betrachtete man das Wirkungsspektrum als Ganzes, so präsentierten sich die Iminodibenzyl- und Iminostilbenderivate als bisweilen halluzinogene oder drogenähnliche Substanzen, die gelegentlich auch angenehme Wirkung entfalteten.[144] In der Beschreibung der sogenannten Nebenwirkungen tritt dies überaus deutlich hervor, ohne dass der Begriff der Droge je fällt. Der Hinweis auf die «sehr cocainähnliche Wirkung» einer neuen

141 Siehe zum Beispiel StATG, 9'40, 5.1.0/0.2, Bericht über G 31406 Rosa, 6. 8. 1958, S. 13; ebd., Bericht über G 22150, 17. 3. 1955, S. 12, 21. Allgemein zur Problematik der Nebenwirkungen siehe Meier (2015), S. 216–219; Spiegel (1995), S. 17; der Artikel «Nebenwirkung» in Wikipedia, dt. Ausgabe (Zugriff 2. 8. 2018), ist gehaltvoll.

142 Kuhn (1961), S. 520.

143 StATG, 9'40, 5.1.0/0.2, Bericht über G 31406 Rosa, 6. 8. 1958, S. 13.

144 Jahrzehnte später entwickelte die britische Psychiaterin Joanna Moncrieff (2008) ähnliche Gedanken.

Substanz (G 33679 Violett) ging in diese Richtung, er bleibt isoliert.[145] Kuhn war immer besorgt, ob «Abhängigkeit» entstehe, und formte daraus seine negative Einstellung gegenüber Medikamenten, wo er dies bemerkte oder vermutete.[146] Abhängigkeit, verbunden womöglich noch mit Genuss, hätte der asketischen Grundierung seines ärztlichen Handelns diametral widersprochen. Rauschartige Erscheinungen traten am deutlichsten in den gefürchteten Erregungszuständen hervor, die auch vielen als besonders schwerwiegend geltenden Krankheitsbildern eigen waren.[147] Selbst das als unbedenklich eingeschätzte Tofranil hatte bei genügend hoher Dosierung seine «erregenden, euphorisierenden und berauschenden Effekte», wie Kuhn 1958 bemerkte.[148] Geigy Schwarz schrieb er ebenfalls «gelegentlich sogar euphorisierende Wirkung» zu; es führe zu «akustischen Halluzinationen», die er als eine «Zunahme der psychotischen Erscheinungen» beurteilte.[149] Ähnliches werde auch bei dem bereits eingeführten Serpasil (Reserpin) beobachtet, dem allerdings «als grosser Vorteil die magische Komponente der indischen uralten Heilpflanze» zugutekomme.[150]

Noch ausgeprägter registrierte Kuhn derartige Effekte bei G 31406 Rosa. «Es handelt sich dabei offenbar um eine Aktivierung der Psychose, wie man sie sehr häufig bei Reserpin sieht, wie sie aber auch gelegentlich bei Largactil vorkommt und wie wir sie bereits für verschiedene Ihrer Präparate, die wir genauer untersucht haben, beschreiben konnten.»[151] Das erinnert an die «Modellpsychose», die einige Jahre zuvor im Rahmen von LSD-Versuchen als mögliches Instrument der Forschung diskutiert worden war.[152] Am eigenartigsten empfand Kuhn die motorische Wirkung von Geigy Rosa. «Die Patienten beginnen in vielen Fällen ausgeprägt manirierte Bewegungen zu machen. Diese können zu eigentlichen tänzerischen Bewegungsabläufen führen, die von Gesang begleitet werden, von Gesten, welche offensichtlich etwas bedeuten sollen […].» Kuhn sprach von Rollenverhalten, Theater und Bühne, um das Phänomen zu charakterisieren. «Zu diesem eigenartigen motorischen Verhalten gesellt sich eine ausgesprochen gehobene Stimmung. Die Patienten reden laut, sind vergnügt, fühlen sich wohl, scheinen zufrieden zu sein.» Sodann die erotisierende Wirkung, insbesondere bei den Frauen: «Diese wurden geradezu aufdringlich Männern gegenüber, zum

145 StATG, 9'40, 5.0.3/13, Kuhn an Dr. med. Rothweiler, Geigy, 6. 12. 1961; es handelte sich um einen Metaboliten von G 22355.

146 Besonders ausgeprägt trat dies hervor in seiner Kritik an den Benzodiazepinen von Roche (Librium und Valium).

147 Zum psychiatrischen Gebrauch des Begriffs der Erregung siehe Morgenthaler (1948), S. 209: «Erregungen nennt man alle Zustände von leichter Unruhe und Ängstlichkeit, geschäftigem oder planlosem Umhergehen, Schimpfen, Herumrennen, Beschäftigungsdrang, Stereotypien bis zum Bewegungsdrang und zur Tobsucht.»

148 StATG, 9'40, 5.0.3/11, Kuhn an Schmidlin, 5. 9. 1958.

149 StATG, 9'40, 5.0.3/6, Bericht über G 28364 Schwarz, zuhanden Domenjoz, 27. 11. 1957, S. 6.

150 Ebd., Kuhn an Domenjoz, 26. 6. 1957.

151 StATG, 9'40, 5.1.0/0.2, Bericht über G 31406 Rosa, 6. 8. 1958, S. 4.

152 Tornay (2016), S. 70–74.

Teil haben sie aber auch andere Frauen umarmt, gestreichelt und getätschelt und unanständige Bewegungen gemacht.»[153] Bereits Ernst Grünthal hatte in seinem Vorbericht über Geigy Rosa «leichte Benommenheit angenehmer Art» festgehalten, ohne aber die halluzinogenen Effekte zu bemerken.[154]

Präparate, die in irgendeiner Weise mit Sexualität in Verbindung gebracht werden konnten, hatten beim Auftraggeber Geigy keine Chance.[155] Das Präparat wurde bald einmal auf die Seite gelegt zugunsten des chemisch eng verwandten G 33040 Gelb II, dem 1961 auf den Markt gelangenden Antidepressivum Insidon.[156] Auch dort ergab sich eine eigentümliche begriffliche Verwirrung um Wirkung und Nebenwirkung. «Der Stoff scheint einen weitgehend spezifischen Effekt zu haben», meldete Kuhn in seinem ersten Bericht vom Juni 1959. «Wir können aber vorläufig noch nicht sagen, worin die Spezifität im einzelnen besteht.» Die Nebenwirkung fiel allerdings hier «bei ungeeigneten Patienten» so dramatisch aus, dass Kuhn sich vergass und sie zur Wirkung erhob: «[...] in einer ganzen Reihe von Fällen ist es zu ausgesprochener Gewalttätigkeit gekommen, die nicht nur für die Patienten sehr unangenehm war, sondern für das Pflegepersonal geradezu gefährlich. Dies wurde bei einem halben Dutzend Patienten auf verschiedenen Abt. beobachtet, wobei das Personal der einen von der Wirkung auf der andern Abteilung nichts wusste.»[157]

Gemischte Effekte waren der Schrecken jedes kommerziellen Anbieters, denn die Zulassungsbehörden verlangten mehr und mehr eine eindeutige Wirkung, auch wenn diese ein soziales Konstrukt war.[158] Insidon (G 33040) erhielt die Zulassung in den USA nie, blieb also kommerziell ein begrenzter Erfolg.

Die Rolle der Zeugen

Die oftmals sehr schmerzhaften Spritzen waren bei den Patienten gefürchtet. Hans Reimann aber erklärte die Spritzen mit G 31406 Rosa schlichtweg für «herrlich». «Er meinte das nicht ironisch», vermerkt die Krankengeschichte.[159] Reimann war einer jener ‹Musterpatienten›, denen eine bedeutende Rolle bei der Beurteilung neuer Substanzen zukam. «Er kann seinen Zustand plastisch beschreiben», hatte Kuhn bereits bei der Aufnahme des damals 27-jährigen, als

153 StATG, 9'40, 5.1.0/0.2, Bericht über G 31406 Rosa, 6. 8. 1958, S. 4 f.

154 Ebd., Vorbericht Ernst Grünthals, 9. 7. 1957.

155 Siehe FA Novartis, Geigy, PP 12/1, Pharma-Gremium, 13. 5. 1959, S. 3 f. («Mit Rücksicht auf unseren Namen» könne man unmöglich ein empfängnisverhütendes Mittel vertreiben, sogar wenn man über ein solches verfügte, verzeichnet das Protokoll).

156 Bei G 33040 handelte es sich um eine strukturell eng mit G 31406 verwandte Substanz, deren Seitenkette geringfügig verändert war.

157 StATG, 9'40, 5.1.0/0.2, Prüfbericht über G 33040, 10. 6. 1958, S. 2.

158 Siehe Healy (2002), S. 281.

159 StATG, 9'10, 5.4/13473, Bl. 7v., 20. 2. 1958.

schizophren diagnostizierten Mannes 1954 festgehalten. Der beliebte Patient, der zeitweise in der Verwaltung arbeitete, lebte bis zu seinem tragischen Ende durch einen unerwarteten Suizid dauerhaft in der Klinik. Er war an einer ganzen Reihe von Versuchen beteiligt, die vermutlich nicht einmal vollständig in der Krankenakte erfasst sind. Neben den auskunftsfreudigen ‹Musterpatienten› gab es eine ganz andersartige Gruppe, auf die Kuhn in einem frühen Bericht über G 28568 Grün verweist. «Nachdem ich dieses Präparat bei Patienten mit schweren Idiotien einigermassen kennengelernt hatte, habe ich es nun auch bei einzelnen Geisteskranken gegeben in der üblichen Dosierung.»[160] Bei der Exploration mit solchen Erstprobanden ging es darum, die äusserlich beobachtbaren körperlichen Effekte wechselnder Dosierung zu erkunden.[161]

Um die mögliche Eignung einer Substanz als Medikament zu erfassen, brauchte es jedoch auskunftsfähige Personen. Es war denn auch eine ‹Musterpatientin›, an der Kuhn Ende Januar 1956 erstmals die antidepressive Wirkung von G 22355 erkannt haben wollte – zumindest fand sie als solche Eingang in die Literatur.[162] Kuhn war nicht der behandelnde Arzt. Der zuständige Assistenzarzt hielt, nachdem ihn die Pflegerin entsprechend orientiert hatte, am 21. Januar 1956 in der Krankengeschichte fest: «Seit 3 Tagen ist die Patientin wie umgewandelt. All ihre Getriebenheit und Unruhe ist wie verflogen. Vorgestern hat sie selbst bemerkt, sie sei schon noch durcheinander gewesen, so dumm habe sie noch nie getan. Sie wisse nicht, woher das gekommen sei. Sie sei nur froh, dass es ihr jetzt wieder bessergehe. Es ist nicht ganz klar, in wieweit das Medikament innerhalb einer Woche so schlagartig gewirkt haben sollte, oder ob diese depressive Phase spontan abgeklungen ist.»[163]

Die ‹Entdeckung› war also nicht das Werk eines Einzelnen; sie war eingebettet in einen sozialen Zusammenhang mit diversen Beteiligten im Rahmen der klinischen Institution (Abb. 10). Von Heilung konnte im Übrigen nicht ernsthaft die Rede sein, denn die Patientin blieb – bis zu ihrer Überweisung in ein Altersheim mehr als zwanzig Jahre später – nahezu ununterbrochen in der Klinik. Unter dem Vorzeichen der Heilung aber trat die Begebenheit ihre Karriere an, im Jahr 2001 stilisierte sie Kuhn rückblickend vollends zum entscheidenden Moment der Erkenntnis.[164] Die vorübergehende Besserung avancierte zum Zeugnis, durch das die neue, unbekannte Wirkung erstmalig in die Welt getreten war. «Die subjektiven Angaben der Patienten müssen mit viel Kritik aufgenommen werden», hatte Kuhn noch 1955 entschieden erklärt. «Es gibt zahlreiche Möglichkeiten

160 StATG, 9’40, 5.0.3/6, Kuhn an Domenjoz, 2. 3. 1956.

161 Vgl. zu diesen Erstpatienten ausführlicher Kapitel 3, S. 104 f., sowie das Schlusswort, S. 283 f.

162 So bei Healy (1997), S. 53, als Versuch an «Paula J. F.»; bei Shorter (2013), S. 165, als «Paula G.»; bei Tornay (2016), S. 154 f., als «Paula I.».

163 StATG, ZA KA stationär 21502, Bl. 5r, 21. 1. 1956.

164 Siehe Ban et al. (2002), Imipramin-Dossier, S. 302 f.

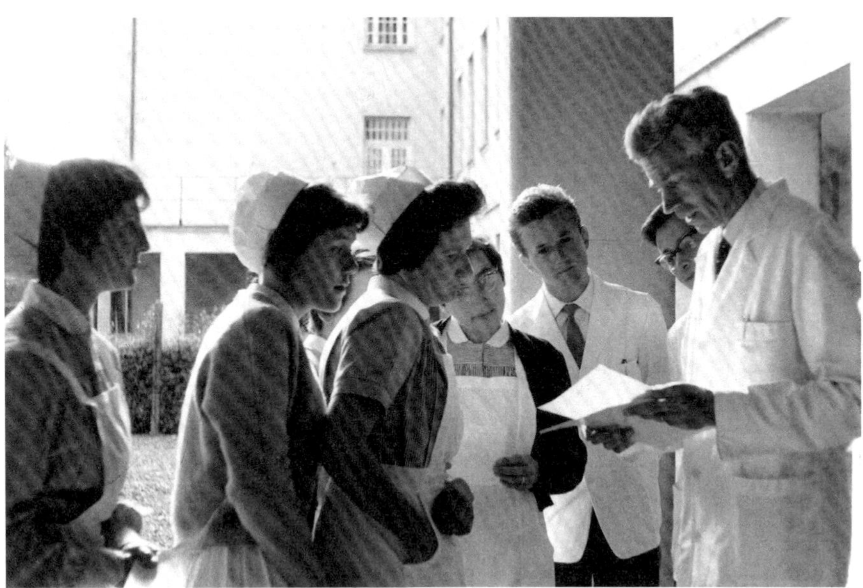

Abb. 10: Roland Kuhn («Daddy long leg») mit Personal, 1961.

des Irrtums.»[165] An diesem Punkt der ‹Heilung› aber brauchte er unbedingt den Beleg in Form der Patientenaussage oder auch der Reaktion von Angehörigen.[166] «Mehrmals sind die Angehörigen in heller Begeisterung in der Sprechstunde des Arztes erschienen und haben erklärt, so gut sei der Kranke seit langer Zeit nie mehr gewesen.» So Kuhn in seinem bekannten Artikel vom Sommer 1957, der G 22355 der Fachwelt präsentierte.[167] Auch bei den internen Berichten an Geigy – hier im August 1958 – schlug der sachliche Tonfall gelegentlich ins Triumphale um: «Vielerorts wird das Medikament als ‹Wundermittel› bezeichnet und Kollegen aus dem Gebiet der Psychiatrie erklären uns immer wieder, dass ihnen die Erfolge eigentlich ganz unverständlich seien und dass sie niemals an die Möglichkeit gedacht hätten, Depressionen auf diese Art behandeln zu können.»[168]

165 StATG, 9'40, 5.1.0/0.2, Bericht über G 22150, 17. 3. 1955, S. 3.

166 Siehe hierzu namentlich Balz (2010), S. 187–247.

167 Kuhn (1957), S. 1136.

168 StATG, 9'40, 5.1.0/0.2, Prüfbericht über G 22355 und G 31406, 8. 8. 1958, S. 2; siehe auch 9'40, 5.0.3/10, Kasuistische Beispiele über Tofranil-Wirkungen. Hier zahlreiche Beispiele, «wie Tofranil in einzelnen Fällen innerhalb weniger Tage eine vollkommene Wendung des Krankheitsbildes bewirkt und eine praktische Heilung erreicht wird» (S. 1). Die Namen der Patienten fehlen, sodass die Überprüfung dieser Behauptung nicht möglich ist.

Tod in der Abteilung U

Seltenheitswert hat ein Konvolut aus der Münsterlinger Klinik von 1958, das unter Auflistung der Namen Versuche der zurückliegenden fünf Jahre in der grossen Abteilung U («unruhige Männer») dokumentiert (Abb. 11).[169] Die in akribischer Schönschrift angefertigte Liste wurde womöglich von einem Patienten geführt, der die verschiedenfarbigen Medikamente säuberlich mit den entsprechenden Farbstiften bezeichnete. Hinter 22 der 244 aufgelisteten Namen befindet sich ein nachträglich angebrachtes Kreuz, das auf den Tod während oder kurz nach der Versuchsdauer verweist. Zwei Namen erscheinen doppelt (an zwei Versuchen beteiligt); es bleiben also 20 oder gut acht Prozent Verstorbene in dieser Teilgruppe, was schwerwiegende Fragen aufwirft.[170] Unter der Annahme, dass der Tod etwas mit der verabreichten Substanz zu tun hat, erscheinen G 28568 Grün und G 22150 Weiss als besonders gefährlich: Nach Verabreichung dieser Stoffe starben zehn Patienten, was ungefähr 19 Prozent der Beteiligten aus der Abteilung U entspricht.[171] Eher unbedenklich wirken drei Substanzen aus der ‹Regenbogengruppe› von eher experimentellem Charakter, mit allerdings nur sehr wenigen Probanden. Dort starb niemand. Hoch war die Teilnehmerzahl bei G 22355 Rot, dem späteren Erfolgsprodukt Tofranil, wo zwei von 93 Patienten verstarben.

Einige gemeinsame Merkmale dieser Verstorbenen lassen sich aus den Krankenakten gewinnen: Erstens waren sie mehrheitlich alt bis sehr alt (sieben waren 75 und älter), zweitens war ihr gesundheitlicher Allgemeinzustand miserabel, sie waren alle sehr geschwächt und standen in manchen Fällen zweifellos kurz vor dem Tod. Die grosse Mehrheit, alle der über 50-Jährigen, wiesen die Diagnose senile Demenz oder Arteriosklerose auf. Lediglich unter den jüngeren, weniger als 50-jährigen Patienten fanden sich einige Fälle von Schizophrenie. Manche waren nur sehr kurz in der Klinik, erhielten aber trotzdem Versuchssubstanzen, in einzelnen Fällen noch wenige Tage vor ihrem Tod. Dabei wurde teilweise auch Zwang angewandt.[172] Begründungen für die Behandlung mit einer Versuchssubstanz und für deren spezifische Wahl sind nirgends zu finden. Diese Patienten gehörten wohl zu jener Gruppe kaum Auskunftsfähiger, die bei den Versuchen zur allgemeinen Prüfung körperlicher und psychischer Wirkungen herangezogen wurden.[173] Mehrfach lässt sich indirekt erkennen, dass auch die Hoffnung auf Beruhigung

169 StATG, 9'10, 9.5/1, Liste verschiedener Versuche Abteilung U, 1953–1958, 11 Blätter.

170 Zu den Todesfällen, die auf diesen Listen vermerkt sind, siehe Kapitel 7, S. 227 f. Siehe auch Hostettlers Artikel im «Beobachter» von 2014 (vgl. Einleitung, S. 11), Verweise auf dieses Dokument S. 24 und 28, mit widersprüchlicher Zählung der betreffenden Fälle.

171 StATG, 9'10, 9.5/1, Liste verschiedener Versuche Abteilung U, 1953–1958. Auf den Listen für G 22150 Weiss und G 28568 Grün sind insgesamt 52 Namen aufgeführt, wobei vier Patienten beide Präparate verabreicht wurden.

172 StATG, 9'10, 5.4./14182, Bl. 6, 3. 6. 1956: «Pat. verweigert auch am Morgen die Kur. Alles zureden nützte nichts. Als dann mehrere Pfleger kamen, liess er dann die Injektion machen.»

173 Näher hierzu siehe Kapitel 3, S. 104 f.

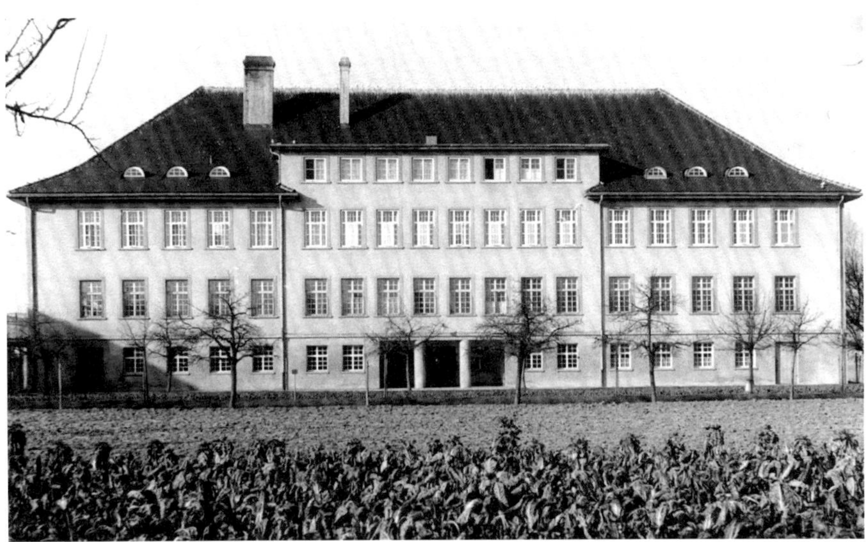

Abb. 11: Abteilung U der Klinik Münsterlingen, 1958.

wenig pflegeleichter Patienten im Spiel war. Reine Beruhigungsmittel standen allerdings schon seit langem zur Verfügung und waren auch nicht besonders teuer. Nicht auf der Liste befindet sich ein 1956 25-jähriger junger Mann, der seit drei Jahren in der Klinik war – er lebte bereits in jugendlichem Alter in der Anstalt für Epileptische in Zürich und litt an einer nicht klärbaren organischen Hirnkrankheit mit Epilepsie und schizophrenen Zügen.[174] Auch er war zunächst in der Abteilung U, wurde dann aber in eine Einzelzelle des Hinterhauses versetzt, wo man ihn wiederholt fixierte. «Dort hat er beträchtliche Schwierigkeiten gemacht, indem er viel laut und unruhig war, das Bett verschmierte und nässte, spuckte.»[175] Neben Largactil erhielt er eine ganze Reihe der Iminodibenzyl- und Iminostilbenderivate, die ihn höchstens vorübergehend beruhigten. Er wurde bereits erwähnt als jener Patient, der ein Jahr lang G 24415 Blau erhielt, obwohl Kuhn dem Stoff jede nützliche Wirkung absprach. Als man ihn Anfang 1958 mit Elektroschock behandeln wollte, zeigte sich, dass er bei der letzten Schockbehandlung im Sommer 1957, nach Absetzung von Geigy Blau, einen beidseitigen Oberschenkelhalsbruch erlitten hatte, der schlecht verheilt war, was ihn völlig versteift und gehunfähig gemacht hatte.[176] Angesichts dessen verzichtete man auf die weitere Schockbehandlung, stattdessen erhielt der Patient Geigy Rosa. Nach einem schweren Kollaps kehrte man zum Largactil zurück, das als einzige der verabreichten Sub-

174 Alle folgenden Angaben aus StATG, 9'10, 5.4/12772.
175 Ebd., Bl. 3, 31. 1. 1954.
176 Ebd., Bl. 4, 19. 2. 1958. 1957 erlitt ein weiterer Patient während einer Elektroschockbehandlung einen falsch behandelten Schenkelhalsbruch und hinkte danach; vgl. StATG, 9'10, 5.4/11044.

stanzen positiv gewirkt hatte. Ein Pfleger nahm sich seiner an und machte mit ihm Gehübungen; es ging ihm zeitweise besser. «Der Blick ist ruhig und freundlich, dankbar für jede Zuwendung.»[177] Weitere Behandlungsversuche sind nicht verzeichnet, man hatte den Mann aufgegeben. Schon der in die Länge gezogene Versuch mit Geigy Blau wirkt, als sei der Patient vergessen gegangen. Die Krankengeschichte enthält nach 1965 zehn Jahre lang keinen einzigen Eintrag mehr; der letzte von 1975 hält seinen Tod im Alter von 44 Jahren fest. Die Obduktion ergab schwere Hirnschäden, welche auf die zahllosen epileptischen Anfälle zurückgeführt wurden.[178] Roland Kuhn schrieb dem Vater nach dem Tod des Patienten und gab eine differenzierte und abwägende Auskunft, wie es zur Erkrankung gekommen sein könnte. Auch die Wissenschaft stosse hier an Grenzen und wisse letztlich keine Antwort. Die Eltern reagierten mit einer rührenden Dankeskarte. Sie hatten keine Ahnung, was ihrem Sohn in Münsterlingen widerfahren war.

Nachdenken über Depression

Ende 1957 bat der junge Oberarzt Jules Angst vom international bekannten Zürcher Burghölzli Roland Kuhn um eine Auskunft zu seinem Artikel über G 22355, der im zurückliegenden Sommer erschienen war. Kuhn antwortete mit einer mehrseitigen Abhandlung. Auf die Frage nach dem krankengeschichtlichen Hintergrund der 40 von ihm behandelten Patienten verweigerte er die Antwort. «Ich kann nämlich nicht ganz verstehen, wie Kollegen in der Lage sind, die Ätiologie von depressiven Zuständen so schön klar darzustellen, dass sie diese statistisch bearbeiten können. Meine Erfahrung muss irgendwie grundsätzlich von derjenigen dieser Kollegen abweichen. Natürlich ist es verhältnismässig einfach, nach vielleicht 1–3 Explorationen zu sagen, es handle sich um eine endogene, eine psychoreaktive oder eine Erschöpfungsdepression, um den Fall dann beruhigt in die Statistik einzutragen.» In der Realität aber, bei der Betrachtung längerer Verläufe, sehe man, wie oft ein Zustand in den anderen umschlage, sodass die vermeintlich präzise begriffliche Zuschreibung gar nichts bringe. «Es mag sein, dass das sehr unwissenschaftlich aussieht, ich muss aber gestehen, dass ich der Auffassung bin, es sei wissenschaftlicher, zu diesen Schwierigkeiten zu stehen, als sie mit einer scheinbaren Exaktheit bestimmter Zahlen zu verhüllen.»[179]

In Verbindung mit dem Erfolg von Tofranil, das als erstes sogenanntes trizyklisches Antidepressivum in die Geschichte einging, propagierte Roland Kuhn den

177 StATG, 9'10, 5.4/12772, Bl. 4, 14. 8. 1958.

178 Kuhn schrieb am 30. 10. 1975 an das Pathologische Institut des Kantonsspitals Münsterlingen und fragte nach den genauen Resultaten der Gehirnuntersuchung. Der Fall sei klinisch interessant, da der Patient ursprünglich gut intelligent war, erst in der Pubertät epileptisch wurde und dann überaus schnell dement. Die Antwort liegt nicht vor.

179 StATG, 9'40, 5.0.3/6, Kuhn an Dr. med. Jules Angst, 16. 12. 1957.

Begriff der vitalen Depression, bei deren Vorliegen er die Behandlung mit diesem Medikament für optimal wirksam hielt. Die morgendliche Verschlechterung des Zustands erschien ihm als zentrales Element, wie er schon Jules Angst erklärte. Es dauerte einige Zeit, bis in Publikationen deutlicher wurde, was er unter einer solchen Depression verstand. Nach dem Erfolg mit der Zulassung war er publizistisch merkwürdig still geblieben; er war hochgradig beansprucht mit der Prüfung weiterer Iminodibenzyle und Iminostilbene der ‹Regenbogenreihe›. Erst zwei Jahre später begannen neue Artikel von ihm zu erscheinen, die sich um Tofranil drehten. Vier Jahre nach dessen Lancierung setzte er an einer ärztlichen Fortbildungstagung am Bodensee erstmals dazu an, den Begriff der vitalen Depression näher auszuformulieren.[180] «Ich bin der Auffassung, dass sich auf diese Weise eine exakt definierbare und ebenso exakt erfassbare Wirkung eines Medikamentes ergibt», schrieb er 1966 dem Kollegen Walter Pöldinger, damals Oberarzt in der Basler Friedmatt. Er könne gar nicht verstehen, weshalb ihm in dieser Hinsicht fast niemand folge. Stattdessen begnüge man sich «mit ganz unscharfen Begriffen, die schlecht definiert sind und die sich nach meiner Erfahrung auch für die klinische Erfassung der Wirklichkeit wenig eignen». Pöldinger entgegnete, dass Kuhns Begriff zu wenig praktikabel sei, um sich durchzusetzen. «Der einzige Grund, weshalb wir diesen Terminus in der Folge nicht mehr verwendeten, liegt darin, dass dieser Ausdruck ausserhalb des deutschen Sprachraums entweder überhaupt nicht oder zumindest missverstanden wurde.» Auch müsse man «aus didaktischen Gründen ein Schema der Wirkungsspektren» entwickeln, «welches von Studenten und psychiatrisch nicht speziell geschulten Ärzten verwendet werden kann».[181]

So gross Kuhns Begeisterung über die neuen Möglichkeiten der Depressionsbehandlung mit Tofranil war, so wenig lag ihm die Rolle des öffentlichen Propheten, wie zum Beispiel der Psychiater Nathan S. Kline in den USA sie spielte.[182] Dafür fehlte Kuhn das Charisma; seine Texte wie seine Auftritte vor Publikum waren zu spröde. Er blieb der Fachmann, der sich an Fachleute wandte. Dennoch hatte er eine klare Erwartung für die Zukunft. Er ging davon aus, dass den ersten psychopharmakologisch brauchbaren Antidepressiva bald entschieden bessere und zielgenauere folgen würden. «Unsere Ergebnisse sind aber weniger gut, als die Theorie schön ist, und wir hoffen deshalb auf anderes und Besseres! Wir hoffen auf Medikamente mit einer Wirkung von immer höherer Spezifität, die den psychotischen Prozess selbst beeinflussen. Ein Merkmal dafür kann sein, dass der Effekt sich beliebig herbeiführen und zum Verschwinden

180 Siehe Kuhn (1961), S. 520 f.

181 StATG, 9'40, 3.1.60/0, Kuhn an Walter Pöldinger, 26. 7. 1966; ebd., Pöldinger an Kuhn, 30. 9. 1966.

182 Zu Nathan S. Kline, dem Kuhn in den USA auch begegnete, zahlreiche Angaben bei Healy (1997) oder bei Shorter (2009). Über Kline machte Kuhn sich gelegentlich lustig, er habe seine vermeintlich genialen Ideen im permanenten Marsilid-Rausch produziert; siehe StATG, 9'40, 3.1.73/0, Kuhn an Hans Theodor Steck, 30. 9. 1976.

bringen lässt, je nachdem, ob das Medikament gegeben wird oder nicht. Die (Tofranil-)Behandlung der Depression stellt vielleicht einen ersten Einbruch in diese Sphäre der Chemotherapie der Psychosen dar, obschon auch sie nur der Anfang einer weiteren Entwicklung ist.»[183]

Im Austausch mit seinem alten Freund Jakob Wyrsch, den er seit der Assistenzzeit an der Waldau kannte, werden weitere Gründe sichtbar, weshalb Kuhn sich öffentliche Zurückhaltung auferlegte. Fast entschuldigend berichtet er 1957, dass er «für die Firma Geigy» einen Vortrag halten werde; man habe bei der jahrelangen Erprobung «largactilähnlicher Produkte» etwas sehr Nützliches gefunden, das er nun am Internationalen Psychiatriekongress in Zürich vorstellen werde. Dies zur Erklärung, weshalb er «ausgerechnet mit einem solchen Thema» dort auftrete. Wyrsch gab sich verständnisvoll, er wisse gut, dass dies für ihn «nur Nebenbeschäftigung» sei – es gab Höheres. Als Kuhn Wyrsch 1958 um eine kurze Darstellung zum Thema Depression in einer Publikation von Geigy bat, entschuldigte er sich erneut. «Ich hoffe, dass Du meine Anfrage nicht missverstehst. Ich bin nicht Aktionär geworden bei Geigy und habe auch sonst ausser meinem Honorar für die klinischen Untersuchungen keine Beteiligung an der Sache. Ich möchte auch nicht der chemischen Industrie zu besondern Verdiensten verhelfen.» Wyrsch gab in der Folge seinen Einstand als Geigy-Autor, spottete aber doch gelegentlich über die «fetten Dividenden» der pharmazeutischen Firmen. So bestätigte man sich gegenseitig in der bildungsbürgerlichen Distanz gegenüber einer Welt des schnöden Kommerzes.[184] Er hoffe nun, so erklärte Kuhn 1959 gegenüber Jakob Klaesi, dem mittlerweile pensionierten Direktor der Waldau, bald wieder mehr Zeit zu finden, sich «mit etwas anderem als nur mit pharmakologischen Stoffen zu beschäftigen». Ähnlich gegenüber Ernst Grünthal 1961: «Die ganze Tofranilgeschichte verpflichtet mich doch auf dem Gebiet der Psychopharmakologie einigermassen mitzumachen. Meine eigentlichen Interessen aber liegen nach wie vor auf philosophischem und psychotherapeutischem Gebiet.»[185] Damit war in erster Linie sein Steckenpferd Daseinsanalyse gemeint.

Die Diagnosestatistik in Münsterlingen und in anderen Kliniken verzeichnete seit den 1950er-Jahren eine zunehmende Zahl von Depressionen. Mit den Antidepressiva erfuhr die Diagnose in den 1960er-Jahren auch generell einen Aufschwung; die Diagnose im modernen Sinn wurde gar erst in der Nachkriegszeit geprägt.[186] Von gesellschaftspolitischen Deutungen dieses Vorgangs mochte Roland Kuhn nichts wissen, wie er ja allgemein nur sehr selten auf biografische, familiäre oder soziale Faktoren von Krankheitsentwicklungen einging.

183 Kuhn (1959), S. 325.

184 StATG, 9'40, 3.1.93/0.1, Korrespondenz zwischen Kuhn und Wyrsch, 11. 1. 1957, 15. 1. 1957, 15. 4. 1958, 21. 7. 1958.

185 StATG, 9'40, 3.1.47/0, Kuhn an Klaesi, 15. 12. 1959; 9'40, 3.1.39/0, Kuhn an Grünthal, 20. 2. 1961.

186 Vgl. Hirshbein (2006). Für unterschiedliche Erklärungsansätze siehe die Einleitung, S. 19.

Die Basler Kollegen Paul Kielholz und Raymond Battegay hingegen holten 1958 zur grossen kulturkritischen Zeitdiagnose aus: «Wohl spielt auch die Rastlosigkeit und die Unsicherheit unserer Zeit, der Verlust der Bindungen an religiöse, moralische und ethische Werte und damit die zunehmende Abkapselung, Isolierung, Vereinsamung und Entwurzelung des Individuums, besonders in städtischem Milieu, für das Häufigerwerden von Depressionen eine ursächliche Rolle.»[187] Für eine solche Argumentationsweise hatte Kuhn nur Spott übrig. Das stimme ganz einfach nicht, schrieb er Jakob Wyrsch und erinnerte an die horrenden Arbeitszeiten und gesundheitlichen Belastungen der Vergangenheit. Man schenke dem Phänomen heute mehr Beachtung, daher falle es mehr auf. Früher habe man in der klinischen Statistik mit anderen Bezeichnungen operiert – diese Diagnosestatistik sollte man seiner Meinung nach einmal kritisch prüfen. «Auch bei uns gibt es so etwas. Seitdem wir das EEG haben, sehen wir viel mehr Epilepsien als früher, es wäre uns aber wirklich noch nicht in den Sinn gekommen, in die Welt hinaus zu posaunen, die Epilepsie nehme in erschreckendem Masse zu.» Jakob Wyrsch stimmte zu: Hinter dem gegenwärtigen Begriff der Depression verstecke sich Diverses, unter anderem «die ‹Neurastheniker› von 1900, und das Verdienst besteht darin, dass der Name besser ist als damals und die Statistik aber schlechter».[188]

In den frühen 1960er-Jahren erschien ein Handbuch zu «Grundlagen und Methoden der klinischen Psychiatrie». Ein grosser Teil der Beiträge stammte von Schweizer Autoren, die Einführung von Jakob Wyrsch. Die neue «Psychopharmakotherapie» aber stellte nicht etwa Roland Kuhn vor, sondern Frédéric Cornu von der Waldau in Bern. Kuhn hingegen brachte ein anderes Thema ein. «Daseinsanalyse ist schwierig», eröffnete er seinen anspruchsvollen, philosophisch aufgeladenen Text.[189] Der Artikel dürfte seinem intellektuellen Selbstbild um einiges mehr entsprochen haben als die Münsterlinger Versuche, obwohl diese längst seinen Alltag prägten.

187 Kielholz/Battegay (1958), S. 763.

188 StATG, 9'40, 3.1.93/0.1, Kuhn an Wyrsch, 19. 8. 1958; ebd., Wyrsch an Kuhn, 20. 8. 1958. Neurasthenie, Nervenschwäche, war an der Wende vom 19. zum 20. Jahrhundert eine häufig diagnostizierte Krankheit, die vor allem durch Ermüdung und Erschöpfung zum Ausdruck kam.

189 Kuhn (1963), S. 854. Vgl. zu Forschungspraxis und Daseinsanalyse Kapitel 4, S. 157–161.

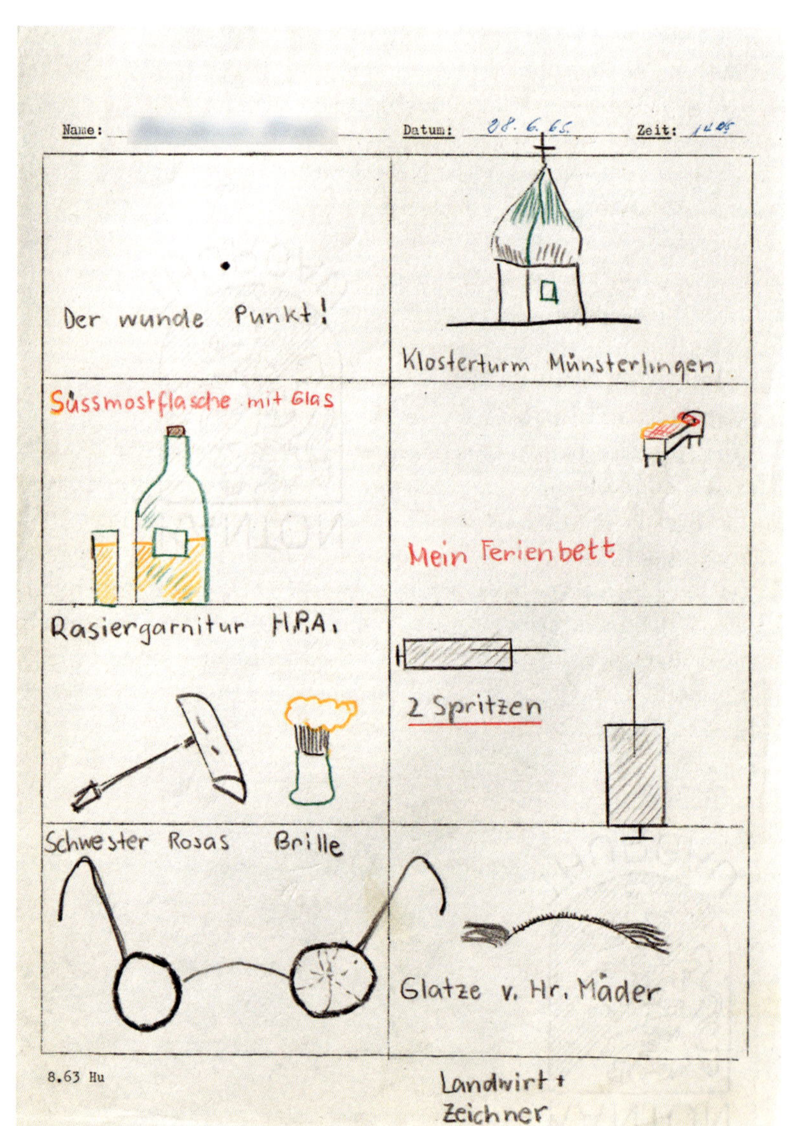

Abb. 12: Zeichentest Franz Trabers, 1965.

3 Prüfpatienten

Am frühen Nachmittag des 28. Juni 1965 sitzt Franz Traber in der Psychiatrischen Klinik Münsterlingen vor zwei Zeichentests. Das Pflegepersonal der Station K hat ihm zwei Blätter ausgehändigt. Von einer Kopfzeile für Name, Datum und Zeit abgesehen, sind beide in acht Rechtecke aufgeteilt. Beim ersten Test soll in jedes Feld ein vorgegebenes Objekt gezeichnet werden: ein Haus, eine Blume und sechs weitere Dinge. Beim Begriff «Gesicht» skizziert Traber das Profil einer Pflegerin, beim Begriff «Mensch» einen Arzt oder Pfleger, der eine grosse Spritze in der Hand hält. Nach einer Viertelstunde geht er zum zweiten Test über. Hier müssen bereits vorhandene Zeichenelemente – Punkte oder Striche – fortgeführt werden, die Wahl der Motive bleibt ihm überlassen. Traber lässt seinen Blick schweifen und zeichnet, was ihm ins Auge fällt: den Turm der nahe liegenden Klosterkirche, eine Süssmostflasche mit Glas, das klinikeigene Rasierzeug, zwei Spritzen, Schwester Rosas ramponierte Brille, Herrn Mäders Glatze und ein Spitalbett, das er als «mein Ferienbett» bezeichnet (Abb. 12).[1] Der Punkt im Feld links oben wird vergrössert und zum «wunde[n] Punkt». Am Schluss signiert Traber mit «Landwirt + Zeichner»; unter den ersten Test hat er, ebenfalls in Druckbuchstaben, «Ich bin Landwirt, nicht Zeichner» geschrieben.[2]

Franz Traber war ein Mensch mit einer eigenen Krankengeschichte und einer Biografie, die sich klar von derjenigen anderer Patienten unterscheidet. Seine Skizzen sind einzigartig. Sie lassen einen Mann mit Humor, guter Beobachtungsgabe und gestalterischem Geschick vermuten.[3] Gleichzeitig lassen sie sich in eine lange Reihe weiterer Zeichnungen einordnen, die Patientinnen und Patienten auf solchen Formularen anfertigten. Wie in vielen anderen psychiatrischen Kliniken der Schweiz waren Zeichentests in Münsterlingen über Jahrzehnte hinweg Routine; sie wurden zwar in der Regel nicht ausgewertet, aber aufbewahrt. Jeder Patient bekam beim Klinikeintritt den Auftrag, einen Lebenslauf zu verfassen und einen Zeichentest zu machen. Kam es zu weiteren Einweisungen, erhielt er die Formulare erneut. In dieser Hinsicht war Franz Traber also ein Patient unter vielen.

1 Die Abkürzung «H. P. A.» auf Trabers Zeichnung bedeutet: Heil- und Pflegeanstalt [Münsterlingen]. Bei Herrn Mäder handelt es sich um einen Pfleger.

2 StATG, ZA KA stationär 18405.

3 Der Arzt, der den Patienten später im Ambulatorium betreute, attestierte diesem ebenfalls einen «trockenen Humor»; vgl. StATG, ZA KA ambulant 18360, Bl. 10v, 20. 1. 1968.

Warum aber haben wir ausgerechnet sein Dossier bearbeitet? Traber taucht in unserem Quellenkorpus an ganz verschiedenen Orten auf, was die Chance bot, seinen Fall aus unterschiedlichen Perspektiven zu analysieren. Zum ersten Mal begegneten wir ihm in einem Prüfbericht, wo es heisst, er habe mit schweren Nebenwirkungen auf den Stoff reagiert – sein Name und derjenige eines weiteren Patienten wurden handschriftlich ergänzt.[4] Daneben kommt Franz Traber in Kuhns Nachlass an drei weiteren Orten vor: in einer handschriftlichen Liste von Patienten der Abteilung K, die G 35259 (Ketotofranil) erhielten, einer maschinengeschriebenen Liste von entlassenen Patienten, denen unter anderem G 35259 verabreicht wurde, und in einer Liste von Patienten, die Ciba 32143 oder 34276 bekamen.[5] Im Klinikarchiv stiessen wir auf eine stationäre und eine ambulante Krankenakte Trabers. Eine grosse Ausnahme ist, dass sich sein Name sogar in Archivdokumenten einer Pharmafirma fand.[6] Namentlich genannte Patientinnen und Patienten kommen dort sonst nur vor, wenn es bei Prüfungen zu Zwischen- oder Todesfällen kam.[7]

Zum Münsterlinger «Patientenbestand»

Trabers Zeichentests vom Juni 1965 entstanden drei Tage nach seinem zweiten Klinikeintritt – er hatte schon ein Jahr zuvor einige Wochen in Münsterlingen verbracht. Drei Monate später konnte der Patient die Anstalt wieder verlassen, blieb nun aber in ambulanter Behandlung. In der Klinikstatistik von 1965 wurde Traber deshalb zweimal gezählt: Er war eine von 385 Personen, die in diesem Jahr hospitalisiert wurden, und zugleich einer von 1795 Patientinnen und Patienten, die das Ambulatorium aufsuchten. Mitte der 1960er-Jahre lag der stationäre «Patientenbestand»[8] bei knapp 700 Personen. Seit 1954, als ein Höchstwert von 731 Personen zu verzeichnen war, hatten die Patientenzahlen leicht abgenommen; nun lag man wieder beim Durchschnittswert von Kuhns Münsterlinger Zeit.[9]

4 StATG, 9'40, 5.0.8/6, Bericht Kuhns an Dr. K. Neff, Sandoz, 19. 7. 1965. Bei dem Prüfpräparat handelte es sich um IB 503.

5 StATG, 9'40, 5.0.3/32, handschriftliche Liste Abt. K, ohne Jahresangabe (vermutlich 1965); maschinengeschriebene Liste «Entlassene 1965–28. Feb. 67»; 9'40, 5.0.8/6, 9'40, 5.0.2/4, Liste Ciba 34276 und 32143.

6 Klinisches Archiv Novartis, Geigy, 7. BS 00024587-3; Kuhn an Frau Dr. Meissner, 13. 3. 1969. Dem Brief liegen Auswertungen zum Blutbild und zur Blutchemie von 42 namentlich bezeichneten Fällen bei.

7 Vgl. Kapitel 7, S. 231–236.

8 Bei «Patientenbestand» handelt es sich um einen Quellenbegriff. Vgl. beispielsweise StATG, 9'10, 1.1.0/60, Jb. PKM 1967, S. 13; ebd., Jb. PKM 1978, S. 22. Der Stichtag war jeweils Ende Dezember.

9 Siehe auch Kapitel 1, S. 31 f. Alle Auswertungen beruhen auf den Zahlen, die in den Jahresberichten der Psychiatrischen Klinik Münsterlingen aufgeführt sind: StATG, 9'10, 1.1.0/60, Jb. PKM 1939–1985. Bei den Diagnosen wurden die Angaben bis 1981 berücksichtigt.

Der Rückgang fällt mit einer weiteren Wende zusammen: Wurden in den 1940er-Jahren tendenziell mehr Patienten aufgenommen als entlassen, kehrte sich die Entwicklung ab 1954 um. Dieser Umbruch, der sich in vielen Kliniken beobachten lässt, kann auf die Einführung der modernen Psychopharmaka zurückgeführt werden. Die neuen Mittel ermöglichten es, Patienten früher zu entlassen und chronisch Kranke an anderen Orten unterzubringen. «Die Zahl der hospitalisierten Kranken ging zurück», so Kuhn in einem Überblick über die Geschichte der Klinik Münsterlingen, «da in vielen Fällen das Chronischwerden ausblieb. Chronische Patienten, von denen man aufgrund bisheriger Erfahrung mit der Wahrscheinlichkeit rechnen musste, dass sie wohl lebenslänglich in der Klinik bleiben würden, konnten in Alters- und Pflegeheime oder gar in ihre eigene Familie entlassen werden.»[10]

Wie Trabers Beispiel zeigt, wuchs aber mit der psychopharmakologischen Wende Mitte der 1950er-Jahre auch die Zahl der ambulanten Behandlungen und der Wiedereintritte. Der Patient wurde in der zweiten Hälfte der 1960er-Jahre noch vier weitere Male hospitalisiert; zwischen den Klinikaufenthalten wurde er durchweg im Ambulatorium betreut, wo damals jährlich fast 900 Personen behandelt wurden. Die Zahl der ambulanten Patienten hatte zwar schon in den 1950er-Jahren zugenommen, stieg aber in den nächsten beiden Dekaden rasant: Um 1960 wurden jährlich etwa 500 Personen im Ambulatorium behandelt, Ende der 1970er-Jahre dann das Dreifache.

Franz Traber war ein Thurgauer Landwirt, der einen kleinen Hof besass, gerne trank und mit wirtschaftlichen Sorgen kämpfte. Als er 1964 zum ersten Mal in die Klinik kam, stellte man die Diagnose Depression, später wurde von «manisch-depressivem Irresein» gesprochen. Bezüglich Wohnort, sozialer Herkunft und Diagnose[11] war Traber ein typischer Patient. In Münsterlingen wurden vor allem Leute aus der Mittel- und Unterschicht behandelt, die aus dem Thurgau stammten und als Beamte oder in der Industrie, der Landwirtschaft oder in kleinen Handwerks- und Gewerbebetrieben arbeiteten; wohlhabende Patienten zogen meist eine der drei nahe gelegenen Privatkliniken Bellevue, Zihlschlacht oder Littenheid vor. Zwar litt der grösste Teil der stationären Pa-

10 Kuhn (1990), S. 113.

11 Die in den Jahresberichten aufgeführten Diagnosen variieren stark. Entscheidend ist vor allem, wer die Klinikleitung innehatte. Es ist deshalb unmöglich, die Statistiken unter Hermann Wille und unter Adolf Zolliker zu aggregieren, die Benennungen und Einteilungen sind zu unterschiedlich. Bei Zolliker und Kuhn ist die Kontinuität grösser. Für unsere Auswertung haben wir die einzelnen Diagnosen in folgende Kategorien eingeteilt: Intelligenzminderung; Persönlichkeits- und Verhaltensstörungen; Neurotische Störungen; Schizophrene, schizoide und wahnhafte Störungen; Affektive Störungen; Organische Störungen; Störungen durch psychotrope Substanzen; Entwicklungsstörungen. Ein Problem stellten die zahlreichen Überlappungen zwischen Diagnosen dar. Diagnosen wie «depressive Schizophrenie» wurden in der Auswertung zu den Schizophrenen Störungen gezählt, nicht zu den Affektiven Störungen. In den Jahresberichten durch Klammern aufgeführte Überschneidungen wurden ignoriert.

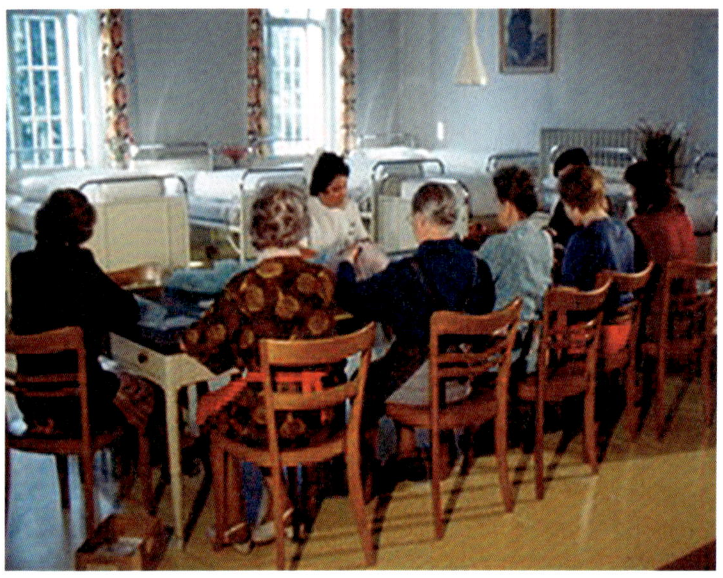

Abb. 13: Münsterlinger Patientinnen bei der Arbeitstherapie, Haus P, 1973.

tienten (etwa ein Viertel bis ein Drittel) zwischen 1940 und 1979 unter schizophrenen, schizoiden und wahnhaften Störungen, der Anteil der affektiven Störungen, zu denen depressive Erkrankungen zählen, wuchs aber in diesem Zeitraum am stärksten. Hatten in den 1940er-Jahren gut 2, in den 1950er-Jahren knapp 7 Prozent der hospitalisierten Patientinnen und Patienten eine Diagnose aus dieser Kategorie, waren es in den 1960er-Jahren 16 und in den 1970er-Jahren fast 20 Prozent.

Was für die stationären Patienten gilt, trifft für die ambulanten noch weit stärker zu: Ende der 1970er-Jahre diagnostizierte man bei knapp der Hälfte der Frauen und über einem Fünftel der Männer, die das Ambulatorium aufsuchten, eine affektive Störung. Ein zunehmender Anteil der ambulanten Patienten bestand aus Kindern und Jugendlichen; 1969 erreichte er einen Maximalwert von 45 Prozent. In den 1950er- und 1960er-Jahren machten die Knaben bis zu 40 Prozent der Patienten, die Mädchen bis zu 25 Prozent der ambulanten Patientinnen aus.[12]

12 Die Angaben zu den ambulanten Patientinnen und Patienten beziehen sich ausschliesslich auf das Ambulatorium in Münsterlingen. Informationen zum Ambulatorium in Frauenfeld finden sich in den Jahresberichten des Hilfsvereins für Gemütskranke; sie sind für eine Auswertung zu wenig differenziert. Im Gegensatz zum Anteil der Kinder wuchs derjenige der Jugendlichen im Laufe der Zeit nur schwach. Gemäss StATG, 9'10, 1.1.0/60, Jb. PKM 1968, S. 11, galten Personen bis zum 15. Altersjahr als Kinder. Bei Jugendlichen lag die obere Altersgrenze bei 20 Jahren.

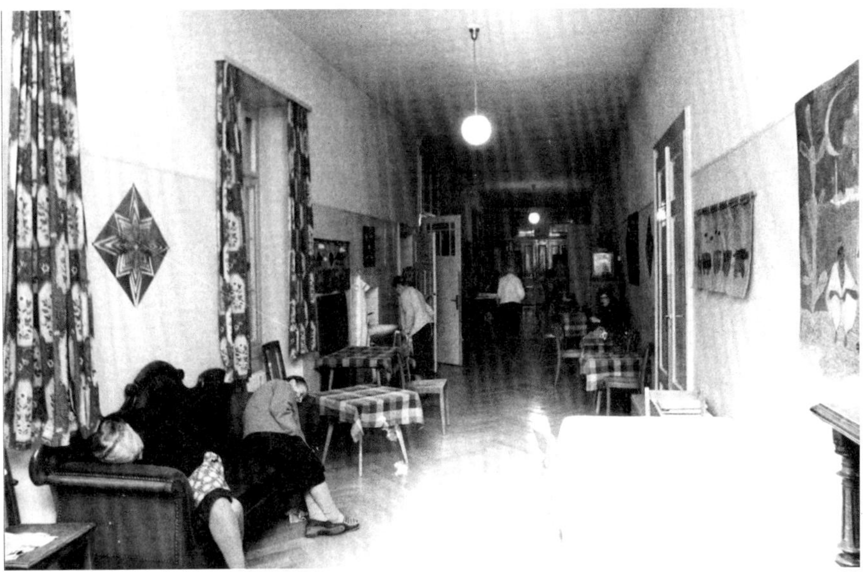

Abb. 14: Korridor der Abteilung C, 1980.

Das Spektrum dieser Behandlungen war breit: Bei Abklärungen und Begutachtungen konnte es bei wenigen Konsultationen bleiben. Frei praktizierende Psychiater oder Hausärzte überwiesen Patienten, deren Medikation angepasst und überprüft werden musste. Aus Anstalten und Heimen kamen Leute, die von Münsterlingen konsiliarärztlich betreut wurden. Ehemalige Klinikpatienten und bedingt verurteilte Straftäter erschienen regelmässig zur Kontrolle, manche Patienten suchten das Ambulatorium wöchentlich zur Therapie auf. Im stationären Bereich reichte die Bandbreite von Personen, die nur einmal kurz in Behandlung standen, über solche, die mehrmals hospitalisiert wurden, bis zu Langzeitpatienten, die über Jahrzehnte hinweg in der Klinik lebten. Die einen traten aus eigenem Antrieb in die Klinik ein, andere wurden von ihren Angehörigen gebracht oder von Behörden und privat praktizierenden Ärzten eingewiesen.

Neben individuellen Faktoren war für das Befinden der einzelnen Patienten wohl vor allem entscheidend, von wem sie betreut und welcher Abteilung sie zugeteilt wurden. Wie Trabers Zeichentest zeigt, bildete jede Station eine Welt für sich. Die halboffene Station K, auf der sich Traber 1965 aufhielt, umfasste knapp 40 Betten, andere Stationen waren halb oder doppelt so gross. Der Alltag einer «ruhigen», offenen Abteilung unterschied sich wesentlich von demjenigen einer «unruhigen», geschlossenen Station. «K-Patienten» etwa durften sich häufiger auf dem Balkon und im grossen Hof aufhalten, weil sie nicht stän-

dig begleitet werden mussten.[13] In geschlossenen Abteilungen verbrachten die Patienten den grössten Teil des Tages im selben Raum.[14] Auf der Station P beispielsweise diente ein grosser Schlafraum gleichzeitig als Arbeitsraum; in manchen Stationen, etwa der Abteilung C für chronisch kranke und behinderte Frauen, wurde auch der Korridor als Tagesraum genutzt (Abb. 13 und 14).
Trabers direkte Bezugspersonen waren seine Mitpatienten, das Pflegepersonal und der Stationsarzt, dem Direktor oder einem Oberarzt dürfte er bei den Klinikaufenthalten selten begegnet sein. Im Ambulatorium wurde er über Jahre hinweg immer vom selben Psychiater behandelt; nur einmal, als dieser Militärdienst leistete, sass er Kuhn gegenüber.[15] Die Chance, von Roland oder Verena Kuhn behandelt zu werden, verschob sich im Lauf der Zeit: Beide arbeiteten zunehmend im Ambulatorium; während sich Verena Kuhn dort immer mehr auf Kinder und Jugendliche spezialisierte, betreute ihr Gatte nach der Übernahme der Klinikleitung im Jahr 1971 vor allem noch Patienten, die ein Gutachten brauchten oder sich persönlich bei ihm meldeten.[16]

Besonders betroffene Patientengruppen?

Geht man davon aus, dass die Einträge in Franz Trabers Krankenakten vollständig und korrekt sind, wurden ihm zahlreiche zugelassene Medikamente – Neuroleptika, Antidepressiva, Beruhigungs- und Schlafmittel – verschrieben. Daneben wurden ihm drei Prüfsubstanzen verabreicht: mehr als ein Jahr lang G 35259, Ketotofranil, knapp zwei Monate lang Ciba 34276, das spätere Ludiomil, und 1965 für zwei Tage IB 503 von Sandoz. Warum erhielt Traber diese Testpräparate? Nehmen wir IB 503: Bei diesem Stoff handelte es sich um den Prototyp einer neuen Substanzklasse, der sowohl aktivierend als auch beruhigend wirken sollte, weshalb man testen wollte, ob sich das Mittel bei Depressionen und manischen Phasen einsetzen liess.[17] Kuhn begann den Versuch mit einem depressiven Patienten und Franz Traber, der ab 1965 als manisch-depressiv galt. Die Verabreichung von IB 503 schien also bei Testbeginn einer bestimmten Logik zu folgen: Kuhn suchte zwei Patienten aus, die sich – so die Hoffnung – gut für den Versuch eigneten.

13 Gespräch mit dem ehemaligen Oberpfleger Ernst Wyrsch, 19. 8. 2016.

14 Vgl. StATG, 9'40, 3.0.1/3, Thurgauer Volksfreund, 28. 6. 1973, Beilage «Psychiatrische Klinik Münsterlingen»: «Ein Raum ist Schlaf-, Ess- und Wohnzimmer für 20 Menschen, berichtete ein junger Mann, der freiwillig in die Klinik zu einer Entziehungskur eingetreten ist.»

15 StATG, ZA KA ambulant 18360, Bl. 9r, 19. 10. 1967. Die ambulante Behandlung des Patienten dauerte rund vier Jahre.

16 Gespräch mit Kuhns Nachfolger, Karl Studer, 3. 11. 2016. Zur Frage, welche Ärzte im Ambulatorium arbeiteten, siehe Kapitel 5, S. 185.

17 StATG, 9'40, 5.0.8/6, Sandoz an Kuhn, 11. 2. und 2. 7. 1965.

Warum aber wurden gerade diese beiden Patienten ausgewählt? Lassen sich in Kuhns Prüfpraktiken überhaupt Muster erkennen? Wurden die verschiedenen Substanzen ganz bestimmten Patientengruppen verabreicht? Wurden zu Beginn eines Tests andere Patienten einbezogen als später? Gab es Patientengruppen, die besonders auffallen, beispielsweise öfter in Prüfungen involviert waren als andere? Die Analyse der 167 eingesehenen Krankenakten ergab ein vielschichtiges Bild. Das Spektrum der Patientinnen und Patienten, die Testpräparate erhielten, ist breit. Die betroffenen Personen unterscheiden sich enorm, sei es im Hinblick auf Kategorien wie Alter, soziale und geografische Herkunft oder bezüglich medizinischer Kriterien wie Diagnose, Symptome oder Behandlungsdauer. Trotzdem gab es durchaus Patienten, die Kuhn gezielt für bestimmte Formen von Prüfungen[18] einsetzte. So scheinen beispielsweise Patienten, die stark auf Stoffe reagierten und darüber Auskunft geben konnten, gern eingesetzt worden zu sein, um Unterschiede in der Wirkung nahe verwandter Stoffe festzustellen. Prüfungen bei chronischen Schwerkranken hingegen sollten eher die Verträglichkeit eines Stoffs klären oder zwei mögliche Wirkkomponenten – etwa beruhigend versus anregend – herausarbeiten. Solche Verabreichungsmuster konnten allerdings je nach Stoff, Prüfphase und zeitlichem Kontext auch wieder ändern.[19]

Die Art und Weise, wie Prüfsubstanzen verabreicht wurden, variiert ebenfalls. Während die einen Patienten nur ein Mittel erhielten, wurden anderen zahlreiche Stoffe gegeben. Bestimmte Präparate wurden nur für kurze Zeit verteilt, andere über Jahre hinweg, mit oder ohne Unterbrüche. Dass ein Prüfstoff allein, ohne jegliche weitere psychoaktive Substanz, verabreicht wurde, kam in Münsterlingen selten vor. In der Regel wurden Prüfsubstanzen zusammen mit anderen Stoffen eingesetzt; meist in Kombination mit zugelassenen Medikamenten, manchmal auch mit anderen Versuchspräparaten. Es gab vielfältige Kombinationsmöglichkeiten, mit denen verschiedene Ziele verfolgt wurden. Bei den einen Patienten führten die Prüfpräparate zu Nebenwirkungen, die durch andere Mittel bekämpft werden sollten. Andere, vor allem schizophrene Patienten, konnten in Kuhns Augen nicht von ihrer Standardmedikation abgesetzt werden und erhielten die Prüfsubstanz neben dem üblichen Präparat. Manchmal wurde auch versucht, die Wirkung des Versuchspräparats durch ein anderes Mittel zu verstärken oder die gewünschte Mischung verschiedener Effekte zu erzielen.[20] Kuhns ausgeprägter Hang zu Stoffkombinationen bereitete

18 Verträglichkeitsprüfungen, Vorprüfungen, gross angelegte Prüfungen, Vergleichsprüfungen etc.; siehe Kapitel 4.

19 Bei vielen Prüfungen war offenbar die Gruppe von Patienten, die in die Prüfung einbezogen werden sollte, nicht von Beginn weg festgelegt und klar definiert. Stattdessen erweiterte man den Kreis der Prüfpatienten Schritt für Schritt. Siehe beispielsweise Kapitel 4, S. 137–143.

20 Siehe beispielsweise Kapitel 2, S. 80.

ihm allerdings verschiedentlich Probleme, weil dieses Vorgehen die Reproduzierbarkeit und die statistische Auswertung der Tests beeinträchtigte.[21]
Aus heutiger Sicht standen drei Gruppen von Prüfpatienten in einem besonderen Abhängigkeitsverhältnis. Die erste umfasst schwer kranke Patientinnen und Patienten, die über viele Jahre hinweg in der Klinik lebten und mehrere, teilweise auch zahlreiche Prüfsubstanzen erhielten. Frieda Vogt, der ‹Spitzenreiterin› unter diesen chronisch Kranken, wurden von 1954 bis 1973 mindestens 13 verschiedene Prüfsubstanzen verabreicht. Die Patientin litt unter einer schweren Katatonie, einer Form von Schizophrenie mit starken psychomotorischen Störungen. Sie wurde 1936 mit 19 Jahren zum ersten Mal in Münsterlingen eingewiesen, kam 1939 erneut in die Klinik und blieb bis zu ihrem Tod im Jahr 1983 ständig auf der «unruhigen» Abteilung. In den 1930er- und 1940er-Jahren wurde sie mit Schlaf- und Schockkuren behandelt, die keinen Erfolg zeigten. Im Januar 1954 begann man mit dem wenig später auch in der Schweiz zugelassenen Largactil, das nach vier Monaten wegen eines starken Blutdruckabfalls abgesetzt wurde. Ende Jahr nahm man einen hirnchirurgischen Eingriff vor, ohne dass sich der Zustand der Patientin veränderte. In den folgenden Jahren wurden Frieda Vogt zahlreiche Prüfsubstanzen verabreicht: Nach Geigy Weiss, Geigy Schwarz, Geigy Weiss II, Geigy Rosa und Geigy Gelb kam 1959 Geigy Blau[22] an die Reihe. Der zuständige Arzt sprach 1961 zusammenfassend von einem «wechselnden Erfolg», brachte allerdings nur die positiv bewerteten Entwicklungen mit der Medikation in Zusammenhang: «Immerhin kann die Patientin hin und wieder aufgenommen werden und sich im Tagesraum aufhalten, wobei sie allerdings zu keiner Arbeit herangezogen werden kann. Die katatonen Schübe sind seltener aufgetreten, dafür kommt es ab und zu zu kurzdauernden raptusartigen Erregungen mit Grimmassieren, aggressiven Handlungen und tänzerischen Bewegungen [...].» Ausser einem Durchleuchtungsbefund findet sich in den nächsten drei Jahren kein Eintrag mehr, die verabreichten Prüfpräparate kommen nicht zur Sprache. 1964 notierte Kuhn, es gebe von der Patientin «aus den letzten Jahren tatsächlich gar nichts Neues» zu berichten.[23]
Bei diesen Prüfungen stand die Substanz im Zentrum; hier ging es nicht um Behandlungsversuche. Nur so lässt sich erklären, weshalb Frieda Vogt zahlreiche Prüfpräparate erhielt, die eigentlich antidepressiv wirken sollten. Im Falle von

21 Vgl. Kapitel 4, S. 139 f., und Kapitel 6, S. 195 f.

22 Als Geigy Blau wurde damals G 33006 bezeichnet, es handelt sich hier also nicht um das ebenfalls blau eingefärbte Präparat G 24415, das 1956/57 geprüft wurde.

23 StATG, 9'10, 5.4/9525, Bl. 9r, 12. 1. 1961, 9. 4. 1964 (Zitate). In Kuhns Nachlass ist der Name der Patientin im Kontext von sechs Prüfsubstanzen aufgeführt, die restlichen sieben finden sich nur in der Krankenakte. Allerdings sind weder in der Krankengeschichte noch in den «Ärztlichen Verordnungen» oder den Pflege- und Kurrapporten sämtliche Präparate vermerkt. Da nicht alle Rapporte überliefert sind und sich die vorhandenen nicht immer eindeutig datieren lassen, ist es durchaus möglich, dass die Patientin noch mehr Prüfstoffe erhielt. Vgl. zudem auch Kapitel 6, S. 217.

Geigy Blau, dessen Wirkung noch unklar war, schrieb Kuhn 1959 an Geigy, das Präparat sei bisher an chronisch Schizophrenen angewandt worden, um seine Wirkung kennenzulernen. «Nachdem wir das Präparat bei sehr schwer Kranken etwas kennengelernt hatten, haben wir eine Versuchsserie mit 6 chronisch gehemmten Schizophrenen durchgeführt, deren Reaktion auf psychopharmakologische Stoffe verschiedenster Art und auf andere Behandlungsmethoden wir bereits gut kennen.» Kuhn betonte zwar, dass die Wirkung das «Ausmass der Tofranileffekte bei Depressionen» mitnichten erreiche. Trotzdem müsse die Substanz besser erforscht werden, sie werde bisher sehr gut ertragen und sei G 33040 (dem späteren Antidepressivum Insidon) vielleicht doch überlegen.[24] Tatsächlich wurde Geigy Blau der Patientin noch bis 1961 verabreicht.

Die Zahl der chronisch Kranken, die Testsubstanzen erhielten, ohne dass ausserhalb der Klinik jemand davon wusste, dürfte um einiges grösser sein als die Zahl der Heim- und Pflegekinder – jene Gruppe von Prüfpatienten, die im Zentrum der Medienberichte über Kuhns Versuche gestanden waren.[25] Zu dieser Gruppe zählt Rudolf Ammann, der 1965 nach Münsterlingen kam. Er hatte Diebstähle begangen, die Schule geschwänzt und war mehrmals aus dem Erziehungsheim ausgerissen, weshalb ihn die Jugendstaatsanwaltschaft hospitalisierte und ein neues Gutachten anforderte. Verena Kuhn hielt den Dreizehnjährigen, der unter anderem über Heimweh klagte, für «sehr empfindlich» und entschied, ihm während des Klinikaufenthalts G 35259 zu verabreichen. Im Gutachten schrieb sie: «Wir würden heute vielleicht doch sagen, dass zu dem erzieherischen Versagen der Eltern auch noch gewisse abnorme Charakterstrukturen hinzukommen müssen, um das schwere soziale Versagen des Kindes zu erklären. Auch unsere medikamentöse Behandlung hat gezeigt, dass der Knabe dadurch aufgeschlossener, zugänglicher und weniger passiv geworden ist. Wir nehmen deshalb an, dass bei den Schwierigkeiten, die vor allem mit der Plazierung des Kindes entstanden sind, eine leicht depressive Komponente eine Rolle gespielt hat.» In ihren Augen bestätigte also die positive Wirkung des Mittels die Diagnose einer leichten Depression, weshalb sie die Meinung vertrat, die Probleme des Jungen seien nicht allein auf dessen Erziehung zurückzuführen. Sie empfahl, dem Jungen weiterhin G 35259 zu verabreichen; andere Therapieformen kamen nicht zur Sprache.[26]

24 StATG, 9'40, 5.0.3/11, Kuhn an Geigy, 23. 7. 1959. Vgl. auch Kapitel 2, S. 79.

25 Vgl. Einleitung, S. 10 f. Zu Arzneimittelstudien an deutschen Heimkindern siehe Hähner-Rombach/Hartig (2019), Wagner (2018), Wagner (2016); zum Forschungsstand siehe ebd., S. 62–65. Zur Verabreichung von Prüfsubstanzen an Zöglinge des Kinderheims St. Iddazell in Fischingen siehe Akermann et al. (2015), S. 150–157.

26 StATG, ZA KA stationär 17478, Gutachten zuhanden der Jugendstaatsanwaltschaft des Kantons Thurgau, 8. 11. 1965, S. 2, 5 (Zitate). Bei der Entlassung wurde Rudolf Ammann das Präparat G 35259 mitgegeben. Am 10. 8. 1966 sandte man dem Erziehungsheim nochmals 200 Tabletten G 35259 à 10 mg für den Jungen zu.

Es gab allerdings auch Kinder aus ganz ‹normalen› Familien, denen antidepressiv wirkende Prüfsubstanzen verabreicht wurden. Entscheidend war, ob sie Verhaltensweisen zeigten, die aus Sicht der behandelnden Ärzte auf eine Depression hindeuten konnten. So nahm Silvia Tobler, ein zwölfjähriges, sensibles, etwas ängstliches und leistungsschwaches Mädchen, zwischen 1969 und 1972 dreimal einen Termin im Ambulatorium wahr. Verena Kuhn vermutete zwar eine Trauerreaktion, weil die Schwester der Patientin gestorben war, griff aber wiederum auf ein Prüfpräparat zurück (zunächst G 35259, später Ciba 34276). Da die Ärztin und die Mutter die Wirkung der Mittel positiv einschätzten, wurden der Familie in regelmässigen Abständen Substanzen zugesandt. Mit der Zeit erhielten auch andere Familienmitglieder Prüfpräparate – ein Vorgehen, das sich für viele Fälle belegen lässt. Als der Vater bei einer Kontrolle berichtete, in den letzten Monaten seien die Schulnoten von Silvia Toblers Bruder gesunken, bekam auch dieser Ciba 34276. Die Mutter, die in der Krankengeschichte der Tochter von Beginn weg als chronisch depressiv bezeichnet wird, erhielt ein paar Tabletten Insidon, um zu prüfen, ob sich diese positiv auf ihre Schlafstörungen auswirkten. «Wahrscheinlich müsste sie auch Ciba-Mittel nehmen», notierte Verena Kuhn.[27]

Es liegen also bisher keine Hinweise dafür vor, dass Heim- und Pflegekinder in Münsterlingen anders behandelt wurden als Kinder und Jugendliche, die bei ihren Eltern lebten.[28] Auch die soziale Herkunft spielte wohl bei der Frage, ob Minderjährigen Testsubstanzen verabreicht wurden, keine zentrale Rolle. Stattdessen fällt auf, wie schnell Psychopharmaka verschrieben wurden, wie stark mögliche soziale Faktoren oder familiäre Schwierigkeiten ausgeblendet wurden und wie nahtlos klinische Versuche und die routinehafte Abgabe von Prüfpräparaten ineinanderflossen. Das gilt allerdings auch für Erwachsene. Am deutlichsten unterscheidet sich die Behandlung von Kindern und Jugendlichen deshalb in der Bevorzugung bestimmter Prüfsubstanzen, in einer durchweg niedrigeren Dosierung und der ausgeprägten Abhängigkeit, die diese Altersgruppen grundsätzlich kennzeichnet.[29]

In einem besonderen Abhängigkeitsverhältnis standen auch Pflegerinnen, die in Münsterlingen arbeiteten und dort zugleich behandelt wurden. Bei manchen Angestellten führte schon die Klinikhierarchie zu Abhängigkeits- und Ohnmachtsgefühlen. Ein Bild aus dem Fotoalbum einer ehemaligen Lernschwester zeigt drei Pflegerinnen, die auf den Knien den Boden schrubben (Abb. 15).

27 StATG, ZA KA ambulant 23412.

28 Die Studie «Medikamentenversuche an Kindern und Jugendlichen im Rahmen der Heimerziehung in Niedersachsen zwischen 1945 und 1978» hat ebenfalls keine Hinweise dafür gefunden, dass Heimkinder systematisch für klinische Studien ausgewählt wurden; Hähner-Rombach/Hartig (2019).

29 Zu Kindern und Jugendlichen, die im Ambulatorium der Psychiatrischen Klinik Münsterlingen behandelt wurden, ist ein Dissertationsprojekt in Arbeit; vgl. Klauser.

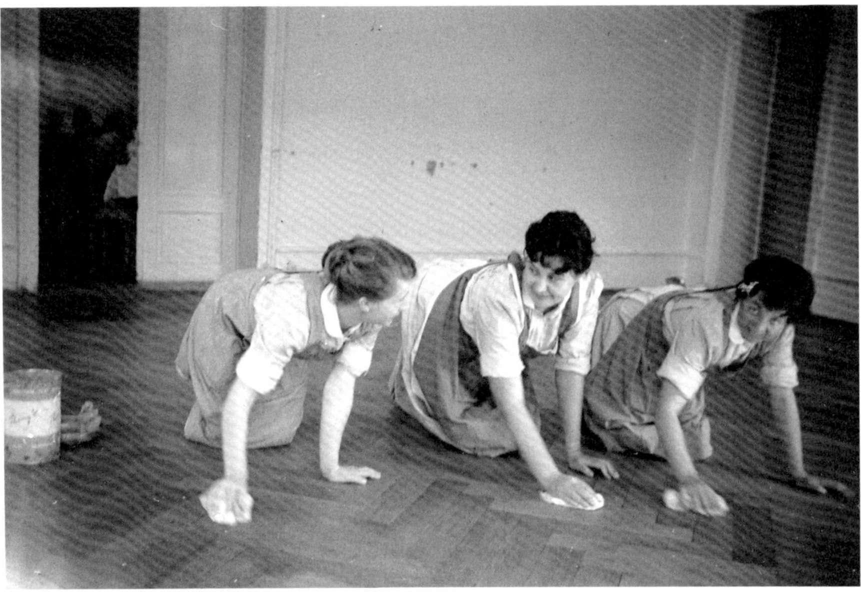

Abb. 15: «Nicht auf Augenhöhe». Lernpflegerinnen schrubben den Boden, 1960.

Diese Aufgabe hätten, so erzählte die Frau, nur Hilfsschwestern erledigt. Einmal, als sie so den Boden geputzt habe, seien Kuhn und das ganze «Rösslispiel» [Personen, die an der Arztvisite teilnahmen] vorbeigekommen. Dies sei für sie ein Schlüsselmoment gewesen, der ihr die hierarchische Ordnung deutlich gemacht habe: «Man konnte nicht auf Augenhöhe kommunizieren.»[30]

Die Abhängigkeit wuchs, wenn Angestellte vor Ort behandelt wurden. Dass Pflegerinnen gleichzeitig Patientinnen waren, kam in psychiatrischen Kliniken durchaus vor, nicht zuletzt, weil man bei Personalmangel auch auf Patientinnen zurückgriff.[31] Für Kuhn schien selbstverständlich, dass Klinikangestellte mit psychischen Problemen Anrecht auf unentgeltliche Behandlung hatten.[32] Dieses Angebot führte allerdings dazu, dass sich Arbeits- und Privatsphäre noch

30 Gespräch mit ehemaliger Lernpflegerin, 18. 4. 2018. Vgl. auch Gespräch mit René Bloch, 14. 3. 2018.

31 StATG, 9'10, 4.0/3, Gesprächsnotiz Kuhns über seine Unterredung mit Regierungsrat Reiber vom 12. 10. 1963, 22. 10. 1963, S. 1 f. Unser Sample enthält sechs Pflegerinnen, die in der Psychiatrischen Klinik Münsterlingen arbeiteten und dort auch in Behandlung standen (9'10, 6.2/9856; 9'10,6.2/9857; 9'10, 6.2/11361; 9'40, 11.4/27; ZA KA ambulant 13002; ZA KA stationär 24356), aber nur einen Pfleger (9'10, 6.2/16356).

32 StATG, 9'10, 1.2.8/6, Kuhn an Dr. med. J. Bütler, Kantonsarzt des Kantons Thurgau, 19. 7. 1972, S. 3. Kuhn bezieht sich in diesem Brief auf folgende Frage: «Wird es von Ihnen gewünscht oder verlangt, dass sich das Personal einer von Ihnen geleiteten Psychotherapie unterzieht?» Die Frage stammt aus dem Fragenkatalog des jungen sozialdemokratischen Kantonsrats Bruno Stadelmann;

stärker vermischten, als dies in einem Betrieb, der vielen Angestellten gleichzeitig als Wohnstätte diente,[33] ohnehin der Fall war. Da man alle kannte, oft die Freizeit miteinander verbrachte und viel voneinander wusste, erhielt das Ehepaar Kuhn auf verschiedensten Wegen Informationen, die bei weitem nicht nur die behandelten Pflegerinnen betrafen. So kam es 1960 zu einem heftigen Konflikt unter dem Personal, den Kuhn in seiner Funktion als Therapeut und Vorgesetzter nicht nur mit mehreren Angestellten, sondern auch mit Zolliker und seiner Frau besprach. Zunächst ging er davon aus, der Konflikt liesse sich mit einer Unterredung und einer Entschuldigung beilegen: «Ich glaubte annehmen zu dürfen, dass das genüge, worauf aber Sr. Paula eine neue Szene vom Zaun brach, Sr. Dora vorhielt, so frech wie sie sei [...] noch niemand zu ihr gewesen und ihr mehrfach Vorhalte machte über die Ungehörigkeit mit Dr. Kuhn [Roland Kuhn] aufzutrumpfen. In dieser Beziehung erklärt mir Sr. Dora, sie habe einfach jemandem sagen müssen, was ihr fehle und was sie habe, und das sei wirklich nicht aufgetrumpft (vergl. im übrigen Einträge in Krg. [Krankengeschichten] Sr. Dora Tuchschmid und Sr. Franziska Suter).»[34]
Einen eindrücklichen Einblick in den Mikrokosmos der Klinik erlaubt auch die Krankengeschichte Doris Hubers, einer Pflegerin, die verschiedenste Prüfsubstanzen erhielt. Sie galt als wertvolle Arbeitskraft und stand lange bei Verena Kuhn in Behandlung, die wohl ähnlich viele Pflegerinnen betreute wie ihr Gatte. Schon der erste Eintrag vom März 1958 zeigt, dass beim Ehepaar Kuhn viele Fäden zusammenliefen: «Die Schwester wollte künden, deshalb hat die Oberschwester mit ihr gesprochen. Sie hat dann gefunden, die Pat. sei depressiv und man müsse mit ihr sprechen.»[35] Neben der Vorgesetzten gaben auch Arbeitskolleginnen und Patientinnen über Doris Huber Auskunft.[36] Selbst Informationen über das Sexualleben wurden eingeholt und weitergegeben. Verena Kuhn sah keinen Grund, Doris Huber nicht direkt auf gewisse Hinweise anzusprechen. So heisst es in einem Eintrag: «Eine Pat. der Abteilung hat mir gesagt, dass die Pat. [die Pflegerin] oft schwer verstimmt sei und dass man das gut merke. Ich frage sie, ob sie das wisse. Sie sagt, sie denke schon, dass die Leute das merken können. [...] Ich könne aber sicher sein, dass sie sich zusammennehme, so gut es gehe.»[37] Verena Kuhn stand der Patientin zwar mit Rat und Tat zur Seite, trat ihr gegenüber aber oft weniger als Psychiaterin denn als

vgl. StATG, 9'40, 3.0.1/3, Thurgauer Volksfreund, 28. 6. 1973, Beilage. Zum Kontext dieses Fragenkatalogs siehe Kapitel 6, S. 207 f.

33 Neben den Patienten wohnte lange Zeit auch ein grosser Teil der Ärzte und des Pflegepersonals auf dem Klinikgelände, auf die Schwesternschülerinnen wurde ein besonders wachsames Auge geworfen; siehe Kapitel 1, S. 32 f.

34 StATG, 9'40, 3.0.0/5, Bl. 1v, 21. 10. 1960.

35 StATG, 9'10, 6.2/9856.1, Bl. 1r, 4. 3. 1958.

36 Dass es Schwestern gab, die in psychotherapeutischer Behandlung standen, vermutete auch das Klinikpersonal; vgl. Gespräch mit der ehemaligen Pflegerin Marlies Verhofnik, 12. 9. 2016.

37 StATG, 9'10, 6.2/9856.2, Bl. 61r, 1. 9. 1961.

Vorgesetzte auf. Dass Angestellte, die in der Klinik arbeiteten und dort gleichzeitig in Behandlung standen, in ein zweifaches Abhängigkeitsverhältnis gerieten, fiel Roland und Verena Kuhn offenbar ebenso wenig auf, wie dass sie selbst in solchen Fällen eine Doppelrolle einnahmen.

Informations- und Einwilligungspraxis

Ob Pflegerinnen besser über ihre Medikation informiert wurden als andere ambulante Patienten, lässt sich schwer abschätzen. Gewisse Schwestern wussten offenbar genau, dass ihnen Prüfsubstanzen verabreicht wurden. So vermerkte Roland Kuhn beispielsweise in einer Krankengeschichte, er versuche der Pflegerin «beizubringen», «dass eine Injektionsbehandlung mit G 22355 dringend indiziert sei. [...] Ich schildere ihr einige Fälle andeutungsweise, um vor allem ihrem Einwand zu begegnen, sie sei ein Versuchskaninchen.»[38] Andere Notizen lassen hingegen vermuten, dass man von «neuen» Mitteln sprach, ohne klarzustellen, dass es sich dabei um Prüfsubstanzen handelte. Verena Kuhn, die ihren Gatten bei Versuchen stets tatkräftig unterstützte, hielt 1961 in Doris Hubers Krankengeschichte fest, die Patientin nehme täglich sechs Tabletten Tofranil. «Ich sage ihr, sie solle nun dazu einmal noch auf die Nacht 1 Amp. Geigy gelb [das spätere Insidon] spritzen lassen. Sie ist damit einverstanden.» Geht man davon aus, dass die Ärztin in diesem Gespräch tatsächlich den Begriff «Geigy Gelb» verwendete, wusste Doris Huber als Pflegerin wohl, dass von einem Prüfstoff die Rede war, weil in Münsterlingen nur Versuchssubstanzen mit Farben bezeichnet wurden. Einige Monate später notierte Verena Kuhn hingegen: «Wir [Verena Kuhn] erklären ihr, dass bald ein neues Medikament auszuprobieren sei, das sie dann bekomme, das einerseits rascher und andererseits auch intensiver wirke. Sie wäre dankbar, wenn das helfen würde.»[39]

Als die Substanz eintraf – es handelte sich um G 35020, das spätere Pertofran –, berichtete die Pflegerin nicht nur regelmässig über ihr Befinden und die Wirkung des Präparats, sondern gab auch jede Woche eine Urinprobe ab, die nach Basel gesandt wurde. Da die Patientin über geschwollene Füsse klagte, liess Verena Kuhn abklären, ob das Problem mit der Einnahme des Mittels zusammenhängen könnte. Obschon sich der Verdacht nicht bestätigte, schlug sie nach sechs Wochen vor, auf eine andere Substanz zu wechseln: «Obwohl Pat. findet, es gehe ihr gut, meine ich, sie sollte doch noch besser sein. Es sollte mit dem Essen besser gehen, sie sollte mehr unternehmen und auch etwas lesen können. Sie gibt das zu. Wir vereinbaren, dass wir nach ihren Ferien dann versuchen wollen, das neue

38 StATG, ZA KA stationär 24356, Bl. 4v, 1. 6. 1957. Zur Verabreichung von Prüfsubstanzen an Pflegerinnen siehe auch Kapitel 4, S. 133 f.

39 StATG, 9'10, 6.2/9856.2, Bl. 56, 5. 5. 1961; Bl. 61r, 8. 9. 1961.

amerikanische Mittel bei ihr zu versuchen.»[40] Aus solchen Notizen geht hervor, dass Pflegerinnen ideale Prüfpatientinnen waren, weil sie kontinuierlich und sachkundig über die Wirkung eines Präparats Auskunft geben konnten. Ob ihnen aber stets bewusst war, dass sie an Versuchen teilnahmen, bleibt oft unklar.

Neben den Pflegerinnen gab es auch andere ambulante Patienten, die genauer über die Medikation informiert wurden. Zu dieser Gruppe gehören beispielsweise Personen, die Kuhn aus anderen Landesteilen oder gar aus dem Ausland aufsuchten. Dabei handelte es sich meist um gebildete, wohlhabende Leute, die hofften, der ‹Entdecker› des Tofranils könne ihnen helfen; selbst Psychiater, Angestellte der Pharmaindustrie[41] und deren Angehörige finden sich darunter. Dass neben Arbeiterinnen, Kleinbauern, Hausfrauen und Lehrern auch ambulante und stationäre Privatpatienten Prüfstoffe erhielten, bestärkt den Eindruck, dass der soziale Status bei der Abgabe von Versuchssubstanzen keine entscheidende Rolle spielte.[42] Kuhn sah seine auswärtigen Patienten selten; die Behandlung beschränkte sich oft auf die Verabreichung von Psychopharmaka und erfolgte meist auf dem Korrespondenzweg. Trotzdem fiel es ihm offenbar leicht, eine vertrauliche Beziehung aufzubauen; seine Privatpatienten waren ihm wichtig, was sich auch positiv auf die Therapie ausgewirkt haben dürfte.

Die erste Kontaktaufnahme erfolgte häufig über Kollegen. Heinz Renz beispielsweise sprach Kuhn auf einer Tagung an. Sein Sohn hatte im Alter von 17 Jahren mit einer Psychoanalyse begonnen und etwas später die Maturitätsprüfung nicht bestanden. Seither nahm er auf Anraten seines Analytikers Tofranil, war aber mit der Medikation unzufrieden. Zunächst korrespondierten die beiden Ärzte, ein paar Monate später meldete sich auch Sohn Bruno bei Kuhn. Anfang 1962 begann eine mehrjährige Therapie, die vor allem auf schriftlichem Weg erfolgte. Die Behandlung sollte sich ursprünglich auf die Medikation beschränken, ging aber bald auch auf psychotherapeutische Fragen ein. Kuhn hielt den Analytiker des jungen Mannes für inkompetent und notierte schon nach der ersten Konsultation: «Gleichsam nebenbei bemerkte ich, dass offenbar der Psychotherapeut sehr weit davon entfernt ist, dieser Situation gewachsen zu sein […]. Ich habe aber gar nichts über den Psychotherapeuten gesagt. Zum Schluss schlage ich dem Pat. vor, mit dem Tofranil-Metaboliten einen Versuch

40 Ebd., Bl. 62, 10. 11. 1961, 17. 11. 1961; Bl. 63v, 8. 12. 1961 (Zitat); Bl. 66r, 13. 4. 1962. Das «neue amerikanische Mittel» war wahrscheinlich Wy 3263 der US-amerikanischen Firma Wyeth. Die Umstellung wurde dann aber wohl doch nicht vorgenommen, da die Patientin 1962 weiterhin G 35020 einnahm, nun in Kombination mit Tofranil.

41 Hinweise auf Angestellte der Pharmaindustrie, die bei Kuhn in Behandlung standen, finden sich in dessen Tagebuch; vgl. StATG, 9'40, 1.0.3/1, S. 7, 17. 7. 1973; S. 23, 25. 8. 1973; S. 47, 19. 4. 1974.

42 Vgl. die Studie zum Zürcher Burghölzli, die zum selben Schluss gekommen ist: Rietmann et al. (2018), S. 234. Für stationäre Privatpatienten, denen Prüfsubstanzen verabreicht wurden, siehe StATG, 9'10, 5.4/13473; ZA KA stationär 10859.

zu machen. Er ist sehr einverstanden, er findet trotz allem, dass etwas gehen müsse, er ist gar nicht negativ eingestellt zu den Medikamenten.»[43]
Bruno Renz probierte es mit dem Metaboliten III, dem dritten Umwandlungsprodukt von Tofranil,[44] wünschte jedoch, wie Kuhn im Sommer 1962 festhielt, bald «neue Mittel»: «Ich erkläre ihm, dass ich vorläufig keine habe, dass vielleicht aber in Zukunft schon noch solche gefunden werden, die auch ihm helfen, denn es weise doch vieles darauf hin, dass ihm in mancher Hinsicht geholfen werden könne.»[45] In den folgenden Monaten suchte man nach der richtigen Dosis und Kombination von Mitteln. Anfang 1963 meldete Kuhn dem Vater, es sei ihm bisher nicht gelungen zu klären, ob die zeitweise «spektakulären Besserungen» des Patienten biologisch oder psychologisch bedingt seien. So oder so solle die Behandlung aber «mit einer Gesamtdosierung der Medikamente von etwa 225 mgr. täglich» fortgeführt werden. Die ideale Lösung biete ja dann vielleicht Metabolit IV, von dem sich Kuhn viel versprach: «Ich hoffe immer noch nächstens von der Firma Geigy den Metaboliten IV zu erhalten, der möglicherweise eine unmittelbare Beziehung zur Depression hat und vielleicht in Fällen, wo die übliche Medikation nicht vollkommen zum Ziele führt, weiterhilft.»[46]
Renz war wohl ein Lieblingspatient Kuhns. Er stammte aus einem ähnlichen Milieu, zog am selben Strick und beteiligte sich aktiv an den Bemühungen um eine medikamentöse Lösung. Bei ihm handelte Kuhn eindeutig mit dessen Wissen und Einverständnis, auch Renz' Vater wusste von den Versuchspräparaten. Aus vielen anderen ambulanten Akten geht jedoch nicht hervor, ob die Patienten darüber informiert wurden, dass sie Prüfsubstanzen erhielten. Hospitalisierte Patienten wussten wohl sowieso kaum, was ihnen verabreicht wurde. Kuhn selbst schrieb nach seiner Pensionierung, man habe Patienten in Münsterlingen «nie um ihre Einwilligung gefragt, ein Versuchspräparat einzunehmen».[47] Diese späte Aussage passt zu seinen Vorschlägen, das Erscheinungsbild gewisser Stoffe aufeinander abzustimmen. So regte er beispielsweise 1960 an, eine neue Prüfsubstanz gleich einzufärben wie Tofranil, «sodass die Patienten gar nicht merken, wenn sie ein anderes Präparat bekommen».[48]

43 StATG, ZA KA ambulant 13563, Bl. 2r, 20. 1. 1962.
44 Siehe dazu Kapitel 4, S. 132 f.
45 StATG, ZA KA ambulant 13563, Bl. 4r, 16. 7. 1962.
46 Ebd., Kuhn an den Vater des Patienten, 15. 1. 1963. Die Prüfsubstanz konnte jedoch nie chemisch stabilisiert werden; siehe Kapitel 4, S. 135.
47 StATG, 9'40, 5.1.2/2, Kuhn an einen Medizinhistoriker der Universität Hannover, 29. 6. 1989. Anlass des Schreibens waren Fragen zu den Begleitumständen der ‹Entdeckung› von Tofranil. Siehe dazu Kapitel 8, S. 279 f.
48 StATG, 9'40, 5.0.3/11, Kuhn an Rothweiler, 8. 10. 1960. Vgl. auch 9'40, 3.2.0/3.1, Bein an Dr. Justus Gelzer, Ciba-Geigy, 17. 11. 1976, wo es heisst, Kuhn wünsche, dass die Versuchssubstanz gleich aussehe wie Ludiomil-Dragées. «Dadurch wäre es möglich, Ludiomil durch 49802 zu ersetzen, ohne dass der Patient es merken würde.» Siehe dazu Kapitel 6, S. 220.

Unter den interviewten Zeitzeugen gibt es eine stationäre Patientin, die 1970 nach eigenen Aussagen darüber informiert wurde, dass man ihr ein Prüfpräparat (Ciba 34276) vorschlug. Sie willigte trotz grosser Skepsis gegenüber Antidepressiva in die Behandlung ein und ist überzeugt, dass sie auch ohne Weiteres hätte ablehnen können.[49] Bisher fehlen aber schriftliche Belege dafür, dass man Patientinnen vor den 1980er-Jahren umfassend über Prüfsubstanzen aufgeklärt, ihr Einverständnis eingeholt und schriftlich dokumentiert hätte.[50] Die ersten überlieferten Einwilligungserklärungen, auf die wir gestossen sind, stammen von 1987; sie beziehen sich auf Kuhns Levoprotilin-Versuche, die in seiner Privatpraxis stattfanden.[51] Es weist also alles darauf hin, dass die grosse Mehrzahl der Münsterlinger Patienten nicht explizit über die Prüfsubstanzen informiert wurde.

Aus psychiatrischer Sicht gab es lange keinen Grund, Patienten eingehend über ihre Krankheit und deren Therapie aufzuklären. Stationäre Patientinnen und Patienten erfuhren daher kaum, dass sie Prüfpräparate erhielten; ambulante wurden eher informiert. Die Auskunft kam allerdings meist beiläufig, beispielsweise wenn jemand neue Mittel brauchte und telefonisch oder schriftlich um ein Rezept bat, dann aber den Bescheid bekam, diese Substanz sei nicht in der Apotheke erhältlich, weil es sich um ein Prüfpräparat handle. Ein ehemaliger ambulanter Patient erzählte, Kuhn habe ihm zunächst einfach gesagt, die verabreichten Stoffe würden sich positiv auf seinen Zustand auswirken. Erst auf die Frage, wie denn die Substanzen hiessen, habe er erklärt, dass sie noch erprobt würden.[52] Wenn ambulante Patientinnen oder deren Angehörige keine solchen, oft vom Zufall abhängigen Hinweise erhielten, wussten sie nur, dass gewisse Mittel nichts kosteten und mit Nummern oder Farben bezeichnet wurden.[53] In der Regel wurden aber Versuchspräparate wie neu eingeführte Medikamente verabreicht. Man sprach von einer neuen Therapie, nicht von einer Prüfung, sowie von Substanzen, die noch nicht im Handel seien und deshalb noch keinen Namen hätten.

49 Gespräch mit ehemaliger stationärer Patientin, 14. 2. 2017. Die Zeitzeugin befand sich 1970 für zwei Monate in stationärer Behandlung. Sie litt unter einer reaktiven Depression und lebte auf der Abteilung F, der Aufnahmestation für Frauen. Sie erzählt, man habe ihr gesagt, das Ciba-Mittel befinde sich noch in Entwicklung und sei deshalb noch nicht auf dem Markt, die Ärzte hätten aber schon gute Erfahrungen damit gemacht.

50 Die (rechtlich nicht bindenden) Richtlinien der Schweizerischen Akademie der Medizinischen Wissenschaften sahen ab 1970 eine Einverständniserklärung der Probanden vor. Zur zunehmenden Regulierung im Bereich der Arzneimittel und zum Wandel des klinischen Versuchs siehe Kapitel 4, S. 124–127, 153–157, und Kapitel 6, S. 196–202.

51 Vgl. dazu Kapitel 8, S. 250.

52 Gespräch mit ehemaligem Patienten Kuhns, der um 1970 in ambulanter Behandlung stand, 13. 2. 2017.

53 Siehe beispielsweise die umfangreiche Korrespondenz zwischen Verena Kuhn und einer Patientin aus den 1960er-Jahren, in der einige Präparate mit dem Handelsnamen bezeichnet sind, die meisten aber mit ihrer Farbe und Grösse oder der Prüfnummer: StATG, 9'10, 6.2/11474.

Handlungsspielräume und Widerstand

Ob die Patienten wussten, was ihnen verabreicht wurde, oder nicht – laut Pflegepersonal waren sie Mittel gewohnt und nahmen Medikamente und Versuchsstoffe meist ein; die einen anstandslos, die anderen auf Zureden.[54] Manche setzten sich allerdings entschieden zur Wehr. So heisst es im Pflegerapport einer Patientin von 1954, der G 22150 verabreicht wurde: «Frl. Wild verweigerte energisch die Spritze um 8 h mit den Worten: ‹Jetzt macht man mir einfach Spritzen, sodass ich am Sonntag nicht einmal in die Kirche kann. Hier macht man einem noch kränker, als man schon ist, wenn man den Willen zum Gesundwerden hat. Ich bin doch kein Versuchstier, ich bin doch ein Mensch. Ich will fort!› Erst auf Erscheinen der Abt.-Sr. [Abteilungsschwester] liess sie sich die Injektion verabreichen.» Sieben Jahre später vermerkte eine Schwester: «Frl. Wild scheint nicht begeistert zu sein von den Injektionen, sie sagte nichts, schüttelt doch jedes Mal den Kopf.» Einige Wochen später wurde notiert, die Patientin fürchte sich immer vor der Spritze, ein anderes Mal, sie habe nach der Injektion geweint.[55] Die Art des Widerstands – verdeckt oder offen, laut oder leise, verbal oder körperlich – variierte stark. Dasselbe gilt für die Art und Weise, wie Klinikpersonal auf Widerstand reagierte.

Je enger Patienten kontrolliert werden konnten, desto weniger Chancen hatten sie, dass sich ihr Widerstand auszahlte. Auf der einen Seite des Spektrums stehen Personen, denen Substanzen unters Essen gemischt, eingegeben oder gespritzt wurden. Eine Pflegerin, die 1957 bis 1964 im Tages- und anschliessend lange Zeit im Nachtdienst gearbeitet hat, erzählte, man habe die Präparate in einem Becher oder auf einem Löffel verabreicht. Manchmal seien Tabletten auch zerdrückt, im Kaffee oder in der Suppe aufgelöst oder in Oblaten eingewickelt worden. Wenn die Patienten die Substanz nicht schlucken wollten, habe man auf Spritzen zurückgegriffen, die oft als schmerzhaft empfunden wurden.[56] Eine andere Pflegerin erklärte, man habe bei Patienten, die sich gegen die Einnahme von Substanzen wehrten, einen speziellen Handgriff angewandt und ihnen die Mittel eingegeben.[57] Ein langjähriger Oberpfleger hingegen meinte: «Der Arzt hat verordnet, und der Patient hat es geschluckt oder schlucken müssen. Wir hatten also nicht irgendwelche Zwänge, aber ab und zu musste man

54 Gespräche mit den ehemaligen Pflegern Ernst Wyrsch, 19. 8. 2016, und Jürg Grundlehner, 23. 8. 2017.

55 StATG, 9'10, 5.4/13569, Pflegerapport, 4./5. 7. 1954, 22. 11. 1961, 7. 12. 1961, 24. 12. 1961.

56 Gespräch mit der ehemaligen Pflegerin Marlies Verhofnik, 12. 9. 2016. Dass auf Injektionen zurückgegriffen wurde, wenn sich jemand weigerte, Tabletten zu schlucken, geht auch aus Krankenakten hervor. Siehe zum Beispiel StATG, ZA KA stationär 19817, Pflegerapport, 23. 2. 1965. Zur Praxis, Substanzen unters Essen zu mischen, siehe StATG, 9'40, 5.1.0/0.1, Klinischer Rapport o. D. (1950/51), mit Notiz Kuhns («Wusste nicht, dass in Suppe ~~im Kaffee~~»).

57 Gespräch mit ehemaliger Pflegerin, die 1970 sechs Wochen auf der Abteilung K arbeitete, 11. 11. 2016. Vergleichbare Massnahmen wurden im Zürcher Burghölzli angewandt; siehe Meier et al. (2017), S. 127 f.

sich halt einfach neben die Patienten hinsetzen und diese zu überzeugen versuchen, bis sie es geschluckt haben.»[58]

In den schriftlichen Quellen finden sich weitere Massnahmen. So heisst es 1958 in einer Krankengeschichte, die Patientin wolle das Medikament – es handelte sich um Largactil – nicht einnehmen und sei deshalb von der Oberschwester vorübergehend in die «unruhige» Abteilung versetzt worden. Nach der Rückkehr habe sie die Tabletten «willig» geschluckt.[59] Manche stationären Patienten wehrten sich zwar nicht offen gegen die Medikation, liessen diese jedoch gerne verschwinden. In einem Pflegerapport ist beispielsweise wiederholt die Rede davon, dass die Patientin ihre Tabletten in der Tasche verstecke.[60] Das Klinikpersonal kannte das Problem und traf Massnahmen, konnte aber nicht alles kontrollieren. Ein ehemaliger Patient erzählt etwa, er habe die Tabletten in die Toilette gespuckt, wenn ihn niemand beobachtet habe.[61] Widerstand gegen Pharmaka konnte verschiedene Ursachen haben. Die einen Patienten verweigerten nicht nur Präparate, sondern auch das Essen und die Arbeit oder lehnten sich grundsätzlich gegen die Anstaltsordnung auf. Andere lehnten Mittel ab, weil sie deren Einnahme als Eingeständnis dafür verstanden, dass sie krank waren und ein Problem hatten. Wieder andere dürften Stoffe verweigert haben, weil sie glaubten, die Substanzen würden ihnen schaden, oder weil sie diese gar in ihr Wahnsystem einbauten.[62]

Auf der anderen Seite des Spektrums stehen die ambulanten Patienten, die ihre Mittel zu Hause einnahmen; zumindest bis Depotmedikamente zur Verfügung standen.[63] Hier war man stark auf die Kooperation von Patienten, Angehörigen oder anderen Personen angewiesen. Franz Traber beispielsweise brachte nach seinen Kontrollen im Ambulatorium jeweils Papiersäckchen mit Präparaten nach Hause.[64] Seine Frau nahm die Substanzen in Gewahrsam, berichtete dem Arzt regelmässig über den Zustand ihres Gatten und veränderte die Dosierung, wenn sie es für sinnvoll hielt: «Die Ehefrau berichtet uns heute Morgen tel.,

58 Gespräch mit dem ehemaligen Oberpfleger Ernst Wyrsch, 19. 8. 2016.

59 StATG, ZA KA stationär 26098, Bl. 7r, 17. 4. 1958.

60 StATG, ZA KA stationär 19817, Pflegerapporte, 18. 7. 1964, 23. 7. 1964.

61 Gespräch mit ehemaligem Patienten, der 1967 für sechs Wochen in der Psychiatrischen Klinik Münsterlingen hospitalisiert war, 17. 11. 2016. StATG, ZA KA stationär 19817, Pflegerapport, 18. 7. 1964.

62 Vgl. Majerus (2016), S. 59.

63 Depotmedikamente sind Arzneimittel, die im Körper, zum Beispiel im Muskelgewebe, ein Depot bilden, weshalb der Wirkstoff über einen längeren Zeitraum hinweg freigesetzt werden kann. In der Psychiatrie standen Depotmedikamente ab etwa 1970 zur Verfügung. In den bearbeiteten Krankenakten ist die erste Depotmedikation 1976 verzeichnet, allerdings bei einem stationären Patienten, der gerne Präparate verschwinden liess; vgl. StATG, ZA KA stationär 22228, Bl. 8r, 7. 12. 1976. Von einer ambulanten Patientin mit Depotmedikation ist Ende 1979 in Kuhns Tagebuch die Rede; vgl. StATG, 9'40, 1.0.3/2, 29. 12. 1979.

64 «Pat. erhält 100 Tabl G 35259 [Ketotofranil], von welchen er morgens und mittags 2 einzunehmen hat, ferner 60 Tabl. Insidon, von denen er zum Nachtessen 1 und auf die Nacht 2 Tabl. einnimmt. Das zuhause noch vorrätige Valium kann er zu 5 mg dann nehmen, wenn er schlecht schläft»; vgl. StATG, ZA KA ambulant 18360, Bl. 2v, 16. 2. 1966.

dass es mit dem Mann ganz ordentlich geht. Sie ist eine zuverlässige Berichterstatterin und sorgt auch dafür, dass Pat. immer die richtige Dosis Medikamente einnimmt; sie ist sozusagen eine private Psychiatrieschwester. Sobald die Stimmung sich etwas verschlechtert, gibt sie etwas mehr vom weissen Geigy oder umgekehrt.» Trabers Frau galt also in Münsterlingen als «zuverlässige Verwalterin der Medikamente», deren Urteil zu vertrauen war.[65]
In anderen Fällen waren die Ärzte weniger zuversichtlich, dass die Einnahme der Mittel klappte. Wie Krankengeschichten und Gespräche mit Zeitzeugen zeigen, war diese Skepsis durchaus begründet. Ambulante Patientinnen und Patienten scheinen ihre Präparate oft selbständig abgesetzt, unregelmässig oder gar nicht eingenommen zu haben. Gelegentlich wusste überhaupt niemand über die Anwendung der Substanzen Bescheid. 1974 notierte Verena Kuhn zu einem Jungen aus dem Heim St. Iddazell: «Nach unserer KG [Krankengeschichte] sollte der Bub 3 × 10 mg Ludiomil einnehmen. Er behauptet aber, er habe morgens und abends eine halbe weisse Tablette. Ich weiss nun nicht, was da stimmt. Die Begleiterin hat sich auch nicht erkundigt über die Medikamente, sodass wir nun nicht wissen, was er eigentlich hat und wieso er etwas anderes hat, als wie wir vorgeschlagen haben.»[66]
Trauten die Ärzte jemandem zu, die Situation selbst einzuschätzen, bekundeten sie allerdings keine Mühe damit, Verantwortung abzugeben. Ein langjähriger ambulanter Patient erzählt, Kuhn sei nie wütend geworden, wenn er die Medikation aus eigenem Antrieb geändert habe: «Ich habe ja am Anfang viele, viele Medikamente gekriegt. Professor Kuhn hat mich gelehrt, mit diesen Medikamenten umzugehen. Also ich konnte dann sehr viel, nach einem halben Jahr, selbst machen.» Kuhn habe ihn zweifellos als wissenschaftlichen Fall betrachtet und sich mindestens ebenso sehr dafür interessiert, welche Wirkung eine Substanz bei ihm zeigte, wie er selbst.[67]
Der Zeitzeuge findet, Kuhn habe seinen Stellungnahmen viel Beachtung geschenkt – in diesem Punkt unterschieden sich die Einflussmöglichkeiten der Patientinnen und Patienten allerdings stark. Konnte sich jemand sprachlich gut ausdrücken und beschreiben, wie eine Substanz wirkte, weckte er Kuhns Aufmerksamkeit. In einem Prüfbericht von 1964 heisst es beispielsweise über einen Patienten, er sei «sehr kritisch, sehr intelligent» und habe «Erfahrung in der Beobachtung von Medikamentenwirkungen».[68] Bei anderen stellte das Klinikpersonal hingegen allein fest, ob ein Präparat eine Wirkung erzielte. In diesen Fällen war entscheidend, ob sich am Verhalten oder am Körper des Patienten etwas manifestierte, das auf die Substanz zurückgeführt werden konnte.

65 Ebd., Bl. 7v, 14. 3. 1967; Bl. 8, 9. 5. 1967, 6. 6. 1967. Im ersten Eintrag heisst es auch, der Patient sei auf die Tabletteneinnahme «dressiert».
66 StATG, ZA KA ambulant 30338, Bl. 1v, 2. 9. 1974.
67 Gespräch mit ehemaligem ambulanten Patienten Kuhns, 21. 7. 2016.
68 StATG, 9'40, 5.0.2/2, Prüfbericht Kuhns zu Ciba 34799 und 32143, 13. 11. 1964, S. 17 f.

Aussagen wie die Erklärung eines Mannes, er habe sich mit der Zigarette Brandwunden zugefügt, um das Gift der eingenommenen Mittel zu verbrennen, wurden höchstens als Krankheitssymptom beachtet.[69]
Franz Traber schliesslich erzählte zwar durchaus von seinem Befinden; seine Berichte sind, in indirekter Rede und wohl auch verkürzt, in der Krankengeschichte wiedergegeben. Kaum thematisiert wird jedoch, wie der Landwirt die Wirkung eines Präparats wahrnahm und einschätzte. Umso mehr fällt auf, dass seine Klagen über IB 503, den bereits erwähnten Prüfstoff von Sandoz, den er 1965 erhielt, gleich in mehreren Quellen festgehalten sind. Am ersten Behandlungstag vermerkte eine Pflegerin im Rapport, Traber habe am Morgen fleissig gearbeitet, dann aber am Nachmittag zu ihr gesagt: «Dass er in dem Oberschenkel ein starkes Muskelziehen habe, so ungefähr alle Minuten. Es wirke sich so aus, dass es ihm die Beine stark nach hinten ziehe, dann etwa eine halbe Stunde später kam er nochmals und sagte, dass er es nun auch in dem Oberarmmuskel merke, und zwar sei dies auch ein Zucken. Dies merke er erst, seit er nun diese neuen Tabletten habe.» Traber legte sich hin, suchte jedoch am folgenden Tag nach dem Frühstück gleich wieder das Bett auf. Nun wurde im Rapport notiert, der Patient klage über Gehstörungen und sehe nicht klar. Er habe erneut ein Muskelrelaxans erhalten und fast immer geschlafen. «Das I.B. 503 bekam er am Abend nicht.»[70] Drei Tage später schrieb Kuhn an Sandoz, er habe IB 503 bisher an zwei Fällen ausprobiert. Beim einen Patienten seien «schon nach der 1. Tablette derartige Nebenerscheinungen aufgetreten, dass wir zunächst nicht wagten, die Behandlung fortzusetzen. Der Patient klagte darüber, es sei ihm schwarz vor den Augen, trümmelig und schwindlig und er lief ganz komisch herum, eigentümlich steif, parkinsonähnlich, und er hatte dyskinetische Krampfanfälle.» Da Traber bereits auf andere Mittel so reagiert habe, sei unklar, «ob die Störungen lediglich von Ihrem neuen Präparat herrühren. Es schien uns aber, dass das neue Präparat die [...] Bereitschaft zu derartigen Reaktionen stark steigere.»[71]

69 StATG, 9'10, 5.4/14527, Bl. 15r, 4. 5. 1974: «Vor ca. 14 Tagen fiel mir der Patient auf wegen Brandwunden im Gesicht. Es waren ungefähr 5 rundliche entzündete Herde vom Durchmesser von ca. 1 cm. Auf die Frage, wie das gekommen sei, erwiderte er, er habe die Giftwirkung der Medikamente verbrennen müssen.»

70 StATG, ZA KA stationär 17160, Rapport 2/3, 15. 7. 1965, 16. 7. 1965.

71 StATG, 9'40, 5.0.8/6, Bericht Kuhns an Dr. K. Neff, Sandoz, 19. 7. 1965. Dyskinesie: Störung eines Bewegungsablaufs.

Zur Perspektive der Patienten

Was macht man nun mit Trabers Aussagen? Lassen sich anhand solcher Quellen seine Erfahrungen und Ansichten erschliessen? Oder sagen sie letztlich mehr über die Institution und das Klinikpersonal aus? Seit der britische Medizinhistoriker Roy Porter 1986 dazu aufgerufen hat, eine Medizingeschichte «von unten» zu schreiben und die Perspektive der Patientinnen und Patienten nicht länger zu vernachlässigen, ist in der Geschichtswissenschaft heftig über diese Forderung diskutiert worden.[72] Neben Fragen zur Quellenlage und Quellenkritik standen dabei auch theoretisch-methodische Probleme zur Debatte. Wie geht man beispielsweise damit um, dass von Patienten nur wenig Ego-Dokumente wie Lebensläufe oder Selbstzeugnisse, beispielsweise Briefe, überliefert sind? Wie begegnet man dem Problem, dass ihre Sichtweise in den meisten Quellen gefiltert und indirekt wiedergegeben ist? Selbst wenn Ego-Dokumente vorliegen – wirkt sich der Kontext, in dem diese Quellen entstanden, nicht massgebend auf deren Inhalt aus? Dass viele Psychiatriepatienten stumm blieben oder kein Gehör fanden, ist nicht von der Hand zu weisen. Wie begegnet man also der Gefahr verzerrter Ergebnisse, wenn von gewissen Patientengruppen mehr Aussagen überliefert sind als von anderen? Lassen sich subjektive Erfahrungen rekonstruieren? Was macht man mit Patientenstimmen, wenn man sich nicht damit begnügen will, diese einfach wiederzugeben?
Diese Fragen lassen sich hier nur ansatzweise diskutieren. ‹Den› Patienten – das hat dieses Kapitel gezeigt – gibt es nicht, genauso wenig wie ‹den› Prüfpatienten oder ‹die› Patientenperspektive. Da die Münsterlinger Prüfpatienten sehr unterschiedlich waren, variiert auch die Art und Weise, wie sie Psychopharmaka einschätzten und mit ihnen umgingen. Dies gilt für ehemalige Patienten, die uns retrospektiv von ihren Erinnerungen erzählten, ebenso. Prüfsubstanzen spielten in Münsterlingen lange Zeit eine zentrale Rolle und hinterliessen in unzähligen Quellen Spuren. Trotzdem fällt es schwer, Patientenperspektiven auf klinische Prüfungen oder auf ein bestimmtes Präparat herauszuarbeiten – zumindest, wenn man über vereinzelte Bemerkungen hinausgehen, sich aber auch nicht mit den vielen Aussagen zum eigenen Zustand zufriedengeben will, die allenfalls vage mit den verabreichten Stoffen zusammenhängen.
Franz Traber hat zwar in beiden Zeichentests Spritzen gemalt. «Der wunde Punkt», den er auf das eine Blatt zeichnete, dürfte sich jedoch nicht auf seine Medikation bezogen haben. Von den Klagen über IB 503 und einigen Bitten um Schlafmittel abgesehen, äusserte sich Traber den Akten zufolge kaum über einzelne Substanzen oder Psychopharmaka an sich.[73] Dennoch wurden seine Be-

72 Porter (1986). Für einen Überblick über die Diskussion um die Patient's View und den Forschungsstand siehe Bacopoulos-Viau/Fauvel (2016).

73 Siehe StATG, ZA KA stationär 18405; ZA KA ambulant 18360, Bl. 8r, 17. 4. 1967.

gegnungen mit dem Pflegepersonal und den Ärzten durch diese strukturiert.[74] Dreimal täglich erhielt er Mittel, in der Klinik und daheim. Während einer gewissen Zeit waren sie Teil seines Tagesrhythmus, seines Lebens, sie wurden Teil seiner selbst, ohne dass jemand wusste, wie er sich ohne sie gefühlt und verhalten hätte.

Das Konzept von Zwang und Ausbeutung ist zu eindimensional, um den Erfahrungen von Psychiatriepatientinnen gerecht zu werden.[75] Trotz institutioneller Hierarchien scheint uns ein starrer Gegensatz zwischen Ärzten und Patienten und die damit verbundene Vorstellung einer Geschichte «von unten» zu eng gefasst, im Kontext von Psychopharmaka[76] und einer zunehmenden Ausdifferenzierung der Psychiatrie erst recht. Dass ein Patient Prüfsubstanzen erhielt, sagt noch nicht viel darüber aus, wie er wahrgenommen wurde, wie er sich selbst sah und wie er sich vielleicht nachträglich sieht – als Opfer, als passives, reagierendes Objekt, als Subjekt, Betroffener, Konsument oder als Akteur in einem vielschichtigen, dynamischen Aushandlungsprozess, in dem psychoaktiven Substanzen und anderen Medikamenten Sinn zugeschrieben wurde.[77]

Franz Traber zeichnete Spritzen und klagte über Beschwerden, die IB 503 bei ihm auslösten. Andere Patienten banden Präparate in Erzählungen, Träume, Wahnvorstellungen, Hoffnungen oder Ängste ein. Am Prozess des «Making Sense of Drugs» waren also auch Patientinnen und Patienten beteiligt. Ging es um die Bedeutung und Wirkung von Substanzen, spielten sie eine wichtige Rolle. Bei der Verabreichung von Stoffen konnten sie hingegen meist nur Widerstand leisten oder kooperieren. In dieser Hinsicht besassen sie kaum Handlungsmacht. Die Frage, wie sich ein Patient zu seiner Behandlung stellte, wurde erst in den therapeutischen Prozess einbezogen, als sich das neue Patientenbild, das seit den 1950er-Jahren entstand, in den 1970er-Jahren langsam durchzusetzen begann.[78]

74 Majerus (2016), S. 56.

75 Vgl. Campbell/Stark (2015). Der Artikel befasst sich mit Gefängnisinsassen und freiwilligen Probanden, die in den USA an medizinischen Experimenten mit LSD teilnahmen.

76 Vgl. Meyers (2013).

77 Vgl. Campbell/Stark (2015). Seit einiger Zeit wird dem Thema Opferschaft in Politik, Wissenschaft und Öffentlichkeit vermehrt Beachtung geschenkt. Zur Geschichte und Brisanz des Opferbegriffs siehe Goltermann (2017).

78 Vgl. Meier (2015), S. 262–274, 314 f.

4 Stoffreiche 1960er-Jahre: Neue Dimensionen der Versuche

Nebst Briefen, Berichten und einer Vielzahl anderer Dokumente finden sich im Nachlass Kuhn auch einige dreidimensionale Gegenstände. Für die 1960er-Jahre sind zwei Objektgruppen besonders aussagekräftig – sie können gar als Symbol für das Jahrzehnt stehen: ein Bausatz, mit dem sich chemische Moleküle plastisch darstellen lassen, und drei Blechkisten voller Prüfsubstanzen (Abb. 16).
Roland Kuhn mischte sich in dieser Zeit immer stärker in Fragen ein, die normalerweise Firmenchemikern und -pharmakologen vorbehalten waren. Der Bausatz, den er 1964 von der Ciba erhielt, leistete ihm dabei gute Dienste (Abb. 17). Er baute Modelle und glaubte, dass sie ihm «gewisse Vorstellungen» über den «Zusammenhang zwischen chemischem Aufbau und antidepressiver Wirkung» bestätigten.[1] Nur am räumlichen Modell der Moleküle könne man überhaupt etwas über Wirkungen aussagen: «Es sind gewisse Winkel und Abstände, die offenbar entscheidend sind, und zwar wichtiger als die Zahl der Atome in einem Ring.»[2] Er begann, Thesen über das Zusammenspiel von räumlicher Struktur und Wirkung aufzustellen, und schlug Modifikationen von Seitenketten vor, um nochmals andere Variationen eines Ausgangsstoffes zu finden. Um bei der Entwicklung von Substanzen zu helfen, suchte er auch das direkte Gespräch mit Chemikern. Kuhn wurde in den 1960er-Jahren zum Amateur-Pharmakologen – teils zur Belustigung der Industrieleute, teils als nicht zu unterschätzender Partner, dessen Vorschläge vereinzelt auch Erfolg zeitigten.[3] Stets um die chemische Formel einer neuen Substanz bittend, skizzierte Kuhn Molekülstrukturen jeweils auch von Hand. Pharmakologische Mechanismen und die Frage, wie Substanzen im Körper umgesetzt werden, gerieten allgemein immer stärker in den Fokus. Die 1960er-Jahre standen ganz im Zeichen des Rätsels, wie chemische Strukturen mit spezifischen Wirkungen zusam-

1 StATG, 9'40, 5.0.2/2, Kuhn an Kaufmann, Ciba, 27. 2. 1964.
2 StATG, 9'40, 3.0.2/6 Kuhn an Jucker, Sandoz, 20. 6. 1964.
3 In internen Geigy-Dokumenten steht bei diversen Substanzen «Prüfungswunsch von Dr. Kuhn» (G 21302; G 31531; G 38038) oder «auf seinen Wunsch ausgearbeitete Substanzen» (G 31220; G 35570); FA Novartis, Geigy, PP 12/5, Produktion Pharma, Medizinische Abteilung, diverse Sachgebietsprotokolle 1960–1967. Vgl. auch folgende Sandoz-Aktennotiz: «Chemisch ist er selbstverständlich nur am Rande an den Problemen interessiert und macht seine Vorschläge als Laie auf diesem Gebiet.» FA Novartis, Sandoz, H 205.006, 1959–1960, Dr. A. Cerletti an Dr. Renz und Dr. Jucker, Aktennotiz, August 1959. Siehe dazu Kapitel 2, S. 63 f.

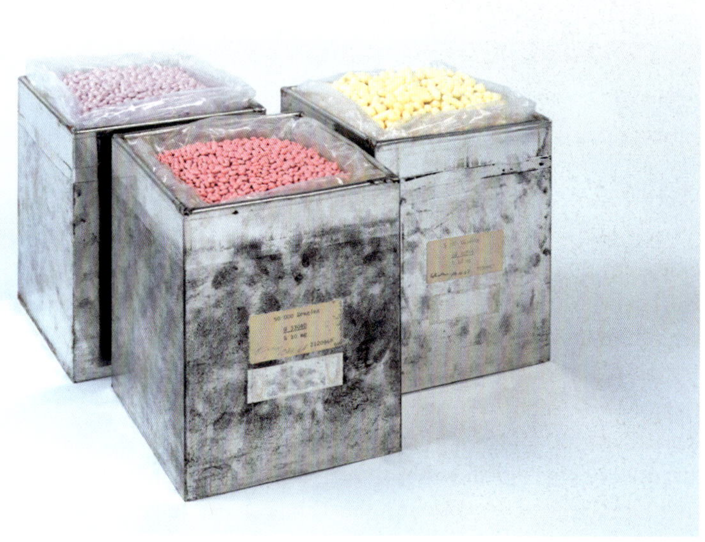

Abb. 16: Blechkisten mit drei verschiedenen Prüfsubstanzen, Ende 1960er-Jahre.

menhängen. Übergreifendes Ziel war die Weiterentwicklung und Differenzierung bestehender Ausgangsstoffe, um bessere, spezifischere Psychopharmaka auf den Markt zu bringen.

Die zweite Objektgruppe, die Blechboxen, geben einen Eindruck von der schieren Menge an Prüfsubstanzen, die in den 1960er-Jahren in der Psychiatrischen Klinik Münsterlingen eingingen. Es war eine Zeit intensivierter Prüfungen, die unmittelbar an die Entdeckungsphase seit Mitte der 1950er-Jahre anschloss. Nebst diversen Kleinstversuchen kam es in dieser Zeit auch zu Grossexperimenten, in die sehr viele Patienten und Patientinnen einbezogen wurden. Da geeignete stationäre Fälle immer seltener wurden, waren vermehrt auch ambulante Patienten betroffen. Die Dimensionen der Versuche nahmen bezüglich Stofflieferungen und Fallzahlen massiv zu. Kuhn, mittlerweile ein von vielen Firmen nachgefragter Prüfer, wurde zum pharmazeutischen Kleinunternehmer.

In dieser Funktion gab er auch immer mehr Prüfsubstanzen weiter. In Briefchen verpackt gelangten die Stoffe aus den Blechboxen in die ambulanten Sprechstunden, ins Kantonsspital, zu Hausärzten oder Patienten und wurden per Post an ein immer weiteres Netz von Empfängern verschickt.[4] Kuhn und seine Frau

4 Siehe dazu Kapitel 5, S. 169 f.

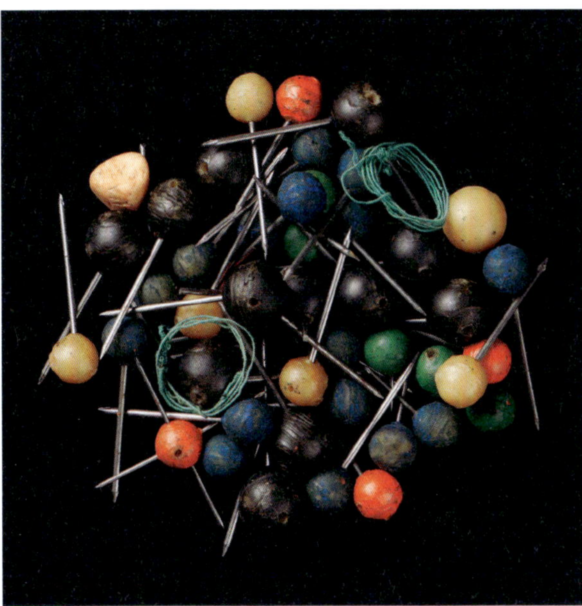

Abb. 17: Bausatz für chemische Molekülmodelle, 1964.

Verena wurden zu einer Schaltstelle, die Prüfsubstanzen weiterreichte. Die direkte Versorgung ambulanter Patienten per Post trieb zuweilen absurd anmutende Blüten. So schrieb eine langjährige ambulante Patientin 1969: «Sehr geehrte Frau Dr. Kuhn! Von den Tabletten, die ich am Mittag u. Morgen, je eine nehme, reichen noch bis und mit Donnerstag. Die weissen, nach d. neu gefärbten, v. denen habe ich ja letzte Woche 2 × 100 erhalten [...]. Jene, die ich am Abend 2 nehme, reichen schon noch, bis ich wieder v. denen, die ich morgens u. mittags benötige.» «Es ist ein ewiges Hin und Her mit den Medikamenten der Pat.», kommentierte Frau Kuhn in der Krankenakte. «Das einemal bestellt sie das eine Mittel, dann wieder ein Anderes, dann wieder ein Rezept [...]».[5] Nebst der erstaunlichen Selbständigkeit, mit der die Patientin ihre Medikation handhabte, fällt hier auf, wie porös die Grenze zwischen Prüfung und Therapie war. Die Patientin bestellte Prüfsubstanzen, die wie bereits zugelassene Medikamente behandelt wurden.[6] Dieser Wirrwarr verschiedenfarbiger Prüfsubstanzen mutet bezüglich Methode und therapeutischer Betreuung willkürlich an; nichts deutet auf geregelte Abläufe hin.

5 StATG, 9'10, 6.2/11474, Patientin an Verena Kuhn, 17. 6. 1969; ebd., Bl. 3, 30. 3. 1971.
6 Die Vermutung, dass die Farbbezeichnung auf Prüfsubstanzen verweist, wird durch die Krankenakte bestätigt.

Die Welt der klinischen Versuche hatte sich aber mittlerweile verändert. Die 1960er-Jahre waren von vielen parallellaufenden Entwicklungssträngen geprägt; eine lineare Geschichte lässt sich deshalb nicht schreiben. Es verdichtet sich jedoch das Bild eines Auseinanderdriftens: Während Kuhn und seine Mitarbeiter wie gewohnt weiterforschten und auf die bewährte Methodik der Fallbeobachtung setzten, fanden von Amerika ausgehende, zunehmende Standardisierungsbemühungen und eine Verschärfung der Regulierungen von klinischen Versuchen statt.

Contergan und das Ende des pharmakologischen Optimismus

Die 1950er-Jahre, und besonders die unmittelbare Zeit nach der Einführung von Largactil, waren von pharmakologischem Enthusiasmus geprägt gewesen. 1957 war am Zweiten Internationalen Kongress für Psychiatrie in Zürich[7] verschiedentlich grosser Optimismus laut geworden: Man hoffe, das Problem psychischer Störungen in naher Zukunft zu lösen, und glaube, endlich Mittel zur Hand zu haben, um das Rätsel des menschlichen Geistes zu knacken und dessen Krankheiten zu heilen.[8]

Dieser Optimismus gegenüber allem, was Psychopharmaka betraf, hielt in Münsterlingen wesentlich länger an als anderswo. Um 1960 ebbten die hohen Wellen, die Largactil, LSD[9] und verwandte Stoffe Mitte des Jahrhunderts geschlagen hatten, nämlich vielerorts etwas ab. Leise Zweifel gesellten sich zum Optimismus. Scheinbar geheilte, entlassene Patienten tauchten wieder in den Kliniken auf, schwere Bewegungsstörungen und andere Nebenwirkungen von Neuroleptika wurden zunehmend als Problem wahrgenommen.[10] Vielen Psychiatern war klar geworden, dass die neuen Psychopharmaka eine psychische Störung nicht heilten wie «Antibiotika eine Lungenentzündung»,[11] sondern eher Symptome linderten. Zudem stellte man fest, dass die Wirkung nach Absetzen oft nachliess. Die meisten Stoffe mussten über längere Zeit täglich eingenommen werden.

Kuhn sah dies durchaus realistisch, glaubte aber trotzdem ungebrochen an den pharmakologischen Fortschritt: Eher eine Frage des Noch-nicht als ein grundsätzliches Problem, schienen ihm bessere Medikamente greifbar nah. Neben-

7 Tornay (2016), S. 85. Vgl. zu Kuhns Vortrag an dieser Konferenz Kapitel 2, S. 73 f.

8 Rinkel (1958), S. VIII; Osmond (1958), S. 10.

9 Vgl. dazu Tornay (2016), S. 70–74; zu LSD in der Psychiatrie ausserdem Kapitel 2, S. 50.

10 In den ersten Jahren wurden die extrapyramidal-motorischen Dyskinesien als Beweis für die Wirkung des Largactils verstanden, was gegen Ende der 1950er-Jahre verworfen wurde. Vgl. zum therapeutischen Optimismus und dessen Nachlassen Snelders et al. (2006).

11 Novartis, Research Archives, AW 143076 & HF 1854, Letters Kuhn and Wander Remarks, Aktennotiz Ringwald, 9. 9. 1968: «Besuch bei Herrn Prof. Dr. med. R. Kuhn, Psychiatrische Klinik Münsterlingen, am 3. September 1968 (AW 151129; HF 1854; AW 14306)».

wirkungen liessen sich in seinen Augen oft mit ausgeklügelten Stoffkombinationen und Dosierungsanpassungen aushebeln. Er verabreichte zugelassene Medikamente und Prüfsubstanzen in feinabgestimmten ‹Cocktails›, die teils seinen theoretisch-pharmakologischen Überlegungen geschuldet waren, teils von der Tagesform der Patienten abhingen.

1961 kamen die Risiken von Pharmaka dann aber plötzlich ans Licht der Öffentlichkeit. Contergan, ein Schlafmittel der deutschen Firma Grünenthal mit dem Wirkstoff Thalidomid, war in vielen Ländern rezeptfrei erhältlich. Das Medikament kam 1957 auf den Markt und wurde als «unschädlich wie Zuckerplätzchen» beworben. Vier Jahre später wurde aufgedeckt, dass der Stoff für schwere embryonale Missbildungen und Fehlgeburten verantwortlich war.[12] Am stärksten betroffen war Westdeutschland mit bis zu 5000 betroffenen Kindern.[13] Plötzlich rückten Risiken und Gefahren von oft täglich konsumierten Medikamenten in die mediale Öffentlichkeit: «Keine Heilung ohne Risiken», titelte *Die Zeit*, während *Der Spiegel* von einem «nationalen Unglück» sprach, ja gar vom «pharmazeutische[n] Schreckgespenst des Jahrhunderts».[14] Der Contergan-Skandal sollte folgenreich für das pharmakologische Gebiet sein. Sein Ausmass warf ein Schlaglicht darauf, dass Medikamente zu Massenkonsumgütern geworden waren, ihre Zulassung jedoch hinsichtlich Risiken und Nebenwirkungen weitgehend unkontrolliert erfolgte.[15] Es kam zu einem Vertrauensverlust der Bevölkerung in die Medikamentensicherheit, vor allem in Deutschland und den USA wurden Rufe nach strengerer Regulierung laut.

Unvermittelt kam damit auch die Frage einer keimschädigenden Wirkung psychoaktiver Substanzen auf. Nachdem die englische Ärztezeitschrift *The Lancet* über fötale Missbildungen bei Kaninchen berichtet hatte, hielt Geigy im März 1963 eine Pressekonferenz ab, um den Verdacht einer «fruchtschädigenden» Wirkung von Tofranil zu entkräften.[16] Dort wurde betont, dass Tofranil chemisch keinerlei Verwandtschaft mit Thalidomid aufweise.[17] Auswirkungen auf das ungeborene Leben und die Fruchtbarkeit blieben jedoch fortan ein heikles Thema: Tierversuche sollten Aufschluss über eine allfällige keimschädigende Wirkung von Tofranil und anderen Produkten geben; auch die Interkantonale Kontrollstelle für Heilmittel (IKS) verlangte nun entsprechende tierexperimentelle Unterlagen.[18] Im Sommer 1963 verschob Geigy wegen tierexperimen-

12 Schwerin (2009), S. 255.

13 Daemmrich (2002).

14 Thomas von Randow, in: Die Zeit, Nr. 16 (1963); o. A., «Gefahr im Verzuge», in: Der Spiegel, Nr. 49 (5. 12. 1962), zit. in Schwerin (2009), S. 255.

15 Gaudillère/Hess (2013), S. 4; Schwerin (2009).

16 Robson/Sullivan (1963).

17 FA Novartis, Geigy, PP 22/6, Produktion Pharma, Psychopharmaka: Tofranil, Pressekonferenz vom 26. 3. 1963.

18 FA Novartis, Geigy, PP 12/2, Pharma-Gremium, Protokoll 2/63, 6. 1. 1963, S. 1 f.; Protokoll 5/63, 3. 4. 1963. Tierversuche boten jedoch Schwierigkeiten. Niemand wisse, «welche Prüfungen am

teller Befunde die Markteinführung von Tegretol, im Herbst desselben Jahres sah sich die Firma erstmals gezwungen, einen Warnhinweis wegen möglicher keimschädigender Wirkungen des Stoffes anzubringen.[19]

In den USA hatte Senator Estes Kefauver bereits 1959 damit begonnen, die pharmazeutische Industrie in Anhörungen unter die Lupe zu nehmen – ursprünglich lag sein Fokus auf Arzneimittelpreisen. Im Oktober 1962 verabschiedete der US-Kongress dann das «Kefauver-Harris Amendment», eine Anpassung des bestehenden Arzneimittelgesetzes, dessen Schwergewicht sich infolge des Contergan-Skandals auf Sicherheit und Wirksamkeit verschob.[20] Die Zulassung von Medikamenten durch die amerikanische Food and Drug Administration (FDA) wurde dadurch mit erheblich höheren Auflagen versehen: Wirkungen, Nebenwirkungen und Risiken mussten nun belegt werden.

Die Pharmafirmen gerieten in Aufruhr. Sie waren bereits seit langem auf globale Märkte ausgerichtet und strebten deshalb eine «international gültige Dokumentation» klinischer Ergebnisse an, damit der wichtige Absatzmarkt der USA und der Länder, deren Behörden sich daran orientierten, nicht von vornherein wegfielen.[21] Die Kefauver-Hearings strahlten in weitere Absatzmärkte aus und setzten zudem die Medikamentenpreise unter Druck. Die Thalidomid-Affäre habe letztlich, so Geigy, die ganze Industrie überschattet, für Unruhe in der Bevölkerung gesorgt und die Gesundheitsgesetzgebungen stark verschärft. Die Firma nahm mit Sorge zur Kenntnis, dass die für eine Zulassung erforderlichen Angaben enorm zunahmen und neu auch Informationen «über Chemie, Herstellungs- und Kontrollverfahren, Pharmakologie und Toxikologie» enthalten mussten.[22] Auch für zugelassene Medikamente musste nun im Nachhinein belegt werden, dass sie «die [...] behauptete therapeutische Wirkung» aufwiesen. Neu mussten Zwischenfälle systematisch erfasst und gemeldet werden; in den Folgejahren verlangte die FDA dann auch, dass sämtliche bekannten Nebenwirkungen von Versuchs- und Handelspräparaten gemeldet werden. 1964 nahm in England zudem das Commitee on Safety of Drugs (Dunlop Committee) seine Tätigkeit auf.[23]

Tier eine Gewähr dafür bieten, dass dort beobachtete oder nicht beobachtete Erscheinungen am Menschen auftreten oder nicht auftreten»; Geigy, PP 1a, Produktion Pharma, Geigy-Pharmaka, Jb. 1962, S. 2.

19 FA Novartis, Geigy, PP 12/2, Pharma-Gremium, Protokoll 8/63, 3. 7. 1963, S. 4; ebd., Protokoll 11/63, 2. 10. 1963, S. 7. Warnhinweise folgten auch für Insidon; Geigy, PP 12/3, Pharma-Gremium, Protokoll 3/65, 2. 3. 1965, S. 4.

20 Tobbell (2009), S. 430; Greene/Podolsky (2012).

21 FA Novartis, Wander, Ordner Tochtergesellschaften 1968, Spanien, S. 2; Geigy, PP 42, Produktion Pharma, Jb. der medizinischen Abteilung 1964, S. 6 f. zu Indien, das in der Praxis FDA-Entscheide übernehme.

22 FA Novartis, Geigy, PP 1a, Produktion Pharma, Geigy-Pharmaka, Jb. 1963, S. 1 f.

23 FA Novartis, Geigy, PP 12/3, Produktion Pharma, Pharma-Gremium, Protokoll 1/65, 14. 1. 1965, S. 6; Geigy, PP 1a, Produktion Pharma, Geigy-Pharmaka, Jb. 1963, S. 2; Geigy, PP 42, Produktion Pharma, Medizinische Abteilung, Jb. 1964, S. 9; ebd., Jb 1965, S. 10.

Als Reaktion auf die Contergan-Katastrophe und die verschärften FDA-Richtlinien wurden 1963 die Anforderungen der Zulassungsbehörde IKS auch in der Schweiz erhöht. Neu mussten Wirkungen und Nebenwirkungen belegt werden, die Dokumentationspflicht stieg.[24] Zudem war eine unabhängige Meldestelle für Schädigungen durch Arzneimittel geplant, deren Einrichtung sich jedoch lange hinzog.[25] In der Zwischenzeit bildete sich ein anderes Vorgehen heraus. Wie die medizinische Abteilung von Geigy 1965 festhielt, waren «prüfenswerte Fälle» der Schweizerischen Akademie der Medizinischen Wissenschaften (SAMW) zu melden, «Bagatellfälle» hingegen gingen an die Verbindung der Schweizer Ärzte (FMH). Die SAMW nahm Abklärungen vor und gab Empfehlungen an die betreffende Firma, die Interkantonale Kontrollstelle für Heilmittel (IKS) und die FMH ab. Geigy bewertete dieses Vorgehen als «wertvoll»: Man habe als Fabrikant nämlich die Möglichkeit, «direkt in die Abklärung einer gemeldeten Beobachtung einzugreifen. So kann verhindert werden, dass unbegründete Massnahmen ergriffen werden und allenfalls dem Hersteller Unrecht geschieht.»[26]

Wie sehr die pharmazeutische Industrie durch diese Änderungen unter Druck geriet, führen Firmenunterlagen anschaulich vor Augen. 1963 sei das «Jahr der Verteidigung» gewesen, 1964 «das Jahr des Unbehagens», so ein interner Jahresbericht von Geigy. Man sei vor allem mit unproduktiven, administrativen Arbeiten beschäftigt gewesen, die wenig mit der klinischen Wirkung eines Stoffes zu tun gehabt hätten, besonders mit Zwischenfällen und Nebenwirkungen. Es kam zu personellen Engpässen, der Erfolgsdruck auf einzelne Substanzen stieg.[27] Im Laufe des Jahrzehnts wurde deshalb das Marketing immer wichtiger. 1967 wurde bei Geigy die Netzplantechnik eingeführt, eine Methode zur Terminplanung verketteter Abläufe. Die Marketingabteilung wurde fortan von Beginn an in die Festlegung von Arbeitszielen und Schwerpunkten einbezogen, um sicherzustellen, dass hinter dem langwierigen Entwicklungsprozess auch ein potenzieller Markt lag und sich die Investitionen finanziell auszahlten.[28]

Bereits nach dem «Kefauver-Harris Amendment» von 1962 hatte Geigy begonnen, die internen Abläufe zu reorganisieren. Die klinischen Prüfungen wurden in die Stadien A, B, C und D eingeteilt; neu musste firmenintern ein Antrag auf Freigabe zur Prüfung gestellt werden.[29] Noch Anfang 1964 herrschte jedoch Ver-

24 Vgl. zur Interkantonalen Kontrollstelle für Heilmittel Kapitel 6, S. 196 f.

25 Erst 1979 sollte es zur Gründung der privatwirtschaftlichen Stiftung für eine Schweizerische Arzneimittelnebenwirkungszentrale (SANZ) kommen. Lüönd (2009), S. 139–141.

26 FA Novartis, Geigy, PP 12/3, Produktion Pharma, Pharma-Gremium, Protokoll 2/65, 2. 2. 1965, S. 5.

27 FA Novartis, Geigy, PP 42, Produktion Pharma, Medizinische Abteilung, Jb. 1964, S. 1.

28 FA Novartis, Geigy, PP 36, Pharma-Forschung, Quartalsbericht II/65, 25. 6. 1965, S. 1; ebd., Quartalsbericht III/66, 13. 10. 1966, S. 1 f.; ebd., Quartalsbericht II/67, 15. 7. 1967, S. 6.; ebd., Quartalsbericht 1/68, o. D., S. 9 f.; ebd., Kurzfassung des Jb. 1969, 24. 2. 1970.

29 Die heute bekannten Phasenmodelle, die zwischen pharmakologischen und toxikologischen Tests sowie Verträglichkeitsprüfungen an gesunden Freiwilligen (Phase I–II), Klinik (Phase III) und Marktüberwachung (Phase IV) unterscheiden, gab es in dieser Form noch nicht.

wirrung darüber. Ein Mitarbeiter versuchte deshalb die «immer wiederkehrenden Missverständnisse über den Sinn eines Antrags zur klin. Prüfung» zu klären. Ein Antrag löse folgendes Prozedere aus: eine Aufnahme der notwendigen Voruntersuchungen (Toxikologie, Galenik), dann eine Beurteilung durch die Zuständigen für Chemie, Toxikologie und Galenik sowie durch die zuständigen Sach- und Klinikbearbeiter und schliesslich eine Freigabe zur Einleitung der klinischen A-Prüfung.[30] Das Versuchsstadium A, auch «clinical pharmacology» oder «human pharmacology» genannt, diente in erster Linie der Wirkungs- und Indikationssuche; Kuhn wurde in der Folge häufig für diese A-Prüfungen eingesetzt.[31]

Damit entstand jedoch ein Dilemma: Vor Beginn einer klinischen Prüfung sollten nun also umfassende, aufwendige Abklärungen erfolgen. Zugleich erschien ein derart hoher Aufwand aus Firmensicht eigentlich nur gerechtfertigt, wenn zu erwarten war, «dass aus einem neuen Wirkstoff effektiv ein neues Pharmakon hervorgehen kann. Darüber kann aber nur die Klinik entscheiden.»[32] Bevor man auf die «enormen Anforderungen» der Registrierungsbehörden einging, hätte man deshalb am liebsten bereits eine erste Einschätzung zum Potenzial eines Stoffes aus klinischen Versuchen gehabt. Dies erklärt vielleicht, dass in den 1960er-Jahren manche Substanzen zu Kuhn in die Prüfung gelangten, bevor entsprechende Ergebnisse aus Toxizitäts- und Verträglichkeitsprüfungen vorlagen.

Zugleich machte man sich daran, diese Abläufe auch firmenübergreifend zu formalisieren: 1964 erschien eine Broschüre der *Informationsreihe der forschenden pharmazeutischen Industrie* über die «klinische Prüfung neuer Arzneimittel», welche die neuen Abläufe wiedergibt.[33] Der Weg einer neuen Substanz laufe, so heisst es dort, über pharmakologische und biochemische Vorprüfungen, die «zusammen mit den tierexperimentellen Befunden» (Toxikologie) Schlüsse über das «Wirkungsspektrum und die Verträglichkeit» erlaubten. Wenn ein Stoff vielversprechend sei (was nur bei einer von 3000 Substanzen der Fall sei), gelange die Wirksubstanz zum Galeniker, der eine geeignete Verabreichungsform finde.[34] Danach folgten die sogenannten Verträglichkeitsprüfungen, die üblicherweise ein «Erst-Experiment» mit einem Selbstversuch oder mit gesunden Freiwilligen beinhalteten.[35] Erst dann beginne der eigentliche klinische Versuch. Man halte sich mehr und mehr an das «Messbare», an das «nume-

30 FA Novartis, Geigy, PP 50, Produktion Pharma, Pharmakologische Abteilung, Klinik-Präparate (1955–1966) und Jahresbericht 1963, 29. 1. 1964.

31 FA Novartis, Geigy, PP 42, Produktion Pharma, Medizinische Abteilung, Jb. 1964, S. 1.

32 Ebd.

33 Oberholzer (1964).

34 Nur wenige Wirkstoffe können pur eingenommen werden. Erst durch Hilfsstoffe, Zubereitung und Form entsteht ein einnehmbares, absorbierbares Arzneimittel. Dies ist Aufgabe des Galenikers.

35 Geigy führte diese Verträglichkeitsprüfungen meist bei Ernst Grünthal in Bern durch. Vgl. dazu Kapitel 2, S. 51 f.

risch» Erfassbare, weil dies vom Gesetzgeber vorgeschrieben werde, so die Broschüre weiter. Damit zwinge der Staat dem Arzt und Prüfer «eine naturwissenschaftlich-experimentelle Tätigkeit am Krankenbett auf», die in vielen Fällen hemmend wirke. Gerade in der Schweiz sei man sich allerdings der Gefahren einer allzu rigiden Gesetzgebung bewusst. Die IKS-Richtlinien verfolgten in den Augen Geigys das Ziel, dem Sicherheitsbedürfnis zu entsprechen, ohne den wissenschaftlichen Fortschritt allzu sehr zu hemmen.[36]
Die «Forderung der Registrierungsbehörden nach ‹Statistischen Beweisen›» zu Wirkung und Verträglichkeit führte jedoch zu Schwierigkeiten bei der Umsetzung: «Weder die Prüfer noch wir selbst haben diesen Prozess schon assimiliert und vor allem fehlen uns die Fachkräfte mit den entsprechenden biostatistischen Kenntnissen», so ein Geigy-Jahresbericht von 1965.[37] Tatsächlich begannen viele Kliniken erst ab Mitte der 1960er-Jahre, nach und nach statistische Methoden zu übernehmen. Da die Firmen auf Prüfer angewiesen waren und sich auch deren Vorlieben anpassen mussten, blieb die genaue Versuchsanordnung letztlich eben doch Sache des Prüfers.
Die Pharmaindustrie stand somit vor einer völlig neuen Kostenabwägung. Da der Weg eines Stoffes aus dem Labor erheblich verlangsamt wurde, entstand zwischen Chemie und Klinik ein ‹Flaschenhals›. Der «Nettozeitbedarf» der vorklinischen Toxikologie und der klinischen Prüfungen habe sich auf 19 Monate ausgedehnt, so das Pharmagremium von Geigy 1965. Danach komme die klinische Prüfung A, die wieder ein bis zwei Jahre dauere – damit sind die Versuche bei freiwilligen Gesunden gemeint. Die Kosten für toxikologische und pharmakologische Prüfungen waren massiv gestiegen. Bei den Tierversuchen kam es zu Engpässen, weshalb man sie teilweise an externe Tierprüfstationen vergab und mit dem Aufbau eigener Aussenstationen begann.[38] Gerade erst errichtete Laborgebäude gelangten rasch an die «Grenzen des Tragbaren», da die «Erfordernisse an die experimentelle Bearbeitung neuer Pharmaka» unerwartet stark zugenommen hatten. Weil der Zeitbedarf der chemischen Entwicklung laufend steige, brauche man inzwischen pro Handelsprodukt etwa zwölf bis 15 Chemiker, wobei jeder jährlich ungefähr 45 Verbindungen zur Prüfung gebe.[39]
Tatsächlich sank die Zahl neuer Präparate in den Folgejahren generell; die grosse Innovationswelle der Nachkriegszeit flachte ab.[40] Der Contergan-Skandal hatte Veränderungsdruck erzeugt. In der Schweiz waren es zunächst die Pharmafir-

36 Oberholzer (1964), S. 7–11, 20 f.
37 FA Novartis, Geigy, PP 42, Produktion Pharma, Medizinische Abteilung, Jb. 1965.
38 Für Geigy die «Stamford Lodge» in England für chronische Toxizitätsprüfungen; zudem wurde eine Tierzucht errichtet. FA Novartis, Geigy, PP 36, Pharma-Forschung, Quartalsbericht I/65, 2. 4. 1965, S. 1 f.
39 Ebd., Quartalsbericht III/1965, 3. 11. 1965, S. 1; Geigy, PP 12/3, Pharma-Gremium, Spartensitzung des Geschäftsleitenden Ausschusses mit Pharma-Gremium, 4. 11. 1965, S. 4.
40 Vgl. zum Beispiel FA Novartis, Geigy, PP 12/3, Pharma-Gremium, Spartensitzung 19. 4. 1967, S. 2.

men selbst, die – für den Absatz in den USA nötige – Veränderungen einleiteten und diese an Ärzte und Kliniken herantrugen, und nicht etwa die Psychiater, die Politik oder die Öffentlichkeit. Wie in anderen Bereichen setzte die Branche auch hier auf freiwillige Selbstregulation und schlanke Gesetzesvorgaben.[41] Vorerst verliefen die methodischen, dokumentarischen und regulatorischen Umstellungen also entlang der Themen Risiko, Sicherheit und Kosteneffizienz.[42]
Ethische Probleme kamen hingegen in diesem Kontext kaum explizit zur Sprache. Solche Fragen wurden aus Ärztekreisen eingebracht. 1964 schuf der Weltärztebund mit der Deklaration von Helsinki 1964 erstmals eine forschungsethische Richtlinie für klinische Prüfungen, die allerdings rechtlich nicht bindend war. In dieser Erklärung wurde auch der «informed consent» zur Bedingung gemacht, also die informierte, freiwillige Einwilligung der Probanden zur Versuchsteilnahme.[43] Zudem wurde neu zwischen wissenschaftlichen Experimenten (ohne therapeutische Motivation) und therapeutischer Forschung (mit therapeutischem Mehrwert für Patienten) unterschieden. In der Schweiz begann man sich erst in den 1970er-Jahren mit ethischen Fragen klinischer Versuche auseinanderzusetzen, vor allem im Zusammenhang mit den 1970 veröffentlichten Richtlinien der SAMW zu den «Forschungsuntersuchungen am Menschen».[44]

Der «Geigy-Mann» in Zeiten des Stoffbooms

Im Grunde hielt Kuhn mit den Umwälzungen und der Standardisierungswelle, welche die Pharmaindustrie erfassten, nicht Schritt. Trotzdem – oder vielleicht gerade deshalb – blieb er ein wichtiger Partner für die Basler Firmen. In Münsterlingen lässt sich für die 1960er-Jahre gar eine Intensivierung der Psychopharmaka-Prüfungen beobachten. Prüfreihen liefen gleichzeitig oder überschnitten sich; während einige Patienten von der einen Prüfung zur nächsten gelangten, erhielten andere Kombinationen verschiedener Prüfsubstanzen. Für das Jahrzehnt sind 35 Prüfungen dokumentiert; fünf weitere Prüfsubstanzen wurden zwar geliefert, zusätzliche Dokumente über eine potenzielle Prüfung fehlen jedoch. Insgesamt geriet die Klinik unter der Federführung Kuhns in ein regelrechtes Versuchsfieber. Zwischenzeitlich muss fast die gesamte Klinik in Medikamentenversuche einbezogen gewesen sein. Die Lage war auch für die Beteiligten selbst zunehmend unübersichtlich; es gab ein Nebeneinander von

41 Siehe dazu auch die «Gentlemen's Agreements» zwischen Firmen, etwa zur Medikamentenwerbung, Ratmoko (2010), S. 176–179.

42 Nebst der Teratogenität war die Fahrtauglichkeit das zweite Risikothema der 1960er-Jahre; FA Novartis, Geigy, PP 12/3, Pharma-Gremium, Protokoll 5/65, 4. 5. 1965, S. 3.

43 World Medical Organization (1996) S. 1448 f.

44 Vgl. dazu Kapitel 6, S. 200 f.

Prüfstoffen verschiedener Hersteller und die Farbmarkierung – zum Beispiel «Geigy violett» – blieb für die Orientierung im Prüfalltag zentral.

Im Zentrum stand nach wie vor die Antidepressiva-Forschung, in der sich Kuhn bereits ein gewisses Renommée erarbeitet hatte. Aber nicht nur: Einige Basler Firmen suchten einen Largactil-Nachfolger, der weniger dämpfend als das allererste Neuroleptikum wirken sollte; Geigy wollte zudem einen eigenen Tranquilizer lancieren, was jedoch nicht gelang. Auch diese Substanzen kamen zu Kuhn in die Prüfung. Die Feinunterscheidung zwischen Stoffen mit ähnlichem Wirkprofil wurde immer wichtiger, gerade bei den Antidepressiva, wofür in klinischen Versuchen und mittels Marketing spezifische Stoffcharaktere herausgearbeitet wurden.[45] Nun konnten klinische Versuche auch im Dienste von Marketingstrategien stehen, wie eine Geigy-Notiz deutlich macht: «Wenn einmal [...] der Entschluss gefasst ist, an die kommerzielle Einführung eines Produktes heranzutreten, dann muss die breite klinische Arbeit im Zeichen der kommerziellen Realisierung geschehen. Sie darf nicht mehr zucken und zögern. Sie wird im wahren Sinne des Wortes zweckgerichtet.» Eine ausgedehnte ‹klinische Prüfung› eines Mittels gegen Prellungen und Venenerkrankungen habe zum Beispiel nichts anderes beabsichtigt, als das «Produkt einer möglichst grossen Zahl von praktizierenden Ärzten bekannt zu machen. Damit war nicht nur eine grosse Dokumentation geschaffen, [...] sondern gleichzeitig war das Produkt auf breiter Basis eingeführt.»[46] Klinische Prüfungen konnten nun also, zumindest von Firmenseite her, durchaus zweckgerichtet sein.

Auch im Hause Hoffmann-La Roche geschah einiges in Sachen Psychopharmaka. 1961 lancierte die Firma Amitriptylin; die Substanz war nahezu zeitgleich von Roche, Merck und Lundbeck synthetisiert worden, die sich in der Folge die Märkte aufteilten.[47] Amitriptylin war das zweite trizyklische Antidepressivum nach Tofranil, also der erste direkte Nachfolger.[48] Das neue Medikament versetzte Kuhn in helle Aufregung. Er betrachtete den Stoff, den er erst kurz nach Abschluss der Prüfungen ausprobieren konnte, als dem Tofranil überlegen. Sofort wandte er sich an Geigy-Direktor Krebser. Dieser hatte Kuhn gebeten, ihn direkt zu kontaktieren, wenn etwas «Wesentliches» geschehe. Der neue Roche-Stoff war für

45 Beispielsweise bei den Tofranil-Nachfolgern Insidon, Anafranil und Pertofran. Vgl. S. 131–133.

46 FA Novartis, Geigy, PP 3, Produktion Pharma, Pharmazeutische Abteilung, Gründung, Geschichte/Chronologie, 1939–1950, Notiz zu zwei Memoranden, 26. 7. 1965, S. 2. Dies galt auch für Psychopharmaka; vgl. zum Beispiel Geigy, PP 42, Produktion Pharma, Jahresbericht der Medizinischen Abteilung Geigy Basel 1965, S. 134.

47 FA Roche, RDR, Interne Mitteilung Dr. H. Bruderer, VI/Chem., H. W. Roth, VI/ZS, Present State and Prospects in the Field of Antidepressants, 23. 5. 1975, S. 23: «Merck discovered Amitriptyline at about the same time as we, and marketed it under the trade name Elavil.» Vgl. dazu auch Healy (1997), S. 75; Lopez-Muñoz/Alamo (2009), S. 1571 f. (Markennamen: Laroxyl, Elavil, Saroten).

48 Mit Iproniazid (Marsilid) kam 1958 fast zeitgleich mit Tofranil ein Roche-Antidepressivum auf den Markt, das zur Stoffgruppe der MAO-Hemmer gehörte. In der Schweiz wurden schon früh Bedenken über eine mögliche Toxizität laut; vgl. Rietmann et al. (2018), S. 216 sowie FA Novartis, Geigy, PP 12/1, Protokolle Pharma-Gremium, 11/58, 14. 5. 1958; ebd., 4/59, 2. 4. 1959.

Kuhn eine solche Neuigkeit, die er – einem Spion gleich – sofort seiner engsten Partnerfirma meldete: Er befürchte, dass die Situation «in Bezug auf Antidepressiva schon bald völlig umgestaltet sein könnte», und bat Geigy, umgehend eine ähnliche Substanz patentieren zu lassen.[49] Mittlerweile war also die Konkurrenz deutlich spürbar geworden. Zur ersten Generation Psychopharmaka hatten sich neue, möglicherweise bessere Produkte gesellt.

Roche wiederum assoziierte Kuhn ebenfalls mit der Konkurrenz. Herr «Kunz», wie Kuhn in einem internen Bericht genannt wurde, sei eben ein «Geigy-Mann». 1966 begann trotzdem eine zögerliche Zusammenarbeit, man wurde jedoch nie richtig warm miteinander. Insgesamt testete Kuhn fünf Roche-Substanzen in vergleichsweise klein angelegten Prüfungen. Keiner der Stoffe erreichte die Marktreife. Roches Distanz zum «Tofranil-Entdecker» mag auch darin begründet sein, dass sich die Firma in Sachen Antidepressiva bald darauf beschränkte, die Marktposition zu halten und nur noch «defensive research» zu betreiben. Ihr Schwergewicht lag auf den Tranquilizern, besonders auf der Stoffgruppe der Benzodiazepine. 1961 kam mit Librium das erste auf den Markt, 1963 folgte Valium; sogenannte Blockbuster für Roche, die später aufgrund ihres Suchtpotenzials in Kritik gerieten. Kuhn stand diesen schon früh äusserst kritisch gegenüber. Er fand, sie wirkten drogenähnlich; abhängigen Patienten mit den entsprechenden Entzugserscheinungen war er in Münsterlingen immer wieder begegnet. Auch bei Roche formulierte man rückblickend ein gewisses Bedauern, dass man schon früh «im Banne der Anxiolytica, d. h. der Benzodiazepine gestanden» sei und es verpasst habe, die Reihe der Neuroleptika auszubauen.[50]

Auf der Suche nach einem Tofranil-Nachfolger

In der Sparte der Antidepressiva hatte Geigy Ende der 1950er-Jahre den Auftakt gemacht und mit Tofranil einen beachtlichen Markterfolg erzielt. Nun entwickelte die Firma auf Basis dieser Stoffgruppe Nachfolge- und Abwandlungsprodukte. Zum einen, weil man auf nebenwirkungsärmere und schneller wirksame Stoffe hoffte, zum anderen, um sich auf den Ablauf des Patents für Tofranil vorzubereiten. Schon die meisten Geigy-Substanzen der 1950er-Jahre waren chemisch eng mit dem Tofranil verwandt gewesen: Alle stammten entweder aus der Iminodibenzyl- oder der Iminostilben-Reihe. Mit Anbruch der 1960er-Jahre wurden weitere Variationen entwickelt, vor allem mit veränderten Sei-

49 StATG, 9'40, 5.0.3/23, Kuhn an Krebser, 5. 12. 1961.

50 FA Roche, RDR, Rapport No. 71'49 9, Dr. J. E. Blum, Vergleichende Beurteilung von Benzodiazepinen in verschiedenen pharmakologischen Tests, 4. 1. 1968, S. 2; ebd., Interne Mitteilung Dr. H. Bruderer, VI/Chem., H. W. Roth, VI/ZS, Present State and Prospects in the Field of Antidepressants, 23. 5. 1975, S. 7; ebd., Rapport Nr. B-53'543, Interner Forschungsbericht. Ein Bericht über Neuroleptika, Dr. E. Kyburz, 29. 9. 1975, S. 6; StATG, 9'10, 1.2.11/3.2, Kuhn an Foglar, Hoffmann-La Roche, 13. 6. 1969.

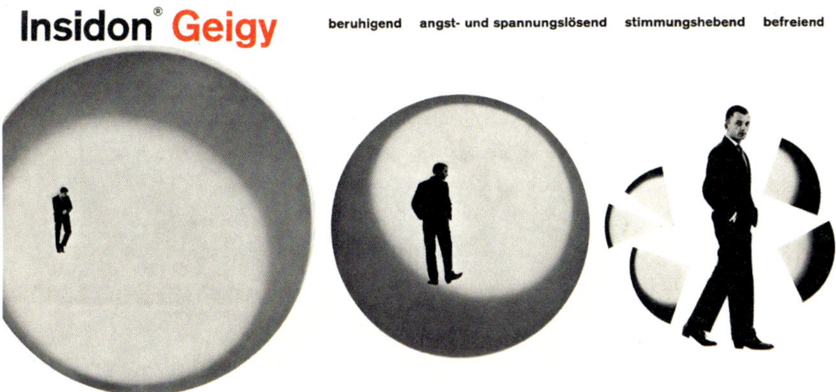

Abb. 18: Werbung für das Antidepressivum Insidon, 1961.

tenketten. So gab es chloriertes oder demethyliertes Tofranil, fünf Metaboliten, also Abbauprodukte, sowie zahlreiche weitere tofranilnahe Nummernstoffe. Drei Geigy-Antidepressiva zweiter Generation kamen in den 1960er-Jahren auf den Markt. 1961 wurde Insidon lanciert (Abb. 18), 1962 folgte Pertofran und 1966 Anafranil. Die drei Stoffe wurden in unterschiedlichem Ausmass in Münsterlingen geprüft. Bei der Prüfung von Anafranil spielte Kuhn nur eine Nebenrolle. Zwar erhielt er die Substanz bereits 1960, prüfte sie jedoch nur über kurze Zeit an wenigen Patienten.[51]

Eine grössere Rolle nahm er bei der Prüfung des späteren Insidons ein, die 1959 anlief und seine Aufmerksamkeit stärker fesselte.[52] Die Prüfsubstanz wurde auf Wunsch Kuhns gelb eingefärbt – diese Farbe sei gerade frei und würde deshalb in der Klinik keine Verwirrung stiften. In den Versuch waren über 100 Münsterlinger Patientinnen und Patienten eingebunden. Geigy Gelb hatte «zwei Gesichter», wie sich bald herausstellte: Manche Patienten wurden zunehmend erregt und aggressiv, sodass der Stoff wieder abgesetzt wurde. Andere wurden hingegen schläfrig, was Kuhn dazu veranlasste, die Substanz fortan bei Schlafstörungen einzusetzen.[53]

51 Anafranil (Clomipramin) war zunächst als «Monochlor-Tofranil» bezeichnet worden. Es trug die Prüfnummer G 34586. Es handelt sich um ein chloriertes Derivat von Tofranil. Für Geigy war dies der Nachfolger von Tofranil; «medizinisch gesehen» stelle es jedenfalls «kein neues Präparat im engeren Sinne des Wortes dar»; FA Novartis, Geigy, PP 42, Produktion Pharma, Jb. der medizinischen Abteilung 1966, S. 2; StATG, 9'40, 5.0.3/11, Kuhn an Geigy, 16. 5. 1960.

52 Insidon (Opipramol) ist ein Iminostilbenderivat. Es trug die Prüfnummer G 33040 und die Farbbezeichnung «gelb II» beziehungsweise «violett II». Es war ein Abwandlungsstoff von Geigy Rosa. Zu Geigy Rosa siehe Kapitel 2, S. 86 f.

53 StATG, 9'40, 5.0.3711, Kuhn an Geigy, 22. 10. 1958; 9'40, 5.0.3/11, Kuhn an Geigy, 9. 1. 1961; FA Novartis, Geigy, PP 12/5, Produktion Pharma, Medizinische Abteilung, Sachgebietsprotokolle, Kurze Hinweise zum Stand der Prüfungen, 21. 4. 1960.

Wie ist dieser Unterschied zu erklären? Bei Versuchsbeginn 1959 hatte Kuhn den Stoff nicht nur bei depressiven, sondern auch bei katatonen Patienten eingesetzt.[54] Auch Geigy hatte zunächst für das Präparat noch eine «Mittelstellung» zwischen Tofranil und Largactil vor Augen. Bei Kuhns katatonen Patienten kam es jedoch zu zahlreichen Fällen «ausgesprochener Gewalttätigkeit», die für das Pflegepersonal «geradezu gefährlich» gewesen seien.[55] Die Prüfung wurde abgebrochen – allerdings nur, weil zu wenig Prüfsubstanz vorhanden war. Im Januar 1961 trafen wieder grössere Mengen ein; Kuhn nahm einen neuen Anlauf mit 70 Patienten, auch hier wieder «diagnostisch sehr verschiedene Gruppen», nachdem sich schon die «Vorversuche» auf «sehr verschiedene chronisch Kranke» konzentriert hätten, darunter «nur einzelne depressive Patienten». Etwas später würde man bei Geigy in einem anderen Kontext sein «inhomogene[s] Patientenmaterial» beklagen, von dem weniger als die Hälfte in Auswertungen einbezogen werden könne.[56]

Nach vier Monaten schlug Kuhn der Firma mögliche Indikationen vor: Die Substanz scheine besonders geeignet für die ambulante Behandlung von Depressionen. Patienten gerieten rasch in eine vergnügte Phase, die Nebenwirkungen seien gering, der beruhigende Effekt trete rasch ein. Denkbar sei auch eine Indikation für Kinder und Jugendliche. Tatsächlich begann das Ehepaar Kuhn Insidon nach der Markteinführung im Oktober 1961 gerne bei Kindern zu verwenden, und zwar bei solchen «mit leichteren Depressionen, die auch über Schlafstörungen klagten». Aus Geigys Sicht war Insidon das «wohl schillerndste Präparat unserer psychotropen Substanzen», das bei Praktikern gerade deshalb beliebt, bei der FDA jedoch aus demselben Grund in «Ungnade» gefallen sei. Die neuen Hürden für eine Marktzulassung in den USA überwand der Stoff nämlich nicht, dafür waren die Indikationsangaben zu breit. Man hatte es, zumindest für die USA, nicht geschafft, dem Produkt ein genügend klares Profil zu verleihen.[57]

Bereits kurze Zeit später legte Geigy nach und lancierte 1962 mit Pertofran[58] ein weiteres Antidepressivum. Im Unterschied zu Insidon gehörte Kuhn hier nicht zu den ersten Prüfern; diese fanden sich in Genf, Basel und St. Urban.[59]

54 Hier ist die katatone Schizophrenie gemeint, die durch psychomotorische Störungen, beispielsweise eine starke Anspannung des Körpers, geprägt ist.

55 StATG, 9'40, 5.0.3/11, Geigy an Kuhn, 16. 2. 1960; 9'40, 5.1.0/0.2, Prüfbericht Kuhns an Geigy, 10. 6. 1959.

56 StATG, 9'40, 5.0.3/11, Prüfbericht Kuhns an Geigy, 20. 4. 1961; FA Novartis, Geigy, PP 12/5, Produktion Pharma, Medizinische Abteilung, Sachgebietsprotokoll 1/64, 18. und 20. 3. 1964, S. 1 f.

57 StATG, 9'40, 5.0.3/11, Prüfbericht Kuhns an Geigy, 20. 4. 1961; 9'40, 5.0.3/26, Kuhn an Geigy, 6. 11. 1962; FA Novartis, Geigy, Produktion Pharma, Jb. der medizinischen Abteilung 1964, S. 4; Gaudillière/Thoms (2015), S. 173.

58 Desipramin, Desmethylimipramin, Metabolit III oder G 35020. Es handelte sich um eine frühe Substanz, die auf biochemischen Überlegungen und einem pharmakologischen Modell basierte. Das Modell bestand im Reserpin-Antagonismus, sprich Reserpin konnte depressive Symptome auslösen, die Desipramin wiederum behob. Germann (2017), S. 42; Brodie et al. (1961).

59 Brodie et al. (1961).

Im September 1961 setzten die Versuche auch in Münsterlingen ein, der Stoff war intern als Metabolit III oder G 35020 bekannt. Kuhn prüfte den Stoff wohl über ein halbes Jahr lang an rund 20 Patienten. Wenige Wochen nach Auftakt der Prüfung in Münsterlingen berichtete er Geigy, der neue Stoff wirke wie Tofranil, nur trete die Wirkung rascher ein. Nun wollte Geigy das Tempo erhöhen: Aus «bekannten Gründen», vermeldete die Firma zwei Monate später, sei man zu einem raschen Entschluss bezüglich des Stoffes gezwungen. Damit spielte sie auf den erhöhten Konkurrenzdruck an, der mit Amitriptylin entstanden war; zudem hatte die amerikanische Firma Lakeside das US-Patent für die Substanz anzugreifen begonnen. Firmenintern wurden bereits mögliche Markennamen diskutiert, man entschied sich gegen den Wortteil -Tofranil, um das neue Produkt stärker abzugrenzen. Bald wurde die Prüfung auf weitere sieben Prüfer ausgeweitet. Im März 1962, als Kuhn noch ausgiebig am Testen war, fiel firmenintern schon der Entscheid zur Einführung, wiederum mit expliziter Erwähnung der Konkurrenzsituation durch Amitriptylin und des Patentstreits. Die Einführung erfolgte in Rekordzeit im Juni 1962; Kuhn erfuhr nur indirekt davon, nicht von seinen Kontaktpersonen.[60]

Das erhöhte Tempo dieser Prüfung hatte Kuhn Mühe bereitet. Im Januar 1962 hatte er Schwierigkeiten bekundet, an geeignete Fälle zu kommen, da die meisten Patienten mit Depressionen nun vom Hausarzt behandelt würden. Er begann, eine neue Gruppe für klinische Versuche zu erschliessen: die ambulanten Patienten, die in seine Sprechstunden kamen. Wie er Geigy schrieb, hoffte er «auf diese Weise doch noch etwas mehr Fälle zusammenzubringen». Kuhn scheint auf seiner Patientensuche jedoch noch weitergegangen zu sein, wie er einem anderen Korrespondenzpartner schrieb: Er müsse für Geigy ganz dringend einen Stoff untersuchen und habe im Kantonsspital Münsterlingen sogar einen geeigneten Patienten angetroffen. Dieser widersetzte sich jedoch, Kuhn konnte ihn «wegen seines Widerstrebens nicht vom Spital herunterbringen».[61]

In der neuen Gruppe ambulanter Patienten, an denen der Metabolit III geprüft wurde, befanden sich auch fünf Pflegerinnen der Klinik. Sie waren bereits bei Kuhn in ambulanter Behandlung. Dass Pflegerinnen zu Patientinnen werden konnten und umgekehrt, war nichts Neues; einige waren bereits in die Versuche mit Tofranil und Insidon einbezogen oder über Jahre von Kuhn psychotherapeutisch behandelt worden.[62] Meist waren sie aus irgendeinem Grund auf

60 StATG, 9'40, 5.0.3/13, Kuhn an Geigy, 3. 10. 1961; ebd., Geigy an Kuhn, 22. 11. 1961; FA Novartis, Geigy, PP 12/2, Produktion Pharma, Pharma-Gremium, Protokoll 11/61, 19. 7. 1961; ebd., Protokoll 19/61, 20. 12. 1961; ebd., Protokoll 4/62, 7. 3. 1962; StATG, 9'40, 5.0.3/13, Geigy an Kuhn, 26. 1. 1962; ebd., Kuhn an Rothweiler, Geigy, 22. 5. 1962.

61 StATG, 9'40, 5.0.3/13, Kuhn an Rothweiler, Geigy, 12. 1. 1962; 9'40, 5.0.3/16, Kuhn an Pulver, Geigy, 20. 1. 1962.

62 Vgl. zu Pflegerinnen als Patientinnen auch Kapitel 3, S. 107–109.

ihren Abteilungen aufgefallen, worauf sie die Oberschwester zu Kuhn in die Therapie schickte. Maria Bodmers Krankenakte beispielsweise vermittelt eher den Eindruck einer Personalakte als einer Krankenakte, geht es doch vor allem um Leistungsschwierigkeiten und Alltagsprobleme auf der Abteilung. Nach einem halben Jahr verschrieb ihr Kuhn zunächst G 33040 gegen Schlafstörungen, also Insidon kurz vor der Registrierung, Anfang 1962 dann den Metaboliten III. In der Akte lassen sich keine Begründungen für diesen Wechsel von einem neu registrierten Medikament zu einer Prüfsubstanz finden, auch eine explizite Diagnose fehlt. Als Wirkbeobachtung steht einzig, damit gehe es nun sehr viel besser: «Sie ist weniger müde, kann besser arbeiten und fühlt sich wohl».[63]
Die Medikation verlief bei diesen Pflegerinnen im Grundmuster ähnlich: Vier der fünf erhielten zunächst G 33040 (das spätere Insidon), einige auch Tofranil, und wurden anschliessend in den Metaboliten-Versuch einbezogen. In einem Fall wurde der Metabolit mit einer weiteren Prüfsubstanz kombiniert.[64] Die Prüfungen von G 33040 und dem Metaboliten lagen zeitlich nahe beieinander; die Substanzen wirkten zudem in Kuhns Augen ähnlich und eigneten sich vor allem bei depressiven Verstimmungen. Möglicherweise hängt also die Umstellung der Pflegerinnen auf den Metaboliten mit der Markteinführung des Insidons zusammen. Die räumliche Nähe zu Kuhn, die regelmässigen Sprechstunden und die Beobachtungen anderer Personen, beispielsweise der Oberschwester, machten aus den fünf Pflegerinnen geradezu ideale Versuchsteilnehmerinnen.
Ob sie wohl besser als andere Patienten informiert wurden, was sie genau erhielten? In der Krankenakte einer Pflegerin notierte Kuhn mit Bezug zum späteren Insidon jedenfalls: «Die Pat. war vorübergehend böse, da man ihr sagte, Geigy gelb sei dasselbe wie Tofranil. Ich erkläre ihr dann die Formelunterschiede und es ist auffallend, wie sich die Situation löst und es besser geht.»[65] Es fällt auch auf, dass die Pflegerinnen relativ eigenmächtig umdosierten oder Substanzen nicht einnahmen, um dann von Kuhn in der Psychotherapie ermahnt zu werden, die Mittel nicht abzusetzen. Klar ist, dass die Pflegerinnen die für den Metaboliten-Versuch gesuchte und immer rarer werdende Diagnose Depression erhalten hatten. Ob es Kuhn ausschliesslich darum ging, Probandinnen zu finden, oder ob er auch Heilabsichten verfolgte, ist nicht abschliessend zu beantworten.
Der Metabolit III beziehungsweise Pertofran bietet nicht nur Einsicht in Kuhns ‹Patientensuche›, sondern ist auch in anderer Hinsicht aufschlussreich: Er war Teil einer ganzen Gruppe von Metaboliten, die nach Münsterlingen in die – ansonsten erfolglose – Prüfung kamen. Und zwar ausschliesslich dahin. Geigy hatte für die restlichen Metaboliten keine Markteinführung im Sinne; geprüft wurde

63 StATG, ZA KA ambulant 13002, 15. 3. 1962.
64 «Wy 3263» der amerikanischen Firma Wyeth, intern als «amerikanisches Mittel» bekannt; vgl. StATG, 9'40, 5.0.13/0, handschriftliche Notizen von Kuhn, o. D. sowie 9'40, 11.4/27, div. Einträge.
65 StATG, 9'40, 11.4/27, 25. 1. 1961. Für weitere Beispiele siehe Kapitel 3, S. 106–109.

«aus wissenschaftlichem Interesse nur bei Dr. Kuhn».[66] Dabei verzichtete die Firma teilweise auf toxikologische Voruntersuchungen und Verträglichkeitsprüfungen; vielleicht, weil von vornherein klar war, dass man den Behörden keine Unterlagen zu Toxikologie und Verträglichkeit einreichen musste.

Hinter der Stoffgruppe stand die These, dass der Körper beim Abbau von Tofranil Umwandlungsstoffe produziert, die das eigentlich wirksame Prinzip von Tofranil in Reinform verkörperten.[67] Kuhn stand in engem Austausch mit der biochemischen Abteilung von Geigy und sammelte Urinproben, um den Abbau von Tofranil im Organismus untersuchen zu helfen. Mit Metabolit I[68] wurden zwar erste Abklärungen durchgeführt, Geigy sah jedoch von einer «ausgedehnten pharmakologischen Prüfung» und der «üblichen Verträglichkeitsprüfung durch Prof. Grünthal» ab. Man würde es hingegen begrüssen, so die Firma, wenn Kuhn «an wenigen geeigneten Patienten entsprechende Versuche unternehmen» könnte. Er solle melden, ob er noch tierexperimentelle Prüfungen in einer bestimmten Richtung wünsche, man habe jedoch nur einen kleinen Vorrat an Substanzen zur Verfügung.[69] Kuhn erwiderte, dass er die Toxizität an einem chronischen Fall überprüfen werde. Erst danach werde er bei einem depressiven Patienten festzustellen versuchen, ob der Stoff wirksam sei. Hier wird Kuhns zweistufiges Vorgehen sichtbar: eine Erstprüfung an chronischen Fällen, danach die eigentliche Wirkungsprüfung. Zwischen 1958 und 1962 prüfte Kuhn den Metaboliten I dann an «etwa einem Dutzend Fällen».[70]

Zwischen 1965 und 1966 prüfte Kuhn auch den sechsten Metaboliten.[71] Hier wurden zwar toxikologische Versuche durchgeführt, Geigy notierte jedoch, dass auf eine vorgängige klinische Verträglichkeitsprüfung an Gesunden verzichtet werde.[72] Kuhn berichtete bald von «recht unangenehmen Nebenwirkungen»; die zwei Patientinnen seien sehr aufgeregt geworden, man habe das Präparat wieder abgesetzt und er wolle «vorläufig in dieser Beziehung keine Verantwortung übernehmen».[73] Die chronisch katatone Patientin erhielt ge-

66 FA Novartis, Geigy, PP 12/5, Produktion Pharma, Medizinische Abteilung, Protokoll Sachgebietsbesprechung Psychopharmaka, 1/1964, 18. und 20. 3. 1964, S. 1, 4; ebd., Protokoll Sachgebietsbesprechung Psychopharmaka, 3. 7. 1964, S. 1; Protokoll Sachgebietsbesprechung Psychopharmaka, 29. 9. 1964, S. 1. Zu den Metaboliten vgl. Theobald et al. (1966), S. 187–197.

67 Brodie et al. (1961). Sechs solcher Stoffe wurden entwickelt, zwei waren jedoch biologisch inaktiv (Metabolit II und V) und der vielversprechendste Metabolit IV konnte chemisch nicht genügend stabilisiert werden. Die restlichen drei wurden von Kuhn geprüft.

68 G 33679, Geigy Violett. Vgl. Kapitel 2, S. 78, wo der Stoff bereits als Teil der Regenbogenfamilie vorkommt.

69 StATG, 9'40, 5.0.3/13, Geigy an Kuhn, 9. 6. 1958. Folgende pharmakologische Versuche wurden durchgeführt: «Meerschweinchendarm; Maus: Toxizität, Serotonin- und Histaminantagonismus».

70 StATG, 9'40, 5.0.3/13, Kuhn an Geigy, 11. 6. 1958. Vgl. auch Kapitel 2, S. 78.

71 G 36526.

72 FA Novartis, Geigy, PP 12/5, Produktion Pharma, Medizinische Abteilung, Protokoll, 1/1964, 18. und 20. 3. 1964, S. 4.

73 StATG, 9'40, 5.0.3/31, Kuhn an Geigy, 9. 12. 1965; ebd., Extra-Rapport zur Patientin, o. D.

mäss Krankenakte den Metaboliten jedoch bis August 1966.[74] Bedenkt man, dass der Metabolit als Antidepressivum gedacht war, erstaunt der Einbezug dieser Diagnose ebenso wie die lange Verabreichungsdauer.

Dass Stoffe vor Abschluss der Vorabklärungen in die klinische Prüfung gegeben würden, erschien einem Geigy-Mitarbeiter problematisch. Er schrieb Kuhn 1964 zu einem anderen Präparat, man bemühe sich, genügend Substanz herzustellen, um die sogenannte subchronische Toxizität, also die schädliche Wirkung bei wiederholter Einnahme, zu überprüfen. «Ohne diese toxikologische Prüfung wäre es kaum verantwortlich, Ihnen das Präparat zur Prüfung am Menschen zu geben.»[75] In der Praxis gab es jedoch eine Bandbreite von Vorgehensweisen. Bei den beiden Metaboliten wurde auf die Verträglichkeitsprüfung an gesunden Freiwilligen verzichtet; bei anderen Stoffen liess Geigy die langfristige Toxizitätsabklärung weg. Bei G 31531 beispielsweise, einem «Prüfungswunsch von Dr. Kuhn», klärte man zwar die subchronische Toxizität ab, verzichtete aber auf die «toxikol. Prüfung am Hund», «da eine klin. Prüfung nur bei Dr. Kuhn vorgesehen ist». «Praktisch keine Verwendung, theoretisch von Interesse», notierte die Firma vor Beginn der klinischen Prüfung.[76] Bei anderen Substanzen wurde die Toxizität bei wiederholter oder dauernder Einnahme offenbar zeitgleich mit den klinischen Versuchen überprüft.[77] Kuhn diente in dieser Zeit für Geigy also auch dazu, möglichst früh erste Einschätzungen zur Verträglichkeit eines Stoffes zu liefern.[78]

74 StATG, 9'10, 5.4/9525. Dieser Langzeitpatientin wurden insgesamt zwölf Prüfsubstanzen verabreicht, darunter während fast eines Jahres der Metabolit VI, ohne weitere Auswertung oder Begründung in der Krankenakte. Vgl. Kapitel 3, S. 104 f.

75 StATG, 9'40, 5.0.3/32, Stoll, Geigy, an Kuhn, 4. 8. 1964.

76 FA Novartis, Geigy, PP 12/5, Produktion Pharma, Medizinische Abteilung, Protokoll Sachgebietsbesprechung Psychopharmaka, 1/1964, 18. und 20. 3. 1964, S. 3. Geigy liess den Stoff jedoch an sechs Gesunden testen – mit schlechtem Ergebnis: Die Substanz hatte ausserordentlich depressive Stimmungslagen, in einem Fall gar mit Suizidideen, sowie Zittern, Schwindel und andere Nebenwirkungen zur Folge. Man riet Kuhn deshalb, mit «KLEINEN Dosen zu beginnen»; Kuhns Prüfung hatte ebenfalls nur negative Wirkungen.

77 FA Novartis, Geigy, PP 12/5, Produktion Pharma, Medizinische Abteilung, Protokoll Sachgebietsbesprechung Psychopharmaka, 1/1964, 18. und 20. 3. 1964, S. 2 f.

78 Für andere Firmen ist die Quellenlage zu Toxizitäts- und Verträglichkeitsprüfungen bedeutend schlechter. Es findet sich jedoch ein Hinweis, dass die Ciba ebenfalls eine Prüfsubstanz zu Kuhn gab, bevor die Verträglichkeit bei wiederholter Anwendung «auch am Hund» genauestens abgeklärt worden war. Als Grund für den Verzicht wurde Substanzknappheit genannt; vgl. StATG, 9'40, 5.0.2/2, Bein, Ciba, an Kuhn, 11. 11. 1966.

Keto: Der Versuch, der alle Grenzen sprengt

Die mit Abstand grösste, längste und umfassendste Versuchsreihe in der Psychiatrischen Klinik Münsterlingen begann 1963 mit Ketotofranil. Offiziell dauerte sie bis Ende 1970, als Geigy zu Kuhns grossem Missfallen die Forschung damit einstellte. Trotz der langjährigen Bemühungen kam die Substanz nie auf den Markt. In den Versuch waren über tausend Münsterlinger Fälle involviert, darunter erstmals eine grössere Zahl von Kindern und Jugendlichen sowie viele ambulante Patienten, die mit den unterschiedlichsten Anliegen und Beschwerden in die psychiatrischen Sprechstunden kamen.

Doch was war das überhaupt für ein Stoff, der die 1960er-Jahre derart prägte? Wie die meisten Prüfsubstanzen trug er zwar eine Nummer, G 35259, sowie die Namen Ketimipramin oder Ketotofranil. Bekannt war er aber vor allem als «Keto». Die Abkürzung passt zur Vertrautheit, die sich im Laufe eines solch langen Versuchs mit der Substanz eingestellt haben muss. Die längeren Namen verweisen auf einen zweiten wichtigen Punkt: Auch Keto war ein Tofranil-Nachfolger, weshalb man den Prüfstoff in der Münsterlinger Klinik nicht als komplett neuartige Substanz, sondern als Abwandlung einer bekannten behandelte.[79]

Keto dürfte bereits im Juli 1959 erstmals nach Münsterlingen geliefert worden sein.[80] Was dann geschah, ist unklar. Die Prüfung wurde erst rund vier Jahre später aufgenommen, wie ein Geigy-Schreiben «der Form halber» belegt.[81] Der Stoff sollte bei Depressionen angewendet werden, die entsprechenden Prüfmengen waren bereits bei einem persönlichen Besuch übergeben worden. Im November 1963 berichtete Kuhn Geigy über den Versuchsstart. Das Vorgehen erfolgte stufenweise: Nach einigen «Vorversuchen» habe er den Stoff bei einem «guten Testfall» angewendet.[82] Wie Kuhn explizit festhielt, waren die Vorversuche eigentlich eine Verträglichkeits- und Toxizitätsprüfung. Beim Testfall ging es dann darum, die Wirksamkeit zu prüfen. Alle fielen positiv aus.[83]

Doch nun legte Kuhn eine für ihn untypische Vorsicht an den Tag: Er zögere immer noch, «frisch erkrankte Patienten [mit Keto] zu behandeln», meldete er Geigy, und zwar aufgrund schlechter Erfahrungen mit einem anderen Geigy-Stoff, den er 1962 an mindestens acht Patienten getestet hatte.[84] Bei der Substanz G 37329 war es zu starken Nebenwirkungen gekommen: zu Austrocknungserscheinungen und Bluteindickungen, besonders in den ersten Wochen

79 Zur Nachfolge-Thematik vgl. StATG, 9'40, 5.0.3/32, Prüfbericht G 36259, Kuhn an Geigy, 29. 10. 1966.
80 Ebd., Drei Eingangsbestätigungen über den Erhalt des Stoffes, 26. 7. 1959, 5000 Einheiten.
81 Ebd., Geigy an Kuhn, 15. 8. 1963.
82 Ebd., Kuhn an Geigy, 4. 11. 1963.
83 Ebd., Bericht vom 28. 2. 1964, S. 2.
84 Ebd., S. 4.

der Behandlung.[85] Geigy hatte sich dann bei Kuhn erkundigt, ob er die Versuche fortsetzen wolle oder diese «unter den gegebenen Umständen nicht mehr vertretbar» finde.[86] Kuhn hatte für einen Abbruch votiert, während Geigy daraufhin höflich nachgehakt hatte, ob er «nicht doch noch einige Prüfungen» mit dem Stoff machen wolle, da in den nächsten Monaten «keine neuen Versuchspräparate zur Verfügung stehen».[87] Kuhn hatte die Prüfung mit G 37329 in der Folge von sich aus eingestellt.[88]

Dass Kuhn bei Keto vergleichsweise vorsichtig vorging, lässt sich also mit den Problemen mit G 37329 erklären. Mitte Dezember 1963 wurde die Keto-Prüfung auf acht zusätzliche Patienten ausgeweitet. Nun wählte Kuhn «prognostisch eher ungünstig[e]» Fälle aus, weil es bei schweren Fällen – so die Begründung – keine Spontanheilungen gebe, weshalb die Stoffwirkung unvermischt mit dem Krankheitsverlauf erfasst werden könne. Nach rund vier Monaten berichtete er Geigy, dem Versuch hafte noch «etwas Unheimliches» an. Manche Patienten würden stark schwitzen, zudem habe es beim Umstellen auf Tofranil «schwere neurovegetative Nebenerscheinungen» gegeben, die «eindrücklich» gewesen seien und während mehrerer Tage eine «für uns recht peinliche Situation geschaffen haben». Man habe mit ernsthaften Komplikationen gerechnet. Kuhn befürchtete, dass die Substanz im Körper nicht richtig abgebaut werde, und wünschte deshalb Stoffwechseluntersuchungen. Bei der Weiterprüfung werde man besondere Vorsicht walten lassen müssen – was für ihn in erster Linie hiess, dass es «eine grosse persönliche Erfahrung und sehr gute Kenntnis der Versuchspersonen» brauche. Sofern Patienten aus dieser ersten Prüfungsrunde entlassen wurden, stellte man sie auf ein zugelassenes Medikament um – ebenfalls eine aussergewöhnliche Vorsichtsmassnahme im Vergleich zu anderen Prüfungen. Man habe es nämlich bisher nicht gewagt, «das Versuchspräparat aus der Hand zu geben».[89] Die Erfahrung mit G 37329 muss Kuhn noch in den Knochen gesteckt haben.

Trotz dieser Nebenwirkungen kam er zu einem positiven Urteil: Die bisherigen Ergebnisse hätten «sehr grosse Bedeutung», der Stoff sei dem Tofranil ebenbürtig. Komplikationen bedeuteten für Kuhn keineswegs, dass es sich um einen ungeeigneten Prüfstoff handelte. Er schloss daraus eher, dass dann die richtige Dosierung oder die passende Patientengruppe noch nicht gefunden

85 StATG, 9'40, 5.0.3/13, Kuhn an Geigy, 3. 2. 1962.

86 Ebd., Geigy an Kuhn, 27. 6. 1962. Geigy hatte daraufhin auch begonnen, die Nebenwirkungen in Tierexperimenten zu untersuchen.

87 Ebd., Kuhn an Geigy, 17. 7. 1962; Geigy an Kuhn, 23. 7. 1962.

88 Kuhn berichtete jedoch 1964, «irrtümlicherweise» seien die Versuche nochmals aufgenommen worden und es sei bei Einzelfällen zu spektakulären Besserungen gekommen, die sich jedoch nicht wiederholen liessen. StATG, 9'40, 5.0.3/32, Kuhn an Geigy, 28. 2. 1964. Erst im Dezember 1964 erfolgte der offizielle Einstellungsbescheid der Firma; FA Novartis, Geigy, PP 50, Präparat Klinik-Stadium A, Jb. 1964, S. 12.

89 StATG, 9'40, 5.0.3/32, Bericht vom 28. 2. 1964, S. 5–15.

war. So beschloss er «nach reiflicher Überlegung», auch ambulante Patienten in den Versuch einzuschliessen – ein entscheidender Schritt, wie sich später erweisen würde. Mit dem Einbezug ambulanter Patienten sei zwar ein «erhöhtes Risiko» verbunden, aber die Prüfung käme dann sehr viel rascher voran. Keto stehe nämlich «mit grosser Wahrscheinlichkeit eine ganz bedeutende Zukunft» bevor.[90] Ambulante Patienten konnte man nicht annähernd gleich eng überwachen und beobachten wie stationäre Patienten. Zudem konnte man bei Zwischenfällen weniger schnell reagieren. Die Vorteile lagen jedoch auf der Hand: Nebst einer Beschleunigung der Prüfung – die Konkurrenz war spürbar – konnte so die Fallzahl rasch erhöht werden. Ausserdem wurden depressive Patienten, die Zielgruppe, immer häufiger ambulant oder in Arztpraxen behandelt; eine Entwicklung, die Kuhn nicht zuletzt Medikamenten wie dem Tofranil zuschrieb.[91] Der Einbezug einer wachsenden Zahl ambulanter Patienten bot die Möglichkeit, eine Prüfung durchzuführen, die alle bisher bekannten Dimensionen sprengen würde. Zwar hatten schon frühere Tests ambulante Patienten miteinbezogen; nun kamen jedoch mehr und mehr Fälle hinzu, die Kuhn nicht bereits von früheren stationären Aufenthalten kannte.

Im Sommer 1964 war die Keto-Versuchsreihe auf 40 Patienten angewachsen. Kuhns Urteil fiel nun noch positiver aus: Der Stoff sei dem Tofranil nicht nur ebenbürtig, sondern stelle einen «beträchtlichen Fortschritt» gegenüber diesem dar. Nebenwirkungen träten praktisch nicht mehr auf. Er begann auf eine möglichst rasche Einführung zu drängen, da er seit kurzem die These vertrat, dass die antidepressive Wirkung gerade nicht an Nebenwirkungen gebunden sei – entgegen der Meinung vieler Psychopharmakologen. Deshalb die Eile. Es sei zu erwarten, «dass man nach und nach auch anderswo auf solche Gedanken kommt».[92] Geigy sah dies ähnlich, bat Kuhn jedoch um vergleichende Blindversuche mit Keto und Tofranil. Dieser weigerte sich. Blindversuche seien nicht zweckmässig, man solle diese Frage ruhen lassen; mit der Zeit werde man vielleicht in Basel auch so merken, dass Keto wirksam sei. Der gewünschte Doppelblindversuch wurde 1965 dann an einer anderen Klinik durchgeführt. Laut einer internen Geigy-Notiz war eine solche Doppelblind-Untersuchung in der Schweiz erstmalig und erfolgte «aus zeitlichen Gründen vor Vervollständigung unserer toxikologischen Unterlagen».[93]

Kuhn prüfte weiter: Ende 1964 waren in Münsterlingen schon 100 Fälle in den Versuch einbezogen. Seine anhaltend positive Einschätzung von Keto wurde jedoch von andern Prüfern nicht bestätigt, was diesen verwunderte: Es sei ihm schwer verständlich, dass «Herr Kollege [...] die Substanz für wirkungslos

90 Ebd., S. 15–17.

91 Ebd., Kuhn an Geigy, 2. 12. 1964.

92 Ebd., Kuhn an Stoll, Geigy, 30. 7. 1964.

93 Ebd., Kuhn an Geigy, 2. 11. 1964; FA Novartis, Geigy, PP 50, Produktion Pharma, Präparate Klinik, Stadium A, Jb. 1964, S. 11 («3-monatiger Toxizitätsversuch an Hund und Ratte noch ausstehend»).

halten kann». Dieser müsse die falsche Patientengruppe ausgewählt haben, meinte Kuhn Geigy gegenüber. Um seine hohe Meinung von Keto zu untermauern, wandte Kuhn mehrere Strategien an: Erstens hob er seine ausserordentliche Erfahrung als Prüfer hervor. Da immer weniger depressive Patienten hospitalisiert würden, sammelten sich in den Kliniken «atypische, schwer zu behandelnde und noch viel schwerer zu beurteilende Fälle» an. Um diese in Prüfungen einzubeziehen, bedürfe es «ganz besonderer Erfahrungen».[94]

Zweitens zog Kuhn das gesamte Klinikpersonal als Zeugen heran. Nicht nur er, auch seine ärztlichen Mitarbeiter und das Pflegepersonal seien von Keto «absolut überzeugt». Darunter fänden sich «ältere Schwestern und Pfleger, die die Einführung des Largactils in der Anstalt mitgemacht haben, die bei der Ausarbeitung des Tofranils intensiv mitwirkten und die seither immer wieder Erfahrungen gesammelt haben mit den verschiedensten Psychopharmaka». Niemand würde auch nur die leisesten Zweifel an der Substanz äussern, ganz im Gegenteil: Das Personal schlage immer wieder vor, Patienten mit Keto zu behandeln. Und gerade dieses könne ja eigentlich am «allerbesten sagen, ob ein Medikament wirkt oder nicht».[95]

Drittens begann er zumindest ansatzweise, einer Bitte Geigys Folge zu leisten und statistische Belege zu sammeln. Er trug 100 Fälle auf Karteikarten zusammen und erstellte auf dieser Basis eine tabellarische Übersicht, die er allerdings mehrfach relativierte. «Es wäre dazu natürlich noch sehr viel Kommentar zu geben», beispielsweise sei die Statistik durch die vielen Stoffkombinationen beeinflusst, wobei die Kombinationen in seinen Augen zu besseren Ergebnissen führten. Die ambulanten Fälle seien zudem besonders schwierige Kranke und insofern eine «negative Auslese». Denn andere Ärzte wiesen ihm gerade diejenigen Patienten konsiliarisch zu, denen bisher niemand hatte helfen können.[96]

Keto wirkte hervorragend – so viel war Kuhn klar –, doch seine Vorgehensweise und Prüfmethodik hingen derart stark von seiner Person ab, dass sich die Ergebnisse andernorts kaum replizieren oder verallgemeinern liessen. Vor allem Kombinationsbehandlungen widersprachen dem Ziel einer systematischen Auswertung diametral; Kuhn vertraute jedoch auf seinen klinischen Blick und war sich sicher, dass er bekannte und unbekannte Wirkung scharf voneinander unterscheiden konnte: «Ich habe die Behandlungen jeweils so geführt, dass ich mir ein ziemlich genaues Bild darüber machen kann, was das neue Präparat leistet und wo seine Grenzen sind.»[97] Statistik behagte ihm grundsätzlich nicht: «Eine richtige Anschauung über die Wirkungsweise eines Präparates bekommt man viel eher auf Grund der genauen Kenntnis von Einzelfällen als

94 StATG, 9'40, 5.0.3/32, Kuhn an Geigy, 2. 12. 1964.
95 Ebd.
96 Ebd., Kuhn an Geigy, 2. 12. 1964; Kuhn an Geigy, 2. 2. 1965.
97 Ebd., Kuhn an Geigy, 2. 2. 1965. Vgl. zu den Stoffkombinationen auch Kapitel 3, S. 103 f.

mittels einer grossen Statistik, in welcher durch die Vergewaltigung des Materials manches notwendigerweise verzerrt wird.»[98]
Kuhn ging deshalb wieder zu den gewohnten Berichten mit ausführlichen Fallschilderungen über. Das nächste Gutachten über Keto sollte gar auf 75 maschinengeschriebene Seiten anwachsen: Die 100 Fälle, über die er im August 1965 berichtete, waren alle über ein halbes Jahr mit Keto behandelt worden. Durch diese lange Dauer erübrigte sich laut Kuhn die Verwendung von Placebos, da sich wirksame Mittel mit der Zeit deutlich von unwirksamen unterschieden.[99] Von den 100 Fällen standen 66 in ambulanter Behandlung. Kuhn sah nun in der ambulanten Prüfung weit mehr Vor- als Nachteile; überdies könne man ein Antidepressivum heutzutage nur angemessen beurteilen, wenn man sowohl «klinische wie poliklinische Patienten» einbeziehe.[100] Kuhn berichtete, dass es bei vier Fünftel der Patienten zu einer mehr oder weniger starken Besserung gekommen und mit Keto ein «neuer, ganz wesentlicher Fortschritt der Psychopharmakologie erreicht» worden sei. Mittels Kombinationen mit Insidon, Pertofran und anderen Stoffen habe er zudem versucht, Komponenten, die über die «rein phasischen Depressionen» hinausreichten, mit zu behandeln – die Therapie also individuell anzupassen.[101] Geigy tolerierte dieses Vorgehen noch einige Jahre, obwohl es die Grenzen zwischen klinischem Versuch und therapeutischer Anwendung verwischte.
Im Keto-Gutachten kommt auch die Behandlung von Kindern zur Sprache. Kuhn muss also spätestens 1965 damit begonnen haben. Er urteilte, dass Kinder Keto besser vertrügen als Tofranil, weil es weniger Erbrechen auslöse; allgemein seien bei Kindern ganz neue Indikationen für den Stoff zu erschliessen.[102] Die kleindosierten Tabletten à 10 Milligramm, die Kuhn in der Folge immer wieder bestellte, waren für diese Patientengruppe gedacht.[103] Kinder wurden nicht grundsätzlich anders behandelt als Erwachsene, nur in der Dosierung machte man einen Unterschied. Das Verhältnis von Erfolgen und Misserfolgen sei bei Kindern nämlich ungefähr gleich wie bei Erwachsenen, so Kuhn.[104] Keto war nicht der einzige Prüfstoff, den man bei Kindern anwendete. Sie erhielten tendenziell jeweils diejenigen Prüfstoffe, die gerade am höchsten im Kurs waren: zunächst Tofranil, später Insidon und Keto und schliesslich Ludiomil, vor und nach ihrer jeweiligen Zulassung.
Hauptsächlich zuständig für die Behandlung von Kindern und Jugendlichen war Kuhns Ehefrau Verena, die sich in dieser Zeit auf Kinder- und Jugendpsych-

98 StATG, 9'40, 5.0.3/0, Kuhn an Stoll, Geigy, 6. 7. 1965.
99 StATG, 9'40, 5.0.3/32, Gutachten Kuhns an Geigy, 4. 8. 1965, S. 61.
100 Ebd., S. 2, 8.
101 Ebd., S. 23, 55, 75.
102 Ebd., S. 41 f., 75.
103 Nebst der Einstellung schwer behandelbarer Patienten; StATG, 9'40, 5.0.3./32, Kuhn an Geigy, 10. 11. 1965.
104 Ebd., Bericht Kuhns an Geigy, 10. 6. 1966, S. 3 f.

iatrie spezialisierte. In ambulanten Sprechstunden behandelte sie Kinder und Jugendliche mit diversen Beschwerden, von Schulschwierigkeiten über Stottern und Bettnässen bis zu Schlafproblemen, hinter denen sie oft eine unterschwellige depressive Komponente ausmachte. Die meisten Kinder kamen auf Wunsch ihrer Eltern ins Ambulatorium; weitere wurden von anderen Institutionen oder Kinderheimen zur Behandlung oder Begutachtung zugewiesen.[105] 1966 verfasste Verena Kuhn – möglicherweise gemeinsam mit ihrem Mann – ein Manuskript über «kasuistische Untersuchung an 100 medikamentös antidepressiv behandelten Kindern».[106] Darunter befanden sich auch Keto-Fälle, andere waren mit zugelassenen Medikamenten, insbesondere Tofranil, behandelt worden. Im April 1966 jedenfalls waren unter den mittlerweile 150 neuen Keto-Patienten, über die Geigy berichtet wurde, 18 Kinder.[107] Kinder und Jugendliche waren vor allem im Zuge der Versuchsausweitung auf ambulante Patienten miteinbezogen worden, da sie vornehmlich ambulant behandelt wurden. Keto war keineswegs spezifisch an diese Patientengruppe geknüpft, vielmehr wurde es einfach zum Stoff für ambulante Behandlungen.

Verena Kuhn scheint eine ähnliche Neigung zu pharmakologischen Stoffen gehabt zu haben wie ihr Gatte. In ihrer beider Namen schrieb Roland Kuhn denn auch über die Behandlung von Kindern mit Antidepressiva: «Es ist uns immer weniger verständlich, dass es immer noch Kinderpsychiater gibt, die glauben, dass die medikamentöse Behandlung, falls sie richtig und angezeigt ist, Nachteile bringe […].»[108] Wortreiche Begründungen für die Verabreichung einer Prüfsubstanz oder detaillierte Wirkungsbeschreibungen kommen bei Verena Kuhn allerdings selten vor. Typisch für sie ist eher die in Krankengeschichten häufig anzutreffende Wendung, man wolle es «doch einmal mit diesem Stoff probieren». Daher lassen sich die Gründe, weshalb ein Kind eine Prüfsubstanz erhielt, oft nur schwer nachvollziehen. So brachten Eltern ihre Kinder mitunter auch wegen «Leistungsschwäche» in die Sprechstunde; wenige Konsultationen genügten, dann wurden Prüfsubstanzen nach Hause geschickt oder mitgegeben.[109] Andere Kinder erhielten Keto, weil sie das Bett nässten.[110] Während Bettnässen immerhin eine Nebenindikation von Tofranil war, scheint die Behandlung von kindlicher Leistungsschwäche, Stottern oder Schulschwierigkei-

105 Siehe zum Beispiel zwei Fälle, denen Keto gegeben wurde: StATG, ZA KA ambulant 21566; ZA KA ambulant 18485 (mit Gutachten von Verena Kuhn).

106 StATG, 9'40, 21.3.1/4 Vorakten (Publikation fehlt); in 9'40, 8.2/52 findet sich der am 29. 5. 1965 gehaltene Vortrag desselben Titels; die Aktenlage lässt nicht eindeutig eruieren, wer von den beiden den Vortrag hielt.

107 StATG, 9'40, 5.0.3/32, Bericht Kuhns an Geigy, 10. 6. 1966, S. 3 f.

108 StATG, 9'40, 3.0.2/7, Kuhn an einen Arzt, 19. 6. 1965.

109 Siehe zum Beispiel dreimalige Konsultation im Ambulatorium wegen Leistungsschwäche 1969–1972, Abgabe von Keto und später Ciba 34276: StATG, ZA KA ambulant 23412. Für eine ähnliche Vorgehensweise siehe ZA KA ambulant 12753.

110 Zum Beispiel StATG, ZA KA ambulant 20549; ZA KA ambulant 18485.

ten mit der Prüfsubstanz Keto ziemlich weit entfernt von einer wissenschaftlich ausgerichteten, klinischen Prüfungsanordnung.

Die Keto-Versuchsreihe wurde auch bei Erwachsenen weiter ausgebaut. Mittlerweile wurde die Prüfsubstanz eher wie eine Standardtherapie abgegeben. Die langen Verabreichungszeiträume sowie die inzwischen bedenkenlose Weitergabe an Hausärzte und Angehörige deuten jedenfalls nicht in Richtung klinische Prüfung. Auch gab es keine eigentliche Fragestellung mehr, es ging höchstens noch darum, den positiven Eindruck mit möglichst grossen Zahlen zu belegen. De facto hatte Keto nämlich das zugelassene Tofranil in Münsterlingen spätestens 1966 abgelöst, wie Kuhn gegenüber Geigy festhielt: «[S]eitdem wir über G 35259 verfügen, verwenden wir kaum mehr Tofranil». Da er nicht nur eindeutige endogene Depressionen mit Keto behandle und damit er sich im «Wirrwar» der verschiedenen Formen von Depressionen irgendwie zurechtfinden könne, müsse er zudem «unbeschränkt Medikamente verordnen können». Damit meinte er Keto. Und entsprechend stieg auch der Jahresbedarf, den er Geigy immer wieder mit sorgenvollem Blick auf schrumpfende Vorräte meldete, in den folgenden Jahren laufend an.[111]

Mitte 1970 bestellte er zum letzten Mal Nachschub: Am liebsten hätte er gleich einen Halbjahresbedarf von 250 000 Keto-Tabletten zu 25 mg gehabt. Seine Bitte wurde jedoch – zu seiner Überraschung – abgewiesen.[112] Vordergründig ging es um Abgabeformen: Geigy hatte bereits 1968 Kapseln à 40 mg hergestellt, Kuhn hielt jedoch Tabletten für wirksamer als Kapseln, zudem zog er die 25-mg-Dosierung vor.[113] Geigy meldete nun aber, die 25-mg-Dosierung sei im Entwicklungsprogramm nicht eingeschlossen: «Die Entwicklung neuer Formen ohne entsprechende biochemische Untersuchungen ist heute nicht mehr zu verantworten.» In einer plötzlichen Kehrtwendung wurde Kuhn zudem gebeten, in Zukunft auf Kombinationen zu verzichten und nur eine beschränkte Zahl von Patienten in die weitere Keto-Prüfung einzubeziehen.[114]

Im Hause Geigy war Entscheidendes im Gang: die Fusion mit der Ciba.[115] Kuhn wurde mitgeteilt, man habe ihn nicht vergessen, müsse jedoch wegen der bevorstehenden Fusion alle Unternehmen ruhen lassen. Verwirrt wandte sich Kuhn darauf direkt an Hugo J. Bein der Ciba: «Da ich im Moment nicht weiss, an wen ich mich nun wegen Ketimipramin bei der Firma Geigy wenden muss, bin ich Ihnen dankbar, wenn Sie mir sagen können, ob ich bis anfangs Oktober mit weiterem Nachschub rechnen kann.» Kuhns Vorgehen löste bei Geigy «Be-

111 StATG, 9'40, 5.0.3/32, Kuhn an Geigy, 10. 6. 1966, S. 2; Kuhn an Geigy, 29. 4. 1969. Vgl. zu Mengen und Weitergabe Kapitel 5, S. 163–170.

112 Ebd., Kuhn an Geigy, 11. 7. 1970; Geigy an Kuhn, 15. 7. 1970.

113 Ebd., Kuhn an Geigy, 29. 1. 1968; Kuhn an Geigy, 29. 4. 1969.

114 Ebd., Geigy an Kuhn, 15. 7. 1970; Geigy an Kuhn, 4. 8. 1970.

115 Vgl. zur Fusion Kapitel 6, S. 190–192.

fremden» aus.[116] Die Versorgungslinie war abgerissen: Wegen der ungeklärten Zukunft von Keto könne man ihm keine weiteren Zusagen für Versuchsmengen machen, so Geigy im Oktober 1970. Im Dezember 1970 fiel dann der Entscheid. Ciba-Geigy beschloss, «to drop further plans with this preparation»; an Weihnachten wurde Kuhn von Bein über den Beschluss orientiert. Viele Prüfstellen hätten gemeldet, dass Keto nicht wirksamer sei als bereits vorhandene Mittel; hinzu kämen tiertoxikologische Resultate. Vermutlich wollte man im Rahmen der Fusion mit der Ciba auch einige Richtungsentscheide und eine strategische Auswahl zwischen ähnlich wirkenden Stoffen treffen.[117]

Kuhn hielt dies für einen folgenschweren Fehlentscheid. Auf Beins Weihnachtsbrief antwortete er: «Sie schreiben, Sie hofften, dass ich Ihre Beweggründe die Prüfungen zu sistieren verstehe. Vorläufig muss ich Ihnen dazu sagen, dass zumindest unsere Patienten nicht verstehen können, wie man ein derart wirksames und gutes Präparat aufgeben könne. Es ist geradezu das stereotype Gespräch in unsern Sprechzimmern. Unsere Patienten wünschen zu wissen, warum sie ein Medikament, das ihnen zum Teil seit Jahren die besten Dienste erwiesen hat, nicht mehr bekommen sollen, die Mütter jammern, was sie denn mit ihren Kindern anfangen sollen, wenn die altbekannte Misere daheim und in der Schule wieder losgeht. Es ist für uns recht schwierig, den Patienten gegenüber den Sachverhalt zu rechtfertigen, da wir selbst keineswegs überzeugt sind von der Richtigkeit des Entschlusses.» Nicht nur die Patienten, so Kuhn weiter, würden unter dem Entscheid leiden. Er stelle auch ihn selbst und seine Mitarbeiter vor einige praktische Probleme, deren Ausmass er noch nicht beurteilen könne.[118]

Das Hauptproblem lag auf der Hand: Man musste nun einen Grossteil der Münsterlinger Patienten auf eine neue Substanz umstellen. Ab 1971 wurden die meisten bisherigen Keto-Patienten auf Ciba 34276, das spätere Ludiomil, umgestellt. Allerdings nicht ganz alle: Vereinzelt muss man den Stoff weiterhin abgegeben haben, in einem Fall gar bis 1979.[119] Bis Februar 1970 habe man, resümierte Kuhn im selben Jahr, 1 214 000 Dragées Keto verwendet. Diese wurden «an einem Krankengut von wenig über 1000 Fällen geprüft, bei denen sich über

116 StATG, 9'40, 5.0.3/32, Kuhn an Bein, Ciba, 1. 9. 1970; ebd., Oberholzer, Geigy, an Kuhn, 28. 9. 1970; ebd., Kuhn an Bein, Ciba, 2. 10. 1970.

117 Ebd., Geigy an Kuhn, 6. 10. 1970; FA Novartis, Ciba-Geigy, PH 4.00.2, 2. 12. 1970; StATG, 9'40, 5.0.4/4, Bein, Ciba, an Kuhn, 24. 12. 1970. Bereits im dritten Quartalsbericht von 1968 hatte Geigy Probleme mit chronischen Toxizitätsversuchen in den USA gemeldet. Eine Ausdehnung der Prüfungen erscheine vorderhand nicht ratsam; FA Novartis, Geigy, PP 36, Quartalsbericht Departement Forschung Pharma 3/68, S. 14. 1967 waren die Keto-Prüfungen in England vom «Committee on Safety of Drugs» einstweilig eingestellt worden; die Behörde hatte zusätzliche Berichte zu Toxizität und Wirkungen auf Fertilität verlangt; vgl. StATG, 9'40, 5.0.3/32, Geigy an Kuhn, 7. 7. 1967. Nach der Fusion trat Ludiomil an Ketos Stelle; vgl. dazu Kapitel 6, S. 190.

118 StATG, 9'40, 5.0.4/4, Kuhn an Bein, 4. 1. 1971.

119 StATG, ZA KA ambulant 32419 I, Patientin an Verena Kuhn, 27. 6. 1979. Vgl. zu diesem Fall Kapitel 5, S. 171 f.

das Resultat etwas aussagen lässt». Darunter waren ein knappes Drittel Kinder von zwei bis 16 Jahren. Unter den über 1000 Fällen sei mehr als ein Drittel ambulant behandelt worden. Ausserdem sei es zu mindestens einem Todesfall gekommen: Ein hospitalisierter Patient sei nach einer Keto-Injektionskur an einer Lungenembolie verstorben. Zwölf hätten Selbstmord begangen und eine 17-Jährige habe einen Selbstmordversuch gemacht. Zudem sei es zu zwei versehentlichen Keto-Intoxikationen bei Kleinkindern gekommen, die Zugriff zu den Tabletten hatten, allerdings ohne bleibende Folgen.[120]
In Kuhns Nachlass namentlich aufgeführt sind von diesen über 1000 Fällen bloss 346 Patientinnen und Patienten. Der Todesfall taucht in keinen weiteren Unterlagen auf und lässt sich nicht einem namentlich bekannten Patienten zuordnen. Die Zahl der Fälle entspricht jedoch nicht der Zahl der Patienten, wie Kuhn selbst schrieb: Manchmal habe er Patienten mitgezählt, die bereits in einer früheren Gruppe vorgekommen seien, entweder weil sie wieder in die Klinik eingetreten seien oder den Stoff nach einer gewissen Pause erneut eingenommen hätten.[121]
So viele Lücken auch offen bleiben: Wie keine andere Substanz markiert Keto den Übergang von der stationären Psychiatrie zur ambulanten Therapie – für diesen Markt war es gedacht und da wurde es auch bald geprüft. Die grossen Zahlen, die lange Behandlungsdauer und das breite Spektrum an Patienten zeigen, dass die Übergänge von klinischem Versuch zu therapeutischer Behandlung bei Keto fliessend waren.[122] Je nach Quelle kann das experimentelle oder therapeutische Interesse stärker in den Vordergrund treten – sogar in ein und demselben Fall. Im Laufe der Versuchsreihe wurde Keto mehr und mehr wie eine Routinetherapie verwendet, oft ohne besondere methodische Massnahmen, Dokumentationen oder Auswertungen. Manches lag ausserhalb von irgendwie ausgestalteten Prüfanordnungen – beispielsweise, wenn man Prüfsubstanzen weiterverwendete, obschon der Versuch bereits beendet war, Keto mit diversen anderen Substanzen kombinierte oder bedenkenlos weitergab. Keto war Kuhns Favorit, und er hatte derart viel Zeit und Hoffnungen in die Substanz gesteckt, dass ihn der Versuchsabbruch auch persönlich traf. Der Stoff hatte sich in Münsterlingen bereits als neues Wundermittel etabliert, bevor die Prüfungen endeten – selbst wenn die Prüfer anderer Kliniken negativer urteilten und sich Kuhns Ergebnisse nirgends bestätigen liessen. Kuhn und Münsterlingen erscheinen auch in diesem Fall mehr und mehr als eine Insel inmitten von Entwicklungen, die in andere Richtungen liefen.

120 StATG, 9'40, 8.3/13, unpubl. Manuskript, Über die antidepressive Wirkung von Ketimipramin, o. D., ca. 1970.

121 StATG, 9'40, 5.0.3/32, Kuhn an Geigy, 18. 4. 1966.

122 Die Unterscheidung zwischen Heilversuch und wissenschaftlichem Experiment rückte erst nach und nach ins Bewusstsein der Ärzteschaft (vgl. S. 128). In der Schweiz wurde sie 1970 mit den Richtlinien der SAMW formalisiert (vgl. Kap. 6, S. 200 f.).

FR 33: Eine Ausnahme mit Zwischenfällen

Parallel zur fieberhaften Suche nach dem optimalen Antidepressivum und zur Schwemme an potenziellen Nachfolgern für Tofranil begann im Herbst 1962 in Münsterlingen ein ganz anders gelagerter Versuch: FR 33 hiess die Prüfsubstanz aus dem Hause Sandoz. Sie war als neues Neuroleptikum gedacht, also zur Behandlung psychotischer Erkrankungen. Es handle sich um eine chemisch neuartige Verbindung, die noch nie bei Psychosen eingesetzt worden sei, aber im pharmakologischen Test eine gefühlsdämpfende Wirkung gezeigt habe, kündigte Sandoz an.[123] Erste Lieferungen der Substanz trafen am 8. August 1962 ein, rund drei Monate später vermeldete Kuhn, man habe in den «letzten Wochen einige Versuche» damit gemacht.[124] In der Stoffgruppe der Butyrophenone, zu denen FR 33 zählte, war bereits ein erster Erfolg verzeichnet worden: Mit Haloperidol (Haldol) war 1960 ein verwandter Stoff der belgischen Firma Janssen Pharmaceutica auf den Schweizer Markt gelangt; 1963 sollte dann Cilag mit Luvatren[125] ein weiteres Neuroleptikum aus dieser Stoffgruppe einführen. Sandoz hingegen sollte hier erfolglos bleiben; FR 33 kam nie zur Marktreife.

Auch Kuhn beurteilte die Stoffgruppe schliesslich negativ. Die Präparate dieser Gruppe wirkten «auf recht verwickelten Wegen», teilte er Sandoz' Konkurrenz Ciba-Geigy mit.[126] An Sandoz schrieb er, FR 33 wirke negativ; ja die gesamte Stoffgruppe sei in der Wirkung zu «unsicher und unspezifisch». Deshalb sei die geprüfte Substanz therapeutisch nicht interessant, für die Forschung könnten aber die «damit gewonnenen Erfahrungen doch gewisse Hinweise geben»[127] – gemeint sind Hinweise auf das Zusammenspiel chemischer Seitenketten mit beruhigender bzw. Stupor[128] lösender Wirkung. Trotz Kuhns Skepsis dauerte die FR-33-Versuchsreihe in Münsterlingen mindestens bis April 1964; punktuelle Hinweise legen gar nahe, dass der Stoff auch 1965 noch vereinzelt Verwendung fand.[129] Wissenschaftlich interessant, therapeutisch unspezifisch, im klinischen Versuch schwierig zu handhaben – was genau war während der Versuchsreihe geschehen?

Uns bekannt sind 42 stationäre Münsterlinger Patientinnen und Patienten, die FR 33 erhielten – eine Zahl, welche im Widerspruch zu Kuhns Angaben gegenüber Sandoz steht. Manchen wurde der Stoff nur ein einziges Mal verabreicht, anderen über Monate hinweg. Männer waren etwas stärker vertreten als

123 StATG, 9'40, 5.0.8/5, Sandoz an Kuhn, 8. 8. 1962.

124 Ebd., Sandoz, an Kuhn, 8. 8. 1962; Kuhn an Sandoz, 24. 10. 1962.

125 Vgl. dazu Angst/Pöldinger (1963). Sowohl Janssen wie Cilag gehörten zu diesem Zeitpunkt bereits zum amerikanischen Konzern Johnson & Johnson.

126 StATG, 9'40, 5.0.4/10, Kuhn an Grüter, Ciba-Geigy, 11. 12. 1972.

127 StATG, 9'40, 5.0.8/2, Kuhn an Jucker, Stellvertretender Direktor Sandoz, 14. 2. 1964.

128 Ein Stupor bezeichnet eine körperliche Erstarrung.

129 StATG, 9'10, 10.3/6, Tagesberichte Abteilung U, Eintrag vom 4. 1. 1965 zu drei Patienten. In den entsprechenden Krankenakten sind für 1965 keine Einträge zu FR 33 vorhanden.

Frauen (25:16, ein Fall unbekannt); mindestens fünf der involvierten Patienten und Patientinnen waren zudem Anfang der 1950er-Jahre am Hirn operiert worden. Während man zu Beginn noch Patienten mit diagnostizierter Intelligenzminderung oder «Idiotie» einbezog (5), ging man bald auf Schizophrene über (35). Aufgrund der chemischen Verwandtschaft mit Haloperidol nahm Kuhn zunächst an, FR 33 wirke gleich: beruhigend bei «erregten idiotischen Pat.» und lösend bei stuporösen Schizophrenen. Wie sich herausstellte, war aber das Gegenteil der Fall: Der Stoff konnte zu einer «wilden Erregung» führen, die erst abklang, wenn die Prüfsubstanz abgesetzt wurde.[130]

Zielgruppe wurden die «chronisch schizophrenen Zustände»: Patienten, bei denen keine der herkömmlichen Therapien half; «Kranke, die entweder durch ihre Unberechenbarkeit und durch gelegentliche plötzliche Ausbrüche von Zorn oder Tätlichkeit der Pflege grosse Schwierigkeiten» bereiteten, oder die «zurückgezogenen, steifen, unnahbaren und unbeeinflussbaren katatonen Stuporzustände», die sich strikt weigerten zu arbeiten, den Gruss nicht abnähmen und «oft während Jahren einfach untätig» herumsässen. Dieses Krankheitsprofil für FR 33 skizzierte Kuhn in einem Bericht an Sandoz, den er rund eineinhalb Jahre nach Prüfungsbeginn verfasste.[131]

Dass aggressive, zu Ausbrüchen neigende oder steife, mutistische Patienten ausgewählt wurden, hat auch mit Thesen über die Stoffwirkung zu tun. Für die Behandlung von Psychosen hatte man bereits bewährte Medikamente zur Hand – beispielsweise Largactil oder Melleril. Nun ging es darum, Präparate zu finden, die «psychotisches Geschehen, wenn möglich ohne Dämpfungseffekt, deutlich beeinflussen», die also weniger sedierten.[132] Die These von Kuhn und Sandoz war, dass FR 33 eher spannungslösend und aktivierend wirke als dämpfend; die zentrale Indikation für FR 33 «wäre deshalb der schwere, chronisch katatone Stupor».[133]

In unserer Patientengruppe gibt es 16 Personen, für die einzig FR 33 als Prüfsubstanz belegt ist – und im Kontrast dazu acht Patienten, für die zwischen sechs und zwölf Prüfsubstanzen verzeichnet sind. Bei einigen probierte man also vieles aus, andere waren auf eine Standardmedikation wie Largactil eingestellt. Die meisten hielten sich zum Zeitpunkt des Prüfbeginns schon lange in Münsterlingen auf. In jeder «Heilanstalt» gebe es «eine grössere Zahl derartiger Kranker», so Kuhn, bei denen keine Veränderung erzielt werden könne; chronisch Schizophrene, deren Zustand sich mit den Jahren langsam verschlechtert habe.[134] Bei dieser Patientengruppe sei es besonders schwierig, die bisherige Medikation abzusetzen. Wie bei

130 StATG, 9'40, 5.0.8/5, Typoskript, o. D. (ca. April 1964), «Nebenwirkungen».
131 Ebd., Typoskript o. D. (ca. April 1964), «Einige klinische Versuche mit FR 33/Sandoz».
132 Angst/Pöldinger (1963), S. 3 f.
133 Kuhn et al. (1966), S. 358.
134 StATG, 9'40, 5.0.8/5, Typoskript o. D. (ca. April 1964), «Einige klinische Versuche mit FR 33/Sandoz».

vielen anderen Versuchen ging man deshalb dazu über, die Prüfsubstanz in oft wechselnder Kombination mit zugelassenen Mitteln abzugeben, unter anderem mit Melleril, Tofranil, Insidon und Largactil.

Dass der Stoff eben auch «kapriziös» war, wurde bereits wenige Monate nach Prüfungsbeginn klar.[135] Anfang Februar 1963 informierte die Firma Kuhn über Zwischenfälle in anderen Kliniken, namentlich über drei Todesfälle,[136] die laut Kuhn «praktisch mit Sicherheit» auf FR 33 zurückzuführen waren.[137] «Im Einverständnis mit Herrn Direktor Dr. Zolliker» beschloss er, die Versuche trotzdem fortzuführen, ging er doch davon aus, dass sich weitere Zwischenfälle mit einer vorsichtigeren Dosierung verhindern liessen.[138] In jenem Winter wurden zwar in Münsterlingen viele Prüfungen unterbrochen, auch diejenige mit FR 33, weil es in der Klinik zu einer zweimonatigen Grippeepidemie kam. Mitte April wurde die Testreihe jedoch mit über einem Dutzend neuer Fälle wiederaufgenommen. Nur rund acht Tage später meldete Kuhn Sandoz einen ersten Erfolg, aber auch ernsthafte Schwierigkeiten. Ein Patient sei bereits während der ersten Versuchsphase zweimal schwer kollabiert, habe sich allerdings nach Absetzen der Substanz wieder erholt.[139]

Kuhn berichtete hier von einem Zwischenfall, der bereits zwischen September 1962 und Mitte Februar 1963 stattgefunden hatte.[140] Neue folgten: Durch «eine Verquickung unglücklicher Umstände und Nachlässigkeiten des Personals» waren auf einer Abteilung statt Tabletten zu 10 mg solche zu 50 mg abgegeben worden. Eine ältere Patientin brach daraufhin zusammen, es kam zur Puls- und Bewusstlosigkeit.[141] Eine weitere Patientin kollabierte, nachdem sie von Chlorpromazin auf FR 33 umgestellt worden war.[142] Beide erholten sich schrittweise. Bei einer dritten, 38-jährigen Patientin[143] mit der Diagnose Schizophrenie vermeldete Kuhn hingegen eine «erstaunliche» Besserung. Die Frau schmiede wieder Zukunftspläne und habe ihre Spontaneität zurückgewonnen – eine möglicherweise

135 StATG, 9'40, 3.0.3/5, Kuhn an G. Hofmann, Nervenklinik Wien, 16. 5. 1963.

136 StATG, 9'40, 5.0.8/5, Sandoz an Kuhn, 13. 2. 1963, über einen mündlichen Bericht von Anfang Februar.

137 StATG, 9'40, 3.0.3/5, Kuhn an G. Hofmann, Nervenklinik Wien, 16. 5. 1963.

138 StATG, 9'40, 5.0.8/5, Sandoz an Kuhn, 6. 3. 1963; Sandoz an Kuhn, 13. 2. 1963.

139 Ebd., Kuhn an Sandoz, 27. 4. 1963. Der Patient wurde von September 1962 bis Mitte Februar 1963 mit FR 33 behandelt. Er wurde «umgänglicher, freundlicher, zuvorkommender und war offensichtlich wesentlich weniger geplagt. Es zeigten sich aber bald Schmerzen auf dem Herzen. Der Patient fühlte sich in eigentümlicher Weise müde, was auf Störungen im Bereich der Zirkulation hinwies und es kam verschiedentlich zu Kollapserscheinungen. Leider konnte wegen der Wahnideen des Patienten keine nähere Herzuntersuchung durchgeführt werden. Nach Absetzen des Medikamentes trat allerdings psychisch wieder eine Verschlechterung auf und zugleich verschwanden aber die Störungen von Seiten der Blutzirkulation und des Herzens ebenfalls vollständig und Kollapserscheinungen sind nicht mehr aufgetreten»; vgl. ebd., Typoskript, o. D. (ca. April 1964), «Nebenwirkungen».

140 Ebd.

141 StATG, 9'10, 5.4/7345, Bl. 6, 21. 2. 1964.

142 StATG, 9'10, 5.4/10327; keine Angaben zum Kollaps.

143 StATG, ZA KA stationär 21925.

neuartige Stoffwirkung, wie Kuhn spekulierte.[144] Das Pflegepersonal hatte notiert, es sei schon nach kurzer Zeit aufgefallen, dass es der Patientin viel bessergehe, seit sie FR 33 erhalte. Man könne mit ihr reden, sie helfe bei der Arbeit, stricke wieder, esse neuerdings im «Tagraum», sei heiter und positiv gestimmt.[145] Trotzdem orderte der behandelnde Arzt am 6. Februar 1963 ein EKG – wohl kurz nachdem Sandoz mündlich über Todesfälle berichtet hatte: «Wir bitten um die Ableitung eines EKG bei unserer Patientin [...]. Die Pat wurde mehrere Wochen mit einem in der klin. Prüfung befindlichen Psychopharmakon der Firma Sandoz behandelt, das anderenorts zum Herzversagen geführt hat. [...] An sich hat die Pat. auf das Medikament erstaunlich gut angesprochen. Wir wollen es aber wieder absetzen.»[146] Kuhn vermerkte in der Krankenakte der Patientin, man habe das Mittel rasch reduziert und dann allmählich abgesetzt, als bekannt geworden sei, «dass FR 33 gefährliche Zwischenfälle macht». Mitte April 1963 war die Substanz abgesetzt, Mitte Mai wurde die Patientin zunächst beurlaubt und dann entlassen, obschon sie in Kuhns Augen nicht «im eigentlichen Sinne des Wortes geheilt» war.[147]

Bei der ‹Erfolgspatientin› wurde also FR 33 aus Vorsicht abgesetzt, während Kuhn zeitgleich neue Versuchsreihen mit der Prüfsubstanz aufnahm. Man werde in nächster Zeit «sehr viel Versuchssubstanz benötigen», sofern «keine schweren Zwischenfälle auftreten, die unsere Versuche hemmen» – monatlich mindestens 5000 Tabletten, schrieb Kuhn jedenfalls Ende April 1963 an Sandoz.[148] Seine Vermutung hielt sich jedoch nicht lange: Mitte Mai berichtete er einem Wiener Arzt, der FR 33 ebenfalls testete, von der Eigenwilligkeit der Substanz: «Die Wirkung tritt anscheinend nicht parallel zur Dosierung ein.» Man müsse deshalb sehr zurückhaltend dosieren und warten können, weil lange nichts geschehe, dann aber viel auf einmal.[149] Auch wenn Dosis und Wirkung nicht klar korrelierten, schien Kuhns einziger Hebel zur Risikokontrolle die Dosierung zu bleiben. Im Herbst 1963 wurden auf seine Anregung hin neu Tabletten zu 5 mg hergestellt.[150] Während man zu Beginn der Prüfung noch bis zu 150 mg pro Tag verabreichte, ging man im Laufe des Jahres 1963 zu kleineren Dosen zwischen 10 und 50 mg über.

Die FR-33-Prüfung lief also trotz Zwischenfällen weiter. Erst nach einigen Monaten sollte klarwerden, dass sich damit auch «neue Probleme» stellten.[151] Ein 38-jähriger Patient mit der Diagnose «Idiotie (mit häufigen Erregungs-

144 StATG, 9'40, 5.0.8/5, Kuhn an Sandoz, 27. 4. 1963.

145 StATG, ZA KA stationär 21925, Pflegerapport, 23. 2. 1963.

146 Ebd., Lier an Kantonsspital Münsterlingen, 6. 2. 1963.

147 Ebd., Bl. 2, 15. 5. 1963; Pflegerapport, 27. 4. 1963: «[...] hat seit ca. 2 Wochen gar keine Medikamente mehr. Das FR 33 wurde bei ihr 10 mg. weise abgesetzt»; 9'40, 5.0.8/5, Kuhn an Sandoz, 27. 4. 1963. Die Patientin wurde später wieder stationär aufgenommen.

148 StATG, 9'40, 5.0.8/5, Kuhn an Sandoz, 27. 4. 1963.

149 StATG, 9'40, 3.0.3/5, Kuhn an G. Hofmann, Nervenklinik Wien, 16. 5. 1963.

150 StATG, 9'10, 9.5/3, Sandoz an Kuhn, 11. 10. 1963.

151 Ebd., Kuhn an Sandoz, 12. 10. 1963.

zuständen)» erhielt von Mitte Mai bis Mitte August 1963 täglich vier Tabletten eines Schlaf- und Beruhigungsmittels und zwei Tabletten FR 33 zu 10 mg. Sein körperlicher Zustand verschlechterte sich daraufhin, er litt unter schweren Bewegungsstörungen, ass nicht mehr und wurde rasch marantisch, also unterernährt. Man begann mit Antiparkinsonmitteln zu behandeln und setzte dann Mitte August alle Mittel ab. Ohne Erfolg – der Patient verstarb am 31. August.[152]
Eine 52-jährige Patientin mit der Diagnose «chronische Pfropfhebephrenie» (Schizophrenie) kollabierte im April 1963 «auf eine einzige Tablette von 10 mgr.»,[153] worauf man die Behandlung abbrach. Mitte August wurde vermerkt, dass die Patientin kontinuierlich an Gewicht verliere. Mit Largactil versuchte man sie dazu zu bewegen, mehr zu essen. Im November bekam die Patientin plötzlich hohes Fieber und verstarb wenige Stunden später «unvorhergesehen».[154] Der Sektionsbefund hielt nebst Lungen- und Hirnhautentzündung eine marantische Endokarditis fest.[155] Ob der Tod der Patientin auf FR 33 zurückgeführt werden kann, lässt sich nicht abschliessend klären. Aufschlussreich ist hier jedoch, dass Kuhn den Tod im Prüfbericht an Sandoz erwähnte, in einem nachträglichen Kommentar in der Krankenakte jedoch jeden Zusammenhang verneinte: «Was nicht mehr entschieden werden kann, ist, ob sie zu wenig ass, weil sich ihr körperlicher Zustand in den letzten Monaten verschlechterte, oder umgekehrt, ob sie wegen zunehmendem katatonem Stupor unfähig war zu essen und deshalb körperlich die Widerstandskraft verlor. Sicher ist, dass die Medikamente mit dem fatalen Ausgang ursächlich nichts zu tun haben.»[156]
Für die Frage, ob Kuhn und Sandoz die beiden Todesfälle mit der Substanz in Verbindung brachten, ebenfalls interessant ist die Ausarbeitung einer gemeinsamen Publikation zu FR 33. In einem Entwurf steht noch folgender Satz: «Todesfälle sind mit der von uns verwendeten, sehr vorsichtigen Dosierung nicht aufgetreten; die Zwischenfälle waren jedoch zum Teil bedrohlich und sehr unangenehm». In der Publikation selbst fehlt der Teilsatz zu den Todesfällen.[157] Er wurde also während der Überarbeitung gestrichen, was darauf hinweist, dass man es vorzog, Todesfälle nicht explizit zu erwähnen. Möglicherweise vermutete man nun doch, dass die Todesfälle mit FR 33 zusammenhingen, sodass die Aussage nicht mehr vertretbar schien.

152 StATG, 9'40, 5.0.8/5, Typoskript, o. D. (ca. April 1964), «Nebenwirkungen», S. 3 f.; ZA KA stationär 15568.
153 StATG, 9'10, 5.4/13569, Bl. 4, 14. 2. 1964.
154 StATG, 9'10, 5.4/13569. Die Patientin erhielt davor auch Geigy Weiss, Serpasil, Geigy Rot, Gelb, Blau, Ciba 24160, Geigy Gelb und Metabolit III. Dass sie zu wenig ass, wird in der Krankengeschichte schon vorher gelegentlich vermerkt.
155 Ebd., Bl. 4, 4. 11. 1963. Marantische Endokarditis: Herzversagen durch Unterversorgung.
156 Ebd., 14. 2. 1964.
157 StATG, 9'40, 8.1/146, Vorakten zu «Pharmakologische und klinische Eigenschaften eines neuen Butyrophenon-Derivates (FR 33)», undat. Typoskript, publiziert 1966.

Die Zwischenfälle bedeuteten jedoch nicht einen Abbruch der Testreihe, zumindest nicht in Münsterlingen. Quellen zeigen, dass FR 33 bei einem Patienten erst im Januar 1964 und nach mehreren Kollapsen abgesetzt wurde; für weitere Patienten ist eine Fortführung bis Mitte Januar 1964 belegt, in einem Fall ist FR 33 noch Ende März, in einem anderen Mitte April 1964 vermerkt.[158] Ende September schrieb Kuhn an Sandoz, wenn er nun seinen Textentwurf lese, komme ihm die Substanz doch wieder «sehr erfreulich» vor. Die Prüfungen selbst seien allerdings «sehr belastend» gewesen, «da man nie wusste, was passiert, und es ist sehr wohl möglich, dass eine gewisse affektive Komponente mitwirkt, die mich bewogen hat, die Versuche praktisch aufzugeben».[159] Quasi, aber möglicherweise nicht vollständig aufgegeben? Die konsultierten Krankenakten legen jedenfalls nahe, dass die FR-33-Prüfung nicht plötzlich und aufgrund der Zwischenfälle abgebrochen wurde, sondern langsam auslief.

Quellen zur Ausarbeitung der erwähnten Publikation geben weiteren Aufschluss über Kuhns Vorgehensweise. Ein anonymer Gutachter fand, Kuhns Passage zum klinischen Aspekt müsse umgeschrieben werden, «so as to be less impressionistic». Dem Leser werde nicht gesagt, wer die Beobachtungen mache, wie beobachtet und, vor allem, wie Voreingenommenheit vermieden werde.[160] Kuhn rechtfertigte sein Vorgehen damit, dass der Versuch eben sehr schwierig und problematisch gewesen sei. FR 33 habe derart unangenehme Nebenwirkungen ausgelöst, «dass ich deshalb nicht glaubte verantworten zu können, Patienten damit zu behandeln, bei denen vollständigere klinische Beobachtungen möglich waren. Es handelt sich wirklich nur darum, eine Orientierung zu gewinnen, in welche Richtung etwa die Wirkung dieses Präparates geht.» Orientierung versuchte er offenbar mit einer spezifischen Gruppe von Patienten zu gewinnen: «Man kann es eigentlich nur verantworten, solche Prüfungen bei sehr schwer kranken Patienten durchzuführen.» Dort stelle sich jedoch die Schwierigkeit, dass man keine Untersuchungen machen könne, welche die Patienten nicht kennten, weshalb man sich voll und ganz auf die klinische Beobachtung stützen müsse.[161]

Kuhn ging also von zwei Patientengruppen aus: An der einen – den sogenannt schweren Fällen – liess sich nur eine grobe Stoffwirkung beobachten, die andere konnte detailliert Auskunft geben. Der Schweregrad der Krankheit wurde gegen das Risiko von Nebenwirkungen und Zwischenfällen abgewogen. Kuhn brachte diese Abwägungen explizit zur Sprache: Der Stoff sei «nicht ungefährlich», habe

158 StATG, 9'10, 5.4/8875, Bl. 16, Einträge vom 20. 8. 1963, 2. 10. 1963 und 4. 1. 1964; 9'10, 5.4/9525, Extrarapport; 9'10, 5.4/8678; 9'10, 5.4/10888 sowie 9'40, 5.0.8/5, Extrarapport; ZA KA stationär 15844, Bl. 17, 27. 3. 1964; 9'10, 5.4/8678.

159 StATG, 9'40, 8.1/146, Kuhn an Sandoz, 28. 9. 1964.

160 Ebd., Anhang zu einem Brief von Ernst Rothlin (in seiner Funktion als Mitherausgeber der Zeitschrift Psychopharmacologia) an Kuhn, 6. 3. 1965, verfasst vom anonymen Gutachter für die Zeitschrift Psychopharmacologia. Die Anfrage zur Publikation von Sandoz erfolgte bereits im Oktober 1963; vgl. StATG, 9'10, 9.5/3, Sandoz an Kuhn, 9. 10. 1963.

161 StATG, 9'40, 8.1/146, Kuhn an Rothlin (privat), 31. 7. 1965; Kuhn an Rothlin (privat), 15. 4. 1965.

aber «auch positive Wesenszüge». Man müsse sich klar darüber werden, ob es «gerechtfertigt wäre, weitere Risiken einzugehen oder nicht». Bei FR 33 seien ihm das Risiko letztlich zu gross und die Erfolgsaussichten zu gering erschienen, weshalb er die Prüfung nach 33 Fällen aufgegeben habe.[162] Rund zwei Wochen später honorierte Sandoz die Prüfung mit 3000 Franken;[163] der gemeinsame Aufsatz wurde schliesslich trotz Startschwierigkeiten publiziert.[164] Im Mai 1967 beschloss Sandoz, FR 33 von der Liste der Versuchspräparate zu streichen.[165]
Alles in allem verdichtet sich der Eindruck einer situativen, unstrukturierten Vorgehensweise und einer hochproblematischen Substanz, die immer wieder für Zwischenfälle sorgte und selbst in Kuhns Augen schwer zu kontrollieren und riskant war. In Einzelfällen setzte er zwar FR 33 ab oder reduzierte die Dosis, bei anderen Patienten verabreichte er den Stoff jedoch trotz Kollapsen weiter und reagierte spät oder gar nicht. Im Rückblick möchte man deshalb dem anonymen Gutachter beipflichten und bei FR 33 von einem «impressionistischen», unkoordinierten Vorgehen sprechen, bei dem erhebliche Risiken in Kauf genommen wurden – möglicherweise vor allem motiviert von wissenschaftlichem Interesse.[166]

Neue Prüfmethoden, neue Papierwerkzeuge

Roland Kuhns Status als Prüfer veränderte sich im Laufe der 1960er-Jahre. Eine interne Notiz der Firma Wander von 1968 bietet eine pointierte, aufschlussreiche Aussensicht: «Prof. Kuhn ist immer noch von Imipramin begeistert und bleibt ein Anhänger dieses Präparates. Er ist voll von Vorurteilen. Es ist ziemlich schwierig, mit Prof. Kuhn umzugehen. Nur unsere persönlichen Beziehungen zu ihm können ihn vielleicht dazu bewegen, unsere Präparate richtig zu prüfen. Man muss aber doch vermuten, dass seine Prüfungen begrenzt sein werden. Er wird die Präparate nur an wenigen Patienten prüfen (höchstens 10) und wird versuchen, sein Urteil zu formulieren.»[167] Man dürfe, hiess es etwas später, von

162 Ebd., Kuhn an Rothlin (privat), 29. 11. 1965.
163 StATG, 9'40, 5.0.8/5, Neff an Kuhn, 16. 12. 1965. Dazu kamen noch Tagesentschädigungen für Besprechungen in Basel.
164 Kuhn et al. (1966).
165 FA Novartis, Sandoz, H 121 000, Pharmazeutisches Departement, Protokolle der Geschäftsführung, 30. 5. 1967 (Beschluss am 18. 5. 1967). Ins Auge sticht in diesem Dokument der Hinweis, dass das Präparat in Südafrika «nicht mehr gegen Bezahlung, sondern nur noch gratis an die interessierten Kliniken abzugeben [...] und auch dort auf eine Elimination hinzuwirken» sei.
166 StATG, 9'40, 5.0.8/2, Kuhn an Jucker, Stellvertretender Direktor Sandoz, 14. 2. 1964 («Dagegen glaube ich, dass diese Stoffgruppe vor allem interessant ist für die Forschung [...]»). Vgl. zur Frage von Kuhns Motivation das Schlusswort, S. 285–287.
167 Novartis, Research Archives, AW 143076 & HF 1854, Letters Kuhn and Wander Remarks, Aktennotiz, 9. 9. 1968: «Besuch bei Herrn Prof. Dr. med. R. Kuhn, Psychiatrische Klinik, Münsterlingen, am 3. September 1968 (AW 151129; HF 1854; AW 14306)».

Kuhn weder «ausführliche Berichte erwarten», noch halte er Termine zuverlässig ein. Wander beschloss letztlich gar, seine Prüfungsergebnisse mit einem Antidepressivum nicht in ihre Auswertung aufzunehmen, weil er die Anweisungen nicht befolgt hatte.[168]

Dass es überhaupt Prüfanordnungen gab, war neuen Regeln in der Pharma-Forschung geschuldet. Wander beispielsweise formalisierte die klinischen Prüfungen gegen Ende der 1960er-Jahre. Ein «impressionistisches» Vorgehen wie bei FR 33 war damit – zumindest theoretisch – ausgeschlossen: Für jede klinische Prüfung, so ein internes Dokument von 1969, müsse es eine klare und unmissverständliche Fragestellung geben. Dauer, Anzahl Patienten, Substanzbedarf, Darreichungsform (beispielsweise Tablette, Injektion), Honorar sowie das Datum der nächsten Besprechung müssten vor Beginn mit dem Prüfer festgelegt werden. Das Verhältnis zwischen Firma und klinischem Prüfer sei eine Art Vertrag: «Zwei gleichberechtigte Partner einigen sich über einen Prüfmodus und halten die darin festgelegten Details strikte ein.» Die Gesamtmenge an Substanz müsse zu Beginn zugestellt werden; alle zwei Monate sollten Besprechungen stattfinden; man solle Einzelprotokolle führen und zudem «Drop-outs» und deren Gründe in der Statistik aufführen – das heisst Fälle, die wegen «Entlassung, Tod, Unverträglichkeit, Verlegung» aus der Prüfung ausschieden. Methodisch wurde nun Objektivier- und Quantifizierbarkeit angestrebt. Relativierend heisst es am Ende des Dokuments jedoch: «Im allgemeinen werden wir uns den Möglichkeiten und Neigungen des klinischen Prüfers anpassen müssen – ebenso sehr aber muss er unsere Vorstellungen, unsere Wünsche im Rahmen des Möglichen akzeptieren.»[169] Sandoz hatte die Versuchsprotokolle bereits Ende 1967 in ähnlicher Weise formalisiert. Diese mussten nun unter anderem Angaben zum Ziel der Studie, zur Auswahl der Patienten, zur Darreichungsform, zu den Beurteilungskriterien und zu Nebenwirkungen enthalten. Zudem beschloss man, noch nicht aufgebrauchte Versuchsmengen nach Aufgabe eines Präparates zurückzufordern.[170]

Diese neuen Vorgaben brachten neue Papierwerkzeuge mit sich: Fallprotokolle, Formulare und Fragebogen. In den Münsterlinger und Kuhn'schen Archivbeständen sind solche Dokumente oder Hinweise darauf jedoch rar. Das früheste Formular stammt bezeichnenderweise aus amerikanischem Hause, von 1961,

168 Novartis, Research Archives, AW 143076, Besprechung mit Wander Schweiz vom 24. 1. 1969 und 28. 1. 1969; ebd., Auszug aus Jb., April 1968–April 1969, o. D., S. 68; ebd., Blatt zu HUF 3076, o. D.

169 FA Novartis, Wander, Ordner Tochtergesellschaften 1969/I, Medizinische Besprechungen mit Wander Schweiz, Bern, 18. Juni 1969, zur klinischen Prüfung neuer Substanzen. Wander gehörte seit 1967 zu Sandoz; vgl. Kapitel 6, S. 191.

170 FA Novartis, Sandoz, H 209.005, Protokolle der Sitzungen der Klinischen Forschungsabteilung, Anhang zu Protokoll 42/67, 13. 11. 1967; ebd., Protokoll 13/68, 25. 3. 1968 («um zu vermeiden, dass aufgegebene Versuchspräparate noch längere Zeit in Spitälern oder bei Untersuchern liegen bleiben»).

und liegt unausgefüllt im Dossier.[171] 1962 versuchte auch Geigy Kuhn dazu zu bewegen, seine Fälle mit dem späteren Pertofran «nach unserem Schema auf einem Fragebogen festzuhalten». Dieser diene dem Direktvergleich mit anderen Kliniken und sei «aufgrund Wünschen aus den USA» ausgearbeitet worden.[172] Kuhn behagte ein solch schematisches Vorgehen nicht: «Ich habe zwar schon von Anfang an Hemmungen gehabt, da ich finde, dass das diagnostische Schema meinen Bedürfnissen wenig entspricht. Dann aber hat sich weiter gezeigt, dass die Fälle oft anders verliefen, als es anfänglich den Anschein hatte, sodass ich dann anfangen musste zu korrigieren, und dann sagte ich mir wieder, wenn ich es jetzt herausgebe, dann werde es vielleicht schon in 14 Tagen nicht mehr stimmen.»[173] Geigy konterte, Fragebogen seien zwar immer mit umstrittenen Schematisierungen verbunden, «aber [...] schlussendlich steht uns in Form der Fragebogen ein für statistische Belange wertvolles Material zur Verfügung».[174] Diesmal liess sich Kuhn ausnahmsweise überzeugen und lieferte zwei ausgefüllte, eher rudimentäre Fragebogen zu jeweils zehn Fällen ab.[175] Seine grundsätzliche Haltung änderte er jedoch nicht und Geigy sah in der weiteren Zusammenarbeit mit Kuhn ebenfalls von Fragebogen ab.

Kuhn lehnte den statistischen Zugang generell ab, bei dieser Methode spreche man nur noch über «Zahlen, Tabellen und Kurven» und mache den Kranken zum «Fall», zu einer blossen «Sache».[176] Da er die antidepressive Wirkung von Tofranil durch klinische Beobachtung, ohne Formulare und Statistik, erkannt hatte, hielt er zeitlebens an dieser explorativen Methodik fest: offene Versuche, die eher dazu dienten, eine passende Indikation zur Stoffwirkung zu suchen als gezielt eine im vornhinein bestimmte Wirkung zu prüfen; Prüfungen, die sich im Laufe der Zeit veränderten, auf wechselnde Patientengruppen fokussierten und methodisch in erster Linie auf die klinische Beobachtung abstützten. Kuhns Prüfberichte, die er den Pharmafirmen in Briefform zukommen liess, bestanden denn auch hauptsächlich aus deskriptiven Fallschilderungen, ohne systematische Auswertungen, mit zusammenfassenden Bemerkungen.

Während man also in Münsterlingen weiterhin auf die Methode setzte, die sich bei Tofranil bewährt hatte, hatte sich die Welt gewandelt. Die Menge an Papier, die für eine Zulassung eingereicht werden musste, war förmlich explodiert: Geigy hielt intern fest, man wisse von der amerikanischen Firma Eli Lilly, dass 1940 noch sechs Seiten für einen Zulassungsantrag in den USA genügt

171 StATG, 9'40, 5.0.13/0, Wyeth, «Preliminary Data on WY-3263», Okt. 1961, Formular.

172 Pertofran: Metabolit III/G 35030. Ebd., Rothweiler, Geigy, an Kuhn, 8. 2. 1962.

173 Ebd., Rothweiler, Geigy, an Kuhn, 8. 2. 1962; Rothweiler, Geigy, an Kuhn, 21. 12. 1961; Kuhn an Rothweiler, Geigy, 13. 2. 1962.

174 Ebd., Rothweiler, Geigy, an Kuhn, 23. 2. 1962.

175 Ebd., Agathe Christ, Direktionssekretärin, an Rothweiler, Geigy, 13. 2. 1962 (1. Formular); Kuhn an Geigy, 29. 3. 1962 (2. Formular) sowie 9'40, 5.1.1/0.3, Dokumentation zu Tofranil, o. D., zwei ausgefüllte Fragebogen zu je zehn Fällen mit G 35020.

176 Kuhn (1970b), S. VI.

hätten – «1950 wurden 60 Seiten, 1960 etwa 600 Seiten und 1963 8000 Seiten eingereicht».[177] Kuhn, der berühmte «Geigy-Mann», wurde nun für die Firmen zum Schnellprüfer oder Pilot-Tester, mit dessen Hilfe man zwar relativ rasch einen ersten Eindruck vom Wirkungsspektrum einer neuen Substanz gewinnen konnte, dessen Ergebnisse jedoch in den Zulassungsanträgen nicht einmal mehr erwähnt wurden. 1966 notierte Geigy beispielsweise, zwei Substanzen seien für eine «Kurzprüfung bei Dr. Kuhn, Münsterlingen, vorgesehen», anschliessend «evtl. bei Prof. Heimann»[178] – Kuhn fungierte also immer mehr als klinischer Erstprüfer, bevor die Stoffe dann in breitere klinische Versuche gegeben wurden. Damit umgingen die Firmen ihre eigenen formalen Vorgaben letztlich selbst.

Angedacht worden waren solche Schnellverfahren bereits 1956, als Geigy einen Weg suchte, um rascher zu Ergebnissen zu kommen, wie ein internes Sitzungsprotokoll festhält. Man wolle abklären, ob Kuhn eine grössere Zahl von Präparaten vortesten könne, um «ungefähre Angaben über Wirkungen und Nebenwirkungen zu erhalten» und im Erfolgsfall den Stoff dann in eine «erweiterte Prüfung» zu geben.[179] Kuhn sah «die Möglichkeit, schon nach einer Prüfzeit von etwa 6 Wochen ein einigermassen zuverlässiges Urteil abgeben zu können, ob sich die Weiterprüfung einer Verbindung lohnt oder nicht. Es ist zu hoffen, dass dank dieser beschleunigten Methode die Prüfung weiterer Verbindungen beschleunigt wird.»[180] Hintergrund dieser Schnellprüfungen war der enorme Wettbewerb um Largactil-Nachfolger, der unmittelbar auf die psychopharmakologische Wende Mitte der 1950er-Jahre folgte. Gegen Ende der 1960er-Jahre hingegen wurde Kuhn zu einem unzeitgemässen Prüfer, da er die neuen Methoden nicht berücksichtigte. Nichtsdestoweniger behielt er, nun stärker in eine Nische rückend, als Vorprüfer weiterhin einen Platz im Reigen der klinischen Prüfer.

Die statistische Wende, die vor allem die amerikanische Psychiatrie erfasste, fand in Münsterlingen nicht statt.[181] Anders als Kliniken, die ihre diagnostischen Systeme, Prüfdokumentation und -methodik im Laufe der 1960er-Jahre standardisierten, blieb Kuhn bei der klinischen Fallbeobachtung (Laboruntersuchungen wie Urin- oder Bluttests kamen je nach Stoff dazu, standardmässig wurden Blutdruck und Temperatur gemessen). Die Universitätskliniken der Schweiz begannen hingegen, vergleichende Prüfungen und Verbundforschung einzuführen: «Die Zahl

177 FA Novartis, Geigy, PP 1a, Produktion Pharma, Geigy-Pharmaka, Jb. 1964, S. 9. Ausserdem seien die Kosten massiv gestiegen. Die Dauer für die Bearbeitung von Registrierungsanträgen in den USA habe 1963 gar 327 Tage betragen; ebd., S. 7 f.

178 FA Novartis, Geigy, PP 12/5, Produktion Pharma, Medizinische Abteilung, Protokoll Sachgebietsbesprechung Psychopharmaka, 6. 7. 1966, S. 3 f.

179 FA Novartis, Geigy, PP 12/4, Produktion Pharma, Forschungs- und Vertriebssitzung, 25. 5. 1956. Vgl. dazu Kapitel 2, S. 105.

180 FA Novartis, Geigy, FB 4/4, Korrespondenz, Aktennotizen betr. Pharma-Forschung 1956, Besprechung über den Stand der Arbeitsgebiete Pharma-Forschung am 28. Juni 1956, S. 12.

181 Vgl. dazu Pignarre (2006); Balz (2010), S. 334; Tornay (2016), S. 171–215; Germann (2017), S. 24 f.

neuer Psychopharmaka ist so gross», so Paul Kielholz aus Basel, «dass es dem einzelnen Psychiater [...] nicht mehr möglich ist, deren Wirksamkeit vergleichend zu prüfen». Bei Vergleichsprüfungen testete man ein neues Präparat im Vergleich zu bereits etablierten Medikamenten, hatte also eine Kontrollgruppe, die mit einem Standardmittel behandelt wurde, von dem sich die neue Wirkung abheben musste. Indem man sich mit anderen Kliniken zusammenschloss, konnte man in kurzer Zeit zu einer höheren Patientenzahl kommen und Nebenwirkungen rascher erkennen, da «jeder einzelne Beobachter seine besondere Aufmerksamkeit wieder anderen Funktionen zuwenden wird».[182] Eine Arbeitsgemeinschaft für Methodik und Dokumentation, die sich ab 1966 im deutschsprachigen Raum bildete, sollte zudem dafür sorgen, dass überall ungefähr nach gleichen Schemata Befunde erhoben und Wirkungsverläufe beurteilt wurden – mit standardisierten, statistisch auswertbaren Formularen.[183] Die Psychiatrischen Universitätskliniken der Schweiz setzten etwa ab Mitte der 1960er-Jahre statistische Methoden ein, die Versuche blieben jedoch auch dort häufig noch offen.[184]

Eine weitere Stufe der kontrollierten Versuche waren Placebos: Um zwischen einem Behandlungseffekt – zum Beispiel einer Besserung, die allein deshalb eintrat, weil die Patienten ein Medikament oder mehr Aufmerksamkeit von den Ärzten erhielten – und dem Stoffeffekt zu unterscheiden, wurde eine Gruppe mit einem sogenannten «Leerpräparat» ohne Wirkstoff behandelt. Dies konnte entweder blind (nur der Patient weiss nicht, was er erhält) oder doppelblind erfolgen (weder Psychiater, Pflegepersonal noch Patienten wissen, ob ein Placebo oder ein Wirkstoff verabreicht wird). Im deutschen Sprachraum stiess die Placebo-Kontrolle anfänglich auf Ablehnung und konnte sich im Gegensatz zu den USA nur langsam durchsetzen.[185] Vielen Psychiatern schien es unethisch, Patienten über längere Zeit ein Placebo zu verabreichen, da man ihnen so ein wirksames Medikament vorenthalte.[186] Trotz neuer Regulationen setzten sich somit die sogenannten randomisierten Doppelblindstudien, also Studien, bei denen Placebos und Wirkstoff zufällig zugewiesen werden, in der Praxis erst gegen Ende der 1960er-Jahre wirklich durch.[187]

Kuhn weigerte sich stets, Placebos zu verabreichen.[188] Er fand, man könne Placebo-Effekte zum einen mit einer längeren Versuchsdauer ausschalten, zum

182 Zit. in Tornay (2016), S. 183.

183 AMP, später AMDP genannt. Vgl. dazu Angst et al. (1967, 1969); Germann (2017), S. 32–36; Tornay (2016), Kapitel 5.

184 Vgl. für die Psychiatrische Universitätsklinik Basel: Germann (2017), S. 24, 43.

185 Germann (2017), S. 24; Rietmann et al. (2018). Erst 1977 erklärte die Interkantonale Kontrollstelle für Heilmittel (IKS) Kontrollstudien zur Norm; vgl. Kapitel 6, S. 198 f.

186 Vgl. zum Beispiel Angst (1969), S. 9; Angst (1973).

187 Marks (2009), S. 89.

188 StATG, 9'40, 5.1.2/2, Benzenhöfer an Kuhn, 21. 6. 1989; Kuhn an Benzenhöfer, 29. 6. 1989; 9'10, 0.4/2, Kuhn an Page, Wyeth, 13. 11. 1961: «I don't need matching placebos because I never worked with placebos and I have found the antidepressiv [sic!] action of imipramine without placebo studies.»

anderen liessen sich ‹echte› Wirkungen «bei sehr guter Beobachtung und bei grosser Erfahrung» schon nach wenigen Tagen von Suggestivwirkungen unterscheiden.[189] In einem rückblickenden Interview Ende der 1990er-Jahre äusserte Kuhn denn auch, er habe nie kontrollierte Doppelblindversuche mit Placebos durchgeführt, nie standardisierte «Rating Scales» (Beurteilungsskalen) verwendet und auch keine grosse Zahl von Patientendaten statistisch ausgewertet.[190] Tatsächlich gibt es in den Münsterlinger Archiven keine Hinweise auf Placebos oder grössere statistische Auswertungen. Allerdings wandte Kuhn eine eigene Form von Blindversuch an, indem er Prüfsubstanzen gleich einfärben liess wie bereits bekannte, zugelassene Medikamente, um insbesondere stationäre Patienten über die Umstellung ihrer Medikation hinwegzutäuschen.[191]
Mit zunehmendem Alter verschärfte sich Kuhns Haltung weiter. So schrieb er 1993 an eine schwedische Pharmafirma, man könne heutzutage Doppelblind-Versuche mit Placebos gar nicht mehr verantworten: «[...] vor allem auch deshalb, weil man sich eben nicht mit Versuchen von drei bis vier Wochen begnügen kann, sondern unbedingt längere Versuche durchführen muss. Das bedeutet praktisch, dass man in bezug auf Antidepressiva überhaupt keinen Fortschritt wird erzielen können. Nachdem nun aber die Bürokratie der Gesundheitsbehörden einmal auf diesem Geleise fährt, wird es wohl Jahrzehnte dauern, bis man einsieht, dass es so nicht geht. Das werde ich auf jeden Fall nicht erleben.»[192]

Zwischen Daseinsanalyse und Psychopharmakologie

Kuhn setzte auf seinen erfahrenen Blick, den er in genauer Beobachtung auf jeden einzelnen Patienten richten wollte. Dieses Selbstbild durchzieht seine Schriften und entspricht letztlich auch dem daseinsanalytischen Ansatz.[193] Zunächst wirkt es widersprüchlich, dass Kuhn in den 1960er-Jahren – dieser Hochphase der klinischen Prüfungen – ungebrochen zu den Themen Daseinsanalyse und Rorschachtests publizierte. Die zahlreichen Versuche müssen zwar einen Grossteil seiner Zeit und seines Forschungsinteresses in Anspruch genommen haben, schlugen sich jedoch nur beschränkt in Publikationen nieder.[194] Erst mit zuneh-

189 StATG, 9'40, 5.0.8/6, Kuhn an Sandoz, 16. 11. 1965.

190 Healy (1998), Bd. 2, Interview Kuhn, S. 99.

191 Vgl. zu dieser Praxis Kapitel 3, S. 111, sowie Schlusswort, S. 281.

192 StATG, 9'40, 5.0.4/23, Kuhn an Hans R. Vauthier, Astra, Schweden, 5. 5. 1993.

193 Kuhn folgte in der Daseinsanalyse im Wesentlichen Ludwig Binswanger. Die Daseinsanalyse grenzt sich von der Psychoanalyse und der Psychopathologie ab und beabsichtigt, Werturteile auszuschalten und die Äusserungen Kranker als ‹psychiatrische Texte› zu lesen und zu verstehen. Kuhn (2004), S. 21; Kuhn (1977), S. 240, 246.

194 Kuhn publizierte in den 1960er-Jahren zehn Aufsätze zur Daseinsanalyse (inklusive Nachrufe auf Binswanger), zwölf zu Psychopharmaka (insbesondere zu allgemeinen Fragen der Depression), vier zum Rorschachtest und elf zur Psychiatrie allgemein. 1970 sollte das Thema Sucht neu hinzukommen.

mendem Alter würde er grössere Publikationen zur Psychopharmakologie anstreben, als er sich, mit einsetzender Selbsthistorisierung, um Ruhm und Ehre zu sorgen begann.[195] In den 1960er-Jahren hingegen hielt er dieses Feld wohl nicht für einen Forschungszweig, mit dem sich sein Renommée unter akademischen Psychiatern entscheidend vergrössern liess.[196] Die Psychopharmaka-Forschung lag in Kuhns Augen wahrscheinlich zu nahe an der Praxis und bot – abgesehen von Thesen über chemische Strukturen und Wirkungsweisen – nur wenig Gelegenheit für Grosserklärungen und psychiatrische Theoriebildung.[197] So setzte er weiterhin auf phänomenologische Ansätze und auf die Daseinsanalyse, die ihn in engen Austausch mit den Psychiatern Ludwig Binswanger und Henri Maldiney sowie in sporadischen Kontakt mit Martin Heidegger und Gaston Bachelard gebracht hatte.[198] Die Daseinsanalyse betrachte den Menschen laut Kuhn als einheitliches Ganzes: «Deshalb können [...] gestörte Funktionen in ihrer Bedeutung für das Ganze erkannt werden. Auf diese Weise erscheinen auch physische und psychische Funktionen und ihre Störungen, wie zum Beispiel bei Depressionen, im Hinblick auf ihre Einfügung in ein einheitliches Ganzes [...].»[199]

Trotz des scheinbaren Widerspruchs zwischen Publikationstätigkeit und Forschungspraxis und trotz der verschiedenen Hüte, die sich Kuhn je nach Szene aufsetzte, gibt es inhaltliche Parallelen zwischen der Daseinsanalyse und seiner Prüfmethodik. Beide stehen in der Tradition der Hermeneutik, also des sich Hineinversetzens und Verstehens.[200] Diese steht empirischen Ansätzen entgegen, die befragen, experimentieren und auf Zahlen und Statistik abstützen. Auswirkungen hatte Kuhns hermeneutischer Zugang zum einen auf die Frage, ob sich Einzelfälle verallgemeinern lassen, und zum anderen auf seine eigene Rolle als Beobachter und Arzt. Denn im hermeneutischen Zugang bleibt der Beobachter ebenso zentral wie die Behandelten. Erst der erfahrene klinische Blick bringt in dieser Sichtweise die entscheidenden Erkenntnisse zutage.[201] Im Gegensatz dazu versuchen empirische Zugänge den Beobachter mittels Placebo,

195 Vgl. dazu Kapitel 8, S. 245 f.

196 Kuhn bewarb sich verschiedentlich vergebens um Lehrstühle. Um bei Berufungsverfahren Chancen zu haben, waren Publikationen wichtig. 1966 wurde er Titularprofessor an der Universität Zürich, wo er über die Daseinsanalyse lehrte. Vgl. Kap. 1, S. 45.

197 Es sollte der Zürcher Psychiater Jules Angst sein, der 1970 gemeinsam mit dem Geigy-Pharmakologen Walter Theobald eine Monografie über Tofranil veröffentlichen würde, zu der Kuhn ein Geleitwort beisteuerte; Angst/Theobald (1970). Zudem kam es in den 1960er-Jahren zu diversen psychopharmakologischen Publikationen der nun im Verbund forschenden Schweizer Universitätspsychiater. Auch hier blieb Kuhn aussen vor.

198 StATG, 9'40, 2.3/0, Korrespondenz und Notiz zu einem Gespräch mit Heidegger 1966; 9'40, 2.3/2, Korrespondenz mit Bachelard, 1947–1957; 9'40, 3.1.51 Korrespondenz mit Maldiney, 1947–2014.

199 Kuhn (1977), S. 246.

200 Dies insbesondere in der Tradition von Hans-Georg Gadamer, dessen Schriften Kuhn ausführlich las und für Vorlesungen verwendete; vgl. StATG, 9'40, 1.0.3/2; 9'40, 10.0/43–47, 50, 71.

201 Vgl. dazu Kuhn (1977), S. 246.

Zufallsanordnungen und Statistik möglichst auszublenden, da sie ihn als voreingenommen und zu subjektiv betrachten.

In der phänomenologisch-hermeneutischen Psychiatrie hat der Einzelfall eine Mittelstellung: Weder steht er ganz für sich und für sich allein – es geht also nicht darum, den Patienten nur in seiner spezifischen Einzigartigkeit zu verstehen –, noch ist er im kasuistischen Sinn bloss eine Veranschaulichung grösserer Gesetzlichkeiten. Es geht vielmehr darum, das Allgemeine in der individuellen Ausprägung zu erkennen, das nur dort überhaupt sichtbar ist. Oder, in Heideggers Worten gegenüber Kuhn: «Es gibt zwar sicher Unterschiede zwischen den einzelnen Menschen, etwa einem Bauern oder einem Intellektuellen, aber die allgemeinen Strukturen des Daseins können durch die Daseinanalyse sehr wohl freigelegt werden, im Gegensatz etwa zu der groben Psychologie eines Bleulers, der nur Fakten sammelt.»[202]

Der Einzelfall bleibt bei Kuhn merkwürdig abstrakt. So macht der gegenwärtige Direktor der Klinik Münsterlingen für Kuhns Zeit einen «Kontrast zwischen den höchsten Höhen der intellektuellen Beschäftigung mit der Psychose und der dagegen eher kargen und distanzierten Beschäftigung mit den konkreten Kranken» aus, die «vielfach nur ‹gehütet› wurden».[203] In Kuhns Nachlass scheint eine ähnliche Kluft auf: In seinen Schriften bekannte er sich zwar wiederholt zu genauer Beobachtung und enger Begleitung von Patienten, in den Krankenakten jedoch erscheint er eigentümlich desinteressiert an möglichen Ursachen des Leidens, seien diese sozialer oder biografischer Natur.[204] Auch seine Prüfberichte verdeutlichen diese Mittelstellung des Einzelfalles. Oft reihte er bloss Fallbeschreibungen aneinander, ohne dass diese an sich aufschlussreich gewesen oder für eine übergeordnete Analyse genutzt worden wären. Phänomenologisch denken hiess eben, nicht nach dahinterliegenden Erklärungen zu suchen, sondern das Dasein zu beschreiben.[205]

In der sich allmählich wandelnden Welt der klinischen Versuche verteidigte Kuhn seine Methodik vehement: Statt Statistik und Doppelblindversuche anzuwenden, habe er jeden Patienten stets individuell, manchmal mehrmals täglich, untersucht und immer wieder befragt. Auch seine Kollegen und das Pflegepersonal hätten Beobachtungen geliefert, die er ernst genommen und aufgegriffen habe.[206] War dieses Vorgehen bei begrenzten Kleinversuchen im Prinzip noch möglich, muss es spätestens durch die zahlreichen, umfassenden, parallel laufenden Prüfungen der 1960er-Jahre an seine Grenzen gestos-

202 StATG, 9'40, 2.3/0, Transkript eines Gesprächs mit Heidegger am 11. 3. 1966 in Freiburg/Breisgau.

203 Dammann (2015), S. 13.

204 Hingegen interessierte er sich für erbliche Zusammenhänge und psychische Störungen in der Familie. Hierfür ist aufschlussreich, dass in Münsterlingen unter der Federführung Zollikers ein umfassendes Stammbaum-Archiv erstellt wurde.

205 StATG, 9'40, 2.3/0, Transkript eines Gesprächs mit Heidegger am 11. 3. 1966 in Freiburg/Breisgau.

206 Healy (1998), Bd. 2, Interview Kuhn, S. 99.

sen sein. Nun stand eine genaue Beobachtung schlichtweg ausser Frage, auch wenn Kuhn dies weiterhin behauptete. Die spärlichen Einträge in vielen Krankenakten zeugen zumindest von einer vernachlässigten Aufzeichnungspraxis im Klinikalltag.[207] Auch in den überlieferten Prüfungsunterlagen findet sich wenig Detailliertes über Einzelfälle: Das Gros besteht aus Zettelchen und Namenslisten mit Plus- und Minus-Zeichen oder Stichworten wie «besser» oder «schlechter, zu wenig». Etwas systematischer wirken die vom Pflegepersonal verfassten Spezialrapporte, in die meist täglich eine kurze Notiz zum Befinden eines Patienten eingetragen wurde.[208] Kuhn bediente sich oft aus diesen Rapporten, um seine Berichte an die Pharmaindustrie zu verfassen.

In Kuhns eigenen Aufzeichnungen erhielten Einzelfälle nur dann viel Platz, wenn sie sein besonderes Interesse weckten. Dieses reichte von alltagspraktischen Fragen der Klinik bis hin zu Träumen. Unter den alltagspraktischen Fragen interessierten ihn vor allem klinikinterne Abläufe, Probleme auf den Stationen und zwischenmenschliche Konflikte. Zudem scheint ihm das ‹Funktionieren› seiner Patienten im Alltag wichtig gewesen zu sein, das sich in seinen Augen bei der Arbeitstherapie, beim Essen oder bei der Visite zeigte, wo es stets zentral war, dass Patienten «den Gruss abnahmen». Dieses ‹Funktionieren› gewichtete Kuhn stärker als die Ergründung der Ursachen des Leidens.[209] Viel Platz erhielten einzelne Patienten auch, wenn sie interessante Träume hatten. Kuhn führte – wie auch seine Frau und weitere Ärzte – Psychotherapien durch, die vor allem im Protokollieren von Träumen bestanden. Dabei wurde viel Papier produziert: Träume wurden nacherzählt, von Kuhn diktiert und von seiner Sekretärin abgetippt – gerade wenn es sich um besonders ‹interessante› (meist depressive, ambulante und weibliche) Patientinnen handelte, die lebhaft träumten. Damit geschah dann allerdings wenig: Weder wurden Träume ausführlich analysiert noch im Laufe der Therapie wieder aufgegriffen.[210]

Die Prüfungsunterlagen legen zudem einen indirekten, wenig systematischen Blick auf Stoffwirkungen und Patienten nahe. Kuhns Beobachtung trat diejenige seiner Gattin, der Ober- und Assistenzärzte, des Pflegepersonals und der Ange-

207 Einträge in Krankenakten wurden allerdings von verschiedenen Ärzten vorgenommen. Jahrelange Lücken kommen auch in anderen Schweizer Kliniken vor und können verschiedene Gründe haben. Dennoch entstand bei der Sichtung der Krankenakten der Eindruck, dass gerade bei chronischen Patienten fast nichts mehr notiert wurde, was die Behauptung einer engen Begleitung infrage stellt.

208 Diese Spezialrapporte liegen teilweise den Krankenakten bei, fehlen jedoch oft; einzelne sind auch in den Prüfungsdossiers zu finden. Die Mehrheit existiert wahrscheinlich nicht mehr.

209 Bei ambulanten Patienten zeigt sich dies daran, dass das ‹Funktionieren› in der Schule, zum Beispiel bessere Noten oder bestandene Prüfungen, oder am Arbeitsplatz hoch gewichtet wurde.

210 Auch Prüfstoffe und Medikamente fanden ihren Weg in die Träume. So träumte eine Pflegerin: «Ich habe eine ganze Handvoll Medikamente geschluckt, ohne zu wissen, was ich tat. Das Medikament hiess B 1»; StATG, 9'40, 11.4/27, 6. 1. 1961. Eine Patientin träumte, dass sie mit ihrer Schwester «vor vielen Tabletten [stand], die sich zu einem Berg häuften – sie wussten, dass sie die Tabletten alle schlucken mussten, aber wenn sie davon assen, wurden es immer mehr und mehr und sie konnten überhaupt nicht fertig werden»; StATG, ZA KA ambulant 17303, Psychotherapie-Protokoll, 26. 5. 1961.

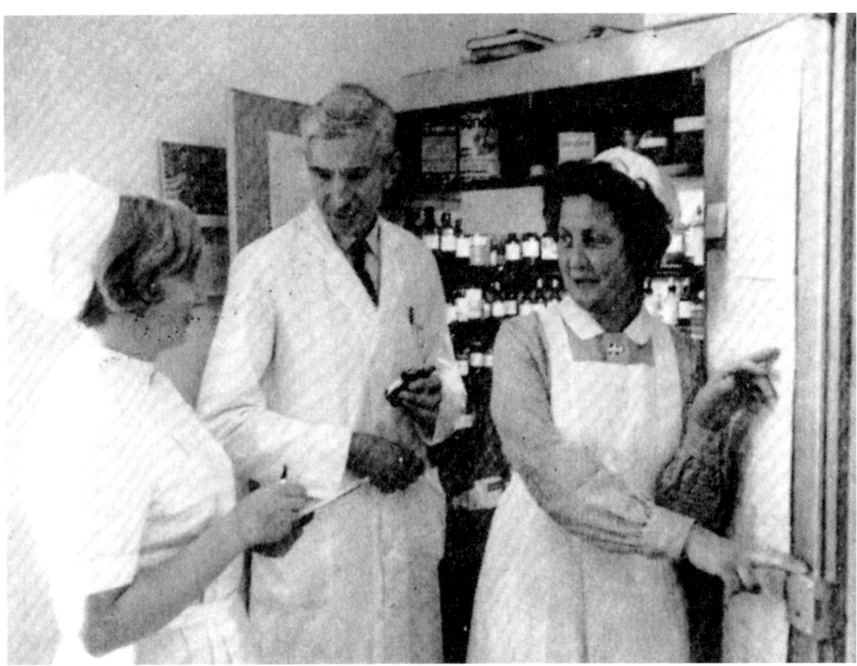

Abb. 19: Roland Kuhn mit zwei Pflegerinnen vor dem Medikamentenschrank, 1967.

hörigen zur Seite (Abb. 19). Aus diesen vielstimmigen, jedoch lückenhaften und wenig gezielten Eindrücken schusterte Kuhn seine Prüfberichte zusammen. Intuitiv und impressionistisch – oder einem altmodischen, gar paternalistischen Arztbild verhaftet? Aufschlussreich für die zeitgenössische Einordnung ist vielleicht eine Randnotiz auf einem Ciba-Geigy-Dokument von 1971, die besagt, dass Kuhn «eben doch ein Künstler» sei.[211] Vertreter der Pharmaindustrie schienen Kuhn nun eher mit den willkürlichen, aber gelegentlich genialen Eigenschaften eines Artisten zu assoziieren als mit zeitgemässer, seriöser Wissenschaftlichkeit. Auch sein eigenhändig erschriebenes Selbstbild scheint, so legen die Quellen nahe, der Praxis in der Klinik nie ganz entsprochen zu haben.

Der beobachtende Blick des Psychiaters erfuhr im Laufe der 1960er-Jahre in der Psychiatrie generell einen Vertrauensverlust. Mit einer internationalen Angleichung und der Standardisierung von Krankheitskategorien versuchte man, regionale Unterschiede (zum Beispiel sogenannte psychiatrische Schulen) auszu-

211 FA Novartis, Geigy, PH 7.04, Division Pharma, Kopie eines Briefes von Kuhn an Grüter, Ciba-Geigy, 25. 10. 1971 mit handschriftlicher Randnotiz.

gleichen.[212] Klinische Versuche wurden formalisiert und neu geregelt, und auch psychiatrische Klassifizierungen wurden vereinheitlicht mit dem Ziel, Diagnosen und Therapien vergleichbar zu machen.[213] Die neuen Blindverfahren, die formalisierte Dokumentation und statistische Auswertung dienten dazu, individuelle Voreingenommenheit auszuschalten und vergleichbare, reproduzierbare Resultate zu erzeugen. Somit rückte die Psychiatrie näher an die Methoden der allgemeinen Medizin und der experimentellen Naturwissenschaften heran.[214] Impulse für diese Veränderungen stammten zum einen aus der amerikanischen Wissenschaft. Bereits 1961 berichtete ein Geigy-Mitarbeiter intern über die neuen «single blind»- und «double blind»-Ansätze aus Amerika, die man nun auch in Europa übernehmen wolle.[215] Zum anderen waren die Neuerungen dem zunehmenden ökonomischen Druck auf die Pharmaunternehmen geschuldet, die weit mehr Medikamente entwickelten als früher. Es mussten also immer mehr Mittel geprüft werden, während es in den Kliniken immer weniger geeignete Patienten gab – besonders für die Prüfung von Antidepressiva, die nun oft von Allgemeinärzten verabreicht wurden. «Richtig entworfene Versuchspläne» taten deshalb Not, um «aus dem zur Verfügung stehenden Krankengut mehr herausholen zu können», so die Firma Sandoz 1962.[216]

Der stärkste Motor für diese Umbrüche waren verschärfte Regulierungen und ein neues Risikobewusstsein infolge des Contergan-Skandals, der zu Beginn des Kapitels zur Sprache kam. Es war diesen internationalen Entwicklungen und den neuen Regulierungsmechanismen geschuldet, dass Kuhn sich – aufgrund seiner ablehnenden Haltung gegenüber diesen Verfahren – im Laufe der 1960er-Jahre aus dem Zentrum der klinischen Prüfungen an den Rand bewegte. Hermeneutische Zugänge, wie er sie vertrat, verloren nach und nach an Bedeutung. Kuhn blieb der Daseinsanalyse jedoch zeitlebens treu und sah in ihr keinen Widerspruch zur Psychopharmaka-Forschung: Zwar sei er mit Entdeckungen in der biologischen Psychiatrie bekannt geworden, wie er Heidegger schrieb, aber «die pharmakologischen Entdeckungen wären mir ohne die philosophische Bildung und ohne Daseinsanalyse niemals gelungen».[217]

212 Vgl. dazu auch die Bestrebungen, ein internationales psychiatrisches Vokabular zu erstellen, oder die zunehmende Wichtigkeit des Diagnostic and Statistical Manual of Mental Disorders (DSM); Mayer-Gross (1959) S. 269.

213 Tornay (2016), S. 184, 190, 196.

214 Vgl. dazu Marks (1997); Healy (1997).

215 FA Novartis, Geigy, PP 3, Produktion Pharma, Pharmazeutische Abteilung, Dossier Pharma, Verpackungen, Aktennotiz von Dr. Weis, o. D.

216 FA Novartis, Sandoz, H 209.005, Protokolle der Klinischen Forschungsabteilung, Protokoll 18, 13. 6. 1962.

217 StATG, 9'40, 2.3/0, Kuhn an Heidegger, 29. 9. 1974.

5 Stofflogistik, Informationsfluss und Geldströme

Am 17. Februar 1966 nahm Schwester Klara in der Klinikapotheke zwei Pakete aus Basel entgegen. Anschliessend vermerkte sie deren Eingang auf einem separaten, karierten A5-Zettel. Die mit Schreibmaschine verfasste Notiz, es seien zweimal 50 000 Tabletten Ketimipramin zu 25 mg eingetroffen, liess sie Kuhn zukommen (Abb. 20).[1] Die Pflegerin hatte in den letzten zehn Jahren schon viele Zettel geschrieben, die Kuhn über den Bestand, den Bedarf oder die Zusendung von Prüfsubstanzen informierten; zunächst von Hand, später mit der Maschine. Noch nie aber war eine Sendung eingetroffen, die so viele Dragées desselben Präparats enthielt.[2]
Wie Schwester Klaras Notiz zeigt, wurden im Rahmen klinischer Versuche neben Stoffen auch Daten produziert und weitergereicht. Wer chemische Substanzen testete, damit Wissen schuf und den Pharmaunternehmen Bericht erstattete, erhielt Gratispräparate und Geld. Da die verschiedenen Stoffe, Informationen und Gelder ganz unterschiedliche Wege gingen, entstand ein weitverzweigtes Netz von Strömen, das sich fortlaufend wandelte. Welche Bilanz aber lässt sich aus all den Stoff-, Informations- und Geldflüssen ziehen, wenn der Versuch einer Bestandsaufnahme unternommen wird?

Versorgungslinien: Dragées, Tabletten und Ampullen

Pakete aus Basel waren in der Klinikapotheke Alltag. Schwester Klara, die Kuhn in logistischer Hinsicht unterstützte, nahm laufend Lieferungen in Empfang. Zwischen 1954 und 1980 gelangten Hunderte von Paketen mit Prüfsubstanzen nach Münsterlingen. Die einen kamen per Post, andere wurden von Mitarbeitern der Pharmafirmen gebracht, die Kuhn regelmässig besuchten. Ein Teil dieser Präparate wurde weitergegeben,[3] der grösste Teil jedoch auf den Abteilungen oder im Ambulatorium der psychiatrischen Klinik eingesetzt. Neben

1 StATG, 9'40, 5.0.3/32, Notiz einer Pflegerin zuhanden Kuhn, 17. 2. 1966.
2 Ebd., Geigy an Kuhn, 20. 3. 1967.
3 Siehe dazu S. 169 f.

registrierten Medikamenten lagerten in der Klinikapotheke also immer auch Prüfsubstanzen; einige Präparate sollten nie aufgebraucht werden.[4]
Anhand der unzähligen Bestanderhebungen, Bestellungen, Nachfragen, Lieferscheine, Bestätigungen und Dankesschreiben, die sich in Kuhns Nachlass finden, lässt sich abschätzen, welche Mengen an Prüfsubstanzen über all die Jahre nach Münsterlingen gelangten. Dass Kuhn so viele logistische Informationen aufbewahrte, ist bemerkenswert. Es gibt jedoch auch Lücken: Geht man davon aus, dass jede Sendung bestellt, geliefert, in der Klinikapotheke vermerkt und schliesslich verdankt wurde, wird klar, dass viele Schritte mündlich erfolgten und Kuhns Nachlass längst nicht alle Briefe und Notizen enthält, die über die Lieferung von Prüfsubstanzen informieren könnten.
Zur Lieferung, die Schwester Klara im Februar 1966 auf einem Zettel vermerkte, liegt beispielsweise weder eine schriftliche Bestellung noch ein Dankesschreiben vor, das sich eindeutig auf diese Sendung bezieht. Im Oktober 1965 hatte Kuhn nach Basel gemeldet, dass die «Vorräte an G 35259 schon wieder zur Neige» gingen: «Es zeigt sich, dass wir zur Zeit die 10 000 Tabletten pro Monat vollständig aufbrauchen. Wenn der Nachschub dann nicht auf den Tag genau eintrifft, bekommen wir Schwierigkeiten. Ich wäre deshalb froh, wenn Sie mir wie abgemacht einmal doppelt so viel schicken könnten, damit wir etwas mehr Bewegungsfreiheit haben.» Im November bestellte er nochmals 10 000 Dragées Keto, dieses Mal zu 10 mg, die er für die Behandlung von Kindern und die «Einstellung schwer zu behandelnder Patienten» brauchte.[5] Gemäss klinikinterner Notizen gingen Ende Jahr 8000 Dragées zu 10 mg und im Februar 1966 die erwähnten 100 000 Tabletten zu 25 mg ein.[6] Am 10. März 1966 bestellte Kuhn erneut Tabletten zu 10 mg. Gleichzeitig bat er um Ampullen für Injektionsbehandlungen, weil er die Behandlung bei «schweren klinischen Fällen [...] doch gerne mit Ampullen» beginne. Wie eine Notiz vom 21. März 1966 bestätigt, kamen zehn Tage später tatsächlich 10 000 Tabletten zu 10 mg und 600 Ampullen zu 25 mg in der Klinik an.[7]
In Münsterlingen trafen also verschiedene Arten von Ketimipramin ein: Keto in Tabletten- und Injektionsform, Dosen à 10 und à 25 mg, Pakete, die ein paar Hundert, Tausend oder auch mal Hunderttausend Einheiten enthielten. Aber wie viel Keto erhielt die Klinik insgesamt? Um Mehrfachzählungen zu vermeiden, kann man sich auf diejenigen Lieferungen beschränken, die entweder in Schreiben von Pharmafirmen oder in Dankesbriefen bzw. Eingangsbestä-

4 Vgl. Kapitel 4, S. 120, Abb. 16.
5 StATG, 9'40, 5.0.3/32, Kuhn an Kunz, Geigy, 8. 10. 1965; 10. 11. 1965.
6 StATG, 9'40, 5.0.3/31, Notizen einer Angestellten zuhanden Kuhn, 27. 12. 1965; 17. 2. 1966. Offenbleiben muss, ob sich die Lieferung vom Februar auf Kuhns Bestellung vom Oktober 1965 bezog oder ob in der Zwischenzeit bereits eine Sendung von Tabletten zu 25 mg eingetroffen war.
7 StATG, 9'40, 5.0.3/32, Kuhn an Kunz, Geigy, 10. 3. 1966; Notiz einer Angestellten zuhanden Kuhn, 31. 3. 1966.

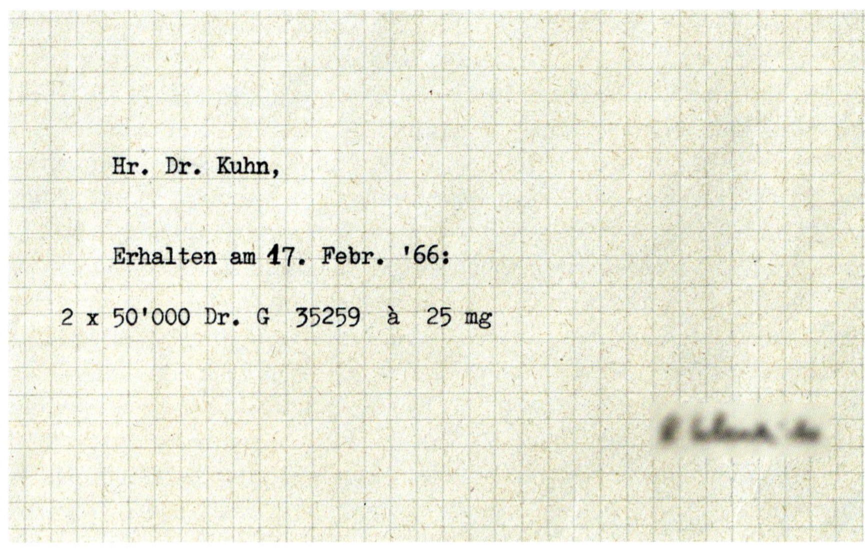
Hr. Dr. Kuhn,

Erhalten am 17. Febr. '66:

2 x 50'000 Dr. G 35259 à 25 mg

Abb. 20: Eingangsbestätigung für Ketotofranil, 1966.

tigungen erwähnt werden. Geht man von dieser konservativen Berechnung aus, gelangten zwischen 1959 und 1970 fast 950 000 Einheiten Ketimipramin in die Klinik.[8] Dass es weit mehr gewesen sein müssen, zeigen Angaben, die Kuhn selbst machte. Im Januar 1968 gab er einen «Jahreskonsum von ungefähr 300 000 Tabletten» an und ergänzte, inzwischen sei eine grosse Zahl von Patienten auf Keto eingestellt. Im April schrieb er, in Münsterlingen würden «ca. 30 000 Dragées» pro Monat verwendet.[9] Ein Jahr später war der Verbrauch abermals gestiegen. Nun berichtete Kuhn an Geigy, man habe zurzeit «einen Umsatz in der Grössenordnung zwischen 4–500 000 Tabletten im Jahr»: «Wir brauchen sowohl klinisch, vor allem aber im Ambulatorium sehr viel Ketimipramin. Wir sind auch in der letzten Zeit in mehr Fällen dazu übergegangen, relativ grosse Dosen zu verwenden. Wir machen damit gute Erfahrungen, störende Nebenwirkungen treten nicht auf. Die Wirkung lässt sich auf diese Weise doch steigern. Wenn aber ein einziger Patient 12 Tabletten im Tag oder

8 In dieser Summe (938 100) sind alle Verabreichungsformen und Dosierungen enthalten. War unklar, ob es sich um dieselbe Lieferung handelte (grosser Zeitabstand zwischen Schreiben der Pharmafirma und dem Dankesschreiben beziehungsweise der klinikinternen Eingangsbestätigung), wurde nur die Zahl der gelieferten Einheiten berücksichtigt, die im Brief der Pharmafirma genannt wird.

9 StATG, 9'40, 5.0.3/32, Kuhn an Dr. H. G. Harwerth, Leiter der Medizinischen Abteilung von Geigy, 29. 1. 1968; 3. 4. 1968.

noch mehr braucht, dann lässt es sich leicht ausrechnen, wie rasch dann die Vorräte, auch wenn sie beträchtlich sind, dahinschmelzen.»[10]

Bei Ketimipramin – derjenigen Substanz, mit der die grösste, längste und umfassendste Versuchsreihe durchgeführt wurde – lässt sich die Münsterlinger Stofflogistik besonders genau rekonstruieren. Das Präparat eignet sich deshalb gut als roter Faden, um durch den Dschungel von Stoff- und Informationsflüssen zu führen. Die medikamentöse Versorgung der Klinik war nämlich ein anspruchsvolles Unternehmen: Prüfsubstanzen wurden meist in mehreren Dosierungen und Verabreichungsformen hergestellt; mit der Zeit erweiterte sich das Spektrum oft. Gleichzeitig konnte sich der Bedarf im Laufe der Monate oder Jahre stark verändern. Diese Entwicklung hing nicht nur von der Zahl der Patienten ab, die das Präparat erhielten. Je nach Testphase wurden Stoffe auch unterschiedlich dosiert und kombiniert. Eine Medikation konnte also selbst dann sehr unterschiedlich ausfallen, wenn Patienten ein- und dieselbe Substanz bekamen: Die einen erhielten Spritzen, andere schluckten Tabletten, manche nahmen ein Präparat einmal, andere mehrmals täglich ein. Dosierung und Verabreichungsform variierten aber auch im Einzelfall. Bei «schweren Fällen» begann man beispielsweise meist mit Injektionen und ging später zu Tabletten über; bei leichteren Störungen stieg man mit einer relativ tiefen Dosis ein, die Schritt für Schritt erhöht wurde, wenn die erhoffte Besserung ausblieb.

Als die Liefermengen und die Zahl der Prüfungen in den 1960er-Jahren wuchsen, begann Kuhn, einen Vorrat an Psychopharmaka anzulegen. Mitunter bestellte er selbst dann Nachschub, wenn ein Test abgeschlossen war. Bei laufenden Versuchen versuchte er stets zu vermeiden, dass Patienten auf andere Stoffe umgestellt werden mussten. Schwester Klaras akribische Arbeit zielte also darauf ab, Übersicht zu bewahren, Kuhn regelmässig über den Bestand an Prüfsubstanzen zu informieren und ihn auf zur Neige gehende Vorräte hinzuweisen, damit die Nachbestellungen rechtzeitig eintrafen.

Im April 1968 erreichte Kuhn beispielsweise ein «Alarmruf» aus der Klinikapotheke, die Keto-Tabletten zu 25 mg seien ausgegangen, ein «Nachschub» bisher nicht erfolgt. Als Kuhn den Leiter der Medizinischen Abteilung von Geigy telefonisch nicht erreichte – er richtete seine Bestellungen jeweils an Führungskräfte der Pharmaunternehmen –, gab er seinem Unmut schriftlich Ausdruck: «Ich habe dann versucht, mich tel. mit Ihnen in Verbindung zu setzen. Sie waren nicht erreichbar. Ihre Sekretärin aber hat mir in sehr zuvorkommender Weise Bescheid gegeben und veranlasst, dass mir 30 000 Dragées zur Verfügung gestellt wurden, die dann auch per Express angekommen sind. Darf ich Sie an meinen Brief vom Januar dieses Jahres erinnern, in welchem ich Sie

10 Ebd., Kuhn an Meissner, Geigy, 29. 4. 1969. Angesichts dieser enormen Mengen wird erneut klar, dass Ketimipramin weit mehr Personen verabreicht wurde, als die Zahl von 346 Keto-Patienten vermuten liesse, die im Fonds zur Psychopharmakologie aus Kuhns Nachlass (StATG, 9'40, 5) namentlich genannt werden. Zur Diskrepanz von Kuhns Angaben über Fallzahlen siehe Kapitel 4, S. 144 f.

auf die Situation aufmerksam gemacht habe? [...] Der Vorrat, der mir durch die letzte Sendung zugegangen ist, reicht knapp für den Monat April, und ich beeile mich deshalb, Sie darauf aufmerksam zu machen, dass ich auf Ende dieses Monats Nachschub benötige.»[11]

Bei allen Bemühungen kam es in Münsterlingen doch immer wieder zu Engpässen; sei es, dass die Pharmafirmen bei der Herstellung einer Verabreichungsform mit Problemen kämpften, dass sich Lieferungen aus anderen Gründen verzögerten oder dass der Bedarf grösser war als vermutet. Da die Zahl der Probanden, die Versuchsdauer und die Dosierungen in Münsterlingen nicht von Beginn weg festgelegt wurden, verlor man zeitweise logistisch den Überblick. So finden sich in Krankenakten immer wieder Bemerkungen, man habe eine Prüfsubstanz kurzfristig absetzen oder auf eine andere ausweichen müssen, weil das Präparat nicht mehr vorrätig gewesen sei. Bei einem Patienten, der Geigy Rot erhielt, wurde dieses beispielsweise für eine Woche durch Geigy Grün ersetzt, weil – wie im Spezialrapport vermerkt wurde – «G 22355 ausgegangen» war.[12]

Trotz solcher Schwierigkeiten kamen in Münsterlingen riesige Mengen von Versuchssubstanzen zum Einsatz: Im Untersuchungszeitraum trafen insgesamt fast drei Millionen Dragées, Tabletten, Ampullen und Zäpfchen verschiedener Prüfsubstanzen in der Klinik ein.[13] Weitere 325 000 Einheiten bereits registrierter Medikamente erhielt Kuhn noch eine Zeit lang gratis, weil er die Stoffe vor der Zulassung geprüft hatte. Nicht in diesen Summen inbegriffen sind dokumentierte Lieferungen, für die keine Mengenangaben vorliegen,[14] sowie bereits im Handel erhältliche Medikamente, die für neue Indikationen geprüft wurden.[15] Da die überlieferten Quellen unvollständig sind, müssen die Resultate dieser Berechnungen mit Vorsicht genossen werden. Dennoch bieten sie einen eindrücklichen Einblick in die quantitativen Dimensionen der Prüfungen, gerade weil es sich um Mindestwerte handelt.

Werden die Liefermengen nach Zeit oder Stoff geordnet, variieren die Zahlen stark. Die grössten Mengen an Präparaten wurden zwischen 1957 und 1965 geliefert – damals gab es in Münsterlingen durchschnittlich 700 stationäre und knapp 1400 ambulante Patienten pro Jahr.[16] Die höchste Zahl an Liefereinheiten

11 StATG, 9'40, 5.0.3/32, Kuhn an Dr. H. B. Harwerth, Leiter der Medizinischen Abteilung, Geigy, 3. 4. 1968.

12 StATG, ZA KA stationär 12360, Spezialrapport Geigy 22355, 10. 4. 1956.

13 In Münsterlingen wurden mindestens 67 Substanzen geprüft, von 62 Prüfsubstanzen sind Lieferungen belegt. Die Summe von fast drei Millionen (2 944 287) wurde auf dieselbe Weise berechnet wie diejenige zu Ketotofranil (vgl. Anm. 8) und ist deshalb ein Mindestwert.

14 Bei acht Substanzen ist eine Lieferung belegt, aber nicht vermerkt, wie viele Einheiten geliefert wurden.

15 Zu Prüfungen mit bereits registrierten Medikamenten siehe Kapitel 6, S. 212–217.

16 StATG, 9'10, 1.1.0/60, Jb. PKM 1957–1965. Da die Zahl der stationären Behandlungen in den Jahresberichten nicht aufgeführt wird, beruht die Berechnung auf den Angaben zum Patientenbestand, der jeweils Ende Jahr erhoben wurde.

lässt sich für 1965 belegen (knapp 460 000); ähnliche Mengen an Prüfstoffen trafen allerdings schon 1955 und 1958 ein.[17] Die grösste dokumentierte Lieferung enthielt 300 000 Dragées Keto à 25 mg,[18] die kleinsten Sendungen umfassten in der Regel 100 Einheiten. Für zwei Drittel der Präparate sind Sendungen von maximal 10 000 Einheiten dokumentiert – fast alles Mittel, die höchstens ein Jahr lang geprüft wurden. Ein Drittel aller Substanzen wurde nur einmal geliefert; soweit sich feststellen lässt, handelt es sich dabei ausschliesslich um Stoffe, die für Schnellprüfungen oder Kleinstversuche verwendet wurden, in die wenig Patienten einbezogen waren.[19]

Die enormen Lieferungen an Ketimipramin zeigen, dass nicht nur Unmengen von jenen Substanzen verbraucht wurden, die später in den Handel kamen (Abb. 21). Auch Stoffe, die nie auf den Markt gelangten, wurden in grosser Zahl verwendet. So stehen zwar Geigy Rot, das spätere Tofranil, und Ciba 34276, das spätere Ludiomil, mengenmässig an zweiter und dritter Stelle der Rangskala,[20] an erster Stelle steht jedoch Keto, von dem die Klinik mehr als doppelt so viele Einheiten wie Ludiomil erhalten haben dürfte.[21] Wurden von Geigy Rot vor und nach der Registrierung annähernd gleich viel Einheiten geliefert, gibt es bei Ciba 34276 nach der Zulassung keine Hinweise auf unentgeltliche Lieferungen. Von Geigy Gelb wiederum, dem späteren Insidon, wurden bis zur Registrierung 88 000, also erst gut zwei Drittel von knapp 130 000 Einheiten, geliefert.[22]

Eine quantitative Analyse kann also den Blick auf klinische Versuche und einzelne Prüfpräparate nicht nur vertiefen und bestätigen, sondern auch verändern: Im Vergleich zu anderen Geigy-Substanzen der 1950er-Jahre, die nie auf den Markt kamen, nehmen sich 88 000 Einheiten Geigy Gelb fast schon bescheiden aus. So wurden 1950–1956 mindestens 100 000 Einheiten Geigy Weiss (G 22150) geliefert, 1957–1959 über 140 000 Einheiten Geigy Rosa (G 31406). Von Geigy Schwarz (G 28364), das nur ein Jahr lang geprüft wurde, gelangten 1957/58 fast 60 000 Tabletten und Ampullen nach Münsterlingen, was einem durchschnittlichen monatlichen Verbrauch von 5000 Einheiten entspricht. Auch das als gefährlich geltende Neuroleptikum FR 33 von Sandoz wurde in grossen Mengen verabreicht, trafen doch zwischen August 1962 und Dezember 1963 insgesamt

17 Für 1965 sind 458 000 Einheiten belegt, für 1958 etwa 451 000 und für 1955 422 500. Diese Spitzen sind wohl auf die Prüfungen von Keto, Tofranil und Geigy Weiss zurückzuführen.

18 StATG, 9'40, 5.0.3/32, Geigy an Kuhn, 20. 3. 1967.

19 Im Mai 1966 sandte Roche beispielsweise ein Päckchen mit 1000 Tabletten des Antidepressivums Ro 4-9661 nach Münsterlingen. Die Substanz wurde nur ein paar Monate verwendet, der Versuch wurde mangels Erfolg rasch abgebrochen.

20 Die Rangskala verändert sich auch dann nicht, wenn diejenigen Einheiten, die nach der Zulassung geliefert wurden, unberücksichtigt bleiben.

21 Bei den überlieferten dokumentierten Lieferungen beider Substanzen gibt es grössere Lücken.

22 Vor der Registrierung wurden 88 350 von insgesamt 127 350 Einheiten geliefert, 39 000 nach der Registrierung.

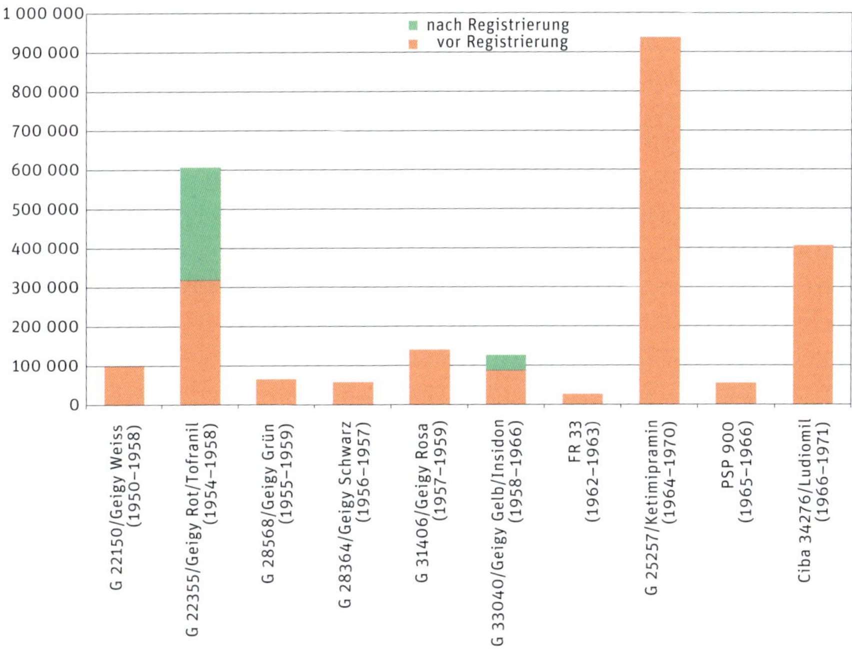

Abb. 21: Prüfstoffe mit mindestens 25 000 gelieferten Einheiten, 1946–1980.

27 500 Einheiten in Münsterlingen ein.[23] Zwei Jahre später sandte die Firma dann 55 000 Dragées und Ampullen des Neuroleptikums PSP 900 an den Bodensee. Unter den Substanzen, die für Grossversuche eingesetzt wurden, dominierten allerdings Geigy-Produkte klar. Zwei – FR 33 und PSP 900 – stammten aus dem Hause Sandoz, die Ciba war mit Ludiomil vertreten.

Als die Zahl der Liefermengen und Versuche in den 1960er-Jahren stieg, wurde Münsterlingen zu einer Schaltstelle, die auch Prüfsubstanzen weiterreichte – an Ärzte, ehemalige Patientinnen und Patienten, sogar an Angehörige von Patienten und Angestellten, die nie direkten Kontakt mit der Klinik hatten. Wer ein Präparat bestellte, das vorrätig war, erhielt es wohl auch. Die Mittel wurden gratis weitergegeben, Kuhn betrieb also keinen Handel im eigentlichen Sinn.

Besonders breit gestreut wurde Ketimipramin (Abb. 22). 1965 erfuhr Kuhn von Geigy, dass sich ein Arzt aus St. Gallen für Keto-«Muster» interessiere. Die Firma wollte zwar «im gegenwärtigen Stadium keine weiteren Prüfer einschalten»,

23 Diese Berechnungen zum Verbrauch von Geigy Schwarz und FR 33 beruhen auf der Annahme, dass sämtliche Lieferungen der beiden Substanzen in diesem Zeitraum belegt sind und dass alle gelieferten Einzeldosen verabreicht wurden. Zu FR 33 siehe Kapitel 4, S. 146–152.

erklärte sich aber damit einverstanden, dass er dem Arzt die Substanz zur Verfügung stelle, um von ihm «anbehandelte[ ] Fälle» weiter zu behandeln. «Falls Sie einen besonders geeigneten andern Fall haben», schrieb Kuhn darauf dem Arzt, «werden Sie mit den zur Verfügung gestellten Tabletten wohl auch einen anderen Versuch machen dürfen».[24] Weitere Briefe belegen, dass er in den folgenden Jahren verschiedenen Fachkollegen inner- und ausserhalb des Kantons Thurgau Keto zukommen liess.[25] Diese Ärzte hatten unterschiedliche Funktionen: Die einen wollten sich aktiv am Versuch beteiligen, andere taten Kuhn einen Gefallen und wieder andere behandelten ehemalige Klinikpatienten, die in Münsterlingen Keto erhalten hatten und offenbar gut auf den Stoff reagierten. Zusammen mit den Tabletten bekamen die Ärzte jeweils auch eine Aufforderung, Kuhn zu berichten, welche Erfahrungen sie mit der Substanz machten. Solch externe Behandlungen konnten mehrere Monate bis Jahre dauern. Ein Psychiater aus dem Kanton Zürich ersuchte Kuhn beispielsweise, ihm «ca. 300 G 35259» für eine Patientin zu schicken, die seit zehn Monaten Ketimipramin erhielt. Die Wirkung scheine, so der Arzt, «nicht ungünstig zu sein», aber man müsse vorerst abwarten, ob der «stabilisierende Effekt» anhalte.[26]

Wie viele andere registrierte und nicht registrierte Mittel wurde Keto Patienten auch ohne Weiteres nach Hause mitgegeben oder zugesandt – selbst solchen, die sich nie in Münsterlingen behandeln liessen.[27] 1969 gab man einer langjährigen Patientin bei einem Urlaub Keto mit und vermerkte in der Krankengeschichte: «Der Zimmerherr [Untermieter] soll sich um die regelm.[ässige] Einnahme kümmern.» Da die betagte Frau alleine lebte und die Verwandten nicht in der Nähe wohnten, übernahm ihr Untermieter die Aufgaben eines Hilfspflegers. Er verabreichte der Schlummermutter die Tabletten und besorgte beim Hausarzt oder in der Klinik Nachschub. Im Sommer 1970 bat er beispielsweise in Münsterlingen um «200 Filmdragées Ciba 34276-Ba 25 mg V3124 37/877/3», das spätere Ludiomil – offenbar hatte er sämtliche Angaben abgeschrieben, die sich auf der Verpackung fanden. Gleichzeitig bedankte er sich für «die gute Behandlung [s]einer Logismama» und berichtete, seit er ihr die Pillen gebe, habe «sich verstandesmässig nichts fehlerhaftes gezeigt».[28]

24 StATG, 9'40, 3.0.2/7, Kuhn an einen Arzt in St. Gallen, 27. 8. 1965.

25 So schickte Kuhn beispielsweise einem Arzt im Thurgau «wie gewünscht» je 500 Tabletten Ketimipramin zu 10 und zu 25 mg und fügte bei: «Wir wären Ihnen dankbar, wenn Sie bei Ihren Bestellungen jeweils berichten könnten, wen Sie behandeln, da wir das Präparat immer noch zur Prüfung von der Firma haben.» StATG, 9'10, 1.2.1/3, 9. 9. 1969.

26 StATG, 9'40, 3.0.2/7, Arzt aus dem Kanton Zürich an Kuhn, 16. 5. 1966. Frühere Korrespondenz zwischen Kuhn und dem Arzt findet sich in StATG, 9'40, 3.1.4/0, 10. 1. 1966 und 9'40, 5.0.3/32, 6. 2. 1966.

27 Für eine ‹Fernbehandlung› mit Keto siehe beispielsweise StATG, 9'40, 3.1.70/0.1, Kuhn an eine Frau, die unter Depressionen litt, 4. 12. 1968. Die Frau erhielt 400 Tabletten G 35259 zu 25 mg.

28 StATG, 9'10 ZA KA stationär 21827, Bl. 5v, 6. 9. 1969; Schreiben des Untermieters an die Psychiatrische Klinik Münsterlingen, 28. 7. 1970.

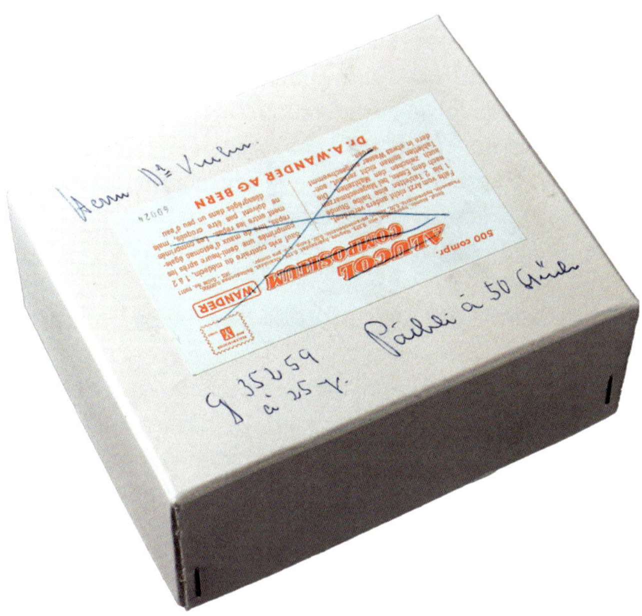

Abb. 22: Umgenutzte Schachtel für Ketotofranil, um 1967.

Obwohl der Mann seiner Vermieterin auch Ketimipramin verabreichte, fehlen die Namen der beiden auf einer klinikinternen «Keto-Liste» von 1969/70. Die Liste enthält die Namen einiger Dutzend Personen und Institutionen, denen man damals ebenfalls Keto zusandte – vor allem Patientinnen und Patienten, frei praktizierende Ärzte und Kliniken.[29] Wer die Dragées schliesslich schluckte, wurde in Münsterlingen ebenso wenig kontrolliert wie die Dosierung oder die Wirkung des Stoffs. Selbst als Geigy Ende 1970 entschied, die Substanz nicht mehr weiterzuverfolgen,[30] sah Kuhn nicht davon ab, das Präparat weiterzugeben. Offenbar hatte man sich auch andernorts an den Stoff gewöhnt. So fragte Jules Angst, der die Forschungsabteilung der Psychiatrischen Universitätsklinik Zürich leitete, Ende 1972, Anfang 1973 zweimal an, ob in Münsterlingen «noch Ketimipramin vorrätig» sei, er habe «eine Patientin, die dringend darauf angewiesen» sei. Kuhn liess ihm insgesamt 2000 Tabletten zukommen.[31] Eine ältere Frau, der Verena Kuhn in den 1970er-Jahren regelmässig Keto schickte, bestä-

29 StATG, 9'10, 1.2.11/6.3, Liste «Notierte Bezüge von G 35259, 1969–70», undatiert. Die meisten der namentlich genannten Patienten waren früher einmal in Münsterlingen behandelt worden.

30 Zum Abbruch des Versuchs mit G 35259 siehe Kapitel 4, S. 143 f.

31 StATG, 9'40, 5.0.3/32, Angst an Kuhn, 23. 10. 1972 (Zitat); 9'40, 3.0.2/8, Angst an Kuhn, 15. 2. 1973. Kuhn sandte Angst am 26. 10. 1972 je 600 Tabletten zu 30 und 60 mg, am 21. 2. 1973 800 Tabletten zu 60 mg. StATG, 9'40, 5.0.3/32, Kuhn an Angst, 26. 10. 1972; Angst an Kuhn, 15. 2. 1973.

tigte noch 1979, 500 Tabletten à 30 mg erhalten zu haben. Der letzte Hinweis auf Ketimipramin, der sich in ihrer Akte findet, datiert vom Juni 1980. Damals, also rund zehn Jahre nach dem offiziellen Ende des Keto-Versuchs, schrieb die Patientin an die Ärztin: «Hier habe ich noch 3 × 100 G 35259, die ich Ihnen schon lange hätte zurücksenden sollen, seit ich Anafranil nehme (dies wirkt leider auch nicht gegen die vielen Schuldgefühle).»[32]

Mitwissen: Vom Lernpfleger über den Hausarzt bis zur Mutter

Unter den Münsterlinger Prüfsubstanzen war Keto in verschiedener Hinsicht der grösste Brocken: in Bezug auf die Liefermengen, das Ausmass, in dem der Stoff an andere Ärzte und Institutionen weitergereicht wurde, sowie auf die Zahl der Personen, denen er verabreicht wurde. Was hier anhand einiger Beispiele zu Ketimipramin gezeigt wurde, gilt aber auch für andere Prüfpräparate. In Münsterlingen wurden über drei Jahrzehnte hinweg Substanzen mit Nummern- und Farbbezeichnungen verabreicht oder weitergegeben. Als die Zahl der Prüfstoffe und der gelieferten Einheiten Ende der 1950er-, Anfang der 1960er-Jahre anstieg und das Ambulatorium stärker in die Versuche einbezogen wurde, erweiterte sich der Kreis an Personen, die von den nicht registrierten Substanzen wussten, laufend. Neben Klinikangestellten, Hausärzten, frei praktizierenden Psychiatern, Heimen und Spitälern waren nun auch Angehörige, Nachbarn oder Vorgesetzte von Patienten in ein immer breiter werdendes medikamentöses Versorgungsnetz eingespannt. Dass in Münsterlingen Prüfsubstanzen eingesetzt wurden, muss also vielen bekannt gewesen sein.

In der Klinik selbst waren Prüfpräparate sowieso Alltag, zumindest von Mitte der 1950er- bis Mitte der 1970er-Jahre. Eine Frau, die 1966–1969 in Münsterlingen die Lehre zur Psychiatriepflegerin absolvierte, erzählte, zu ihrer Zeit hätten fast alle stationären Patientinnen und Patienten «Nummernpräparate» erhalten. Sie wusste bereits als Lernschwester, dass Kuhn mit verschiedenen Pharmafirmen «Medikamente entwickelte» und die Nummernsubstanzen mit diesen Versuchen zusammenhingen.[33] Auch Pflege- und Verwaltungspersonal aus den 1970er- und 1980er-Jahren berichtete, Kuhns Forschungstätigkeit sei bekannt gewesen.[34]

32 StATG, ZA KA ambulant 32419 I, Schreiben der Patientin an Verena Kuhn, 27. 6. 1979, 1. 6. 1980.

33 Gespräch mit ehemaliger Lernpflegerin, 13. 2. 2017.

34 Gespräch mit Jürg Grundlehner, der 1971–1974 in der Psychiatrischen Klinik Münsterlingen die Lehre als Psychiatriepfleger absolvierte, 23. 8. 2017. Gespräch mit ehemaliger Verwaltungsangestellter der Klinik, 28. 11. 2016. Diese Aussagen widersprechen vielen öffentlich geäusserten Stellungnahmen, beispielsweise in Liz Horowitz' Dokumentarfilm «Auf der Seeseite» (Fernsehen SRF, DOK vom 18. 1. 2018).

In anderen psychiatrischen und somatischen Kliniken war man ebenfalls informiert.[35] So erzählte die Mutter eines Jungen, der in der zweiten Hälfte der 1970er-Jahre wegen Bettnässens in der Urologie des benachbarten Kantonsspitals abgeklärt wurde, man habe ihr nach der Untersuchung gesagt, es sei körperlich alles in Ordnung, und habe ihr ohne weitere Informationen ein weisses Säckchen mit Tabletten mitgegeben, die gegen Bettnässen wirken sollten. Unter dieser Substanz sei ihr Sohn völlig apathisch geworden, er sei nur noch herumgelegen und habe beim Gehen getorkelt. Eine Bekannte, die als Krankenschwester auf der Onkologie des Kantonsspitals arbeitete und von dem Vorfall erfuhr, habe sofort reagiert und erklärt, der Junge habe offenbar in der Urologie Antidepressiva «von Prof. Kuhn» erhalten, die «da getestet» würden.[36]
Dass in der Psychiatrischen Klinik Münsterlingen «Nummernpräparate» verabreicht und weitergegeben wurden, wussten also viele Personen. Eine andere Frage ist, wem bewusst war, was es mit diesen Substanzen auf sich hatte und welche Folgen deren Verwendung nach sich ziehen konnte. Zahlreichen Leuten dürften die Zusammenhänge zwischen Versuchspräparat, Forschung, allfälligen Risiken und finanziellen Erträgen nicht bewusst gewesen sein, weil man sie nicht darüber informiert hatte. Je mehr jemand über Heilmittel, klinische Forschung und den therapeutischen *state of the art* wusste, desto klarer war ihm wohl, wie die Verabreichung von Prüfsubstanzen einzuordnen war und wann sie mit welchen Risiken verbunden sein konnte. In den eingesehenen Quellenbeständen finden sich jedoch keine kritischen Stimmen zu den Versuchen, nicht einmal aus der Ärzteschaft.[37]
Eng mit der Frage nach dem Wissensstand verknüpft ist die Frage nach der Position, den Pflichten und Rechten, die jemand innehat. Wenn ein Arzt Patienten Versuchssubstanzen verabreichte, übernahm er eine ganz andere Art von Verantwortung, als wenn eine Lernschwester wusste, dass auf ihrer Abteilung Prüfpräparate verteilt wurden, oder ein Untermieter seiner «Logismama» Substanzen verabreichte, die sich nur in Münsterlingen beschaffen liessen. Wie aber steht es um die staatliche Verantwortung? Was wussten diejenigen Personen und Organe, die der Psychiatrischen Klinik Münsterlingen vorstanden und sie kontrollieren sollten?

35 Vgl. zum Beispiel StATG, 9'10, 1.2.9/3, Kuhn an Hans Binder, Direktor der Klinik Rheinau im Kanton Zürich, 16. 6. 1961.

36 Gespräch mit Mutter, 28. 11. 2016. Sie selbst hätte sich, so die Frau, «nie im Traum vorgestellt», Psychopharmaka bekommen zu haben, die psychische Befindlichkeit ihres Sohnes sei im Spital nicht zur Sprache gekommen. Sobald sie das Präparat abgesetzt habe, sei das Kind auch «wieder quicklebendig und fröhlich wie immer» gewesen. Um welche Substanz es sich handelte, ist nicht bekannt.

37 Es gibt zwar einige Briefe von überweisenden Ärzten, aus denen sich eine gewisse Irritation herauslesen lässt. Diese Beispiele beziehen sich jedoch auf Medikamente, die für andere Indikationen geprüft wurden, nicht auf nicht registrierte Prüfstoffe. Siehe dazu Kapitel 6, S. 214 f.

Billigen: Vom Klinikdirektor über die Aufsichtsbehörden bis zur Regierung

Dass in Münsterlingen Substanzen geprüft wurden, liess sich schon den öffentlichen Jahresberichten der Klinik entnehmen. Von einer Zusammenarbeit mit der pharmazeutischen Industrie wird hier immer wieder gesprochen, allerdings fast ausschliesslich an wenig prominenter Stelle – etwa, wenn von Gutachten für Pharmafirmen berichtet oder auf Publikationen zu Versuchspräparaten verwiesen wird.[38] Es gibt jedoch mindestens eine zentral platzierte Passage, die eindeutig auf klinische Versuche schliessen lässt. So heisst es im Jahresbericht von 1972: «Ein Präparat, das seit Jahren in der Klinik verwendet werden konnte, ist nun in der Schweiz eingeführt und bewährt sich sehr gut. Es war ein grosser Vorteil, dass wir dieses ausgezeichnete Medikament den Kranken unserer Klinik und des Ambulatoriums schon seit langem zur Verfügung stellen konnten.»[39] Weshalb, so hätte man angesichts dieser Sätze fragen können, war eine Substanz, die in der Schweiz erst seit kurzem erhältlich war, in Münsterlingen schon lange vorher verwendet worden?

Im Unterschied zur Bevölkerung gab es für Kuhns Vorgesetzte, den Kantonsarzt und die staatlichen Kontrollorgane der Psychiatrischen Klinik Münsterlingen weit mehr Möglichkeiten, sich über die dortigen Versuche zu orientieren. Klinikdirektor Zolliker und Kuhn wiesen regelmässig auf die Zusammenarbeit mit der Pharmaindustrie hin. Thematisiert wurden die Prüfungen vor allem in finanziellem Kontext, bekamen die Aufsichtskommission und der Regierungsrat doch immer wieder zu hören, dass sich Kuhns pharmakologische Forschung für den Kanton durchaus lohne.

In einem Sitzungsprotokoll der Aufsichtskommission aus dem Jahr 1957 heisst es beispielsweise: «Dr. Kuhn bemerkt, dass die Medikamente mit Fr. 35 000.– unter ‹ärztlichen Bedürfnissen› sehr bescheiden eingesetzt seien. Die Firma Geigy stelle der Anstalt momentan für Versuchszwecke monatlich 20 000 Tabletten und 1000 Ampullen gratis zur Verfügung. Sollten die Versuche abgeschlossen werden, so könnten sich die Ausgaben unter dieser Rubrik leicht auf den doppelten Betrag erhöhen.»[40] Sowohl Kuhn als auch Zolliker betonten im Zusammenhang mit Medikamentenkosten oft, dass die Ausgaben für Arzneimittel weit höher lägen, wenn die Klinik keine Versuche durchführte. Dies galt für laufende und für abgeschlossene Versuche, erhielten doch Kliniken gewisse

38 Siehe zum Beispiel StATG, 9'10, 1.1.0/60, Jb. PKM 1949, S. 9; 1955, S. 11; 1956, S. 11; 1957, S. 12; 1958, S. 12; 1959, S. 12; 1973, S. 20; 1979, S. 38.

39 Ebd., Jb. PKM 1972, S. 6f. Der entsprechende Teil des Jahresberichts stammt aus Roland Kuhns Feder. Mit dem Präparat ist Ciba 34276 gemeint, das 1972 als Ludiomil auf den Markt kam. Siehe dazu Kapitel 6, S. 192–196.

40 StATG, 9'40, 3.0.0/4, Protokoll der Sitzung der Aufsichtskommission der Psychiatrischen Klinik Münsterlingen, 19. 7. 1957.

Substanzen nach der Markteinführung noch eine Weile lang gratis, wenn sie bei der Prüfung mitgewirkt hatten. 1960 etwa bemerkte Zolliker in einer Sitzung der Aufsichtskommission, Tofranil bekomme man «vorläufig noch geschenkt, aber alle Arzneien der Largactilreihe müssten nun gekauft werden».[41] 1964 kam es zu einem Konflikt zwischen Kuhn und dem kantonalen Personalamt. Dieses hatte offenbar dem Regierungsrat vorgeschlagen, die Miete von Kuhns Dienstwohnung zu erhöhen, und empfohlen, pro Kind monatlich 50 Franken mehr zu fordern. Kuhn war empört. In seiner Antwort schilderte er nicht nur seine Arbeits- und Wohnbedingungen,[42] sondern gab auch deutlich zu verstehen, dass die Klinik und der Kanton stark von ihm profitierten, ohne sein Engagement und seine Leistungen angemessen zu honorieren. So schrieb er unter anderem: «Es kommt hinzu, dass ich in meiner Freizeit intensiv wissenschaftlich arbeite. Die Folge davon ist, dass mir persönlich von chemischen Fabriken grosse Mengen von Medikamenten gratis zur Verfügung gestellt werden. Ich habe diese Medikamente stets nicht etwa zu einem reduzierten Preis, sondern gratis der Anstalt zur Verfügung gestellt. Die Anstalt hat allein in den letzten 10 Jahren daraus auf dem Sektor der Apotheke einen Nutzen von mindestens 100 000 Fr. gezogen.»[43] Aus Kuhns Sicht kamen also die Versuche dem Kanton finanziell zugute, weil er so grosszügig war, der Klinik die kostenlos erhaltenen Prüfsubstanzen gratis zu überlassen. Die Patientinnen und Patienten, das Personal und die Infrastruktur der Klinik, auf die er für seine Forschung zurückgriff, blieben dabei unerwähnt.[44]

41 StATG, 9'10, 1.3/1, Protokoll der Sitzung der Aufsichtskommission der Psychiatrischen Klinik Münsterlingen, 29. 6. 1960. Für Münsterlingen gibt es relativ wenig Quellen, die über die Prüfung von Largactil informieren. Das Präparat wurde in der Klinik ab Sommer 1953 verabreicht. Kuhn selbst bezeichnete diese Anwendungen als Versuche: «Gemeinsam mit Frl. Gebhart machen wir hier auch im grösseren Rahmen Versuche und orientieren diese natürlich entsprechend Münsterlinger Tradition etwas anders, indem wir uns bemühen, den durch das Medikament erreichten Erfolg psychotherapeutisch auszunutzen.» StATG, 9'40, 3.0.0/3, Kuhn an einen Arzt, 5. 11. 1953. In der Schweiz wurde Largactil im Februar 1954 registriert. Zur Zusammenarbeit zwischen Roland und Verena Kuhn siehe Kapitel 6, S. 214, und Schlusswort, S. 275 f.

42 Siehe dazu Kapitel 1, S. 44.

43 StATG, 9'40, 3.0.0/6, Kuhn an das kantonale Personalamt, o. D. (Antwort auf Schreiben vom 11. 2. 1964). Dem Direktor der Klinik Rheinau im Kanton Zürich teilte Kuhn 1961 «[s]treng vertraulich» mit, dass man in Münsterlingen dank der Prüfsubstanzen pro Jahr etwa 20 000 Franken einspare; StATG, 9'10, 1.2.9/3, Kuhn an Hans Binder, 16. 6. 1961. Laut dem Pharmazeuten Dr. phil. nat. Rainer Andenmatten, Mitglied der Projektgruppe, die dieses Forschungsprojekt begleitet hat, war es damals üblich, «dass die Pharmaindustrie Muster von Arzneimitteln in grossen Mengen [...] direkt an die Kaderärzte abgab, welche diese wiederum an die Spitalapotheke verkauften. Noch 1983 haben mir als damaligem Spitalapotheker Chefärzte sogenannte ‹persönliche Ärztemuster› zur Gutschrift gebracht.» E-Mail von Rainer Andenmatten an die Projektleiterin, 14. 4. 2019. Bei diesen Ärztemustern handelte es sich nicht um Prüfpräparate. Unter der Bedingung, dass sich die Medikamente im Spital verwenden liessen und die Kosten für eine reguläre Beschaffung nicht überschritten wurden, konnten sie die Kaderärzte gegen eine persönliche Gutschrift in die Spitalapotheke bringen.

44 Siehe dazu auch S. 183.

Im Gesamtbudget der Klinik fielen die Medikamentenkosten nie stark ins Gewicht. Um 1970 beliefen sich die Ausgaben auf gut sechs Millionen, rund ein Viertel dieses Betrags wurde vom Kanton getragen.[45] Trotzdem verwendete Kuhn die Arzneimittelprüfungen wiederholt als Druckmittel. Die Kosten der Klinik seien, so sein wiederkehrendes Argument als Direktor, dank der Versuche relativ tief. Gäbe er diese auf, würde das Budget enorm ansteigen. «Wie Sie wissen», schrieb Kuhn beispielsweise 1972 dem Kantonsarzt, «macht die Klinik seit Jahren Prüfungen neuer Medikamente für die chemische Industrie. Sie hat dafür die Besoldung einer Laborantin und sie bezieht für enorme Summen gratis Medikamente. Die Einsparungen, die dadurch zu erzielen sind, haben öfters schätzungsweise um 100 000 Fr. im Jahr betragen.»[46] Gleichzeitig betonte Kuhn nun auch, dass die Zusammenarbeit mit der chemischen Industrie «völlig unberechenbar» sei. Seine Vorgesetzten müssten deshalb, so seine unterschwellige Warnung Anfang der 1970er-Jahre, jederzeit damit rechnen, dass seine Forschungstätigkeit ein Ende nehme und die Medikamentenkosten drastisch stiegen.[47] Da der Kanton damals mit einem wachsenden Defizit kämpfte,[48] dürfte diese Botschaft bei der Regierung auf offene Ohren gestossen sein.

Die Klinik und der Kanton Thurgau haben finanziell eindeutig von den Gratispräparaten profitiert – in welchem Umfang, lässt sich schwer abschätzen. Kuhns Berechnungen gehen aber schon deshalb nicht auf, weil die Versuche selbst Kosten verursachten, die von der Klinik getragen wurden. Nimmt man ihn trotzdem beim Wort, hätten sich die Medikamentenkosten 1954–1963 ohne Gratispräparate um knapp 20 Prozent erhöht, Ende der 1960er-Jahre um gut 80 Prozent.[49] Diese Schätzungen sind derart hoch, dass es aus heutiger Sicht

45 StATG, 9'10, 1.1.0/60, Jb. PKM 1970. Die restlichen drei Viertel der Ausgaben trug die Klinik selbst. Die Studie zur Psychiatrischen Universitätsklinik Zürich kommt ebenfalls zu dem Schluss, dass die institutionellen Anreize für die Durchführung klinischer Versuche nicht überbewertet werden sollten. Die Finanzierung von Drittmittelstellen und Gratispräparaten hätten zwar den Klinik- und den Kantonshaushalt entlastet, im Vergleich zum Gesamtbudget des Burghölzlis sei der Effekt aber eher bescheiden gewesen. In der Psychiatrischen Universitätsklinik Zürich wurde 1969 eine Forschungsabteilung eingerichtet, die sich vor allem mit der Erforschung neuer Psychopharmaka befasste. Die Pharmafirmen übernahmen einen grossen Teil der durch die Forschung entstandenen Personalkosten, liessen der Klinik aber auch Beträge zukommen, über die sie nach eigenem Gutdünken verfügen konnte. In den 1970er-Jahren begann die Forschungsabteilung schliesslich, Versuche auf Rechnung durchzuführen; vgl. Rietmann et al. (2018), S. 241 f.

46 StATG, 9'10, 1.2.8/6, Kuhn an den Kantonsarzt Julius Bütler, 18. 12. 1972. Weitere Belege finden sich beispielsweise in StATG, 9'10, 1.2.8/6, Kuhn an Regierungsrat Rudolf Schümperli, 19. 5. 1972, sowie in Zusammenhang mit Kuhns Grundlohn als Klinikarzt, der im nächsten Abschnitt thematisiert wird.

47 StATG, 9'10, 1.2.8/6, Kuhn an Regierungsrat Rudolf Schümperli, 19. 5. 1972. Angesichts der neuen Prüfmethoden und der verstärkten Regulierung scheint Kuhns Aussage, dass die Zusammenarbeit mit der Pharmaindustrie «völlig unberechenbar» sei, für ihn tatsächlich nicht aus der Luft gegriffen. Siehe dazu Kapitel 4, S. 122–128, 152–157; Kapitel 6, S. 196–202.

48 Siehe dazu Kapitel 6, S. 203.

49 StATG, 9'10, 1.1.0/60, Jb. PKM 1945–1980. In den Jahresberichten 1969–1971 finden sich keine Angaben zu Medikamentenkosten. Zwischen 1954 und 1963 wurden im Durchschnitt jährlich

nahegelegen wäre, dem Ausmass der Prüfungen nachzugehen und zu fragen, ob die Klinik ebenso viele Psychopharmaka benötigt hätte, wenn keine Gratissubstanzen zur Verfügung gestanden wären. In den Quellen gibt es jedoch keine Hinweise darauf, dass Zolliker, die Aufsichtskommission, der Kantonsarzt[50] oder die Regierung Kuhns Angaben hinterfragt, überprüft oder gar zum Anlass genommen hätten, sich genauer mit den Versuchen zu befassen. Die Kontrollbehörden und Kuhns Vorgesetzte wussten also über den ganzen Untersuchungszeitraum hinweg von den Versuchen, interessierten sich aber nicht weiter dafür. Zur Sprache kam nur der wirtschaftliche Nutzen, den der Kanton daraus zog.

Vergütungen: Vom Bach zum Strom

Im Frühling 1951, also noch vor der intensiven Zusammenarbeit mit Geigy, erhielt Kuhn Post von der Steuerbehörde. Die Gemeinderatskanzlei Scherzingen teilte mit, das kantonale Steuerkommissariat lasse anfragen, ob es ihm «nicht möglich wäre, ein Ausweispapier über die als Nebeneinkommen angeführten 3000 Fr. der Steuererklärung zu beschaffen». Kuhn beantwortete die Anfrage schon zwei Tage später. Er erklärte, dass es sich «bei diesem deklarierten Nebeneinkommen um Einnahmen verschiedener wissenschaftlicher Tätigkeiten und Begutachtungen» handle, die «aber nicht alle als Verdienst gerechnet werden» könnten, sondern «eher als Umsatz denn als Einkommen» zu verstehen seien. Seine wissenschaftliche Tätigkeit sei nämlich mit hohen Auslagen verbunden. Würde er diese verrechnen, bliebe «von den fraglichen 3000 Fr. überhaupt nichts mehr übrig». Kuhn behauptete also, er versteuere mehr, als er müsste; Belege für seine Nebeneinkünfte und die damit verbundenen Auslagen reichte er nicht ein.[51]

knapp 52 900 Franken für Medikamente ausgegeben. Hätte die Klinik in diesen zehn Jahren dank der Gratissubstanzen tatsächlich mindestens 100 000 Franken gespart, wären die Kosten ohne Prüfpräparate pro Jahr durchschnittlich auf 62 900 Franken gestiegen, was einer Budgeterhöhung von etwa 19 Prozent entspräche. Im Ambulatorium verabreichte Medikamente sind im Budget nicht enthalten, weil diese den Patienten verrechnet wurden. Kuhns Schätzungen betreffen also nur die Einsparungen, die sich in der stationären Klinik erzielen liessen. Im Ambulatorium abgegebene Prüfsubstanzen senkten die Kosten, die die Patienten beziehungsweise deren Krankenkasse zu tragen hatten. Die Medikamentenkosten der Psychiatrischen Klinik Münsterlingen können kaum mit denjenigen anderer Kliniken verglichen werden, weil sich die Kategorien der einzelnen Kliniken unterscheiden.

50 Dem Kantonsarzt oblag die sanitätspolizeiliche Aufsicht über die Tätigkeit sämtlicher Medizinalpersonen im ambulanten und stationären Bereich. Er beriet den Regierungsrat in Sachen Gesundheitswesen, bereitete die diesbezüglichen Geschäfte des Departementes vor und hatte eine sehr starke Position.

51 StATG, 9'40, 3.0.0/3, Gemeinderatskanzlei Scherzingen an Kuhn, 31. 3. 1951; Kuhn an die Gemeinderatskanzlei Scherzingen, 2. 4. 1951.

Kuhns Aussage, er habe das deklarierte Nebeneinkommen eigentlich gar nicht erzielt, hat einen beleidigten Unterton, der sich im Laufe des Briefes noch steigert: «Für den Fall, dass beim Kant. Steuerkommissariat irgendwelche Zweifel bestehen sollten, ob ich mein Nebeneinkommen ehrlich angegeben habe», fuhr Kuhn nämlich fort, könne «dieser Behörde noch [...] zur Orientierung» dienen, dass er «zu Gunsten der Anstalt» auf ein Honorar für einen Forschungsauftrag in der Höhe von 2000 Franken verzichtet habe. Stattdessen habe die Auftraggeberin der Klinik auf seinen Wunsch hin 3000 Franken für die Anschaffung eines EEG-Geräts überwiesen. Die Kosten, die bei der Auswahl des Geräts und seiner Ausbildung in klinischer Elektroenzephalografie angefallen seien, habe er alle selbst bestritten. Kuhns Fazit: «Wenn ich den Staat um die ihm zustehenden Steuereinnahmen betrügen wollte, würde ich ihm sicher nicht 2000 Fr. schenken, die mir zustehen würden [...].» Um seine Redlichkeit noch mehr zu untermauern, wies er abschliessend auf weitere Verdienste hin, beteuerte jedoch gleichzeitig, ein bescheidener Mensch zu sein: «Ich liebe es nicht, mich mit solchen Sachen wichtig zu machen. Ich hoffe aber, dass das Kant. Steuerkommissariat daraus ersehen kann, dass es meiner Steuererklärung kein Misstrauen entgegenzubringen hat.»[52] Die Steuerbehörde gab sich offenbar mit der Antwort zufrieden – zumindest liegen in Kuhns Nachlass keine weiteren Dokumente zu dieser Sache vor.

Der Brief an die Gemeinderatskanzlei Scherzingen weist Merkmale auf, die Kuhns Korrespondenz allgemein kennzeichnen: Schon als Oberarzt tendierte Kuhn dazu, Fragen oder Aussagen als Kritik zu verstehen, gekränkt oder verdeckt aggressiv zu reagieren und den vermeintlichen Spiess umzudrehen. Den Behörden warf er bei solchen Gelegenheiten zusätzlich vor, seine Verdienste nicht zu würdigen, ihm zu misstrauen oder ihn prinzipiell ungerecht zu behandeln, wobei sich Arroganz mit angeblicher Bescheidenheit verband. Seine Argumentationslogik war verblüffend simpel: Jemand, der so viel leistete – für die Klinik, Kranke, den Kanton und die Wissenschaft –, konnte unmöglich Fehler machen, eigennützig sein oder betrügen. Daraus folgerte Kuhn, dass man ihn – und das hiess beispielsweise auch seine Steuererklärung – weder infrage stellen noch kontrollieren oder gar kritisieren durfte.

Die Korrespondenz zu Kuhns Steuererklärung ist noch in anderer Hinsicht ein Schlüsseldokument. Sie zeigt nämlich, dass sich die klinischen Versuche in Münsterlingen nicht nur für die Klinik und den Kanton auszahlten, sondern auch für Kuhn selbst. Den Anfang machte der erwähnte Forschungsauftrag. Geigy leistete zwar 1950 tatsächlich einen Beitrag an die Anschaffung eines klinikeigenen EEG-Geräts, zahlte Kuhn für das Parpanit-Gutachten aber auch noch ein Honorar: «Ihre klaren und überzeugenden Ausführungen», schrieb die Firma, «waren uns von grossem Nutzen [...]. Als Gegenleistung für die von

52 Ebd., Kuhn an die Gemeinderatskanzlei Scherzingen, 2. 4. 1951.

Ihnen aufgewendete Zeit und Arbeit möchten wir Ihnen einen Scheck von Fr. 400.– übergeben. Wir hoffen Sie mit dieser Erledigung einverstanden und danken Ihnen nochmals freundlichst für Ihre wertvolle Mitarbeit.»[53]

Die uns vorliegenden Informationen zu den Nebeneinkünften, die Kuhn aus den klinischen Versuchen erzielte, stammen fast ausschliesslich aus seinem Nachlass und dem Novartis-Archiv. In anderen Beständen des Staatsarchivs Thurgau fanden sich bisher wenig Akten, die Aufschluss über solche Vergütungen geben. Kuhns eingereichte Steuerunterlagen wurden fristgerecht vernichtet. Der Zugang zu weiteren Akten, namentlich Kuhns Sozialversicherungsdaten und seiner Privatbuchhaltung, blieb uns verwehrt.[54] Auf welche Summe sich Kuhns Einnahmen aus den Versuchen tatsächlich belief, muss deshalb ebenso offenbleiben wie die Frage, ob die Pharmaunternehmen anderen Prüfern, die ebenfalls als ‹Einmannbetrieb› auftraten, ähnlich hohe Summen zukommen liessen.

Zählt man alle uns bekannten Vergütungen zusammen, ergibt sich ein Betrag von gut dreieinhalb Millionen Franken. Diese Summe sollte allerdings ebenso vorsichtig zur Kenntnis genommen werden wie die Berechnungen zu den Stoffmengen. Zum einen weisen die Quellen Lücken auf, es handelt sich also auch hier um einen Mindestwert. Zum anderen veränderten sich im Laufe der Zeit die Preise. Passt man aber Kuhns jährliche Vergütungen mit dem Konsumentenpreisindex an das Preisniveau des Jahres 2015 an, hat er mit seinen klinischen Versuchen (in Preisen von 2015 ausgedrückt) etwa acht Millionen Franken verdient.[55] Setzt man diese Vergütungen zu Einkommen aus der höchsten Lohnstufe des Bundespersonals in Bezug, entsprach Kuhns Nebenerwerb 1970 etwa dem Jahreslohn eines, 1975 und 1980 demjenigen zweier hoher Bundesangestellten. Vergleicht man seine Einkünfte von 1975 und 1980 mit dem jährlichen Durchschnittslohn eines Apothekers, erzielte er aus den Prüfungen rund dreieinhalb Mal so viel, wie ein Apotheker pro Jahr verdiente.[56]

53 StATG, 9'40, 5.1.0/0.1, Geigy an Kuhn, 26. 10. 1950. Zur Prüfung von G 2747, Parpanit, siehe Kapitel 1, S. 51–56.

54 Das Sozialversicherungszentrum Thurgau lehnte 2017 ein entsprechendes Akteneinsichtsgesuch ebenso ab wie die anschliessende Einsprache. Darauf reichte die Projektleitung beim Verwaltungsgericht des Kantons Thurgau eine Beschwerde ein, die im März 2018 abgewiesen wurde. Im Sommer 2018 schlug schliesslich auch der Versuch fehl, einen befristeten Zugang zu Roland und Verena Kuhns Privatbuchhaltung zu erhalten.

55 Das Preisniveau stieg zwischen 1950 und 1990 um Faktor 3,63, es hat sich also in diesem Zeitraum mehr als verdreifacht. Historische Statistik der Schweiz, Landesindex der Konsumentenpreise nach Monaten 1921–1995, https://hsso.ch/2012/h/23. Der Konsumentenpreisindex beruht auf verschiedenen Annahmen (zum Beispiel bezüglich der konsumierten Güter), lässt Aspekte wie die Erhöhung des Lohnniveaus unberücksichtigt und ist deshalb mit der gebührenden Vorsicht zu benutzen. Der Wert gibt aber annähernd an, wie hoch Kuhns Einkünfte aus den klinischen Versuchen einzuschätzen sind.

56 Bis 1994 liegen keine Zahlen zu hohen Löhnen in den verschiedenen Berufen vor. Es gibt jedoch eine Statistik der Besoldungsansätze des Bundespersonals sowie eine Statistik des Bundesamts für Industrie, Gewerbe und Arbeit, die für diesen Vergleich verwendet wurden. Die Zahlen las-

Die Pharmaindustrie liess Kuhn sehr unterschiedliche Formen von Vergütungen zukommen: einmalige und wiederkehrende, eher niedrige und ausserordentlich hohe, Schecks und Überweisungen, Beträge, die Kuhns Versuche generell honorierten, und solche, die mit einer ganz bestimmten Prüfung zusammenhingen. Die überwiegende Mehrheit der Vergütungen lässt sich jedoch zwei Gruppen zuordnen: Die eine umfasst alle Formen von Erfolgsbeteiligungen, die andere Honorare, die während der Versuche anfielen. Geht man von einer Gesamtsumme von dreieinhalb Millionen aus und addiert die Beträge pro Rubrik, erhielt Kuhn für seine «wissenschaftliche Zusammenarbeit» mit der Pharmaindustrie mehr als 200 000 Franken an Honoraren, gut drei Millionen machten Erfolgsbeteiligungen aus.[57]

Der grösste Teil der Einkünfte, die Kuhn aus den Prüfungen erzielte, waren also Erfolgsbeteiligungen. Unter den zahlreichen Mitteln, die in Münsterlingen geprüft wurden, finden sich zwei zur Marktreife gelangte Antidepressiva, deren Entwicklung Kuhn massgebend unterstützt hatte: Tofranil (G 22355), das 1958, und Ludiomil (Ciba 34276), das 1972 in den Handel kam. Da die beiden Produkte reissenden Absatz fanden, profitierte auch Kuhn. Ab 1959 zahlte ihm Geigy einen jährlichen «Tofranil-Bonus» von 30 000 Franken aus. Fünf Jahre später wurde der Betrag auf 50 000 Franken erhöht (Abb. 23), die letzte Überweisung ist 1976 dokumentiert. 1972 kam zum ersten Mal ein Ertrag für Ludiomil hinzu. Hier hatte Kuhn eine zwölfjährige Umsatzbeteiligung von einem halben Prozent vereinbart, die ihm wesentlich mehr einbringen sollte als der «Tofranil-Bonus». Belief sich der erste Betrag für Ludiomil auf knapp 500 Franken, waren es 1973 bereits 8000, ein Jahr später über 30 000 Franken. Als Ludiomil 1975 einen Umsatz von 25 Millionen Franken erzielte, wurde Kuhn erstmals ein sechsstelliger Erfolgsanteil ausbezahlt. 1980 warf Ludiomil dann über 200 000 Franken für Kuhn ab, im Jahr darauf bereits 300 000 und 1984 knapp 500 000 Franken.

Erfolgsbeteiligungen konnten zwar viel einbringen, beschränkten sich aber auf erfolgreiche Produkte. Honorare für «wissenschaftliche Zusammenarbeit» hingen dagegen nicht davon ab, ob ein Prüfpräparat weiterverfolgt wurde oder gar auf den Markt gelangte. Das Spektrum vergüteter Forschungsbemühungen war deshalb breit. Neben Entschädigungen für Berichte und Gutachten wur-

sen sich nicht eins zu eins vergleichen, weil sie unterschiedlich definiert sind, können aber als Annäherungswerte dienen. Gesetzliche Besoldungsansätze des Bundespersonals, in: Statistisches Jahrbuch der Schweiz, Bundesamt für Statistik, Basel 1981, S. 379. Die Volkswirtschaft, Bundesamt für Industrie, Gewerbe und Arbeit, Genf 1976, S. 321, 334; 1981, S. 380, 396. Die Berechnungen stammen von M. A. Joanna Haupt und M. A. Florian Müller, Forschungsstelle für Sozial- und Wirtschaftsgeschichte, Historisches Seminar der Universität Zürich, 18. 12. 2018. Haupts und Müllers Forschungsschwerpunkte liegen in der Statistik sowie in der Sozial- und Wirtschaftsgeschichte.

57 Weil die Pharmafirmen Spesen fast immer mit Honoraren für Besprechungen oder Vorträge zusammen vergüteten und die einzelnen Posten nicht separat aufführten, erwiesen sich in Zahlen bezifferbare Spesenentschädigungen als vernachlässigbar (1200 Franken).

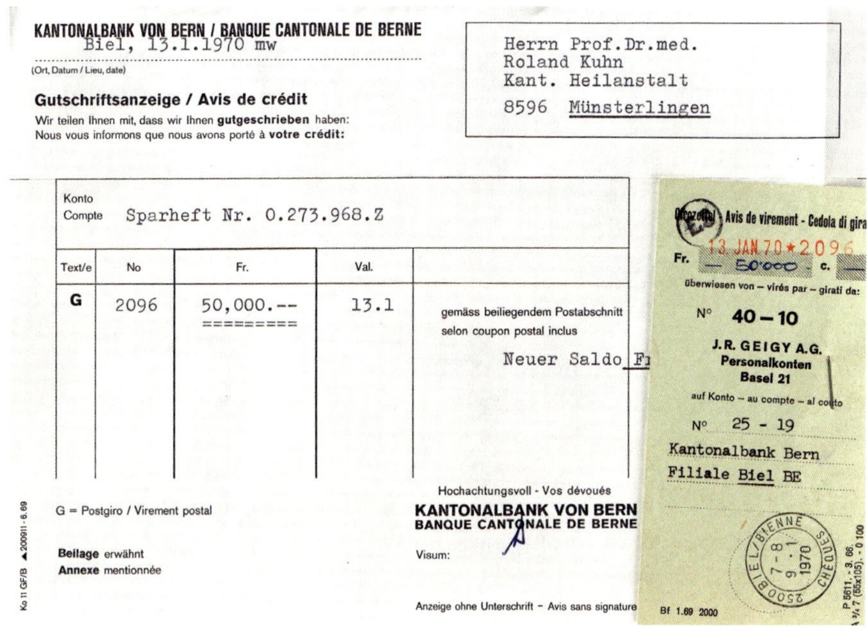

KANTONALBANK VON BERN / BANQUE CANTONALE DE BERNE
Biel, 13.1.1970 mw
(Ort, Datum / Lieu, date)

Gutschriftsanzeige / Avis de crédit
Wir teilen Ihnen mit, dass wir Ihnen **gutgeschrieben** haben:
Nous vous informons que nous avons porté à **votre crédit:**

Herrn Prof.Dr.med.
Roland Kuhn
Kant. Heilanstalt
8596 Münsterlingen

Konto / Compte: Sparheft Nr. 0.273.968.Z

Text/e	No	Fr.	Val.	
G	2096	50,000.--	13.1	gemäss beiliegendem Postabschnitt / selon coupon postal inclus
				Neuer Saldo Fr

G = Postgiro / Virement postal

Beilage erwähnt
Annexe mentionnée

Hochachtungsvoll - Vos dévoués
KANTONALBANK VON BERN
BANQUE CANTONALE DE BERNE
Visum:

Anzeige ohne Unterschrift – Avis sans signature

Ko 11 GF/B ▲200911 · 6.69

Girozettel - Avis de virement - Cedola di gira
13 JAN 70 ★ 2096
Fr. — 50'000 — c. —
überwiesen von – virés par – girati da:
N° 40 – 10
J.R. GEIGY A.G.
Personalkonten
Basel 21
auf Konto – au compte – al conto
N° 25 - 19
Kantonalbank Bern
Filiale Biel BE

2500 BIEL/BIENNE CHÈQUES 7-8 9.1.1970

Bf 1.69 2000
P 5611. - 3. 66. ¼ 7 (55x105). - 0 100

Abb. 23: Gutschrift für den «Tofranil-Bonus», 1970.

den auch Tätigkeiten wie Referate, die Teilnahme an Tagungen oder die Mithilfe bei der Redaktion eines Zeitungsberichts honoriert. Die Pharmaindustrie zahlte Kuhn beachtliche Honorare, selbst für kurzfristige, eng begrenzte Leistungen. 1963 entrichtete Sandoz eine «Tagesentschädigung» von 500 Franken; als Kuhn der Firma drei Jahre später einen eintägigen Besuch abstattete, erhielt er denselben Betrag.[58] Darüber hinaus wurden auch nicht näher definierte wissenschaftliche Bemühungen bezahlt, zum Teil durch einmalige Überweisungen, zum Teil durch regelmässige, vertraglich vereinbarte Zuwendungen.

Das erste derartige Abkommen entstand im Sommer 1954. Es bezog sich zunächst auf die Prüfung von Geigy Weiss, sah eine monatliche Entschädigung von 300 Franken vor und war befristet, wurde jedoch zweimal verlängert. 1956 schlug dann das Unternehmen vor, den Vertrag auszuweiten: «Im Hinblick auf die beachtenswerte Arbeit, die Sie im Zusammenhang mit der Prüfung unserer Mental Drugs für uns durchführen, möchten wir das Ihnen monatlich zu Ihrer persönlichen Verwendung zugestellte Honorar [...] auf Fr. 600.– erhöhen.»[59]

58 StATG, 9'40, 5.0.8/5, Sandoz an Kuhn, 9. 8. 1963; 9'40, 5.0.8/6, Sandoz an Kuhn, 31. 1. 1966.

59 StATG, 9'40, 5.1.0/0.1, Geigy an Kuhn, 12. 8. 1954. FA Novartis, Geigy, G JU/V, ZF Recht, Geigy-Verträge, Abkommen Nr. 2214, Dr. R. Kuhn, 2. 3. 1956.

Mit dem fortlaufend verlängerten Abkommen von 1954 setzte eine kontinuierliche Entschädigung von Kuhns Prüftätigkeit ein; eine Art Grundlohn, der sich zunächst auf 3600, ab 1956 auf 7200 und ab 1966, als ein «Forschungsbeitrag» der Ciba dazukam, auf über 22 000 Franken pro Jahr belief.[60]
Im Unterschied zu klinischen Versuchen in der DDR und am Zürcher Burghölzli[61] gingen die Überweisungen meist an Kuhn persönlich. Die Klinik selbst erhielt zwar ebenfalls Geld von der Pharmaindustrie, insgesamt etwa 200 000 Franken. Dieser Betrag setzt sich aber fast nur aus Vergütungen für Laborleistungen zusammen, die im Rahmen der Versuche anfielen. Zudem beruht die Summe auf der Annahme, dass letztlich alle Beträge für Laborkosten – Löhne und Material – an die psychiatrische Klinik gingen.[62] Mindestens zwei «Laborbeiträge» (zusammen über 20 000 Franken) wurden allerdings an Kuhn persönlich überwiesen – ob dieser das Geld weiterleitete, ist unklar.[63] Sieht man von Beträgen für Laborkosten ab, liessen die Pharmafirmen der Klinik zwischen 1954 und 1980 nur drei Vergütungen zukommen. Neben dem bereits erwähnten Beitrag für die Anschaffung eines klinikeigenen EEG-Geräts erhielt Zolliker 1967 eine Summe von 12 000 Franken für «die klinischen Untersuchungen durch Dr. Kuhn». Das Geld floss in einen «wissenschaftlichen Fonds der Klinik», zu dem keine weiteren Angaben vorliegen.[64] Der dritte Betrag kam von Ciba-Geigy. Die Klinik hatte der Firma 1973 für drei Patienten, denen ein Prüfpräparat verabreicht wurde, eine Rechnung über 451 Franken zugesandt – wer

60 Für die fortlaufenden Entschädigungen der Firma Geigy siehe StATG, 9'40, 5.0.3/2; für die «Forschungsbeiträge» der Ciba 9'40, 5.0.2/1. Das erste Honorar der Ciba bezog sich auf das Jahr 1965 und betrug 10 000 Franken, war aber wohl noch nicht als kontinuierliche Entschädigung gedacht; vgl. ebd., Ciba an Kuhn, 27. 9. 1965.

61 In der DDR gab es ab 1964 ein «Beratungsbüro für Arzneimittel (Import)», das für die Koordination und die finanzielle Aufsicht klinischer Studien zuständig war. Die eine Hälfte der Valutaerlöse, die aus klinischen Versuchen für westliche Unternehmen gewonnen wurden, ging an die Berliner-Import-Export-GmbH, einen Aussenhandelsbetrieb der DDR, die andere an das Gesundheitswesen (20 Prozent an das Ministerium für Hoch- und Fachschulwesen, 30 Prozent an die zuständige Universität); vgl. Hess et al. (2016), S. 48 f., S. 91 f. Bei den klinischen Versuchen an der Psychiatrischen Universitätsklinik Zürich gibt es ebenfalls keine Hinweise dafür, dass Gelder direkt an einzelne Mitarbeitende geflossen wären; vgl. Rietmann et al. (2018), S. 240–242.

62 Ab den 1970er-Jahren ging ein Teil der «Laborbeiträge» an das Kantonsspital, weil dieses gewisse Laboruntersuchungen übernahm.

63 1977 wollte Ciba-Geigy der Klinik 13 200 Franken für eine Laborantin und 7200 Franken für Laborunkosten überweisen. Kuhn bat darauf, die Laborunkosten auf sein persönliches Postcheckkonto zu überweisen: «Auf diese Weise wird vermieden, dass die Laborunkosten durch die Klinikrechnung gehen und dass damit unter Umständen noch andere Laborunkosten als diejenige für die wissenschaftliche Forschung aus diesem Geld bestritten wird.» StATG, 9'10, 1.2.11/6.5, Ciba-Geigy an Kuhn, 21. 4. 1977; Kuhn an Ciba-Geigy, 20. 6. 1977. FA Novartis, Geigy, G JU/V, ZF Recht, Geigy-Verträge, Nr. 2214, 10. 3. 1980.

64 StATG, 9'10, 9.5/2, Ciba an Zolliker, 19. 12. 1967.

dieses Geld schliesslich erhielt, muss ebenso offenbleiben wie die Frage, wie es dazu kam, dass die Klinik plötzlich solche Rechnungen stellte.[65]

Dass Kuhns Einkünfte wenigstens teilweise in einen Klinikfonds fliessen könnten, stand offenbar nie zur Debatte. Kuhn selbst dürften solche Überlegungen fremd gewesen sein. Bereits 1959 bat er Geigy in einem privat verfassten Brief, ein Schreiben über eine Entschädigung von 30 000 Franken «noch einmal abzufassen und dabei vor allem auch in der Adresse lediglich zu schreiben: ‹Oberarzt der Heil- und Pflegeanstalt Münsterlingen›, da unbedingt vermieden werden sollte, die Direktion der Anstalt mit dieser privaten Angelegenheit zu vermischen.»[66] Tatsächlich wird in den Quellen nicht deutlich, was Zolliker von Kuhns Einkünften aus den Versuchen wusste und was er davon hielt – vermutlich liess er ihn auch in dieser Hinsicht gewähren. Für Kuhn selbst jedenfalls war klar, dass die Prüfungen sein persönliches Werk waren und allfällige Verdienste ihm allein zustanden. Erstens erfolgte seine Forschungstätigkeit – so seine oft wiederholte Formel – ausschliesslich in der Freizeit.[67] Diese Behauptung scheint völlig unplausibel, war doch der ganze Klinikbetrieb in die Versuche involviert und der Arbeitsaufwand riesig.[68] Zudem stellt sich die Frage, wann Kuhn Arbeits- und Privatleben überhaupt voneinander trennte und was Freizeit in seiner Position eigentlich bedeutete. Trotzdem gibt es keine Hinweise darauf, dass Kuhns Vorgesetzte und die Aufsichtsbehörden an seiner Aussage gezweifelt hätten.

Zweitens fand Kuhn, dass seine Arbeit ungenügend honoriert werde; nicht nur, aber besonders im Thurgau. «Nichts gilt der Prophet im eigenen Vaterlande», lautete der Standpunkt, den er bald mehr, bald weniger explizit vertrat.[69] Seines Erachtens zollte ihm der Kanton aber nicht nur zu wenig Anerkennung, er entlohnte ihn auch schlecht. Aus diesem Grund hielt er es offenbar für sein gutes Recht, sein Einkommen aufzubessern; selbst der Kantonsarzt, der ja ebenfalls im Dienst der Regierung stand, habe ihn, so Kuhn, wiederholt aufgefordert, sein Gehalt zu vergrössern.[70]

65 Bei dem Stoff handelte es sich um das Antidepressivum Ciba 21024. FA Novartis, Geigy, G_JU/V, ZF Recht, Geigy-Verträge, Nr. 2214, 18. 4. 1973.

66 StATG, 9'40, 5.0.3/2, Kuhn an Direktor Krebser, Geigy, 16. 2. 1959, S. 3.

67 Siehe beispielsweise StATG, 9'40, 1.0.1/0, Kuhn an Regierungsrat Rudolf Schümperli, 10. 2. 1971; 4 802 139, Sanitätsdepartement, Allgemeine Akten, § 251, Korrespondenz mit Bruno Stadelmann, Stadelmann an Regierungsrat Alfred Abegg, 28. 10. 1972, Zitat aus einem Brief Kuhns vom 17. 6. 1972.

68 Siehe dazu auch S. 175 sowie Kapitel 8, S. 259.

69 StATG, 6'11'** 1989, S 48, Akten zum Fall Schenker, Plädoyer des Verteidigers von Hans Schenker in der Verhandlung des Obergerichts, 1. September 1989: «Prof. Kuhn hat es zwar nicht ausdrücklich gesagt, aber es schimmert in seinem Bericht durch: Nichts gilt der Prophet im eigenen Vaterland.» Schenkers Verteidiger bezieht sich auf die Stellungnahme Kuhns zuhanden des Obergerichts vom 17. 7. 1989 (StATG, 9'40, 1.0.5/5). Siehe dazu Kapitel 8, S. 259 f.

70 Siehe beispielsweise StATG, 9'10, 1.2.8/6, Aktennotiz zu einer Besprechung zwischen Kuhn und dem Kantonsarzt Julius Bütler, 26. 6. 1971; 9'40, 1.0.5/5, Stellungnahme Kuhns zuhanden des Obergerichts, 17. 7. 1989, S. 4. Siehe dazu auch Kapitel 8, S. 260 f.

Wie also stand es um Kuhns Verdienst als Klinikarzt? Seine Einkommenssituation an der Klinik, die gesetzlichen Grundlagen und die kantonalen Praktiken können an dieser Stelle nicht ausführlich zur Sprache kommen; sie sind komplex, teilweise auch verworren.[71] Zudem stammen die meisten Akten zu finanziellen Fragen, die sich in Kuhns Nachlass und im Klinikarchiv finden, aus den 1970er-Jahren. Trotzdem scheint es wichtig, die Beträge, die Kuhn von der Pharmaindustrie erhielt, mit seinen anderen Einnahmequellen zu vergleichen. Wenigstens ansatzweise ist dabei auch zu klären, ob sich Kuhns Einkommen von demjenigen anderer Klinikärzte unterschied.

Im Thurgau setzte sich der Lohn von Ober- und Chefärzten aus einer Grundbesoldung und Nebeneinkünften zusammen. Ob ein Kaderarzt an der psychiatrischen Klinik, am Kantonsspital Frauenfeld oder Münsterlingen arbeitete, spielte für das Grundeinkommen keine Rolle, individuelle Abweichungen hatten andere Gründe.[72] Bei den Zusatzeinkünften gab es hingegen Unterschiede. In den somatischen Spitälern wurden diese in erster Linie über die Behandlung von Privatpatienten erzielt. Da in der psychiatrischen Klinik keine Versorgungsklassen existierten,[73] besserten die Ärzte dort ihr Grundeinkommen anders auf. Am meisten Geld brachte wohl die Behandlung ambulanter Patientinnen und Patienten ein; ebenfalls stark ins Gewicht fielen Berichte, Gutachten und Rorschachtests. Bis Anfang der 1970er-Jahre gingen die Erträge aus solchen Leistungen wahrscheinlich direkt an den entsprechenden Arzt, Ende 1971 wurde dann ein Pool eingerichtet. Von da an waren sämtliche Nebeneinnahmen der Verwaltung zu übergeben. Diese legte jeweils die Hälfte der Einkünfte in den Pool und schüttete sie den beteiligten Ärzten aus. Dabei kam ein bestimmter,

71 Kuhns Lohn als Klinikarzt setzte sich aus einem Grundlohn, verschiedenen Zulagen und Nebeneinnahmen zusammen. Anhand der eingesehenen Akten lässt sich die Entwicklung der einzelnen Lohnbestandteile nicht genau rekonstruieren. Die Recherchen zu Kuhns Einkommen sollten jedoch weiterverfolgt werden; an zusätzlichen Quellen, die über finanzielle Aspekte Aufschluss geben könnten, mangelt es nicht. Ein Teil dieser Bestände – die Akten der Sozialversicherungsbehörden und die Privatbuchhaltung des Ehepaars Kuhn – müsste allerdings der Forschung noch zugänglich gemacht werden.

72 Diese Aussagen muss für die Klinikdirektoren präzisiert werden: Die Direktoren der Kantonsspitäler und der Psychiatrischen Klinik Münsterlingen hatten denselben Grundlohn, der Grundlohn des Direktors des Kantonsspitals Frauenfeld war jedoch bis 1980 tiefer.

73 Vgl. beispielsweise StATG, 9'40, 3.0.1/3, Interview Kuhns im «Thurgauer Volksfreund», 2. 6. 1973. Auf die Frage, ob es in der Psychiatrischen Klinik Münsterlingen «Unterschiede in der Unterbringung der Patienten» wie beispielsweise im Kantonsspital gebe, antwortete Kuhn: «Theoretisch gibt es diese Klassenunterschiede, das heisst, es gibt zwei Klassen: Allgemein und Privatpatienten. Es ist jedoch so, dass die Einrichtungen der Klinik für Privatpatienten ganz ungenügend sind. [...] Die Klinik hat seit vielen Jahren ein bis zwei Privatpatienten. Natürlich werden wir gelegentlich von Patienten konsultiert, die bei uns als Privatpatienten eintreten möchten. Wir haben uns bisher immer gezwungen gesehen, diese in die privaten Psychiatrischen Kliniken des Kantons Thurgau und der übrigen Schweiz weiterzugeben. Die Privatpatienten, die in der Klinik selbst sind, zahlen wohl ein höheres Kostgeld, das hat sich bisher aber nicht anders ausgewirkt als dadurch, dass sie etwas besseres Essen hatten.»

vom Klinikdirektor festgelegter Verteilschlüssel zum Einsatz.[74] Entschädigungen für weitere Leistungen, zum Beispiel Lehrtätigkeit an der Schule für Psychiatrische Krankenpflege, wurden allerdings auch nach der Einrichtung des Pools separat vergütet.[75]

Weiterreichende gesetzliche Regelungen für Nebeneinnahmen an der psychiatrischen Klinik entstanden erst 1973. Nun wurde dem Direktor und den leitenden Ärzten formell die Erlaubnis erteilt, «auf eigene Rechnung Sprechstunden zu halten, Gutachten abzugeben und Privatpatienten stationär zu behandeln». Der «Umfang dieser Nebentätigkeit» musste aber vom Regierungsrat genehmigt werden, Nebenbeschäftigungen anderer Art ebenfalls. Die Regierung vermied es jedoch tunlichst – so der Eindruck, den die eingesehenen Akten vermitteln –, die bisherige Praxis zu thematisieren.[76] Alles in allem fielen also die neuen Regelungen sehr zum Vorteil der Ärzte aus. Zudem sah die Regierung offenbar weiterhin davon ab, die Nebentätigkeiten an der psychiatrischen Klinik genau zu kontrollieren. Weder der Pool noch die nachträgliche Rechtsetzung konnten deshalb verhindern, dass gewisse Ärzte massiv profitierten, während sich andere mit dem Grundlohn zufriedengeben mussten.[77]

74 StATG, 9'10, 1.2.11/6.5, Reglement zur Organisation eines Pools für die Nebeneinnahmen, o. D. [Anfang 1972]; 9'40, 1.0.5/2, Einrichtung eines Honorarpools für Ärzte, ca. 1971–1974. Gemäss StATG, 3'00'500, RRB Nr. 66/1822 vom 29. 8. 1966 floss ein Teil der Einnahmen aus «Gutachten und Berichten», die an den Kantonsspitälern und an der psychiatrischen Klinik erstellt wurden, an den Kanton. Bei den somatischen Kliniken wurde diese Regelung 1967 auf die «Untersuchung oder Behandlung ambulanter Patienten» ausgedehnt; vgl. StATG, 3'00'509, RRB Nr. 67/2421 vom 14. 11. 1967.

75 StATG, 9'40, 1.0.5/3, Abrechnungen aus dem Honorarpool für Ärzte, 1972–1979. In diesem Dossier findet sich auch eine Notiz vom 19. 7. 1973, die zeigt, wie viel die Lehrtätigkeit an der Schule für Psychiatrische Krankenpflege damals abwarf. Kuhn verdiente im ersten Semester 1973 rund 1225 Franken mit diesem Unterricht, die Oberärzte Hilgers und Welter 2500 beziehungsweise 185 Franken.

76 StATG, 4'802'147/201, RRB Nr. 73/1080 vom 21. 5. 1973; 3'00'564, RRB Nr. 73/1083 vom 21. 5. 1973. Sofern man die Titularprofessur und Kuhns Zusammenarbeit mit der Pharmaindustrie nicht als direkten Ausfluss seiner Beamtentätigkeit ansieht, waren diese nach Thurgauer Recht bewilligungspflichtig beziehungsweise ohne Bewilligung illegal. Eindeutig illegal waren vor dem 21. 5. 1973 Nebentätigkeiten des Direktors; das Klinikreglement von 1951 untersagte solche explizit. Verordnung des Grossen Rates über die Besoldungen der kantonalen Beamten und Angestellten, vom 11. Mai 1959, enthalten in: Neue Gesetzessammlung für den Kanton Thurgau, 23. Band, Frauenfeld 1963, S. 3; StATG, 9'40,1.00/0, Reglement für die Kantonale Heil- und Pflegeanstalt Münsterlingen von 1951, § 39.2.

77 Der Entscheid, welche Ärzte welchen und wie vielen Nebenerwerbstätigkeiten nachgehen durften, lag beim Klinikdirektor. Die Frage, welche Ärzte sich am Pool beteiligen durften, führte ebenso zu Konflikten wie der Verteilschlüssel. Kuhn liess nur «erfahrene» Ärzte im Ambulatorium arbeiten. Diese Ungleichbehandlung führte unter der Ärzteschaft zu Missmut und Konflikten. Zudem stand die Praxis, im Ambulatorium fast ausschliesslich Kaderärzte einzusetzen, im Widerspruch zur Anforderung, dass ein Arzt für die Erlangung des Facharzttitels Psychiatrie mindestens ein Jahr lang (oder zwei Jahre zu 50 Prozent) poliklinisch tätig gewesen sein musste. Das Dokument, mit dem die ausbildende Institution die Erfüllung der Bedingungen bestätigte, wurde offenbar in Münsterlingen trotzdem unterzeichnet. Vgl. beispielsweise Gespräch mit René Bloch, 14. 3. 2018; StATG,

Wie hoch das Grundgehalt und die Nebeneinkünfte waren, die Kuhn im Rahmen seiner Kliniktätigkeit erwarb, lässt sich anhand der eingesehenen Quellen nicht lückenlos erschliessen.[78] Die Grundbesoldungen waren im Thurgau relativ niedrig, aber nicht tiefer als in anderen Kantonen.[79] Mitte der 1950er-Jahre belief sich Kuhns jährlicher Bruttogrundlohn auf etwa 17 000, Ende der 1970er-Jahre auf 73 000 Franken. Verena Kuhns Jahresbruttolohn betrug Anfang der 1960er-Jahre 26 000, zwanzig Jahre später dann knapp 65 000 Franken.[80] Der Nebenerwerb, den die beiden im Rahmen ihrer Klinikanstellung erzielten, wuchs bestimmt schon vor 1970; als Kuhn Direktor wurde, vervielfachte er sich aber in wenigen Jahren. 1971 wurden ihm gut 16 000 Franken aus dem Pool ausbezahlt, seiner Gattin, die vor allem im Ambulatorium tätig war, 27 000 Franken. Zwischen 1976 und 1979 erzielte Kuhn dann jährlich 100 000, seine Frau knapp 60 000 Franken aus dem Pool.[81] Der Nebenerwerb, den das Paar in der Klinik erzielte, stieg also im Laufe der Zeit weit stärker als der Grundlohn; Mitte der 1970er-Jahre war er schliesslich ebenso hoch oder – in Kuhns Fall – höher als das Grundgehalt. Zählt man nun die Vergütungen der Pharmafirmen hinzu, wird klar, dass Kuhn ab Mitte der 1950er-Jahre ein beachtliches Einkommen erzielte. Als die Prüfungen in Münsterlingen erweitert wurden und der erste «Tofranil-Bonus» anfiel, stieg der Verdienst mehr und mehr. Den höchsten Lohn erreichte Kuhn in den 1970er-Jahren während seiner Amtszeit als Klinikdirektor. In diesem Jahrzehnt dürfte er ein durchschnittliches Jahresbruttogehalt von über 230 000 Franken erzielt haben (vom Kanton etwa 130 000, von der Pharmaindustrie rund 102 000 Franken).

1977 bestätigte der Verwaltungsdirektor der Klinik der Thurgauer Finanzkontrolle, es seien «*alle* Geldbezüge aus dem Pool [...] auf den persönlichen Lohnausweisen deklariert» worden.[82] Wie aber stand es mit den klinikeigenen

9'10, 1.4/6.1, Kuhn an Dr. R. Wyss, Direktor der Psychiatrischen Klinik Münsingen, 9. 8. 1968; 9'40, 1.0.3/0, S. 97, 14. 7. 1972.

78 Die Minimal- und Maximallöhne der kantonalen Angestellten (nach einzelnen Berufsgattungen getrennt) können in den Beschlüssen des Grossen Rats und des Regierungsrats des Kantons Thurgau eingesehen werden. Die Grundbesoldung der Direktoren der Kantonsspitäler und der Psychiatrischen Klinik Münsterlingen wurden bis 1979 auf dem Vertragsweg durch den Regierungsrat festgelegt. Die tatsächlich ausbezahlten Löhne finden sich wohl nur in den Akten des Thurgauer Personalamtes.

79 StATG, 9'10, 2.1/3, Vergleich der Löhne in der Psychiatrischen Klinik Münsterlingen, der Breitenau (Kanton Schaffhausen), Wil (Kanton St. Gallen), Waldhaus (Kanton Graubünden), Königsfelden (Kanton Aargau), Hasenbühl (Kanton Basel-Landschaft) und Herisau (Kanton Appenzell Ausserrhoden), 1957.

80 StATG, 9'40, 3.0.0/3, Besoldungsberechnung für Roland Kuhn, 25. 1. 1956; 9'40, 3.0.0/5, Besoldungsberechnungen für Roland und Verena Kuhn, 1962 (Herbst); 9'10, 2.1/5, Besoldungsquittungen der Psychiatrischen Klinik Münsterlingen 1971, Besoldungsquittungen für Roland und Verena Kuhn; 9'10, 4.4.0/213, Personaldossier Roland Kuhn.

81 StATG, 9'40, 1.0.5/3, Abrechnungen aus dem Honorarpool für Ärzte, 1972–1979.

82 StATG, 9'40, 1.0.5/4, Verwaltungsdirektor Rohner an die Finanzkontrolle des Kantons Thurgau, 18. 3. 1977.

Nebeneinkünften, bevor der Pool eingerichtet wurde? Und was war mit den Vergütungen der Pharmaindustrie? Dass die Regierung über Kuhns Einkünfte aus seiner Forschungstätigkeit Bescheid wusste, steht ausser Frage.[83] Sieht man vom Brief der Gemeinderatskanzlei Scherzingen von 1954 ab, liegen jedoch keine Hinweise dafür vor, dass sich der Kanton weiter um Kuhns Einnahmen aus den Versuchen gekümmert hätte.
1957 bat Geigy Kuhn um «eine kurze Mitteilung [...], wer unsere monatlichen Zuwendungen an Sie der Eidgenössischen AHV gegenüber deklariert resp. an welche Ausgleichskasse die AHV-Beiträge auf diesen Zuweisungen bezahlt werden». Kuhn antwortete, er habe die Honorare der Firma als Nebenerwerb versteuert, in der Annahme, dies sei Sache des Auftraggebers, aber bisher keine AHV-Beiträge entrichtet. Für den Fall, dass Geigy die Sozialversicherungsbeiträge noch nicht bezahlt habe, bot er an, dies selbst zu erledigen. Die Antwort der Firmen-Personalkasse fiel kurz aus: «Unsere Vergütungen an Sie haben wir unserer Ausgleichskasse nicht deklariert und daher auch den Betrag nicht entrichtet. Wir wären Ihnen daher sehr dankbar, wenn Sie dies, wie in Ihrem Schreiben erwähnt, von Ihnen aus erledigen würden.»[84] Kuhn behauptete stets, für die Einkünfte aus seiner Forschungstätigkeit Sozialbeiträge entrichtet und sämtliche Einnahmen versteuert zu haben.[85] Ob diese Aussage überprüft wurde und ob sie tatsächlich stimmt, muss vorerst offenbleiben.

83 In einer Klinikrechnung von 1976, die an die Finanzbehörde ging, wurde beispielsweise in einer Fussnote zu Kuhns Gesamterlös der Vermerk «Ohne Direktbezüge von der Chemischen Industrie» angebracht; vgl. StATG, 4'802'207, § M46/528, Revisionsbericht Psychiatrische Klinik Münsterlingen, Anteile von Arzthonoraren per 1975 und 1976, Anhang 1, Bezüge der Klinikärzte pro 1976, 19. 1. 1977.

84 StATG, 9'40, 3.0.0/4, Korrespondenz zwischen der Personalkasse der Firma Geigy und Kuhn, 29. 1.–9. 2. 1957. Vgl. auch StATG, 9'40, 5.0.7/6, Roche an Kuhn, 29. 10. 1969.

85 Für weitere diesbezügliche Absprachen zwischen Kuhn und den Firmen Ciba und Geigy siehe StATG, 9'40, 5.0.2/1, Ciba an Kuhn, 30. 1. und 20. 2. 1968; 9'40, 5.0.3/2, Geigy an Kuhn, 18. 9. 1968; Kuhn an Geigy, 8. 10. 1968. Am 18. 9. 1968 schrieb Geigy an Kuhn, die Firma müsse die Arbeitgeberbeiträge in Zukunft selber abrechnen.

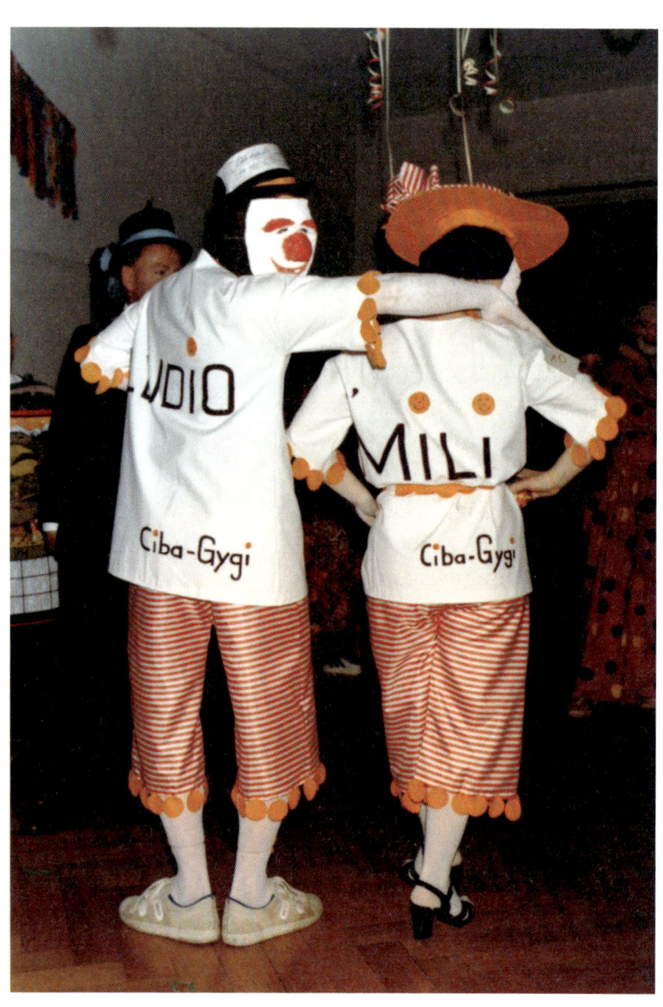

Abb. 24: Ludio und Mili, Fastnacht 1979.

6 1970er-Jahre: Zwischen Stillstand und Erfolg

Im Februar 1979 feierte die Psychiatrische Klinik Münsterlingen wie jedes Jahr Fastnacht – ein Fest, wo man Rollen tauschen und Grenzen überschreiten darf. Dieses Mal nahmen neben mehr oder weniger aufwändig verkleideten Patientinnen, Patienten und Klinikangestellten auch zwei Clowns am Fastnachtsball teil; ein Mann und eine Frau, die, so steht auf dem Rücken ihrer Kostüme zu lesen, Ludio und Mili hiessen (Abb. 24). Zusammen stellten die beiden ein Arzneimittel dar: Ludiomil. Die kreisrunden, lachenden Gesichter auf den Kostümen weisen darauf hin, dass Ludiomil-Tabletten gute Laune machen sollten – schliesslich handelte es sich um ein Antidepressivum.

Auf einem anderen Foto halten Ludio und Mili je ein mit bunten Süssigkeiten gefülltes Marmeladenglas in der Hand, die sie offenbar in der Menge verteilten.[1] Tatsächlich wurde Ludiomil in Münsterlingen schon seit Jahren verabreicht – so grosszügig wie Bonbons, scheinen die Clowns anzudeuten. 1966 begann man, Ciba 34276, so das Firmenkürzel, in Münsterlingen zu testen. Ende der 1960er-Jahre lieferte die Ciba Tausende von Tabletten in den Thurgau, 1970 waren es den überlieferten Bestellungen und Lieferungen zufolge mindestens 150 000, 1971 dann fast 400 000 Tabletten.[2] Ciba 34276, zunächst eine Prüfsubstanz unter vielen, schien bald erfolgsversprechend und wurde über Jahre hinweg weiterverfolgt; 1972 kam es schliesslich zur Zulassung. Auch hier lässt sich also ein nahtloser Übergang zwischen Versuch und therapeutischer Anwendung feststellen.

Die Fastnachtsfotos von 1979 entstanden nach der langen wirtschaftlichen Wachstumsperiode, die parallel zum Boom der Psychopharmaka verlaufen war. In den 1950er- und 1960er-Jahren hatte man in den westlichen Ländern ein erhebliches Mass an Wohlstand erzielt. Die Clowns schwelgen im Überfluss, den sie mit ihrer Verteilaktion gleichzeitig parodieren. Überfülle war nämlich inzwischen auch bei den Antidepressiva erreicht. Seit den 1950er-Jahren hatte man sehr viele Substanzen erprobt, manche davon hatten sich als erfolgreich erwiesen. Doch das gewünschte Zaubermittel stand nach wie vor aus. Jede viel-

1 Vgl. Abb. 21, S. 169.
2 StATG, 9'10, 1.2.11/6.3; 9'40, 5.0.2/2; 9'40, 5.0.2/4; 9'40, 5.0.4/4, Bestellungen und Lieferungen von Ludiomil, 1966–1971.

versprechende Neuerung liess deshalb wieder Hoffnung aufkeimen. Nach der grossen Zahl an Versuchen, die Kuhn in den 1960er-Jahren durchgeführt hatte, schien man in den 1970er-Jahren aber tatsächlich an einer Zäsur angelangt. Bedeutendere Durchbrüche blieben aus, neue Regulierungen erschwerten eine schnelle Registrierung, zugelassene Mittel wurden auf weitere Indikationen geprüft. Ludio und Mili verkörperten eine Substanz, die in Münsterlingen schon seit 13 Jahren angewandt wurde. Deren Zulassung lag sieben Jahre zurück. «Kommt denn nichts Neues mehr?», mag Kuhn gedacht haben, als er die Clowns erblickte. Dieselbe Frage trieb auch die pharmazeutische Industrie um.

Die Basler Pharmafirmen: Strategien gegen Stagnation

Ludiomil hiess ursprünglich Ciba 34276. Das Präparat stammte also von der Firma Ciba und wurde in Münsterlingen oft «Ciba» oder «Ciba-Mittel» genannt. Als es 1972 zur Zulassung kam, existierte das Unternehmen allerdings in dieser Form nicht mehr. Es hatte 1970 mit Geigy fusioniert, sodass die Clowns an der Münsterlinger Fastnacht von 1979 auf ihren Kostümen nicht «Ciba», sondern «Ciba-Gygi» als Herkunftsort angaben. Mit der Fusion veränderte sich viel, auch bei den Psychopharmaka. Um Überschneidungen in der Produktepalette zu vermeiden, war eine harte Selektion zu treffen. Bei den antidepressiven Versuchssubstanzen stand Ciba-Geigy vor der Wahl, entweder das Geigy-Produkt G 35259, das von Kuhn sehr geschätzte Ketotofranil, oder das Ciba-Produkt 34276 weiterzuführen.[3] Der Entscheid fiel auf Ludiomil.
Ciba und Geigy fusionierten zu einem Zeitpunkt, als sich eine wirtschaftliche Wachstumsphase von über zwei Jahrzehnten dem Ende zuneigte. In den 1960er-Jahren war es zunehmend schwieriger geworden, neue Arzneimittel herzustellen, die von wirtschaftlichem Interesse waren; die Fortschritte der Pharmazie schienen ausgeschöpft, man befürchtete eine gewisse Stagnation. Zwischen den Pharmakonzernen, den Krankenkassen und den staatlichen Gesundheitsbehörden verstärkten sich die Auseinandersetzungen um die Medikamentenpreise. Die Firmen sorgten sich um ihre Renditen, verteidigten unter Verweis auf die Forschungskosten schon im Voraus ihre Preise und überlegten gleichzeitig, wie sie dem Innovationsprozess neuen Schwung verleihen und Profite reinvestieren könnten.[4]
In dieser letzten Phase hochkonjunkturellen Wachstums entschieden sich die Basler Firmen für Diversifizierung. Sie erweiterten die Produktepalette unter anderem in Richtung Agro- und Fotochemie, Kunst- und Klebstoffe, Kosmetika und medizinische Apparate. Da keiner Produktegruppe ein klarer Vorrang

3 Vgl. dazu Kapitel 4, S. 143 f.
4 König (2016), S. 214 f.

zukam, verloren die Pharmazeutika für die Unternehmen vorübergehend an Bedeutung.[5] Zum Trend, in möglichst vielen Bereichen eine starke Position aufzubauen, gehörten auch Fusionen. 1967 übernahm Sandoz Wander, 1970 schlossen sich Ciba und Geigy zusammen.[6] Durch die Fusion erwarteten die beiden Firmen eine wesentliche Stärkung im pharmazeutischen Bereich, zumal sich abzeichnete, dass sich die Zulassungspolitik verschärfen würde.[7] Diese Hoffnung ging allerdings nicht ganz in Erfüllung. Man verzeichnete zwar weiterhin Gewinne, geriet dann aber mit der Ölpreiskrise, der Rezession und dem Zusammenbruch des internationalen Währungssystems in Turbulenzen. Von 1974 auf 1975 ging der Umsatz erstmals seit Jahrzehnten um einige Prozent zurück. Die stärksten Einbussen gab es bei den älteren Produkten und den Massenerzeugnissen, das heisst bei den Farbstoffen, Chemikalien und Kunststoffen; Agrochemie und Pharmazeutika hielten sich hingegen gut.[8]

Die konkrete Umsetzung der Fusion war keine einfache Sache. Sie führte zu Spannungen und Ungewissheit, galt es doch unter anderem zu entscheiden, wer welche Stelle und Funktion übernahm und wie die Lohnpolitik, die Dienstverhältnisse und die Einrichtungen der Personalfürsorge gestaltet werden sollten. Der Mediziner Hugo Bein, der ab 1965 die Abteilung biologische Forschung der Ciba führte und nach dem Zusammenschluss die Leitung der Pharmaforschung übernahm, versuchte 1970 in einer Ansprache vor den neuen Untergebenen zu beschwichtigen, wollte aber auch nichts beschönigen: «Von Seiten des Sortiments ergeben sich offensichtlich wenig Überschneidungen und Friktionen. Anders stellt sich die Situation dar, wenn wir die Bereiche der Entwicklungspräparate und die Stellung des einzelnen Mitarbeiters im Unternehmen betrachten. Wir wollen uns nichts vormachen: Die Fusionsvorbereitungen haben Spannungsbereiche geschaffen, Bereiche, die von ängstlicher und aggressiver Spannung erfüllt sind.»[9]

5 Bei der Ciba beziehungsweise Ciba-Geigy zum Beispiel waren im Jahr 1961 46 % der hergestellten Produkte Pharmazeutika, im Jahr 1980 noch 27 %; vgl. König (2016), S. 227–229.

6 Ebd., S. 194 f., 210. Yves Dunant, Vizepräsident von Sandoz, begründete die Übernahme von Wander im September 1967 vor dem Verwaltungsrat mit dem Argument, dass der Trend zur Konzentration in Europa wie in den USA zunehme. Der Zusammenschluss mit Wander biete für Sandoz die Möglichkeit, auf dem Gebiet der Diätetik zu diversifizieren, womit sich ein logischer Kreis schliesse; vgl. ebd., S. 227. Für Geigy beunruhigend sei, so Ciba-Präsident Robert Käppeli in einer Notiz, «das rasante Eindringen von Roche in die Grundlagenforschung, wogegen sich die andern Firmen im wesentlichen auf die Zweckforschung beschränken und damit dem Risiko ausgesetzt sind, dass ihnen der Boden entzogen werde könne. Geigy glaube, dass ein Zusammengehen unserer beiden Firmen die geeignete Basis zur Bekämpfung dieses Risikos und zur Elimination von Doppelspurigkeiten in der Forschung bieten könnte»; zit. nach Erni (1979), S. 38.

7 Erni (1979), S. 145. Vgl. auch FA Novartis, PE 4.01 (Hugo Bein, CIBA), Manuskript einer Ansprache vor den neuen Untergebenen der fusionierten Firmen, o. D. (1970).

8 König (2016), S. 234.

9 FA Novartis, PE 4.01 (Hugo Bein, CIBA), Manuskript einer Ansprache vor den neuen Untergebenen der fusionierten Firmen, o. D. (1970), S. 17.

Tatsächlich kam es bei den Angestellten nicht nur zu Entlassungen, sondern auch zu Widerständen und Reibereien, gerade unter dem akademischen Personal. Mit Ciba und Geigy prallten sehr unterschiedliche Firmenkulturen zusammen. Die Medizinerin Alexandra Delini-Stula etwa, die 1966 bis 1970 bei Geigy und anschliessend bei Ciba-Geigy in der Forschung arbeitete, erlebte die Fusion als schweren Einschnitt – «ein grosses Drama». Obwohl es sich offiziell um einen Zusammenschluss zweier gleichberechtigter Partner gehandelt habe, sei Geigy eigentlich von der Ciba übernommen worden. Danach hätten zunächst noch parallele Strukturen existiert, bis dann allmählich umorganisiert worden sei. Zwei Kollegen hätten infolge der Fusion Suizid begangen.[10] Der «feste Wille, aus der Synergie des Zusammengehens grösstmöglichen Nutzen zu ziehen», und die strikte Verfolgung dieses Ziels liessen sich eben, so Paul Erni, der 1979 eine Geschichte über *Die Basler Heirat* verfasste, «mit den persönlichen Erwartungen vieler Betroffener einfach nicht immer in Einklang bringen».[11] Für die Bevölkerung und die Medien war der Zusammenschluss ebenfalls ein wichtiges Thema, für Kuhn sowieso. Er hatte die Gewohnheit, Zeitungs- und Zeitschriftenartikel zu seinem Fachgebiet zu sammeln, und hob nun auch Texte zur Basler Fusion auf: säuberlich ausgeschnittene Beiträge aus dem Wirtschaftsteil der *Neuen Zürcher Zeitung*, ein Organigramm von Ciba-Geigys Firmenstruktur, eine Schnitzelbank der Basler Fastnacht und ein Gedicht aus der Satirezeitschrift *Der Nebelspalter*.[12]

Ludiomil: Der Langzeitversuch

Wie kam es eigentlich zu jener Substanz, die sich gegen Keto durchsetzte, 1972 zugelassen wurde und sieben Jahre später an der Münsterlinger Fastnacht ‹auftrat›? Im Februar 1965 entschied der Pharma-Forschungsausschuss der Ciba, die psychoaktive Substanz 34276, die – so das Protokoll – auf Wunsch eines Klinikers hergestellt worden war, nun Toxizitätsstudien zu unterziehen.[13] Die toxikologischen Prüfungen zogen sich allerdings hin. Im September 1966 empfahl der Ausschuss, die Produktion des Präparats so schnell als möglich voranzutreiben, damit sich die Toxizitätsstudien abschliessen und die klinischen Prüfungen fortsetzen liessen. Der pharmakologische Bericht über die vorgenom-

10 Gespräch mit Alexandra Delini-Stula, 19. 6. 2017. Zur «Wertgleichheit» von Ciba und Geigy siehe Erni (1979), S. 140; zu den «zum Teil tragischen Einzelschicksale[n]» von Mitarbeitern ebd., S. 167.

11 König (2016), S. 227, 233 f.; Erni (1979), S. 159 f. (Zitat). Bei der Übernahme von Wander durch Sandoz war im Kader ebenfalls noch eineinhalb Jahre nach dem Zusammenschluss Unruhe wahrzunehmen.

12 StATG, 9'40, 5.0.4/25. Das Gedicht aus dem Nebelspalter wurde mit Maschine abgeschrieben.

13 FA Novartis, Ciba, FO 5.03 Forschung, Zweckforschung, chemische Protokolle, Pharma-Forschungsausschuss (PFA) Nr. 39/65, 17. 2. 1965. Zu den neuen toxikologischen Anforderungen in dieser Zeit siehe Kapitel 4, S. 122–128.

menen Tierversuche wurde im November versandt. Die Firma versicherte im Begleitschreiben: «Sobald wir grössere Mengen des Präparates zur Verfügung haben, werden wir in allererster Linie bemüht sein, die Verträglichkeit bei wiederholter Anwendung, auch am Hund, genauestens abzuklären.»[14] Zu diesem Zeitpunkt hatte Kuhn die Substanz schon fast ein Jahr angewandt; er hatte spätestens im Dezember 1965 damit begonnen, den ersten Patienten «Ciba» zu verabreichen.[15]

Der im Protokoll namenlos gebliebene Kliniker, der die Synthese von Ciba 34276 vorgeschlagen hatte, war niemand anderes als Roland Kuhn. Dieser entwickelte sich in den 1960er-Jahren zum Hobby-Pharmakologen[16] und betonte später stets, Ciba 34276 sei auf seine Initiative hin synthetisiert worden.[17] Tatsächlich: Kuhn wurde eine Umsatzbeteiligung «an den zukünftigen Verkäufen» in Aussicht gestellt;[18] er war der erste und bis Herbst 1966 auch der einzige Kliniker, der Ciba 34276 prüfte. Die Firma hatte mit ihm ein Exklusivitätsrecht vereinbart, was zeigt, wie stark Kuhns Position damals war. Andere Ärzte durften nur mit seiner Einwilligung Versuche durchführen und über die Substanz publizieren. Als im Frühling 1966 trotzdem Beiträge erschienen, zeigte sich Kuhn enttäuscht und erinnerte an sein Vorrecht. Die Ciba erklärte postwendend, die Veröffentlichungen in Deutschland seien ohne Wissen der Firma erfolgt, man werde die Prüfung nur mit seinem Einverständnis ausweiten: «Das Präparat wurde bisher noch an keinen anderen Prüfer ausgegeben, und es bleibt Ihnen vorbehalten.»[19]

Nach dem ersten Vorversuch Ende 1965 wuchs die Zahl der Münsterlinger Patienten, denen Ciba 34276 verabreicht wurde, laufend. Ende 1966 stand sie bei 34, im März 1967 bei 82 Fällen.[20] In einer Aktennotiz der Ciba, die nach einem Besuch in Münsterlingen verfasst wurde, heisst es, das Präparat sei bisher nur von Kuhn

14 StATG, 9'40, 5.0.2/2, Orientierung über Präparat Ciba 34276-Ba (Maprotilin), 31. 10. 1960; Hugo Bein, Ciba, an Kuhn, 11. 11. 1966. Der Eindruck, dass Kuhn die Versuche mit Ciba 34276 begann, bevor ihm die Firma schriftliche Informationen zur Substanz zukommen liess, wird durch eine Aktennotiz vom Oktober 1966 bestätigt. Laut dieser versprach die Ciba PD Dr. W. Grüter, Treysa, der nun ebenfalls in die Prüfung einbezogen wurde, schriftliche Unterlagen, sobald diese verfügbar seien; Klinisches Archiv Novartis, BSM00002218, Box 470, Aktennotiz, Besuch 31. 10. 1966.

15 FA Novartis, Ciba, FO 5.03 Forschung, Zweckforschung, chemische Protokolle, Pharma-Forschungsausschuss (PFA) Nr. 78/66, 13. 9. 1966.

16 Vgl. Kapitel 4, S. 122–128.

17 StATG, 9'40, 8.3/20, Aktennotiz Kuhns, 14. 8. 2000.

18 StATG, 9'40, 5.0.2/1, Bein an Kuhn, 15. 10. 1968. Vgl. Kapitel 5, S. 180.

19 StATG, 9'40, 5.0.2/4, Kuhn an Dr. med. Kaufmann, Ciba, 31. 5. 1966; Dr. med. Kaufmann, Ciba, an Kuhn, 2. 6. 1966.

20 Ebd., Kuhn an Dr. med. Kaufmann, Ciba, 31. 5. 1966; Klinisches Archiv Novartis, BSM00002218, Box 468, Sichtkarte/Grüne Mappe, Präparat 34276-Ba (Antidepressivum), Chronologische Auflistung von Terminen mit Prüfern, Besuchsbericht, 1. 7. 1966. StATG, 9'40, 8.1/174, Über eine neue psychopharmakologische Stoffgruppe und deren Bedeutung für die Beurteilung der Zusammenhänge zwischen chemischer Struktur und klinischer Wirkung, undatiertes Manuskript von Roland Kuhn, Hugo J. Bein und Max Wilhelm (die Teile Beins und Wilhelms fehlen), Begleitbrief 17. 3. 1967.

und seiner Frau getestet worden. Seit Juni 1967 – eineinhalb Jahre nach Versuchsbeginn – werde die Substanz nun aber als «Routinetherapie» eingesetzt und in der ganzen Klinik verwendet.[21] Als sich die Prüfung allmählich zu einer Therapie entwickelte, schnellten die Zahlen in die Höhe. 1968 wurden gemäss Kuhn 225 Patienten mit Ciba 34276 behandelt, 1970 sprach er von 400, 1971 von 617 Fällen. Von diesen 617 Patienten war etwa ein Viertel Kinder; wie schon 1967 wurde mehr als die Hälfte der betroffenen Personen ambulant behandelt.[22]

Einige Monate nach der klinikinternen Ausweitung des Versuchs begann Kuhn, andere Kliniken und Ärzte einzubeziehen. Sein langfristigster Partner war das Privatsanatorium Münchenbuchsee im Kanton Bern. Kuhn schickte dem Chefarzt, den er wahrscheinlich aus seiner Zeit in der Waldau kannte,[23] im November 1967 tausend Tabletten Ciba 34276. Er bat ihn, «über das Präparat nirgends etwas verlauten» zu lassen, informierte über die bisherigen Eindrücke und erklärte, wie bei der Erprobung der Substanz vorzugehen sei: «Ich bitte Sie, das Medikament nicht in grossem Stil zu verwenden, sondern nur für ausgesuchte Fälle, und mir von jedem Fall einzeln mitzuteilen: Geschlecht, Alter, kurze Krankheitsbeschreibung mit Krankheitsdauer, bisherigem Verlauf und bisheriger Therapie, therapeutischer Effekt, Dosierung, Nebenwirkungen. Die Dosierung ist ähnlich derjenigen eines üblichen Antidepressivums der Imipraminreihe.» Die Versuche in Münchenbuchsee dauerten bis 1971, Kuhn baute die dortigen Ergebnisse zumindest teilweise in seine Auswertungen ein.[24] Die Ciba wusste offenbar, dass Kuhn das Präparat weitergab. 1969 orientierte ein Firmenmitarbeiter einen Arzt des Kantonsspitals St. Gallen darüber, «dass verschiedene Patienten bei anderen Psychiatern durch Prof. Kuhn Präp. 34276 erhalten würden».[25]

Die Prüfung beschränkte sich allerdings nicht auf Kuhn und seine Vertrauten. Nachdem sich Kuhn im Sommer 1967 mit der Ausweitung des Versuchs einverstanden erklärt hatte, beschloss die Firma, Ciba 34276 ab Herbst «für gezielte

21 Klinisches Archiv Novartis, BSM0002218, Box 470, Aktennotiz zu einem Besuch in Münsterlingen, 23. 6. 1967.

22 StATG, 9'40, 5.0.2/4, Kuhn an Hugo Bein, Ciba, 21. 12. 1968; 9'40, 3.0.3/7, Kuhn an Arzt aus Bonneval, 8. 6. 1970; 9'40, 5.0.4/4, Prüfung 34276, Kuhn an Prof. Grütter, 27. 7. 1971.

23 Paul Plattner, 1907–1980, studierte Medizin und arbeitete anschliessend an den Psychiatrischen Universitätsklinik Basel und Bern als Assistenzarzt. 1940 wurde er Chefarzt des Privaten Nervensanatoriums Wyss in Münchenbuchsee, wo er bis 1972 tätig war. Kuhn schloss das Staatsexamen an der Universität Bern im Juni 1937 ab und arbeitete danach bis 1939 als Assistenzarzt an der dortigen psychiatrischen Klinik. Plattner und Kuhn dürften sich also spätestens Ende der 1930er-Jahre in der Berner Waldau kennengelernt haben; Who's Who in Switzerland including the Principality of Liechtenstein (1965), S. 459.

24 StATG, 9'40, 5.0.2/4, Kuhn an Dr. Plattner, Privatsanatorium Münchenbuchsee, 2. 11. 1967; Übersicht über die bisherigen Versuche, 8. 11. und 12. 12. 1968; 9'40, 5.0.2/5, weitere Korrespondenz mit verschiedenen Ärzten des Privatsanatoriums Münchenbuchsee, 1967–1971.

25 Klinisches Archiv Novartis, BSM0002218, Box 470, Aktennotiz Hugo Beins, Ciba, zu einem Telefongespräch mit einem Arzt des Kantonsspitals St. Gallen, 9. 1. 1969.

Prüfungen zur Verfügung» zu stellen.[26] Zunächst beschränkte sich die Ausdehnung der Versuche auf den deutschen Sprachraum. Ende 1968 entschied die Geschäftsleitung dann aber, die Substanz weltweit zu prüfen. Im Februar 1970 traf der erste Bericht aus Mailand ein, bis Oktober 1971 folgten Berichte aus weiteren Ländern, zum Beispiel aus Australien, Skandinavien und den USA.[27]
Das Ziel, 34276 in verschiedenen Staaten registrieren zu lassen, rückte näher. Kuhn hatte zwar die Ciba bis anhin in Briefen und Gesprächen wiederholt über seine Eindrücke von dem Präparat informiert, ein eigentlicher Prüfbericht stand aber noch aus. Die Firma bat ihn deshalb im April 1971 um einen ausführlichen Bericht, der auch die Zahl der mit 34276 behandelten Patienten enthalten sollte.[28] Diese Bitte war für Kuhn schwer zu erfüllen. Abgesehen vom Zeitmangel (er sollte bald die Klinikdirektion übernehmen) konfrontierte ihn die Auswertung des Langzeitversuchs mit verschiedenen methodischen Problemen: Wie viele Patienten und Patientinnen waren eigentlich seit Ende 1965 mit der Substanz behandelt worden? Liessen sich die gewonnenen Ergebnisse überhaupt in Zahlen festmachen und statistisch überprüfen? Und was machte man mit dem Umstand, dass 34276 lange Zeit fast ausschliesslich mit anderen Substanzen kombiniert worden war, vor allem, um den lästigen Nebenwirkungen, Gewichtszunahme und Schwindel, entgegenzuwirken?[29] Kuhn war sicher, nach fünf Jahren viel über das Ciba-Mittel zu wissen; einen quantitativen Überblick zusammenzustellen, stellte ihn aber vor grosse Herausforderungen.
Im Januar 1972 war es schliesslich so weit: Kuhn berichtete auf dem jährlichen Symposium, das Ciba-Geigy seit 1970 in St. Moritz durchführte, über *Klinische Erfahrungen mit einem neuen Antidepressivum*, seine Frau über die Anwendung von 34276 bei Kindern. In vielen anderen Vorträgen ging es ebenfalls um Ludiomil – die Substanz hatte inzwischen einen Handelsnamen bekommen. Ciba-Geigy publizierte die Beiträge nach dem Symposium; gleichzeitig gingen sie wohl auch in die Zulassungsanträge ein.[30]

26 Klinisches Archiv Novartis, BSM00002218, Box 468, Sichtkarte/Grüne Mappe, Präparat 34276-Ba (Antidepressivum), Chronologische Auflistung von Terminen mit Prüfern, Besuchsbericht, 1. 7. 1966; FA Novartis, Ciba, Aktennotiz, Besuch 1. 7. 1966, Beschluss.

27 StATG, 9'40, 5.0.2/4, Hugo Bein, Ciba, an Kuhn, 23. 12. 1968; Klinisches Archiv Novartis, BSM00002218, Box 468, Sichtkarte/Grüne Mappe, Präparat 34276-Ba (Antidepressivum), Liste.

28 StATG, 9'40, 5.0.2/4, Hugo Bein, Ciba, an Kuhn, 2. 4. 1971.

29 Ebd., Kuhn an Dr. med. Kaufmann, Ciba, 31. 5. 1966; 9'40, 8.1/174, Über eine neue psychopharmakologische Stoffgruppe und deren Bedeutung für die Beurteilung der Zusammenhänge zwischen chemischer Struktur und klinischer Wirkung, undatiertes Manuskript von Roland Kuhn, Hugo Bein und Max Wilhelm (die Teile Beins und Wilhelms fehlen), Begleitbrief 17. 3. 1967. Kuhn ging vor allem wegen des Entscheids, Ketotofranil aufzugeben, dazu über, Ludiomil vermehrt allein einzusetzen. Er schätzte 1971, dass bisher etwa ein Viertel der Patienten (ca. 150 von 617 Fällen) Ciba 34276 als Monotherapie erhalten hatte; StATG, 9'40, 5.0.4/4, Prüfung 34276, Kuhn an Ciba-Geigy, 7. 4. 1971; Kuhn an Prof. Grütter, 27. 7. 1971.

30 Kielholz (Hg.) (1972).

Kuhns Aufsatz unterscheidet sich stark von früheren; er enthält quantitative Angaben und weist sogar zwei Tabellen auf. Trotzdem lässt er sich kaum mit den anderen klinischen Tagungsbeiträgen vergleichen, die alle auf Doppelblindstudien beruhen. Obwohl Kuhn 1971 davon ausgegangen war, über 600 Patienten mit Ciba 34276 behandelt zu haben, konnten aus methodischen Gründen nur 320 Fälle in die Auswertung einbezogen werden.[31] 181, mehr als die Hälfte, hatten 34276 bloss als «Hauptmedikament» eingenommen. Die restlichen 139 Patienten hatten zwar ausschliesslich Ludiomil erhalten, wiesen aber verschiedene Diagnosen auf.[32] Kein Wunder, hatten Kuhn und die Firma darauf verzichtet, die Signifikanz der Werte statistisch zu überprüfen.[33]

Verstärkte Regulierung der Arzneimittel

Die grossen, orangefarbenen Punkte auf den Kostümen der beiden Clowns dienten nicht nur als i-Punkte, sondern schmückten auch die Säume von Hosen und Ärmeln (Abb. 25). Im Unterschied zum Rückenteil erinnern diese Bordüren allerdings eher an Geldstücke als an Tabletten – wer die Fotos anschaut, hört die Taler fast schon klimpern: Ludiomil, Kuhns zweiter grosser Erfolg, schlug nicht zuletzt finanziell ein, was sich auch für ihn selbst auszahlte.[34]

Bevor Ciba-Geigy Ludiomil auf den Markt bringen konnte, musste die Firma allerdings bei der Interkantonalen Kontrollstelle für Heilmittel (IKS) die Registrierung der Substanz beantragen. Aus internationaler Perspektive bildete die Schweiz bei der Zulassung von Arzneimitteln insofern eine Ausnahme, als die Kontrolle von Heilmitteln bis zum Jahr 2002 – damals trat das erste Heilmittelgesetz auf Bundesebene in Kraft – den Kantonen oblag.[35] Die Regelung des Heilmittelwesens war seit Mitte des 19. Jahrhunderts Bestandteil der kan-

31 Bei den 300 Patienten, die nicht in die Auswertung einbezogen wurden, hatte man Ciba 34276 nur als «Zusatzpräparat im Rahmen einer Kombinationstherapie» verwendet. Es handelte sich vor allem um Personen, die nicht oder unbefriedigend auf das Hauptmedikament reagiert hatten. Zudem erhielten viele das Präparat «nur in ungenügender Dosierung»; Kuhn (1972), S. 199.

32 Die 320 Fälle betrafen 237 ambulante und 83 stationäre Patienten; ebd.

33 Als Kuhn das Manuskript des Referats einreichte, schrieb er, dass sich «natürlich die Signifikanz der Werte noch statistisch erhärten» liesse. Er wisse zwar, wie man den statistischen Signifikanzwert berechne, habe jedoch wenig Erfahrung damit, sodass ihn die Aufgabe sehr viel Zeit kosten würde. Er warf deshalb die Frage auf, ob die statistische Abteilung der Firma vielleicht aushelfen könnte; StATG, 9'40, 8.1/184, Kuhn an Adams, Ciba-Geigy, 30. 9. 1971.

34 Vgl. Kapitel 5, S. 180.

35 Zur Regulierung der klinischen Forschung im deutschsprachigen Raum gibt es wenig Literatur, vor allem was die 1950er- und 1960er-Jahre betrifft. Vereinzelte, meist pharmafreundliche Schriften finden sich im Anschluss an den Contergan-Skandal. Mehr Publikationen erschienen ab den 1970er-Jahren; je mehr man sich der Gegenwart nähert, desto stärker wächst die Zahl der Veröffentlichungen. Nicht alle Formen der Regulierung sind allerdings gleich gut erforscht. Folgt man Gaudillières und Hess' heuristischer Einteilung in professionelle, industrielle, administrative und öffentliche Regulierung, existieren vor allem Beiträge, die sich mit administrativer, seltener mit

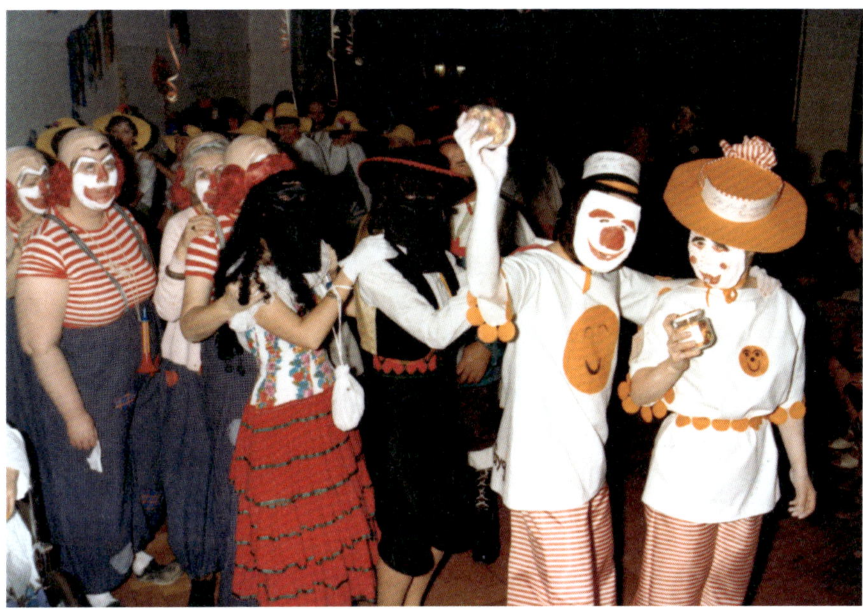

Abb. 25: Ludio und Mili verteilen «Ludiomil»-Bonbons, Fastnacht 1979.

tonalen Rechtsordnungen. Schon bald wurde jedoch klar, dass sich diese Aufgabe im Rahmen eines interkantonalen Zusammenschlusses besser erfüllen liess. Nachdem erste Versuche zur Schaffung eines Konkordates in der zweiten Hälfte des 19. Jahrhunderts gescheitert waren, gingen die ersten fünf Kantone 1900 eine Vereinbarung ein, der sich nach und nach weitere Kantone anschlossen. Die gemeinsam betriebene Interkantonale Kontrollstelle für Heilmittel überprüfte und registrierte zwar neue Arzneimittel, erteilte aber keine Vertriebsbewilligungen. Seit der Revision im Jahr 1942 musste ein neues Mittel allerdings durch die IKS begutachtet und registriert werden, bevor es die Kantone als Heilmittel zulassen konnten. Mit dem Vertrag von 1954 wurde die Prüfung und Begutachtung von Heilmitteln schliesslich vollständig der Interkantonalen Kontrollstelle übergeben,[36] die in den folgenden Jahrzehnten immer mehr Kompetenzen erhielt.[37]

professioneller Regulierung auseinandersetzen. Historische Studien wie Gaudillière/Hess (2013) fehlen für die Schweiz noch.

36 Die Kantone konnten nur noch die Herstellung von Heilmitteln kontrollieren.

37 Die Geschichte der Interkantonalen Kontrollstelle für Heilmittel und ihrer Nachfolgeinstitution Swissmedic, die 2002 durch Fusion der IKS mit der Facheinheit Heilmittel des Bundesamtes für Gesundheit entstand, ist bisher kaum erforscht. Eine knappe Zusammenfassung bieten Ratmoko (2010), S. 105–108; Tornay (2016), S. 211 f.; Germann (2017), S. 30 f. Darüber hinaus existiert ein

Diese Vereinheitlichung diente nicht nur den Kantonen, sondern auch der Pharmaindustrie und dem Handel, vereinfachte sie doch deren Arbeit bedeutend. Als Mitglied der Weltgesundheitsorganisation (WHO) und des Europarats[38] war die Schweiz zudem verpflichtet, bei der Ausarbeitung und Verwirklichung internationaler Empfehlungen auf dem Gebiet der Arzneimittelkontrolle mitzuwirken. Die internationale Entwicklung der Arzneimittelmärkte und der staatlichen Gesundheitspolitik trug also viel dazu bei, dass es in der Schweiz in der zweiten Hälfte des 20. Jahrhunderts Schritt für Schritt zu einer verstärkten Koordinierung und Regulierung der Registrierungsvoraussetzungen kam:[39] 1963 erweiterte die IKS die Dokumentationspflicht, nachdem andere Länder im Anschluss an den Contergan-Skandal ihre Zulassungsbestimmungen verschärft hatten.[40] Neben pharmakologischen Unterlagen mussten die Hersteller nun genaue Informationen über die klinische Wirkung, den Wirkungscharakter und allfällige Nebenwirkungen einreichen. Damit führte die IKS eigentlich einen klinischen Wirkungsnachweis für neue Präparate ein.[41] 1971 übertrugen die Kantone der IKS erneut Kompetenzen. Diese sollte nun zusätzlich die Herstellung neuer Heilmittel kontrollieren. Wie der damalige Direktor 1975 schrieb, war die Kontrollstelle damit noch kein unmittelbar rechtsetzendes Konkordat, habe aber eine «in der täglichen Praxis geübte Verbindlichkeit» etabliert.[42] 1977 kam es zu einer Überarbeitung der Registrierungsrichtlinien von 1963, die zu einer weiteren Präzisierung und Verschärfung der Dokumentationspflicht führte. Klinische Studien am Menschen waren nun grundsätzlich als kontrollierte klinische Studien durchzuführen, wobei entweder eine Gegenprüfung mit einem Placebo oder einem bekannten Arzneimittel erfolgen musste. Die neuen Richtlinien orientierten sich erstmals am Vier-Phasen-Modell der klinischen Prüfung,[43] das zur gleichen Zeit auch in den USA für verbindlich erklärt

kurzer historischer Überblick in einer Festschrift, Fischer (1975), und eine rechtswissenschaftliche Dissertation, Wüst (1969). Vgl. auch Wüst (1970). Für weitere Informationen muss in erster Linie auf die Monats- und Jahresberichte, Richtlinien, Reglemente und Festschriften der IKS zurückgegriffen werden.

38 Die Schweiz ist Gründungsmitglied der 1948 gegründeten Weltgesundheitsorganisation (WHO); dem Europarat trat sie 1963 bei.

39 Wüst (1969), S. 106–110.

40 Vgl. Jb. IKS (1962), S. 5; Jb. IKS (1963), S. 8–10. Zum Contergan-Skandal siehe Kapitel 4, S. 123 f.

41 Fischer (1975), S. 37, 42; Monatsbericht der Interkantonalen Kontrollstelle für Heilmittel, 63, 1963, S. 2–7; Interkantonale Vereinbarung über die Kontrolle der Heilmittel, 3. Juni 1971, 812.2. Richtlinien der IKS betreffend Anforderungen an die Dokumentation für die Registrierung von Arzneimitteln der Humanmedizin (Registrierungs-Richtlinien), 16. Dezember 1977, Bern 1977; Germann (2017), S. 30 f.

42 Fischer (1975), S. 46. Hägele (2004), S. 229, vertritt sogar die Position, Erlasse der IKS seien «faktisch» verbindlich gewesen, weil die Kantone verpflichtet waren, interkantonale Voraussetzungen einzuhalten.

43 Vgl. Kapitel 4, S. 125.

wurde.[44] Ursprünglich auf die Bekämpfung sogenannter Geheimmittel – Mittel mit unbekannter Zusammensetzung – ausgerichtet, wurde die IKS also nach und nach zu einer «umfassenden Sicherheits- und Wirksamkeitskontrolle» ausgebaut.[45]

Dass die Registrierungsvoraussetzungen zunehmend verschärft und an internationale Standards angepasst wurden, zeigen auch die Jahresberichte der IKS. Aus den Zusammenstellungen der abgelehnten Heilmittel geht hervor, dass bis Mitte des 20. Jahrhunderts ein Grossteil der Stoffe wegen unlauterer Werbung – unbewiesener Indikation und marktschreierischer Reklame – abgewiesen wurde. Danach ist in den Berichten immer mehr von einer ungenügenden Dokumentation der pharmakologischen Wirkung und Toxizität die Rede. Mit dem Contergan-Skandal beginnt die internationale Perspektive einen höheren Stellenwert einzunehmen, ab 1965 wird regelmässig zu Schädigungsmeldungen der Weltgesundheitsorganisation (WHO) Stellung bezogen.[46] Ab 1977 dominieren in den Berichten Ausführungen über die Entwicklung von Leitlinien zur «Guten Laborpraxis» (GLP), die 1982 von der OECD (Organisation für wirtschaftliche Zusammenarbeit und Entwicklung) verabschiedet wurden und den organisatorischen Ablauf und die Bedingungen festlegten, unter denen Laborprüfungen zu planen, durchzuführen und zu überwachen waren.[47] Für die rechtliche Regelung der klinischen Versuche blieben allerdings die Kantone zuständig. Die IKS selbst erliess erst 1993 ein Reglement über die Heilmittel im klinischen Versuch, das 1995 in Kraft trat.[48]

Die zunehmenden Anforderungen, die zahlreiche Länder in den 1960er- und 1970er-Jahren an die Zulassung neuer Arzneimittel stellten, richteten sich vor allem an die Pharmaindustrie. Da sie jedoch Bedingungen festlegten, von denen die Markteinführung neuer Medikamente abhing, wirkten sie sich auch auf die Standards der klinischen Forschung aus. So betonte die IKS beispiels-

44 Richtlinien der IKS betreffend Anforderungen an Belege für neue Wirkstoffe, 7. Januar 1963, in: Monatsberichte der Interkantonalen Kontrollstelle für Heilmittel, 63, 1963, S. 2–7; Richtlinien der IKS betreffend Anforderungen an die Dokumentation für die Registrierung von Arzneimitteln der Humanmedizin (Registrierung-Richtlinien), 16. 12. 1977, Bern 1977; Germann (2017), S. 31; Brandenberger (2012), S. 60.

45 Undritz (Hg.) (1992), S. 32.

46 Vgl. beispielsweise Jb. IKS 1965, S. 12.

47 Jb. IKS 1950–1995. Im Unterschied zur GLP (Good Laboratory Practice) blieb die GCP (Good Clinical Practice), die 1977 durch die FDA (Federal Drug Administration) der Vereinigten Staaten für verbindlich erklärt wurde, lange im Hintergrund. Diese wurde in den Jahresberichten der IKS vor allem in den 1990er-Jahren thematisiert. Siehe dazu Anmerkung 48.

48 Das Reglement sollte den Schutz der Versuchspersonen und die Qualität der Forschungsresultate gewährleisten und hielt erstmals fest, dass die klinischen Versuche durch unabhängige Ethikkommissionen überwacht werden mussten. Die Verordnung wurde in veränderter Form ins Heilmittelgesetz aufgenommen, das 2002 in Kraft trat. Seither muss die Forschung am Menschen nach den Richtlinien der GCP (Good Clinical Practice) durchgeführt werden. http://www2.zhlex.zh.ch/appl/zhlex_r.nsf/0/C1256C610039641BC12561AB00455790/$file/812.24_18.11%2093.pdf; https://www.admin.ch/opc/de/classified-compilation/20002716/index.html (12.7.2019).

weise im Jahresbericht von 1969, dass bei einem Registrierungsgesuch Indikationen «nicht nur durch offene, sondern auch durch kontrollierte Prüfungen mit Vergleichssubstanzen bzw. Placebo belegt» werden und die eingereichten Unterlagen «dem internationalen methodischen Standard Rechnung tragen» müssten.[49] Bei der klinischen Prüfung psychoaktiver Substanzen scheint sich allerdings die statistische Wende erst nach und nach durchgesetzt zu haben. So heisst es in den Jahresberichten der IKS noch in den 1970er-Jahren, ein grosser Teil der neu angemeldeten Psychopharmaka sei abgelehnt worden, weil die klinischen Prüfungen die «strenge[n] Massstäbe» nicht erfüllt hätten.[50]

Dass die Zulassung von Heilmitteln stärker reguliert wurde, hatte also auch einen allmählichen, unumkehrbaren Wandel des klinischen Versuchs zur Folge. Wollten die Pharmafirmen die Zulassung eines neuen Arzneimittels erreichen, mussten sie ab Ende der 1960er-Jahre klinische Studien vorlegen, die bezüglich Versuchsanordnung, Standardisierung und Dokumentation erhöhten Anforderungen genügten.[51] Dies führte nicht nur zu einer Standardisierung der klinischen Forschung, sondern trug auch zu einer allgemeinen Standardisierung der Psychiatrie bei, die zunehmend auf einheitliche Diagnosen und eine vergleichbare Befunderhebung von Krankheits- und Therapieverlauf abzielte.[52]

Darüber hinaus ging die strengere Regulierung der Heilmittelkontrolle und der klinischen Forschung mit einer zunehmenden professionellen Selbstregulierung der Medizin und der Psychiatrie einher. 1964 stellte der Weltärzteverbund mit der Deklaration von Helsinki eine forschungsethische Richtlinie für klinische Prüfungen auf.[53] Sechs Jahre später erliess die Schweizerische Akademie der Medizinischen Wissenschaften (SAMW) «Richtlinien für Forschungsuntersuchungen am Menschen», die sich an diese Deklaration anlehnten. Wie es in der Einleitung heisst, wollte die SAMW mit den Richtlinien «Ärzten und ihren Mitarbeitern, die Forschungsuntersuchungen am Menschen durchführen, die sich stellenden grundsätzlichen Fragen bewusst machen». Gleichzeitig betonte sie jedoch, dass diese nicht von der «persönlichen beruflichen, zivilrechtlichen oder strafrechtlichen Verantwortung» befreien würden. Die Richtlinien unterschieden zwischen «Forschungsuntersuchungen im Interesse der zu untersuchenden Person» und anderen «Forschungsuntersuchungen». Bei der ersten Form von Versuchen könne der Arzt Versuche nur insofern mit der Behandlung verbinden, «als es der diagnostische, therapeutische oder prophylaktische Wert für den Patienten» rechtfertige und «kein erhebliches Risiko» entstehe. Die «Zustimmungserklärung der zu untersuchenden Person bzw. ihres gesetzlichen Vertreters» wurde für beide Versuchsformen als

49 Jb. IKS 1969, S. 14.
50 Siehe Jb. IKS 1971, S. 18; Jb. IKS 1975, S. 29; Jb. IKS 1976, S. 18; Jb. IKS 1977, S. 21.
51 Tornay (2016), S. 210.
52 Ebd., S. 184, 190, 196.
53 Siehe Kapitel 4, S. 128.

«wesentliche Voraussetzung» definiert. Die Einwilligung konnte mündlich oder schriftlich erfolgen, sollte aber protokolliert werden. Dasselbe galt für die «Forschungsuntersuchungen» an sich; sie mussten sowohl in der Krankengeschichte vermerkt als auch in einem separaten Studienprotokoll festgehalten und aufbewahrt werden.[54]

Aus Schweizer Perspektive stellen die Richtlinien der SAMW von 1970 einen Meilenstein dar.[55] Sie hatten – wie die Empfehlungen auf internationaler Ebene – zwar keine direkte rechtliche Verbindlichkeit,[56] lösten aber in der Schweizer Ärzteschaft Diskussionen über ethische Richtlinien und die Gestaltung der klinischen Versuche aus. Diese Debatte kam allerdings offenbar erst mit der Zeit in Gang. Neben zwei Exemplaren der Richtlinien, die weder Markierungen noch Kommentare enthalten, finden sich in Kuhns Nachlass nämlich auch zwei Schreiben der SAMW, die den Leitfaden in Erinnerung riefen. Im Brief vom Februar 1975 heisst es, ein Chefarzt aus Zürich habe mitgeteilt, man habe ihn in einer Fernsehsendung gefragt, ob in der Schweiz Vorschriften zur Regelung und Überwachung der Forschungsuntersuchungen am Menschen bestünden. Der Professor habe in seiner Antwort auf die SAMW-Richtlinien von 1970 hingewiesen und zwei Kliniken mit entsprechenden Beratungsgremien erwähnt, wisse aber nicht, «[o]b und in welcher Weise die Richtlinien in praxi anderswo angewendet» würden. Der Vorstand und der Senat der SAMW nahmen diese Nachricht zum Anlass, erneut auf die Richtlinien hinzuweisen und klarzustellen, dass die Akademie keine Kontrollaufgaben habe. Da «das Problem Gegenstand einer öffentlichen Diskussion werden könnte», hielt man es jedoch für sinnvoll, die Medizinischen Fakultäten und 45 grosse Spitäler der Schweiz anzufragen, ob bei ihnen Kommissionen existierten, die Forschungsuntersuchungen am Menschen überwachten.[57] Dem Brief liegt keine Antwort bei. Das ist zwar ungewöhnlich, weil Kuhn in der Regel schnell und zuverlässig auf eintreffende Korrespondenz reagierte, erstaunt aber insofern nicht, als er sich auch sonst nicht an der Debatte um Forschungsrichtlinien beteiligte.

Ab Mitte der 1970er-Jahre wuchs die Zahl der Publikationen, in denen sich Kliniker über ethische Richtlinien und die Gestaltung klinischer Versuche äusserten. So veröffentlichten Brigitte Woggon und Jules Angst aus der Psychiatrischen Universitätsklinik Zürich beispielsweise 1978 einen dreiseitigen Text, der die «Sicht des klinischen Prüfers» auf «Grundlagen und Richtlinien für erste klinische

54 SAMW (1970).

55 Vgl. Sprumont (1993); Schläpfer (2016); Germann (2017). Schläpfer (2016) versteht Empfehlungen, Deklarationen und Richtlinien als «soft law», das sie vom «hard law» abgrenzt, während Sprumont (1993), S. 185 f., von direktem und indirektem juristischem Effekt spricht.

56 Da die SAMW eine privatrechtliche Stiftung ohne hoheitliche Befugnisse war und ist, kann sie keine rechtlich verbindlichen Normen festlegen. Für einen historischen Überblick über die internationalen Ethikkodizes zur Humanforschung siehe Tröhler (2007).

57 StATG, 9'40, 5.1.2/0, Schreiben der SAMW, o. D. (ca. 1971–1974), 14. 2. 1975.

Psychopharmaka-Prüfungen» darlegt. In der Einleitung geben die Autoren zu bedenken, dass klinische Prüfungen von Psychopharmaka in der Regel «klinische Forschung in Verbindung mit ärztlicher Versorgung» seien. Da die Wirkung von Prüfsubstanzen beim Übergang zum Versuch mit kranken Personen häufig nicht vorausgesagt werden könne, lasse sich erst im Nachhinein beurteilen, ob es sich um einen therapeutischen Versuch oder um «rein wissenschaftliche» Forschung gehandelt habe. Deshalb fordern Woggon und Angst nicht nur Pilotstudien, sondern stellen auch zur Diskussion, ob für diese «aus ethischen Gründen besondere Patientengruppen herangezogen werden müssten, beispielsweise Patienten mit leichter ausgeprägten Symptomen».[58] Neben der administrativen, öffentlichrechtlichen Regulierung, wie sie beispielsweise in der Schweiz in den 1970er-Jahren vollzogen wurde, kam es also in der Industrie und der Medizin ebenfalls zu Festlegungen. In der Summe trugen diese Bestimmungen alle dazu bei, dass sich die Praxis des klinischen Versuchs endgültig wandelte.

Späte Beförderung in turbulenten Zeiten: Kuhn als Klinikdirektor

Roland Kuhn war während seiner ganzen Zeit in Münsterlingen ein vielbeschäftigter Mann. In den 1970er-Jahren, vor allem in der ersten Hälfte des Jahrzehnts, nahm jedoch seine Arbeitsbelastung ein besonders hohes Ausmass an. 1971 trat Adolf Zolliker in den Ruhestand, worauf Kuhn nach über drei Jahrzehnten als Oberarzt und Stellvertretender Direktor im Alter von 59 Jahren dessen Amt übernahm. Kuhn hatte viel erreicht; er galt als Entdecker des ersten Antidepressivums, war Titularprofessor, Autor zahlreicher Publikationen und nun auch noch Klinikdirektor. Gleichzeitig konnte er damit rechnen, dass Ciba 34276 bald die Marktreife erlangte. Kurz: Kuhn befand sich auf dem Höhepunkt seiner Karriere.

Die starke Arbeitsbelastung lässt sich allerdings nicht allein auf die Wahl zum Klinikdirektor zurückführen. So hatte Kuhn, wie er in seiner Bewerbung für Zollikers Nachfolge schrieb, bereits als dessen Stellvertreter «zahlreiche [...] Aufgaben» des Direktors übernommen. Schon seit langem leitete er die «alltägliche Arbeit» in der Klinik und die Ausbildung der Ärzte, kümmerte sich um das ärztliche Hilfspersonal, die Ergotherapie und die Laboratorien und organisierte die Schule für das psychiatrische Pflegepersonal.[59] Im Dankesschreiben nach seiner Wahl versicherte er der Regierung denn auch, es werde sich mit dem Amtsantritt «in der Leitung der Klinik nicht sehr vieles ändern».[60] Diese Prophezeiung sollte sich

58 Woggon/Angst (1978), S. 1258 (Zitat).
59 StATG, 9'40, 1.0.1/0, Kuhn an Sanitätsdirektor Rudolf Schümperli, 10. 2. 1971.
60 Ebd., Kuhn an Sanitätsdirektor Rudolf Schümperli, 5. 4. 1971.

jedoch als falsch erweisen. Kuhn änderte im letzten Jahrzehnt seiner Tätigkeit in Münsterlingen ziemlich viel – wohl mehr als ursprünglich geplant.

Dass Kuhns Amtszeit als Klinikdirektor in eine neue Epoche fiel, lässt sich auch an den Fastnachtsfotos von 1979 erkennen.[61] So trägt Mili zwar offene Schuhe mit Absätzen, wie es sich damals für einen festlichen Anlass schickte, Ludios Füsse hingegen stecken in Turnschuhen. Auf einem anderen Bild (Abb. 26) ist eine verkleidete Frau mit grüner Perücke zu sehen. Sie verkörpert offenbar eine Psychologin, hält sie doch zwei Hefte der Zeitschrift *Psychologie heute* in den Händen; auf dem Titelbild der einen Ausgabe prangt die Überschrift «Der Rebell in uns».[62] Neben der Psychologin steht ein junger Mann im Morgenmantel und Pyjama, der – wie ein Schild zeigt – das «Lernpersonal heute» darstellt und ebenfalls Turnschuhe trägt. Der Mann hält ein grosses Fieberthermometer in den Händen, das eine Körpertemperatur von lebensbedrohlichen 42 Grad anzeigt. Das mit Kuhns Unterschrift versehene Rezept verordnet allerdings bloss «3 Tage Bettruhe».

Eine Psychologin, Turnschuhe und Pflegepersonal, das auf seinen katastrophalen Zustand hinweist – Zeichen eines Wandels in Psychiatrie und Gesellschaft, der auch vor dem Thurgau nicht haltmachte: Kuhns Amtszeit als Direktor fiel in eine Periode, in der bis dahin unangetastete Autoritäten mit harter Kritik und neuen Akteuren konfrontiert wurden. Kuhn kämpfte in den 1970er-Jahren zwar mit Problemen wie Personalmangel und baufälligen Gebäuden, die bereits sein Vorgänger gekannt hatte. Als aber die Ausläufer der psychiatriekritischen Bewegung der 1960er-Jahre den Thurgau erreichten und er 1972/73 öffentlich angegriffen wurde, kamen ganz andere Fragen hinzu. Der neue Direktor geriet inner- und ausserhalb der Klinik unter starken Druck.

Kuhn übernahm im Juli 1971 eine Anstalt mit grossem Reformbedarf. Gleichzeitig verzeichnete der Kanton Thurgau seit den 1960er-Jahren stark steigende Ausgaben, die mit einem wachsenden Defizit verbunden waren. Obwohl der Thurgau finanziell nicht schlechter gestellt war als andere Kantone, die Sanierung in erster Linie über höhere Einnahmen erfolgte und man Ende der 1970er-Jahre bereits wieder schwarze Zahlen schrieb,[63] war also die konjunkturelle Lage für Investitionen in die Psychiatrie nicht besonders günstig. Trotzdem hielt auch Kuhn gewisse Reformen für unabdingbar. So fühlte er sich in seinem zweiten Jahresbericht bemüssigt klarzustellen, er sei keineswegs der Meinung, es gebe in Münsterlingen keine Probleme: «Man hat dem Direktor im Laufe des Berichtsjahres vorgeworfen, sein Jahresbericht über 1971 stelle Schönfärberei dar und entspreche den tatsächlichen Verhältnissen nicht. Es sei deshalb noch

61 Zum Sujet eines Fastnachtsfotos, das Mitte der 1950er-Jahre entstand und auf in der Psychiatrischen Klinik Münsterlingen verabreichte Medikamente Bezug nimmt, siehe Tornay (2015).

62 Psychologie heute, Nr. 5 (1978).

63 Ritzmann (1996), S. 973.

einmal ausdrücklich festgehalten, dass Personalmangel und bauliche Verhältnisse der Klinik die Behandlung der Kranken erschweren.»[64]
Die Sanierung der Klinik war schon lange fällig. Obwohl in den 1950er- und 1960er-Jahren einzelne Renovationsarbeiten durchgeführt worden waren,[65] standen nach Zollikers Rücktritt dringende Bauvorhaben an. Wie Kuhn 1990 in einem historischen Überblick schrieb, bestand «eine seiner ersten Amtshandlungen» darin, den Kantonsbaumeister zu einer Besichtigung der Klinik einzuladen. Dieser sei zu dem Schluss gekommen, dass ein paar neuere Gebäude einem Stand von 1920 entsprächen, die meisten aber einen weit grösseren Rückstand aufwiesen.[66] Nun setzten Planungen für eine Totalrenovation der Klinik ein, die sich über die ganzen 1970er-Jahre hinwegzogen. Der Grossteil der Renovationen und die Neubauten wurden erst in den 1980er-Jahren realisiert, die Situation blieb also noch lange unbefriedigend.[67]
Parallel zu den Planungsarbeiten kam es zu Neuerungen, die auch viele andere psychiatrische Kliniken seit Ende der 1950er-Jahre einführten: Die Klinikleitung wurde in eine medizinische Direktion und eine Verwaltungsdirektion aufgeteilt, die nun nicht mehr dem Chefarzt unterstellt war. Neben Psychologen nahmen Ergo-, Musik- und Bewegungstherapeutinnen die Arbeit auf, ab Ende der 1970er-Jahre bot eine Tanztherapeutin in Münsterlingen jährlich einen dreiwöchigen Kurs an.[68] Nach einem vierjährigen Versuch auf einer kleinen, neu eingerichteten Abteilung wurde 1978 die Geschlechtertrennung auf zwei weiteren Stationen aufgehoben. 1979 führte ein Psychologe auf der Abteilung F regelmässig Gruppengespräche durch, in denen die Patienten und Patientinnen ihre Anliegen vorbringen konnten.[69]
Ausserhalb der Psychiatrie erweiterte sich das therapeutische Angebot ebenfalls. Chronische und betagte Kranke konnten in neu eröffnete Pflege- und Altersheime verlegt werden. Durch diese institutionelle Ausdifferenzierung wuchs die Zahl der ambulanten Behandlungen an der Psychiatrischen Klinik Münsterlingen weiter an, während die Zahl der stationären Patienten in den 1970er-Jahren kontinuierlich abnahm. Kurz vor Kuhns Rücktritt wurde schliesslich in der

64 StATG, 9'10, 1.1.0/60, Jb. PKM 1972, S. 11.

65 Die grösste Neuerung war das ärztliche Zentrum von 1961, ein Neubau, der auch eine Wohnung für den Oberarzt enthielt, sodass Kuhn und seine Gattin nach knapp zwei Ehejahren eine normal ausgestattete Wohnung beziehen konnten. Zu Kuhns Wohnsituation vgl. Kapitel 1, S. 44.

66 Kuhn (1990), S. 104.

67 Siehe beispielsweise StATG, 9'10, 1.1.0/60, Jb. PKM 1971–1980; 9'40, 1.0.3/0–3.

68 Einen audiovisuellen Einblick in diese Kurse bietet der 1991 entstandene Dokumentarfilm von Claudia Willke «‹Komm, tanz mit mir.› Ein Dokumentarfilm mit Trudi Schoop und Patientinnen der Psychiatrie Münsterlingen».

69 StATG, 9'10, 1.1.0/60, Jb. PKM 1971–1985; 9'40, 1.0.0/0, durch Kuhn korrigiertes und ergänztes Reglement von 1951, o. D. (August/September 1971); 9'40, 1.0.11/0, Gruppengespräch auf der Abt. F, Protokolle vom 30. 8., 6. 9. und 13. 9. 1979. Für andere psychiatrische Kliniken der Schweiz und die klinische Psychiatrie allgemein siehe beispielsweise Meier (2015), S. 261–296, 314; Meier et al. (2017), Teil 3.

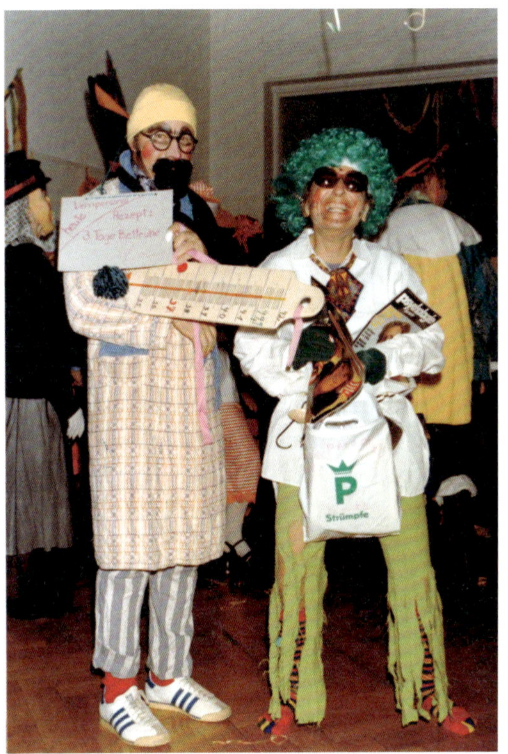

Abb. 26: Verkleidete Psychologin und Lernpfleger, Fastnacht 1979.

Kartause Ittingen eine Rehabilitationseinrichtung als «Aussenstation» eingerichtet, bereits in die Zeit von Kuhns Nachfolger fiel dann die Gründung des Externen Psychiatrischen Dienstes und des Ambulatoriums Romanshorn.[70] Mindestens ebenso gravierend wie die bauliche Situation war 1971 der Personalmangel. Kuhn wies den Regierungsrat schon vor seinem Amtsantritt auf die kommenden Probleme hin: «Wir müssen uns klar sein darüber», so warnte er, «dass uns beträchtliche Schwierigkeiten bevorstehen.» Der «Ärztestab» sei schon jetzt nicht mehr komplett, der bestehende Mangel an Ärzten, aber auch an Pflegepersonal werde jedoch weiter anwachsen. Darüber hinaus gebe es in der Ergotherapie und voraussichtlich bald auch im Laboratorium personelle Engpässe.[71] Im Jahresbericht von 1972 heisst es dann, es sei «zur vorzeitigen Auflösung verschiedener Anstellungsverhältnisse» von Assistenzärzten gekommen, weshalb Ende 1972 neben zwei Oberarzt- auch ein Drittel der Assis-

70 StATG, 9'10, 1.1.0/60, Jb. PKM 1971–1985.
71 StATG, 9'40, 1.0.1/0, Kuhn an Sanitätsdirektor Rudolf Schümperli, 5. 4. 1971.

tenzstellen nicht besetzt gewesen sei. Im Pflegebereich verschlimmerte sich die personelle Situation ebenfalls. Neben der grossen Zahl offener Stellen, die zu einer dauernden Überbelastung führte, machte auch die hohe Fluktuation des Personals zu schaffen.[72]

1972 wog der Mangel an Pflegerinnen so schwer, dass die Bettenzahl auf der «Frauenseite» reduziert und eine «Aufnahmesperre für alterskranke Frauen» eingeführt werden musste. Mitte 1973 fehlten 11 «Pflegeschüler», 33 «Schwesterschülerinnen» sowie 17 Pfleger und 31 Schwestern mit abgeschlossener Ausbildung.[73] Die weibliche Bevölkerung der Region wurde im Radio und Fernsehen dazu aufgerufen, die Klinik zu unterstützen. Verheiratete ehemalige Schwestern übernahmen Nachtwachen. Frauenvereine rekrutierten Hausfrauen, die den Pflegerinnen unter die Arme greifen und beispielsweise beim Frühjahrsputz oder beim Bettensonnen helfen sollten. Ab 1974 nahm wenigstens die Zahl des Lernpflegepersonals wieder zu. Gleichzeitig wurden Patientinnen pflegerische Aufgaben anvertraut[74] und unqualifizierte Hilfskräfte angestellt, die oft aus dem Ausland stammten und kein Deutsch sprachen. In der zweiten Hälfte der 1970er-Jahre beschränkte sich der Personalmangel daher auf «voll ausgebildete[s], gutqualifizierte[s] Pflegepersonal». Selbst im letzten Jahresbericht aus Kuhns Feder heisst es noch, der Klinik fehlten in der Pflege ständig mehr als 30 diplomierte Schwestern und Pfleger.[75]

Dass psychiatrische Kliniken mit einem Mangel an Pflegepersonal, vor allem an Pflegerinnen, zu kämpfen hatten, war ein altbekanntes Phänomen. Kuhn selbst führte die Personalnot in Münsterlingen unter anderem auf die «sehr schwierigen Arbeitsbedingungen mit den vielen erregten und unruhigen Kranken» und die «im Vergleich mit andern entsprechenden Anstalten ungenügende Besoldung» zurück.[76] In den ersten Jahren seiner Amtszeit als Direktor war allerdings der Personalmangel besonders schwerwiegend und betraf auch die Ärzteschaft, sodass die Frage aufkam, ob sich das Problem nicht auch auf den Klinikdirektor zurückführen lasse. Tatsächlich berichten ehemalige Pfleger, Schwestern und Assistenzärzte übereinstimmend, Kuhn sei sehr fleissig und präsent, aber auch «sehr streng» gewesen – «ein Patriarch». Er habe einen autoritären Führungsstil gepflegt, dem man – je nach Einstellung – positiv oder ablehnend gegenüberstand, und weder Kritik noch Widerspruch geduldet.[77]

72 StATG, 9'10, 1.1.0/60, Jb. PKM 1972, S. 3–6; Jb. PKM 1973, S. 9.

73 StATG, 9'40, 1.0.1/3, Stellungnahme Kuhns zur parlamentarischen Kritik an der Psychiatrischen Klinik Münsterlingen, 1. 8. 1973, S. 38.

74 Dass Patientinnen und Patienten in der Pflege mithalfen und arbeiteten, war eine verbreitete, schon früher gängige Praxis.

75 StATG, 9'10, 1.1.0/60, Jb. PKM 1971–1979; Kuhn (1990), S. 108.

76 Siehe beispielsweise Kuhn (1990), S. 108. Vgl. auch StATG, 9'40, 1.0.1/3, Stellungnahme Kuhns zur parlamentarischen Kritik an der Psychiatrischen Klinik Münsterlingen, 1. 8. 1973, S. 38.

77 Vgl. beispielsweise Gespräch mit Albert Lingg, 7. 9. 2016, Colette Grosspietsch und Doris Meli-Nyffenegger, 13. 9. 2016 (Zitate) und Jürg Grundlehner, 23. 8. 2017.

1972/73 wurde in der Öffentlichkeit Kritik laut. In den Thurgauer Zeitungen erschienen Artikel und Leserbriefe, die auf die Zustände in der Psychiatrischen Klinik hinwiesen.[78] Kuhn reagierte empfindlich; in der Korrespondenz und dem Tagebuch, das er zu Beginn und am Ende seiner Amtszeit als Direktor führte, spricht er von «Kesseltreiben», «Pressekampagne» und «schlaflose[n] Nächten».[79] Bruno Stadelmann, ein junger sozialdemokratischer Lehrer, unterbreitete Kuhn einen Fragenkatalog, der später auch in der Zeitung erschien.[80] Im Februar 1973 kam es schliesslich zu einer Interpellation im kantonalen Parlament, die neben der Personalnot, der baulichen Situation und weiteren Missständen auch Kuhns Führungsstil thematisierte. Von klinischen Versuchen ist nirgends die Rede; der einzige Kritikpunkt, der Arzneimittel betrifft, war der Vorwurf, dass die Patienten wegen des Personalmangels mit sedativen Medikamenten gedämpft und ruhig gehalten würden.[81]

Im August 1973 reichte Kuhn dem Regierungsrat eine 44-seitige Stellungnahme und eine Handvoll publizierter Leserbriefe ein, die ihm den Rücken stärkten. Abgesehen von der baulichen Situation und der Personalnot wies Kuhn sämtliche Kritikpunkte zurück. Zu den Psychopharmaka schrieb er, dass die neuen Medikamente «auf die Krankheit selbst» einwirkten, während früher nur Betäubungs-, Schlaf- und Beruhigungsmittel zur Verfügung gestanden seien. Darüber hinaus sei die Klinik dank der eigenen wissenschaftlichen Tätigkeit besonders gut mit der «moderne[n] psychopharmakologische[n] Behandlung» vertraut: «Es ist für mich bemühend, dem Vorwurf zu begegnen, in der von mir geleiteten Klinik würden die Patienten in einer für sie schädlichen Weise betäubt, nachdem gerade in der Ausarbeitung von nicht betäubenden Psychopharmaka in Münsterlingen entscheidende Entdeckungen gemacht wurden.»[82]

Die Personalnot in der Pflege, die Kuhn als «katastrophal» bezeichnete, sei weder auf eine «restriktive Personalpolitik» noch auf eine «rigorose Hierarchie im Betrieb» zurückzuführen. Wie beispielsweise die Einführung des Mitarbeiterbriefs[83] zeige, habe er sich stets bemüht, «modernen Führungsprinzipien»

78 Siehe zum Beispiel StATG, 9'40, 3.0.1/3, Thurgauer Volksfreund, 28. 6. 1973, Beilage.

79 Vgl. zum Beispiel StATG, 9'40, 1.0.3/0, S. 131–136, 31. 1.–20. 3. 1973.

80 StATG, 9'40, 3.0.1/3, Thurgauer Volksfreund, 28. 6. 1973, Beilage. Aus den bearbeiteten Quellen geht nicht hervor, wie Stadelmann zu diesen Informationen kam.

81 Siehe unter anderem StATG, 9'10, 1.2.8/6 und 9'10, 1.2.8/7, Kuhn an Regierungsrat Alfred Abegg und Kantonsarzt Julius Bütler, 19. 7. 1972, 6. 3. 1973, 30. 4. 1973, 1. 8. 1973, 22. 8. 1973; 4'802'139 Sanitätsdepartement, Allgemeine Akten, 1972, § 251, Korrespondenz mit Bruno Stadelmann; 4'802'151 Sanitätsdepartement, Allgemeine Akten, 1973, §475, Interpellation Gross.

82 StATG, 9'40, 1.0.1/3, Stellungnahme Kuhns zur parlamentarischen Kritik an der Psychiatrischen Klinik Münsterlingen, 1. 8. 1973, S. 7, 42.

83 Beim Mitarbeiterbrief handelte es sich um eine kleine, vervielfältigte Zeitschrift, die Kuhn nach der Übernahme der Klinikdirektion ins Leben rief. In der ersten Ausgabe begründete er die Einführung damit, dass es «dem Direktor nicht mehr möglich [sei] zu jedem einzelnen Helfer eine persönliche Beziehung zu pflegen». Er wähle deshalb die Form des Mitarbeiterbriefs, «um mich von Zeit zu Zeit an Sie alle zu wenden und Sie über Tatsachen und Probleme unserer gemeinsamen alltäglichen

gerecht zu werden. Im Übrigen könne der Direktor einer psychiatrischen Klinik keineswegs schalten und walten, wie er wolle, sei er doch «an objektiv gegebene Möglichkeiten, den guten Willen zur Mitarbeit und die Einsatzfreude seines Personals gebunden».[84]

Schliesslich wies Kuhn darauf hin, dass sich in der Interpellation «sozialpolitische und sozialpsychiatrische Probleme allgemeiner Art mit einer speziellen Kritik» an der Psychiatrischen Klinik Münsterlingen vermengten. Die Interpellation enthielt seines Erachtens zahlreiche antipsychiatrische Motive, auf die er in der Stellungnahme mehrmals zu sprechen kommt.[85] Auch ein beigelegter Leserbrief eines Arztes nimmt auf die Antipsychiatrie Bezug. Die «Angriffe aus dem Lager der linksintellektuellen Soziologen auf die klinische Psychiatrie» seien, heisst es dort, «durchaus im Rahmen einer revolutionären Aktivität zu verstehen».[86]

Uwe Moor, ein Thurgauer, der die parlamentarische Interpellation zur psychiatrischen Klinik miterlebte, kann allerdings der Vorstellung einer marxistischen Verschwörung rückblickend nichts abgewinnen. Die jungen SP-Mitglieder, von denen die Interpellation stammte, hätten damals im Grossen Rat nur schon als «Revoluzzer» und «aufmüpfig» gegolten, weil sie Mitglieder der Sozialdemokratischen Partei und Intellektuelle gewesen seien: «Wir Jungen [...] gegen dieses Establishment»; eine Gruppe von Leuten, die bereit waren, «Fragen zu stellen, die die Gesellschaft eigentlich tabuisieren wollte».[87] Zu Beginn der 1970er-Jahre hatten also die Ausläufer der neuen sozialen Bewegungen auch den Thurgau erreicht. Bisher unangetastete Autoritäten mussten sich mit «Dienstverweigerern» und langhaarigen «Haschischjünglingen» auseinandersetzen[88] und waren gleichzeitig allgemein mit einer kritischeren Haltung konfrontiert – einer Haltung, die auch Assistenzärzte oder Pflegerinnen einer psychiatrischen Klinik an den Tag legen konnten.

Arbeit zu unterrichten und um gewisse Richtlinien bekanntzugeben»; StATG, 9'40, 1.0.4/0, Mitarbeiterbrief Nr. 1 vom 1. Juli 1971, S. 1.

84 StATG, 9'40, 1.0.1/3, Stellungnahme Kuhns zur parlamentarischen Kritik an der Psychiatrischen Klinik Münsterlingen, 1. 8. 1973, S. 10–17. Auch in seinem Überblick über die Klinikgeschichte schreibt Kuhn rückblickend, er habe «einen völlig offenen Führungsstil» gepflegt: «Jeder Mitarbeiter hatte Zutritt zum Rapport mit Ärzten und Oberpflegepersonal. Jedermann durfte [...], ohne nachteilige Folgen fürchten zu müssen, offen seine Meinung sagen»; Kuhn (1990), S. 110.

85 StATG, 9'40, 1.0.1/3, Stellungnahme Kuhns zur parlamentarischen Kritik an der Psychiatrischen Klinik Münsterlingen, 1. 8. 1973, S. 1, 8 f., 36 f.

86 Ebd., Anhang. Vgl. auch StATG, 9'10, 1.2.8/7, Dr. med. Kurt Nufer, Kantonsarzt, an Regierungsrat Alfred Abegg, 24. 4. 1973: In den letzten Jahren, heisst es dort, sei die Psychiatrie «in einigen Ländern unter den Beschuss extrem links orientierter Soziologen und ‹Sozialpsychologen› geraten», die beispielsweise forderten, dass auch Psychologen in psychiatrischen Kliniken mitarbeiteten. Was «ideologisch bestimmte Psychologen» in einer psychiatrischen Klinik zu tun hätten, sei jedoch fraglich – gerade in einem «finanziell stark strapazierten Kanton».

87 Gespräch mit Uwe Moor, 15. 11. 2016.

88 Vgl. beispielsweise StATG, 9'40, 1.0.1/3, Stellungnahme Kuhns zur parlamentarischen Kritik an der Psychiatrischen Klinik Münsterlingen, 1. 8. 1973; 9'40, 1.0.3/0, S. 22, 42, 98, 130, 132.

Das Ende der Münsterlinger Versuche?

Im Rahmen der «Pressekampagne» von 1972/73 kam auch die Frage auf, ob der Klinikdirektor nicht besser seine umfangreichen Verpflichtungen erfüllen würde, als wissenschaftlich zu arbeiten. Kuhn wies den Vorwurf, unter Überlastung zu leiden und andere Aufgaben zugunsten der Wissenschaft zu vernachlässigen, jedoch klar zurück. Er habe sich immer nur in seiner Freizeit wissenschaftlich betätigt. Zudem sei wissenschaftliche Tätigkeit für einen Chefarzt zentral, «um die Klinik auf der Höhe zu halten». Unter wissenschaftlicher Betätigung verstand Kuhn hier allerdings wohl eher Tätigkeiten wie die Teilnahme an Tagungen oder die Lektüre von Fachartikeln; von klinischen Versuchen ist nicht mehr die Rede.[89]

Neben der hohen Arbeitsbelastung legen auch andere Faktoren den Schluss nahe, dass sich Kuhn in den 1970er-Jahren kaum noch an Versuchen beteiligte. Erstens finden sich in seinem Nachlass – sieht man von den Unterlagen zu Ludiomil ab – aus dieser Zeit relativ wenig Quellen zu Prüfungen. Auch in seinem Tagebuch spricht Kuhn selten von Forschung. Zweitens fand er, dass «in der Entwicklung neuer [psychopharmakologischer] Medikamente [...] eher eine Stagnation festzustellen» sei.[90] Weil er die Benzodiazepine Librium und Valium ablehnte, stieg er nicht in diesen Zweig der Forschung ein, und neue Antidepressiva schienen nach der Zulassung von Ludiomil nicht in Sicht.[91] Drittens wirkte sich die zunehmende Regulierung im Bereich der Arzneimittel negativ auf Kuhns Tätigkeit als klinischer Prüfer aus. Dies gilt wohl nicht nur für seine Bereitschaft, an der Prüfung von Substanzen mitzuwirken, sondern auch für das Interesse der Pharmafirmen, ihn für Tests anzufragen.

Kuhn zeigte sich den neuen Prüfmethoden gegenüber von Beginn weg skeptisch. Im Laufe der 1970er-Jahre, als immer mehr Kollegen auf die statistische Wende einschwenkten, äusserte er sich gar zunehmend kritisch. Hielt er selbst Rückblick, klagte er meist über den Niedergang der Forschung, der seines Erachtens mit dem Aufkommen moderner Prüfverfahren verbunden war. Zunächst war er noch vorsichtiger und räumte sogar ein, dass auch Fragebogen, Doppelblindversuche und statistische Auswertungen fruchtbar sein könnten,[92] gegen Ende der 1970er-Jahre klagte er dann aber lauthals über «sogenannte ‹kontrollierte Studien›». Diese könnten zwar unter der Bedingung, dass sie gut geplant und ausgewertet würden, «zu wertvoller Bestätigung offener Versuche dienen», eigneten sich jedoch

89 StATG, 4'802'139 Sanitätsdepartement, Allgemeine Akten, § 251, Korrespondenz mit Bruno Stadelmann.

90 StATG, 9'10, 1.1.0/60, Jb. PKM 1975, S. 8.

91 In der zweiten Hälfte der 1980er-Jahre prüfte Kuhn nochmals ein Antidepressivum, Levoprotilin, das er äusserst positiv beurteilte. Zu seiner grossen Enttäuschung entschied Ciba-Geigy dann jedoch 1990, die Substanz aufzugeben. Siehe dazu Kapitel 8, S. 246–255.

92 Kuhn (1970), Vorwort, S. VI.

nicht, um die stimmungsaufhellende Wirkung neuer, unbekannter Stoffe zu erkennen. Darüber hinaus hätten populäre, unklare Begriffe und Vorstellungen in die Psychiatrie Einzug gehalten, während auf Bewertungsskalen das Hauptsymptom der Tagesschwankung vernachlässigt werde. Es sei deshalb nicht erstaunlich, wenn «völlig verzerrte Resultate» herauskämen.[93] In einer Rede, die Kuhn vor der Ärzteschaft des Kantons Thurgau hielt, prophezeite er kurz vor seiner Pensionierung, dass die Psychopharmakologie «noch beträchtliche Fortschritte» erzielen werde – «aber nur bei intelligenter, zielgerichteter Forschung in Verbindung mit sehr guter psychopathologisch-klinischer Beobachtung».[94]

Kuhns Abneigung gegen die neuen Forschungsmethoden zeigt sich auch in Quellen, die nicht zur Veröffentlichung bestimmt waren. Auf die Anfrage der Firma Byk Gulden, eine neue Substanz zu prüfen, stellte Kuhn 1975 klar, dass er nur unter bestimmten Bedingungen auf solche Angebote eintrete: «Ich muss Ihnen [...] zum vorneherein sagen, dass ich nicht bereit bin, Doppelblindstudien zu machen und mich auf komplizierte Vorschriften über die Durchführung solcher Versuche einzulassen. Meine Erfolge in der Prüfung und Entdeckung psychopharmakologischer Substanzen sind nur mittels einfacher klinischer Methoden zustandegekommen, und ich habe keine Ursache, von diesen Methoden abzuweichen.»[95]

Und was hielt die Pharmaindustrie von dieser Position? Hatte sich Kuhn wegen seiner Ablehnung standardisierter Methoden Ende der 1960er-Jahre zunehmend zum Vorprüfer entwickelt,[96] wurde er jetzt noch mehr an den Rand gedrängt. Er wurde zwar weiterhin für Versuche angefragt,[97] besass aber selbst für Firmen, mit denen er seit langem eng zusammenarbeitete, nicht mehr denselben Stellenwert. Das zeigen beispielsweise die Dokumente, die Ciba-Geigy 1972 mit dem Registrierungsantrag für Ludiomil einreichte. Neben offenen Prüfungen verwies die Firma nun auf kontrollierte Doppelblindprüfungen, die Ludiomil mit zwei anderen Antidepressiva verglichen hatten. Kuhn hingegen blieb unerwähnt, obwohl er bei der Entwicklung des Präparats massgebend beteiligt gewesen war.[98]

Wie zeitgenössische Psychiater Kuhns psychopharmakologische Forschung wahrnahmen, lässt sich schwer beurteilen. Jules Angst, der die Forschungsabteilung des Zürcher Burghölzlis leitete, berichtete, Roland Kuhn habe beobachtet, wie sich Patienten unter einer Medikation veränderten, und Fallgeschichten einzelner Patienten angefertigt – «vielleicht auf einer halben Seite». Seine Resultate hätten aber weder auf Checklisten noch auf Messungen beruht. Kuhn

93 Kuhn (1978), S. 7 f., 10. Zum Hauptsymptom der Tagesschwankung siehe Kapitel 2, S. 93.
94 StATG, 9'10, 1.1.0/60, Jb. PKM 1979, S. 16.
95 StATG, 9'40, 3.0.3/9, Kuhn an Byk-Gulden, 8. 3. 1975.
96 Vgl. Kapitel 4, S. 154 f.
97 Vgl. beispielsweise StATG, 9'10, 1.2.11/6.3, Anfrage der Cilag-Chemie betreffend Prüfung eines nicht weiter bezeichneten Präparats, 30. 5. 1973.
98 Archiv Swissmedic, Dokumentationen zu Ludiomil.

habe als «Entdecker des Tofranils» und Daseinsanalytiker gegolten, er habe «bestimmt eine Zeit lang Psychopharmakologie» betrieben, sei «aber nie ein eigentlicher Psychopharmakologe» geworden.[99] Zwei ehemalige Assistenzärzte der Psychiatrischen Klinik Münsterlingen kritisierten Kuhns Forschungsmethoden stark. Während der eine meinte, sein früherer Vorgesetzter habe «nach eigenem Gusto Wissenschaft betrieben» und sich nicht um wissenschaftliche Standards gekümmert, wunderte sich der andere darüber, dass die Fachwelt Kuhns Resultate nicht in Zweifel gezogen habe. In einer Klinik wie Münsterlingen Gruppen von mehreren Hundert Patienten so genau zu untersuchen, wie Kuhn in seinen Publikationen behaupte, sei schlicht unmöglich.[100]

Ob es weitere solche Stimmen gibt und in welchem Kontext diese laut wurden, müsste geprüft werden. In zeitgenössischen Fachpublikationen sind wir bisher nur auf eine Stellungnahme gestossen, in der Kuhns Methodik beanstandet wird. Als Kuhn 1972 in St. Moritz über seine Erfahrungen mit Ludiomil referierte, meldete sich in der anschliessenden Diskussion auch Karl Rickels, Professor an der Universität von Pennsylvania, zu Wort. Der ursprünglich aus Deutschland stammende Psychiater bestätigte zwar einführend, es sei wichtig, «am Anfang der ‹Karriere› eines neuen Präparates» offene Prüfungen durchzuführen, «um mögliche [...] Indikationen zu entdecken, die dann als Hypothesen in kontrollierten Studien überprüft werden können». Dann aber kritisierte er Kuhns Langzeitversuch: «Doch bezweifle ich, dass man dazu Hunderte von Patienten braucht. Ich bin im Gegenteil der Meinung, dass man einige der von Herrn Kuhn behandelten Patienten bereits in einer kontrollierten Studie hätte untersuchen können, wobei sich wohl stichhaltigere Informationen ergeben hätten. Etwas unglücklich finde ich vor allem die Kombination eines Prüfpräparates mit einem oder mehreren bereits bekannten Medikamenten innerhalb einer klinischen Prüfung.»[101] Im Vergleich zu anderen Stellungnahmen waren das harte Worte; die Fachleute, die in den 1970er-Jahren an den Symposien von Ciba-Geigy teilnahmen, votierten sonst immer für ihr eigenes methodisches Vorgehen, ohne andere zu kritisieren.[102]

Oder weitere Prüfungen unter neuen Vorzeichen?

Kuhn stellte in seiner Antwort an die Firma Byk Gulden zwar klar, wofür er nicht zur Verfügung stand. Gleichzeitig machte er aber auch deutlich, dass er grundsätzlich an der Prüfung von Substanzen interessiert sei. Er ziele bei Versuchen darauf ab, so erklärte er, «etwas Neues herauszufinden, neue Indikationen her-

99 Gespräch mit Jules Angst, 5. 9. 2016.

100 Gespräch mit ehemaligem Assistenzarzt der Psychiatrischen Klinik Münsterlingen, 17. 1. 2018; Gespräch mit René Bloch, 14. 3. 2018.

101 Kielholz (Hg.) (1972), S. 206.

102 Ciba (Hg.) (1970–1971); Kielholz (Hg.) (1973); Birkmayer (Hg.) (1976); Kielholz (Hg.) (1978).

auszuarbeiten und gleichsam die Individualität eines bestimmten Wirkstoffes, seine besondern Indikationen und den Verlauf seiner Wirkung über längere Zeit zu beobachten».[103] Aber konnte Kuhn unter den veränderten Bedingungen der 1970er-Jahre überhaupt noch derartige Prüfungen durchführen?

Obschon die Vorzeichen anders standen, kam es in den 1970er-Jahren in der Psychiatrischen Klinik Münsterlingen tatsächlich zu mehr Prüfungen, als der Bestand zur Psychopharmakologie in Kuhns Nachlass vermuten liesse. Zum einen wurden 18 Prüfpräparate erprobt, die nur wenig Spuren hinterliessen – entweder weil die Versuche kaum dokumentiert wurden oder weil die Quellen nicht erhalten sind.[104] Zum anderen wurden Prüfungen durchgeführt, die in den Krankenakten nicht auf Anhieb als solche erkennbar sind. Dabei handelt es sich um Versuche mit bereits zugelassenen Substanzen, die klären sollten, ob das Mittel auch bei anderen Indikationen oder Patientengruppen wirkte. Im Unterschied zu Stoffen mit Prüfnummern, die sich in Quellen sofort identifizieren lassen, fallen Medikamente wie Tegretol, ein Antiepileptikum, Lioresal, ein krampflösendes Mittel, oder Trasicor, ein Medikament gegen Herzrhythmusstörungen, in Kranken- und anderen Klinikakten nicht unbedingt auf.

Unter den vielen Tausend ambulanten Krankenakten der Klinik findet sich beispielsweise die Akte von Rita Suter, einem elfjährigen Mädchen, das Ende 1974 an Verena Kuhn überwiesen wurde. Die Mutter des Kindes, so der Psychiater, leide seit vielen Jahren an endogenen Depressionen. Sie stehe in seiner Behandlung und habe letzthin ihre Tochter mitgebracht; diese schlafe nicht, sei sehr passiv, vor allem in der Schule, und manchmal auch aggressiv gegen die jüngere Schwester. Eine Abklärung beim Kinderarzt war ohne Befund geblieben, der Psychiater vermutete eine Depression, wollte Rita Suter aber ohne eingehende Abklärung nicht behandeln. Verena Kuhn hielt das Mädchen für «eher etwas unterdurchschnittlich intelligent» und «stark verlangsamt». Sie verschrieb zwei Antidepressiva und fügte bei der nächsten Konsultation Tegretol hinzu, da sie fand, die EEG-Kurve könnte «eventuell doch auf eine leichte organische Affektion hinweisen».[105] Tegretol war 1963 als Antiepileptikum auf den Markt gekommen. Weil es bei manchen Epileptikern auch eine psychotrope Wirkung zeigte, begannen einzelne Kliniken, unter anderem Münsterlingen, das Medikament bei Depressionen und Verhaltensstörungen anzuwenden. Wie Roland und Verena Kuhn 1975 auf einem Symposium berichteten, erzielten sie «oft ausgezeichnete Resultate» mit Tegretol, besonders bei Patienten mit abnormem EEG-Befund.[106]

103 StATG, 9'40, 3.0.3/9, Kuhn an Byk-Gulden, 8. 3. 1975.
104 Siehe dazu S. 220 f.
105 StATG, ZA KA ambulant 24598, Verena Kuhn an den überweisenden Arzt, 31. 1. 1975.
106 Siehe Kuhn (1976), S. 268 (Zitat); Kuhn-Gebhart (1976), S. 263. Die Artikel beruhen auf Vorträgen, die das Ehepaar 1975 auf dem Symposium in St. Moritz hielt. Auch andere Beiträge befassten sich mit der psychotropen Wirkung von Tegretol; vgl. Birkmayer (Hg.) (1976).

Bei der nächsten Kontrolluntersuchung kam Verena Kuhn allerdings zu dem Schluss, Rita Suter könne medikamentös «noch besser» eingestellt werden. Sie schlug einen Versuch mit Trasicor vor und fügte an, es würde sie «vor allem interessieren, ob man eine Wirkung von Trasicor in einem solchen Falle sehen» könne. Einige Zeit später fragte Roland Kuhn beim behandelnden Psychiater nach; in einer handschriftlichen Telefonnotiz hielt er fest, der Zustand der Patientin sei unter Trasicor «sehr viel besser». 1977 fragte der Arzt, ob die Mittel allenfalls reduziert werden könnten, es gehe Rita Suter gut. Zwei Jahre später schrieb er, das Mädchen lehne die Medikation ab. Trotzdem wurden ihm weiterhin täglich Tegretol, Trasicor und Antidepressiva verabreicht.[107]

Weshalb kam Verena Kuhn auf die Idee, Rita Suter Trasicor zu verschreiben? Trasicor war in der Schweiz seit 1968 als Mittel zur Behandlung von Herzerkrankungen zugelassen. Zwischen 1975 und 1982 kamen nach und nach weitere Anwendungsmöglichkeiten hinzu. In den Packungsbeilagen, die sich damals auch an Ärzte richteten,[108] wurde Trasicor nun unter anderem als Mittel beschrieben, das gegen Stress wirke und deshalb auch bei funktionellen Herz-Kreislauf-Störungen eingesetzt werden könne. Im Prospekt von 1982 ist unter dieser Indikation schliesslich erstmals von «psychogene[n] z. B. angstbedingte[n] Herz-Kreislauf-Störungen» die Rede.[109]

Dass Ciba-Geigy Trasicor in den 1970er-Jahren für neue Indikationen prüfte, zeigen Fachpublikationen aus dieser Zeit.[110] Das internationale Symposium beispielsweise, das die Firma jährlich veranstaltete, war 1976 dem Thema «Betablocker und Zentrales Nervensystem» gewidmet. An dem Symposium nahmen 58 Personen aus zwölf Ländern teil, die über ihre Erfahrungen berichteten. Auch Roland und Verena Kuhn waren dabei. Den Vorsitz hatte der Direktor der Psychiatrischen Universitätsklinik Basel, Paul Kielholz, der das Symposium mit einem kurzen Rückblick auf den Forschungsstand eröffnete: «Seit der Einführung der Betablocker […], ist von Ärzten und Patienten wiederholt beobachtet worden, dass die Pharmaka auch eine anxiolytische bzw. stresshemmende Wir-

107 StATG, ZA KA ambulant 24598; 9'40, 4.7/3, Notiz Kuhns zu drei «Trasicor-Patientinnen», undatiert. Ab Frühling 1980 wurde das Mädchen offenbar (neben dem Psychiater) durch den Kinderpsychiatrischen Dienst des Kantons Zürich betreut. Dieser hatte die Krankenakte der Patientin zur Einsicht angefordert und sandte sie am 23. 7. 1980 nach Münsterlingen zurück. Da die Zürcher Akte vernichtet ist, lässt sich leider nicht sagen, wie der Kinderpsychiatrische Dienst auf die Medikation Verena Kuhns reagierte und ob man der Patientin weiterhin Trasicor verschrieb.

108 Für Zulassungserweiterungen konnten bei der IKS offenbar lang Anträge auf Textänderungen in der Packungsbeilage eingereicht werden, die sich bis Ende der 1970er-Jahre sowohl an Patienten als auch an die Ärzteschaft richtete. Indikationserweiterungen beispielsweise wurden nicht als solche beantragt und bewilligt. Stattdessen beantragten die Firmen eine neue Packungsbeilage, in der die entsprechende Indikation aufgeführt war.

109 Archiv Swissmedic, Dokumentation zu Trasicor.

110 Vgl. die zahlreichen Treffer, die eine Literaturrecherche zu den Stichwörtern Trasicor oder Oxprenolol in Pubmed, der Datenbank der US National Library of Medicine und des National Institutes of Health der USA ergibt.

kung haben. Sie wurden deshalb in den letzten Jahren immer häufiger auch in der Psychiatrie verwendet: zur Behandlung von ängstlichen und phobischen Zustandsbildern, zur Angstbekämpfung bei Depressionen mit ängstlichem Gepräge, zur Dämpfung von Stressreaktionen sowie zur Behandlung von Lampenfieber, Premièren-, Examens- und Vortragsangst.»[111]

Ciba-Geigy hatte das Ehepaar Kuhn zu Diskussionsbeiträgen eingeladen. Dessen Voten deuten darauf hin, dass Betablocker in Münsterlingen vor allem mit Antidepressiva kombiniert wurden, um Angstzustände zu bekämpfen; der Umfang der Versuche bleibt offen.[112] In Kuhns Nachlass finden sich 35 Namen von Patientinnen und Patienten, die Trasicor erhielten. Da wir aber in anderem Zusammenhang auf sieben weitere Trasicor-Patienten gestossen sind, muss die Substanz öfter verschrieben worden sein. Die meisten der 42 bekannten Trasicor-Patienten standen über lange Zeit hinweg in Behandlung und erhielten noch andere Medikamente. Fast alles waren ambulante Patienten, etwa vier Fünftel waren weiblich, über ein Drittel Kinder und Jugendliche.

Roland und Verena Kuhn arbeiteten eng zusammen. Das zeigen Dokumente, die von beiden bearbeitet wurden, ebenso wie Einträge in Kuhns Tagebuch: «Abends wie üblich Besprechungen mit meiner Frau über Fälle», heisst es dort beispielsweise.[113] Bei den Trasicor-Versuchen spielte Verena Kuhn eine zentrale Rolle, sie behandelte fast alle involvierten ambulanten Patienten unseres Samples. Aus ihrer Feder stammt auch eine handschriftliche Liste mit der Überschrift «Trasicor», die auf einem Kalenderblatt von 1974 erstellt wurde. Das Verzeichnis diente offenbar auch ihrem Gatten, fügte dieser doch bei gewissen Namen Ergänzungen an.[114] Die Krankenakten der Trasicor-Fälle belegen, dass sich Verena Kuhn sehr für die Wirkung des Mittels interessierte und Patienten, Hausärzte und behandelnde Psychiater ausdrücklich um Bericht bat.[115] Dem Arzt einer 18-jährigen Patientin, die Trasicor erhielt, erklärte sie auf die implizite Frage, warum sie dieser ein solches Präparat verschreibe, sie versuchten in Münsterlingen seit einiger Zeit, Angstzustände mit Trasicor zu behandeln, und hätten «oft recht guten Er-

111 Kielholz (1978), Eröffnungsansprache, S. 9. Anxiolytisch: Angst- und Spannungszustände dämpfend. In Kuhns Nachlass findet sich auch ein «Drug Profile» von Trasicor, das 1974 im Journal of International Medical Research erschien. Dort wird Trasicor als etablierter Betablocker präsentiert, der gerne als Blutdrucksenker verwendet werde und sich besonders gut dazu eigne, die Häufigkeit von Angina-pectoris-Anfällen bei ischämischen Herzleiden zu reduzieren. Eher beiläufig werden als weitere Indikation Angstzustände genannt, wobei einige Studien aus den frühen 1970er-Jahren angeführt werden. Anschliessend heisst es aber: «Nevertheless, further work is needed before oxprenolol and other beta-blockers can be recommended for the treatment of anxiety states»; StATG, 9'40, 4.7/3.

112 Kielholz (1978), S. 139 f., 163 f., 174 f.; StATG, 9'40, 7.0/22; 9'40, 8.2/104.

113 StATG, 9'40, 1.0.3/0, S. 89, 9. 5. 1972.

114 StATG, 9'40, 4.7/3, handschriftliche Liste «Trasicor», o. D. (1974).

115 Vgl. beispielsweise StATG, 9'10, 6.2/33754, Verena Kuhn an den behandelnden Hausarzt, 24. 3. 1975; ZA KA ambulant F 19824, 17765, Verena Kuhn an den behandelnden Psychiater, 18. 8. 1975; ZA KA ambulant 34583, Verena Kuhn an die Patientin, 14. 8. 1975.

folg».[116] Dass Betablocker bei Kindern «grosse Dienste» leisten könnten, vertrat sie auch auf dem Symposium in St. Moritz.[117]

Auf wessen Initiative die Versuche in Münsterlingen erfolgten, lässt sich nicht eindeutig sagen. In Kuhns Nachlass gibt es zwar einen Auszug aus einem firmeneigenen Prüfplan von 1971, laut dem Trasicor zur Behandlung erregter Psychosen, also für eine andere Indikation, getestet werden sollte. Kuhn erhielt den Plan aber erst 1976, er dürfte ihm deshalb eher als Hintergrundinformation gedient haben. Da sich der beiliegende Brief auf vorangegangene mündliche Besprechungen bezieht und die «Übersendung ausreichender Mengen von Trasicor» ankündigt, muss er die Firma zumindest darüber informiert haben, dass er die Substanz bei psychischen Störungen ausprobieren wolle.[118] Die Lieferung von Gratispräparaten legt ebenfalls nahe, von einer Prüfung auszugehen. Mit anderen Worten: Trasicor, Tegretol und Lioresal, vielleicht auch weitere Präparate, wurden in Münsterlingen ausserhalb des zugelassenen Anwendungsgebiets eingesetzt (*off label-use*). Dabei handelte es sich nicht um individuelle Heilversuche, weil die Medikamente nicht nur aus therapeutischen Gründen verabreicht wurden. Der Anstoss zu diesen Versuchen kam wohl in den 1970er-Jahren meist von aussen. Kuhn erhielt von der Pharmaindustrie einen Hinweis oder eine Anfrage, schnappte bei der Lektüre von Fachliteratur oder an einer Tagung etwas auf und begann anschliessend selbst auszuprobieren.

Bei Lioresal, einem krampflösenden Mittel, kam der Impuls von Ciba-Geigy. Als der Pharma-Forschungsausschuss erfuhr, dass Lioresal möglicherweise auch gegen Schizophrenie wirke, entschied er «in view of the considerable commercial importance of this indication», auf dem Symposium in St. Moritz mögliche Kooperationspartner zu suchen.[119] «Interessante Vorträge über Tegretol und zahlreiche sehr interessante Besprechungen mit verschiedenen Kollegen», notierte Kuhn in seinem Tagebuch, «vor allem Hinweise [...] auf Lioresalbehandlung von chron. Schizophrenen». Nach der Rückkehr aus St. Moritz informierte Kuhn seine Mitarbeiter und begann sogleich, den ersten schizophrenen Patienten Lioresal zu verabreichen.[120] Gleichzeitig liess ihm Ciba-Geigy den unpublizierten Artikel des schwedischen Arztes zukommen, der «die Entdeckung» der neuen Indikation für Lioresal gemacht hatte.[121]

116 StATG, ZA KA ambulant 30460, Verena Kuhn an den behandelnden Hausarzt, 11. 11. 1975.

117 Kielholz (1978), S. 139 f., 163 f., 174 f.; StATG, 9'40, 7.0/22; 9'40, 8.2/104.

118 StATG, 9'40, 5.0.4/17, Ciba-Geigy an Kuhn, 21. 1. 1976.

119 FA Novartis, Ciba-Geigy, PH 4.00.2, Division Pharma. Forschung: Protokolle. Pharma-Forschungs-Ausschuss (PFA), PFA 12. 2. 1975, S. 2.

120 StATG, 9'40, 1.0.3/1, S. 52 f., 5.–11. 1. 1975, Ciba-Geigy-Symposium in St. Moritz; 21. und 28. 1. 1975.

121 StATG, 9'40, 8.1/202, Kuhn an Hugo Bein, 23. 1. 1975. Der Text stammt von P. K. Frederiksen, trägt den Titel «Preliminary Report Concerning Lioresal (Baclofen) in the Treatment of Schizophrenia» und ist mit einem persönlichen Gruss des Autors versehen. Er erschien im März 1975 in der Zeitschrift Lancet.

Im Sommer 1975 stellte Kuhn eine handschriftliche Liste mit Notizen zu allen Patientinnen und Patienten zusammen, die bisher in die Prüfung einbezogen worden waren.[122] Dabei griff er auf Notizen zurück, die Assistenzärzte oder das Pflegepersonal erstellt hatten. Von einem Patienten sind beispielsweise ein Rapport und eine Aktennotiz erhalten, in der ein Vizeoberpfleger Beobachtungen zur Wirkung von Lioresal zusammenfasste. Der Notiz beigeheftet ist ein auf Mitte August datierter Zettel mit dem Vermerk «Bitte Herrn Prof. Kuhn abgeben».[123] In der Krankenakte eines anderen Mannes heisst es: «[…] ein vorübergehender Versuch mit *Lioresal*, das bei Defektschizophrenen eine günstige Wirkung haben soll, schlug völlig fehl, der Bursche *schlief, wo er stand und sass*, einfach ein. Um die Arbeitskapazität nicht zusätzlich zu schmälern, wurde dieser Versuch abgebrochen.» Kuhn las den Vermerk, den der behandelnde Arzt Ende Februar 1975 vorgenommen hatte, korrigierte den falsch geschriebenen Namen des Medikaments, unterstrich einzelne Wörter und nahm den Fall in seine Liste auf.[124]
Ende August, sieben Monate nach dem letzten Eintrag zu Lioresal, kam Kuhn in seinem Tagebuch erneut auf das Präparat zu sprechen: «Die Firma hat an 15 Kliniken geschrieben und gebeten, man solle Versuche machen. Neun haben reagiert, von fünf liegen telefonische Berichte vor über im ganzen nur wenig Fälle, bei denen man nichts sah.» Die restlichen vier Kliniken wurden zu einer Konferenz eingeladen, an der auch besagter Arzt aus Schweden teilnahm. Kuhn reiste ebenfalls nach Basel, war aber enttäuscht: «Man erfährt kaum etwas Neues. Dr. F [der schwedische Arzt] liest vor, was wir bereits schriftlich von ihm haben. Er hat dann eine Doppelblindstudie gemacht, die nicht viel ergeben hat. […]. Ein ausländischer Arzt berichtet dann über vier Fälle aus Münsingen, die Sache ist unklar und schwerverständlich vorgetragen und man kommt nicht recht draus. Die Fälle sind aber auch negativ, dann sind zwei Vertreter von Prof. Angst aus Zürich da, sie berichten über zehn Fälle und glauben in vier Fällen minimale Besserungen gesehen zu haben. Ich berichte dann über 24 Fälle, eigentlich nur das, was ich da habe ist etwas Neues. Es wird dann noch ziemlich lange diskutiert, man sieht vor allem wieder einmal, wie man neue Medikamente nicht untersuchen soll und wie mangelhaft die Kenntnisse der Leute und das fehlende Verständnis für wesentliche Probleme sind.»[125]
Kuhn hatte die Liste also im Hinblick auf das Treffen in Basel erstellt. Der Schluss, den er am Ende des Dokuments zog, scheint nicht besonders positiv: «21 Chr. Schizo [chronisch Schizophrene]: → 3–4 Besserungen. 12 unver-

122 StATG, 9'40, 5.0.4/15, handschriftliche Liste Kuhns mit dem Titel «Lioresal», undatiert (erste Hälfte 1975).

123 Ebd., Aktennotiz zur Verabreichung von Lioresal ab 18. 2. 1975.

124 StATG, ZA KA stationär 20241, Bl. 6r, 27. 2. 1975 (Unterstreichung im Original). Defektschizophrenie: Schizophrenie mit chronischem Verlauf, die mit einem nicht umkehrbaren Abbau von psychischen Fähigkeiten einhergeht.

125 StATG, 9'40, 1.0.3/1, S. 72, 26. 8. 1975.

ändert. 4 schlechter. – 3 neurolog. Fälle. evt. etwas besser 1, unverändert 1, schlechter 1.»[126] Trotzdem: Kuhn glaubte, bei seinen Patienten «eine gewisse Wirkung» zu erkennen, und fuhr mit dem Versuch fort. Drei Monate später nahm er an einem Kongress in Nürnberg teil, wo er über «Lioresal bei Psychosen» sprach.[127] Im Anschluss an sein Referat habe sich, so Kuhn in einem weiteren Tagebucheintrag, «eine interessante Diskussion» entwickelt, man habe «anderswo ähnliche Wirkungen festgestellt». «Es scheint etwas daran zu sein», hielt er abschliessend fest.[128] Die Prüfung wurde noch einige Monate fortgesetzt, 1976 dann aber offenbar doch aufgegeben.[129] Wie bei anderen Versuchen kam Kuhns anhaltender Optimismus auch bei Lioresal zum Tragen; er tendierte dazu, selbst bei wenig ermutigenden Ergebnissen eine «gewisse» Wirkung zu sehen und Kollegen, die von negativen Resultaten berichteten, methodische Fehler zu unterstellen.

Zurück zu Trasicor: Neben Angstzuständen versuchte man in Münsterlingen auch, «schizophrene Erregungszustände» mit dem Mittel zu dämpfen. Im Frühling 1977 wurde in der Krankengeschichte einer chronisch kranken Patientin vermerkt, die Frau habe in den letzten Wochen zahlreiche Dinge verschluckt, sich zum Erbrechen gebracht und eingekotet. Man habe sie deshalb fixiert und einen «Versuch hochdosierter Trasicor-Gabe» gestartet, der jedoch keine Wirkung gezeigt habe. In der Akte der langjährigen Patientin sind verschiedene Prüfsubstanzen verzeichnet. Im August 1976 hatte man probiert, die Aggressivität der Frau durch hohe Dosen des Neuroleptikums Leponex zu dämpfen. Da dies nicht fruchtete, wurde das Medikament mit dem Prüfpräparat AMPT kombiniert: «Ab 27. 7. Alpha-methyl-p-thyronsine 600 mg/die, zusätzlich zu Leponex». Wie üblich wurde der Eintrag mit dem Kürzel des entsprechenden Arztes gekennzeichnet. Hier sind es drei Grossbuchstaben: «HJB», Hugo J. Bein.[130] Dasselbe Kürzel findet sich im Bezugszeichen eines Briefs, den Bein im November 1976 an die schwedische Firma Astra Läkemedel sandte. In diesem Schreiben drückt er seine Enttäuschung darüber aus, dass die Firma entschieden hatte, das Versuchspräparat AMPT zurückzuziehen. Gleichzeitig zeigt er sich daran interessiert, in Münsterlingen H 102/09, eine weitere Substanz der Firma, zu prüfen, einer der ersten selektiven Serotonin-Wiederaufnahmehemmer (SSRI), der als Antidepressivum auf den Markt kam. Eine Kopie des Briefs ging an Roland Kuhn, sie liegt in dessen umfangreicher Korrespondenz.[131]

126 StATG, 9'40, 5.0.4/15, handschriftliche Liste Kuhns mit dem Titel «Lioresal», undatiert (erste Hälfte 1975). Zur Kategorie «chronische Schizophrenie» wurden auch verschiedene Mischdiagnosen gezählt.

127 StATG, 9'40, 8.1/203. Siehe auch Kuhn (1976).

128 StATG, 9'40, 1.0.3/1, S. 80, 6.–7. 11. 1975.

129 StATG, 9'40, 5.0.4/15; 9'40, 5.0.4/16.

130 StATG, ZA KA stationär 18288, Bl. 9, 3. 8. 1976.

131 StATG, 9'40, 3.2.0/3.1, Bein an Prof. S. Björkerud, Astra Läkemedel, 17. 11. 1976. In der nach Korrespondenzpartnern geordneten Korrespondenz Kuhns hingegen finden sich unter Hugo Bein (9'40,

Hugo J. Bein: Der langjährige Gastarzt

Damit sind wir bei einer Schlüsselfigur angelangt, von der schon mehrmals die Rede war: Hugo J. Bein war 1948 nach seinem Medizinstudium zur Ciba gekommen, dort 1965 zum Leiter der Abteilung biologische Forschung aufgestiegen und bei der Fusion von Ciba und Geigy zum Direktor der Forschungsabteilung ernannt worden. Zwei Jahre zuvor hatte ihn die Universität Basel zum ausserordentlichen Professor für Pathologische Physiologie berufen. Kurz: Bein war eine wissenschaftlich hochqualifizierte Führungskraft der Basler Pharmaindustrie, die Kuhn seit Anfang der 1960er-Jahre kannte. Die beiden waren wichtige Geschäftspartner, arbeiteten eng zusammen und schätzten einander sehr. Wie aber kam es dazu, dass Bein 1976 den Briefkopf der Klinik Münsterlingen für Korrespondenz verwendete, dort Einträge in Krankengeschichten vornahm und so gleichsam die enge Verflechtung von Klinik und Industrie verkörperte?
Ciba-Geigy hatte Hugo J. Bein Anfang 1974 wegen unhaltbaren Umgangs mit Untergebenen fristlos gekündigt. Bein sei stur, intrigant, autoritär und unbeherrscht gewesen, die Angestellten seien davongelaufen, erzählten Leute, die mit ihm zusammengearbeitet hatten.[132] Nach seiner Entlassung begann der 55-Jährige ein Tagebuch, das er bis März 1976 führte. Er wolle sich, wie es im ersten Eintrag heisst, darüber Rechenschaft ablegen, ob man ihm «wirklich das Rückgrat gebrochen» habe. Der Vater von vier Kindern litt unter finanziellen Sorgen, war auf Anteilnahme angewiesen und schätzte es, wenn sich Freunde um ihn kümmerten.[133] Am 6. Mai 1974 fuhr Bein nach Münsterlingen, wo er sich in den nächsten vier Monaten zwei Tage pro Woche aufhalten sollte.
Kuhn erwies Bein mit dieser Einladung zweifellos einen Freundschaftsdienst. Gleichzeitig profitierte er von ihm, war Bein doch ein Gesprächspartner, mit dem er neben fachlichen auch kulturelle und gesellschaftliche Themen diskutieren konnte. Kuhn sorgte sich intensiv um seinen Gast, bezog ihn überall mit ein und empfahl ihn sogar als möglichen Direktor der Psychiatrischen Universitätsklinik Lausanne. Im Jahresbericht von 1974 schrieb er, Bein habe als «Gastarzt [...] gewirkt und mit seinen reichen pharmakologischen und psychopharmakologischen Kenntnissen der Klinik und ihren Ärzten grosse Dienste erwiesen».[134] In Beins Tagebuch finden sich Skizzen seines Klinikalltags. Er referierte beispielsweise in ärztlichen Weiterbildungskursen, unter anderem

3.1.6/0 und 9'40, 3.1.6/0) nur ein belangloser, undatierter später Brief und ein Interview mit Bein, das die Firma Pfizer 1981 publizierte.

132 Gespräche mit Kaspar Winterhalter, 11. 12. 2017, Alexandra Delini-Stula, 19. 6. 2017, sowie einem ehemaligen Assistenzarzt der Psychiatrischen Klinik Münsterlingen, der später in der Pharmaindustrie arbeitete, 6. 3. 2018.

133 FA Novartis, PE 4.01 (Hugo Bein, CIBA), Tagebuch, 1. 5. 1974 (Zitat).

134 StATG, 9'10, 1.1.0/60, Jb. PKM 1974, S. 4.

über Betablocker, die er auch in Publikationen von 1974 und 1977 erwähnt,[135] und nahm am wöchentlichen Zirkel über Daseinsanalyse teil. Ganz unvermittelt und ohne nähere Erklärung findet sich in diesem Zusammenhang eine Bemerkung über Kuhns Realitätsferne: «Ich nehme an, dass sich Roland Kuhn nicht Rechenschaft gibt über die Stimmung bei seinen Ärzten.»[136]
Bein hatte schon als Assistenzarzt in der experimentellen Medizin gearbeitet und nie einen Facharzttitel erworben. Er begann daher im August 1974 im Kantonsspital Liestal auf der Inneren Medizin zu arbeiten, «gewissermassen als Vorbereitung für meine Arbeit in der psychiatrischen Klinik bei Prof. Kuhn», heisst es in einem Lebenslauf von 1994. Ein halbes Jahr später kam es auf dem Symposium in St. Moritz zu einem langen Gespräch mit Kuhn: «Vorderhand abgemacht, dass ich am 1. Aug. 1975 bei ihm für eine ½ Assistentenstelle eintrete; mein Vorschlag, vorerst unbezahlt, ab 1976 z. B. bezahlt nach Tarif; Verpflichtungen dann meinerseits: wie andere Assistenten, Sonntags-Dienst & Nachtdienst. [...] R. Kuhn meint, ich möchte den FMH Psychiatrie machen, damit ich dann wirklich selbständig sei, wenn dies einmal notwendig werden würde.»[137]
Im Sommer 1975 kehrte Bein wie geplant nach Münsterlingen zurück. Offiziell fungierte er wieder als Gastarzt. Seine Entschädigung erfolgte über den Pool;[138] 1976 wurden ihm 12 000 Franken Honorar sowie 6800 Franken für «Autoreisespesen Basel – Münsterlingen» vergütet. Als diese Zahlungen von der kantonalen Finanzkontrolle beanstandet wurden (Bein sei nicht vom Regierungsrat gewählt und dürfe deshalb nicht aus dem Pool bezahlt werden), erklärte der Klinikverwalter dem Regierungsrat: «Prof. Bein gehört nicht offiziell zur Ärzteschaft der Klinik. Er hat einen ähnlichen Status wie die Consiliarii [beratenden Ärzte], welche wir im Kantonsspital fallweise von aussen beziehen, ohne dass hierfür ein RRB [Regierungsratsbeschluss] existieren würde.» Der Sanitätsdirektor gab diese Rechtfertigung fast wörtlich an die Finanzkontrolle weiter, womit der Fall offenbar erledigt war.[139]

135 FA Novartis, PE 4.01 (Hugo Bein, CIBA), Tagebuch, 25. 6. 1974. Vgl. StATG, 9'40, 1.0.3/1, S. 49, rückblickender Eintrag vom 10. 2. 1975. Bein (1974); Bein (1977). Im zweiten Text verweist Bein darauf, dass die Beigabe von Oxprenolol (Trasicor) Miktionsstörungen (Störungen beim Harnlassen) von mit Tofranil behandelten Patienten entgegenwirke. Dabei beruft er sich auf eine «personal communication» von Roland Kuhn und Heinz Hilgers, Leitender Arzt an der Klinik Münsterlingen.
136 FA Novartis, PE 4.01 (Hugo Bein, CIBA), Tagebuch, 17. 7. 1974 (Zitat).
137 Ebd., Lebenslauf, Januar 1974, S. 7; Tagebuch, 9. 1. 1975.
138 Zum Pool siehe Kapitel 5, S. 184 f.
139 Den Vorwurf, dass Beins Reisespesen aus Klinikgeldern gedeckt wurden, kommentierte der Verwalter mit dem Argument, die Finanzkontrolle habe «in der Vergangenheit bereits mehrere solche Spesenbelege ohne Kommentar gutgeheissen». StATG, 4'802'207/M46/528, Revisionsbericht der kantonalen Finanzkontrolle, 22. 4. 1977; Information des Klinikverwalters an den Regierungsrat, 27. 4. 1977; Sanitätsdirektor an die kantonale Finanzkontrolle, 5. 7. 1977. Siehe auch Kapitel 5, S. 174–177, 184–187, wo ausführlich zur Sprache kommt, dass der Regierungsrat Kuhn als klinischen Prüfer und Klinikdirektor gewähren liess.

Im Dezember fuhr Bein mit Kuhn an eine Tagung in Deutschland. Bei diesem Anlass schrieb er in sein Tagebuch, ohne eigene Forschung werde er «in den wissenschaftlichen Zirkeln zum Fossil [...], wenn auch meine Kritikfähigkeit in den Diskussionen geblieben ist und offenbar anerkannt wird». Auf der Reise sprach er lange mit Kuhn. «So wie ich die Situation heute überblicke, werde ich (weiterhin) ausgezeichnete Möglichkeiten zur Weiterbildung haben, die ich kaum woanders finden werde; eine entscheidende Besserung in finanzieller Hinsicht ist allerdings nicht gegeben in Münsterlingen.» Ende 1978 verliess Bein die Klinik, um eine Praxis als Psychiater zu eröffnen.[140]

Neben Beins Schreiben an Astra Läkemedel sind in Kuhns Korrespondenz weitere Briefe von ihm enthalten. Zwei davon – sie sind ebenfalls am 17. November 1976 verfasst – antworten auf Prüfanfragen der Firmen Sandoz und Ciba-Geigy. Das Präparat von Sandoz wird nicht genannt; bei der Ciba, seiner ehemaligen Arbeitgeberin, der er noch beratend zur Seite stand,[141] ging es um Ba-49802 B; Oxaprotilin, ein tetrazyklisches Antidepressivum, das Kuhn – so Bein – «besonders auch im Vergleich zu Ludiomil» interessierte. Er wünsche deshalb für den Versuch Filmdragées, die gleich aussähen wie Ludiomil-Dragées. «Dadurch wäre es möglich, Ludiomil durch 49802 zu ersetzen, ohne dass der Patient es merken würde. Ein derartiges Vorgehen würde Vergleichsprüfungen sehr erleichtern.» Im Brief an Sandoz wies Bein allerdings darauf hin, dass die Durchführung von Doppelblindstudien in Münsterlingen «eher schwierig» sei und «nur eine kleine Anzahl von Patienten für den Versuch erwartet werden» könne.[142]

Ehemalige Ärzte und Pflegefachkräfte der Klinik Münsterlingen beschrieben Hugo Bein ähnlich wie ehemalige Angestellte der Pharmaindustrie.[143] Selbst ein Oberpfleger und ein Oberarzt, die Kuhn sehr positiv schilderten, erzählten, das Pflegepersonal und die Assistenzärzte hätten keine Sympathie für Bein empfunden, er sei überheblich gewesen, kein bisschen «volksnah».[144] Ein anderer Arzt fand rückblickend, Kuhn und Bein hätten gut zusammengepasst: «Beide ehrgeizig bis zum krankhaften Zustand, der Ehrgeiz von beiden gehört zur krankhaften Stufe. [...] Die beiden waren fürchterliche Narzissten, sowohl Kuhn

140 FA Novartis, PE 4.01 (Hugo Bein, CIBA), Tagebuch, Einträge vom 9. 1. 1975, 10. 12. 1975 (Zitate). Im nächsten Jahresbericht der Psychiatrischen Klinik Münsterlingen wurde Bein nochmals offiziell verdankt: «Während mehrerer Jahre stand ihr [der Klinik] bis Ende des letzten Jahres in dem Pharmakologieprofessor Dr. med. Hugo Bein ein Lehrer von ganz ausserordentlicher Qualifikation zur Verfügung»; StATG, 9'10, 1.1.0/60, Jb. PKM 1979, S. 7. Bein war allerdings nicht Professor für Pharmakologie, sondern für pathologische Physiologie.

141 FA Novartis, PE 4.01 (Hugo Bein, CIBA), Tagebuch, 15. 10. 1975.

142 StATG, 9'40, 3.2.0/3.1, Bein an Dr. Justus Gelzer, Ciba-Geigy, 17. 11. 1975; ebd., Bein an Sandoz, 17. 11. 1976. Diese Strategie, die verhindern sollte, dass Probanden den Wechsel zu einer neuen Medikation bemerkten, wurde von Kuhn verschiedentlich angewandt. Vgl. Kapitel 3, S. 111.

143 Siehe S. 218.

144 Gespräche mit Albert Lingg, 7. 9. 2016, und Ernst Wyrsch, 19. 8. 2016.

als auch Hugo Bein.»[145] Eine ehemalige Lernschwester sprach von «Professor Kuhns und Professor Beins Machenschaften». Sie erzählte von einer jungen Patientin ihrer Abteilung, der Bein und Kuhn über längere Zeit hinweg eine Infusion verabreicht hätten. Niemand habe gewusst, was die Infusion enthalte, nachfragen sei verboten gewesen. Als sie eines Tages zur Arbeit zurückgekehrt sei, habe die Patientin gefehlt; es habe geheissen, sie sei auf die Intensivstation des Kantonsspitals verlegt worden. Die Frau sei nie zurückgekehrt, man habe kein Wort über den Fall verlieren dürfen.[146]

Was mit der Patientin geschah, wie viele Versuche Bein und Kuhn Mitte der 1970er-Jahre in Münsterlingen durchführten und wie umfangreich diese Prüfungen waren, ist unklar.[147] Offen bleibt auch, ob in den 1970er-Jahren mehr als 18 Präparate getestet wurden.[148] Da sich Bein in den Briefen an die Pharmaunternehmen auf weitere Korrespondenz bezieht und wir in den Krankenakten auf Versuchspräparate gestossen sind, die im Fonds zur Psychopharmakologie in Kuhns Nachlass fehlen, steht aber zu vermuten, dass in den 1970er-Jahren noch andere Versuche durchgeführt wurden.

Vorläufig lassen sich drei Punkte festhalten: Erstens brachten Hugo Beins Kontakte in der Pharmaindustrie Kuhn Prüfaufträge und Versuchssubstanzen ein. 1977 etwa schrieb ihm Ciba-Geigy, die Firma habe durch «Prof. Bein» von seinem Interesse für GP 47680 erfahren und sei gerne bereit, ihn in den laufenden Versuch einzubeziehen. Man wisse zwar nicht, «in welcher Richtung» Kuhn den Stoff testen wolle, werde ihm aber Unterlagen und 500 Tabletten des Präparats zusenden.[149] Zweitens kam es in Münsterlingen Mitte der 1970er-Jahre offenbar zu Prüfungen, die über Bein liefen.[150] Kuhn war zwar informiert und involviert, delegierte jedoch vieles an seinen Freund.[151] Drittens scheinen auch bei diesen Versuchen finanzielle Interessen mitgespielt zu haben. Dies zeigt sich bei einer Kur mit Solcoseryl, einem Präparat auf der Basis von Ochsenblut, das 1977 einer chronisch schizophrenen Patientin verabreicht wurde. Neben anderen Therapien hatte die Frau zwischen 1954 und 1973 insgesamt 13 Prüf-

145 Gespräch mit ehemaligem Assistenzarzt der Psychiatrischen Klinik Münsterlingen, der später in der Pharmaindustrie arbeitete, 6. 3. 2018.

146 Gespräch mit ehemaliger Lernschwester der Psychiatrischen Klinik Münsterlingen, 5. 12. 2016.

147 Dass Bein und Kuhn Mitte der 1970er-Jahre in Münsterlingen gemeinsam Versuche durchführten, kann vorerst für folgende Stoffe belegt werden: Trasicor, Lioresal, Ba-49802 B, 38904 Ba, AMPT, H 102/09 und Solcoseryl.

148 Vgl. Anhang, S. 300–305.

149 StATG, 9'40, 5.0.4/18, Ciba-Geigy an Kuhn, 7. 9. 1977.

150 Darauf deutet neben den Hinweisen in Kuhns Nachlass auch ein Artikel hin, den Bein 1974 noch bei Ciba-Geigy verfasst hat. In diesem Text bezeichnet er Betablocker und TRH, also Substanzen, die später in Münsterlingen geprüft wurden, als aussichtsreiche psychopharmakologische Stoffe; Bein (1974).

151 Dies zeigt sich auch in einer Anfrage zur Prüfung von EMD 25004. Kuhn brachte auf dem Brief handschriftlich eine Aktennotiz an, in der es unter anderem heisst, er habe die Anfrage mit «Prof. Bein besprochen»; StATG, 9'40, 5.0.14/5, Merck an Kuhn, 23. 1. 1976.

substanzen erhalten, die einen über Wochen, andere über Monate oder Jahre hinweg. 1976 wurde ein Mangel an weissen Blutkörperchen festgestellt, worauf man deren Zahl regelmässig kontrollierte. Da die Patientin ohne Antipsychotika «laut und aggressiv» wurde, griff man weiterhin auf Neuroleptika zurück. Schliesslich schlug Bein eine Kur mit Solcoseryl vor, die das Blutbild verbessern sollte. Als das Experiment fehlschlug, erklärte er der Firma, man sei zu einem weiteren Versuch bereit, wenn dieser entgolten würde.[152]

Die 1970er-Jahre waren für die Pharmaindustrie durch die Wirtschaftskrise und eine verstärkte Regulierung im Bereich der Arzneimittel geprägt, bei den Psychopharmaka blieben grössere Durchbrüche aus. Klinische Prüfungen waren deshalb mit neuen Herausforderungen konfrontiert.[153] In Münsterlingen standen die Zeichen besonders schlecht: Roland Kuhn, der quantitative Methoden schon immer abgelehnt hatte, verlor seine herausragende Stellung als Prüfer endgültig. Mit der Übernahme der Klinikdirektion musste er sich drängenden anderen Aufgaben widmen, war er doch mit einer grossen Personalnot, sanierungsbedürftigen Gebäuden und öffentlicher Kritik konfrontiert. Sieht man vom Finanziellen ab, schien Kuhns Karriere als klinischer Prüfer nach dem Erfolg mit Ludiomil zu Ende zu gehen.

Dass Bein Mitte der 1970er-Jahre nach Münsterlingen kam, war für Kuhn ein Glücksfall. Der ehemalige Forschungsdirektor von Ciba-Geigy brachte enorm viel Know-how mit, verfügte über Insider-Wissen und Beziehungen und brauchte eine neue berufliche Perspektive. Der langjährige Gastarzt konnte Kuhn beraten, bei Prüfungen unterstützen und entlasten sowie neue Aufträge akquirieren. Sein Wissen, sein Ruf und seine Funktion als Berater, durch die er mit Ciba-Geigy verbunden blieb, erleichterten es Kuhn, bei klinischen Versuchen noch etwas am Ball zu bleiben.

152 StATG, 9'10, 5.4/9525, Bl. 9 f., Einträge vom 16. 8. und 1. 12. 1977; ebd., Bein an die Firma Solco, 13. 9. 1977: «Wir sind bereit, eine andere Patientin, die ebenfalls seit langer Zeit leukopenisch ist, mit Solcoseryl zu behandeln. Da unser erster Versuch jedoch negativ ausgefallen ist, sind wir nicht in der Lage, die Kosten eines zweiten Versuches selbst zu tragen. Sollten Sie deshalb Interesse an der Fortsetzung derartiger Solcoseryl-Untersuchungen haben, so erbitte ich Ihren Bericht.»

153 Gemäss Rietmann et al. (2018), S. 214, ging in der Psychiatrischen Universitätsklinik Zürich die Zahl der Patientinnen und Patienten, die von der Forschungsabteilung behandelt wurden, in den 1970er-Jahren ebenfalls laufend zurück: «Dies war einerseits eine Folge davon, dass Medikamente oft nur noch an kleineren Gruppen von 10–30 Patientinnen und Patienten getestet wurden. Andererseits hatte die Abteilung zunehmend Mühe, geeignete und willige Forschungspatienten und -patientinnen zu finden.»

7 Fatale Zwischenfälle

In der Psychiatrischen Klinik Münsterlingen kam es immer wieder zu Zwischenfällen, die mit der Verabreichung von Prüfsubstanzen oder Medikamenten zusammenhingen. Schwierigkeiten konnten auftreten, wenn eine Substanz gefährlich war, wenn sie zu schwer kontrollierbaren Reaktionen führte oder unerwünschte Wirkungen hatte, wenn jemand ein Versuchspräparat oder eine Stoffkombination nicht vertrug, wenn zu hoch dosiert oder wenn eine Substanz aus Versehen verabreicht oder eingenommen wurde. Darüber hinaus war bei Prüfstoffen meist unbekannt, ob sie zu langfristigen Schädigungen, etwa der Leber oder des Blutbildes, führen konnten.

Sowohl Prüfsubstanzen als auch zugelassene Medikamente können unerwünschte Folgen haben.[1] Je länger und je breiter ein Mittel verwendet wird, desto mehr ist über seine Risiken und Nebenwirkungen bekannt, etwa wenn es mit anderen Stoffen kombiniert wird. Damit es zur Zulassung kommt, muss nachgewiesen werden, dass sich Risiken und Nebenwirkungen in einem bestimmten, behördlich definierten Rahmen halten. Ist ein Medikament auf dem Markt, gibt es weitere Vorschriften, die dessen Sicherheit laufend verbessern sollen. Bei Prüfpräparaten ist dies anders: Wirkungen müssen im klinischen Versuch erst herausgearbeitet und von unerwünschten Wirkungen unterschieden werden, die dann als Nebenwirkungen klassifiziert werden. Bis in die 1970er-Jahre war die gesuchte Wirkung und Dosierung einer Substanz bei Prüfungsbeginn noch weit weniger klar, als dies heute der Fall ist. Bei vielen Münsterlinger Versuchen, und bei Vorprüfungen sowieso, ging es deshalb zunächst darum, Aufschluss über Verträglichkeit, Wirkungen und Nebenwirkungen zu gewinnen. So gibt es in Kuhns Prüfberichten stets einen Abschnitt über Nebenwirkungen oder Fallschilderungen, in denen zwischen positiven und negativen Wirkungen unterschieden wird. Nebenwirkungen wurden, zumindest bis in die 1960er-Jahre, von weiten Teilen der psychiatrischen Fachwelt als mögliches Zeichen für die Wirksamkeit eines Stoffs betrachtet.[2] Dies galt besonders für körperliche Reaktionen und für Neuroleptika: Bei dieser Stoffgruppe waren Ne-

1 Die Begriffe «unerwünschte Wirkungen» und «unerwünschte Folgen» werden in diesem Kapitel synonym verwendet.

2 Siehe zum Beispiel Schmuhl/Roelcke (Hg.) (2013).

benwirkungen ein Zeichen dafür, dass etwas passierte, dass eine Veränderung herbeigeführt wurde.
Manche Substanzen waren jedoch nicht nur mit Nebenwirkungen, sondern auch mit grossen Risiken verbunden. In solchen Fällen wogen die Pharmafirmen oder Kuhn selbst ab, ob diese Risiken handhabbar, angemessen oder zu gross schienen. Kuhn interpretierte Risiken ähnlich wie Nebenwirkungen: Sie schlossen in seinen Augen nicht zwangsläufig aus, dass ein Präparat die Marktreife erreichte, sondern konnten durchaus auf ein hohes Potenzial und eine hohe Wirksamkeit hinweisen. Aus seiner Sicht galt es deshalb eher noch an der Anwendung und Dosierung zu arbeiten und diejenigen Patienten zu finden, deren Diagnose am besten zur Substanz passte.
Probleme wie Gewichtszunahme oder Mundtrockenheit, die bei zugelassenen Medikamenten ebenso auftraten wie bei Prüfsubstanzen, galten als geringfügigere Nebenwirkungen, die man in Kauf nahm oder mit anderen Medikamenten oder Dosisänderungen zu bekämpfen suchte. Manchmal waren die Nebenwirkungen aber so stark, dass ein Mittel abgesetzt wurde. Es kam in Münsterlingen allerdings auch zu schwerwiegenden Komplikationen, die längerfristige oder bleibende Folgen hatten oder gar zum Tod führten. Für die Ärzte scheinen jedoch die Ursachen dieser Komplikationen meist unklar oder zumindest nicht eindeutig gewesen zu sein. Sie erkannten gewisse Symptome und klärten vielleicht das eine oder andere ab. Darüber hinaus wurde in der Klinik grundsätzlich bei jedem Todesfall eine Obduktion durchgeführt. Aus den Resultaten dieser Untersuchungen zog man aber selten eindeutige Schlüsse; weit entscheidender war, wie der Gesamtzustand der Patientinnen und Patienten beurteilt wurde. Komplikationen blieben Interpretationssache und wurden praktisch nie mit Prüfsubstanzen in Verbindung gebracht.
In den vorangegangenen Kapiteln war schon mehrfach von Zwischen- und Todesfällen die Rede.[3] Hier wird nun ein Schlaglicht auf Zwischenfälle mit fatalem Ausgang geworfen, die aus dem ganzen Untersuchungszeitraum stammen. In den meisten dieser Fälle ist rückblickend schwer zu beurteilen, weshalb die Patienten starben und ob dabei Prüfsubstanzen eine Rolle spielten; zudem wird in den Quellen meistens nicht näher auf die Todesfälle eingegangen. Im Folgenden geht es deshalb nicht um die Frage, woran die Patientinnen und Patienten ‹wirklich› starben, sondern um die Frage, ob sich bei den ausfindig gemachten Todesfällen Muster erkennen lassen. Kann man die Fälle in bestimmte Gruppen einteilen? Unter welchen Umständen wurde ein Zusammenhang mit der Medikation in Erwägung gezogen? Wie wurde über Todesfälle informiert? Für eine sorgfältige historische Einordnung und Beurteilung der analysierten Fälle müssten allerdings auch Todesfälle von Patientinnen und Patienten untersucht werden, die keine Prüfsubstanzen erhielten; diese Resultate müssten dann wie-

3 Siehe Kapitel 1, S. 54 f.; Kapitel 2, S. 90–92; Kapitel 4, S. 145, 148–151.

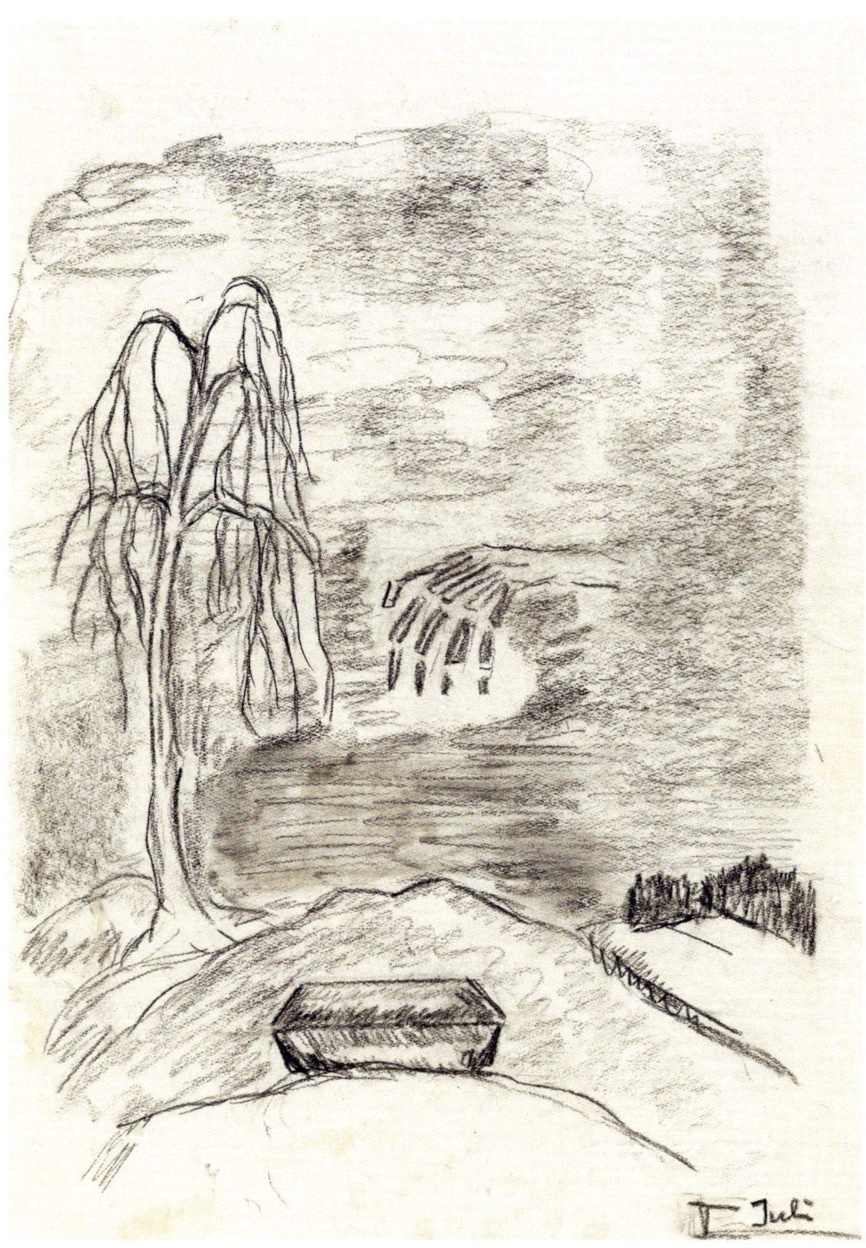

Abb. 27: Trauerweide, Sarg und knöcherne Hand. Zeichnung eines Patienten, 1940er-Jahre.

der mit Ergebnissen zu anderen psychiatrischen Kliniken verglichen werden. Stärker als in anderen Kapiteln steht hier die Betrachtung von Einzelfällen im Vordergrund. Ob und inwiefern sich diese verallgemeinern lassen, muss offenbleiben.

Zahlen und Gruppen

Um die Zahl der Todesfälle bei Münsterlinger Prüfpatienten abschätzen zu können, müsste eine quantitativ repräsentative Stichprobe von Krankenakten gezogen und untersucht werden. Wir aber gingen mangels Ressourcen nur jenen Zwischen- und Todesfällen nach, die bei der Quellenarbeit zum Vorschein kamen: Hinweise finden sich in Kuhns Nachlass. Dieser enthält beispielsweise Namenslisten zu bestimmten Präparaten, wo bei einzelnen Patientinnen und Patienten das Zeichen «†» für «gestorben» vermerkt ist. Weitere Zwischenfälle sind in seiner Korrespondenz und in Berichten an die Pharmaindustrie erwähnt. Zieht man in Betracht, dass weit über tausend Patienten in Versuche einbezogen und mehrere Millionen Einheiten von Prüfsubstanzen verabreicht wurden, sind in Kuhns Nachlass vergleichsweise wenig Zwischen- und Todesfälle aufgeführt. Wir sind allerdings in Kranken- und anderen Klinikakten auch auf Zwischen- und Todesfälle gestossen, für die sich in Kuhns Nachlass keine Hinweise finden – seine Dokumentation weist also auch in dieser Hinsicht Lücken auf.[4] Die Dunkelziffer lässt sich schwer einschätzen.

Insgesamt sind wir bei der Quellenarbeit auf 36 Personen gestossen, die während oder kurz nach der Verabreichung von Prüfsubstanzen verstarben. Die analysierten Fälle lassen sich in drei Gruppen einteilen: Die erste umfasst acht Fälle, wo keine Anhaltspunkte dafür vorliegen, dass sich die Ärzte fragten, ob der Tod der Patienten mit einem Prüfpräparat in Verbindung stehen könnte.[5] 1951 etwa verstarb eine der ersten Patientinnen, die Geigy Weiss erhielten. Als sich der körperliche Zustand der langjährigen, schizophrenen Patientin nach drei Monaten plötzlich verschlechterte, setzte man die Substanz ab. Ein Zusammenhang mit den aufgetretenen Problemen wird in der Krankengeschichte aber nicht explizit erwogen, der behandelnde Arzt beurteilte die Wirkung von G 22150 positiv. Kurz darauf kam es zur Operation eines Nabelbruchs und zu anschliessenden Komplikationen, die zu einer Lungenentzündung und letztlich zum Tod führten.[6] Eine andere Patientin, die unter Depressionen litt und

4 Ob Kuhn Zwischen- und Todesfälle in seinen Studienunterlagen dokumentierte, hing wohl stark davon ab, ob diese vor oder nach seiner Berichterstattung an die Pharmaindustrie eintraten.

5 StATG, 9'10, 5.4/2951; 9'10, 5.4/12687; 9'10, 5.4/13552; 9'10, 5.4/14539; ZA KA stationär 17160 (gleichzeitig ZA KA ambulant 18360); ZA KA stationär 17889; ZA KA stationär 17952 (gleichzeitig 9'10, 6.2/3306); ZA KA stationär 17160 (gleichzeitig ZA KA ambulant 18360).

6 StATG, 9'10, 5.4/2951.

während ihres dritten Klinikaufenthalts in Münsterlingen Testpräparate erhielt, beging 1968 während eines Urlaubs Selbstmord. Die Quellen geben keine Hinweise darauf, dass man in Betracht gezogen hätte, den Suizid auf – oder zumindest auch auf – die verabreichten Prüfsubstanzen zurückzuführen. Die Patientin nahm die beiden Mittel – Keto und Ciba 34276, das spätere Ludiomil – schon ein Jahr lang ein; zuvor waren andere abgesetzt worden, weil sie schwerwiegende Nebenwirkungen ausgelöst hatten.[7]

Die zweite Gruppe – die Hälfte der untersuchten Fälle – umfasst Patientinnen und Patienten, deren Tod ebenfalls nicht mit Prüfsubstanzen in Zusammenhang gebracht wurde. Im Unterschied zur ersten Gruppe handelt es sich hier aber um Personen, die Versuchspräparate erhielten, als sie schon kurz vor dem Tod standen.[8] Fast alles waren betagte, körperlich schwer kranke Männer, die in der zweiten Hälfte der 1950er-Jahre verschiedene Geigy-Stoffe erhielten und auf Listen mit Prüfpatienten der Abteilung U aufgeführt sind.[9] Dass uns mehr Todesfälle von Männern als von Frauen bekannt sind, hat deshalb wohl mit der Überlieferung zu tun; vermutlich kam es bei Prüfpatientinnen zu vergleichbaren Todesfällen.

Weshalb ging Kuhn das Risiko ein, Patienten in schlechtem Allgemeinzustand Prüfsubstanzen zu verabreichen, und was versprach er sich davon? Chronische Patienten mit ungünstiger Prognose wurden oft zu Beginn eines neuen Versuchs einbezogen. Dabei ging es Kuhn darum, die Verträglichkeit des Stoffs kennenzulernen, die geeignete Dosierung zu ermitteln und abtastend herauszufinden, ob das Präparat eine Wirkung zeigte, die sich mit blossem Auge erkennen liess. Eine schlechte Prognose hiess für ihn auch, dass sich eine Spontanheilung ausschliessen liess und der Krankheitsverlauf die Stoffwirkung deshalb nicht verfälschte. Für die genauere Beobachtung der Wirksamkeit suchte er dann andere Patientinnen und Patienten, beispielsweise solche, die besser Auskunft geben konnten und stärker reagierten.[10] Auf therapeutischer Ebene scheint bei schwer kranken, pflegerisch schwierigen Patienten zudem manchmal die Hoffnung durch, diese mithilfe eines Prüfpräparats zu beruhigen. Dafür hätte es allerdings auch andere Mittel gegeben, die sich längst bewährt hatten. Wie die verschiedenen Motive im Einzelfall auch immer gewichtet wurden; Kuhn

7 StATG, ZA KA stationär 17952. In jüngerer Zeit ist für gewisse Antidepressiva eine Korrelation mit erhöhter Suizidalität nachgewiesen worden, ein Zusammenhang zwischen Prüfsubstanz und dem Suizid würde also nach heutigen Kriterien nicht ausgeschlossen werden. Allerdings wären auch andere Faktoren miteinzubeziehen.

8 StATG, 9'10, 5.4/10488; 9'10, 5.4/13022; 9'10, 5.4/13599; 9'10,5.4/13820; 9'10, 5.4/13837; 9'10, 5.4/13840; 9'10, 5.4/13849; 9'10, 5.4/13923 (gleichzeitig 9'10, 6.2/7591); 9'10, 5.4/13953; 9'10, 5.4/14017 (gleichzeitig 9'10, 6.2/3727); 9'10, 5.4/14145; 9'10, 5.4/14187; 9'10, 5.4/14202; 9'10, 5.4/14296; 9'10, 5.4/14631; 9'10, 5.4/14699; 9'10, 5.4/14743 (gleichzeitig 9'10, 6.2/9093); ZA KA stationär 18879.

9 Vgl. Kapitel 2, S. 90.

10 Vgl. zu diesen Patientenhierarchien Kapitel 4, S. 151 f., und das Schlusswort, S. 270 f.

war vermutlich der Meinung, dass hier nicht mehr viel zu verlieren sei und sich verabreichte Prüfsubstanzen im besten Fall positiv auswirken würden.
Die dritte Gruppe umfasst zehn Patientinnen und Patienten – etwa 28 Prozent der analysierten Todesfälle –, bei denen sich in den Quellen Kommentare zur Todesursache und zu einem möglichen Zusammenhang mit der Verabreichung von Prüfsubstanzen finden lassen.[11] Hier kann eine genaue Analyse tiefer reichende Resultate zutage fördern, zumal die Fälle aus dem ganzen Untersuchungszeitraum stammen. Überlegte man bei diesen Todesfällen, so unsere Frage, ob die verabreichten Prüfsubstanzen gefährlich oder gar zu gefährlich seien? Wie sah die Kommunikation gegen aussen aus? Welche Akteure wurden über den Todesfall, die verabreichten Prüfsubstanzen und Überlegungen zu einem allfälligen Zusammenhang informiert? Und lässt sich im Laufe der Jahrzehnte ein Wandel feststellen?

Gefährliche Prüfpräparate? Kuhns Erwägungen

Die zehn Todesfälle, bei denen ein Zusammenhang mit der Verabreichung von Prüfsubstanzen in Erwägung gezogen wurde, erfolgten zwischen 1947 und 1970, ziehen sich also über einen Zeitraum von fast 25 Jahren hinweg. Acht Patientinnen und Patienten waren zum Zeitpunkt ihres Todes in Münsterlingen hospitalisiert, zwei befanden sich in ambulanter Behandlung, waren aber bereits mehrmals stationär betreut worden. Sämtliche Patienten wurden zum Zeitpunkt ihres Todes schon lange oder sehr lange – zwischen einem und 34 Jahren – in der Psychiatrischen Klinik Münsterlingen behandelt und waren dort gut bekannt.
Bei drei der zehn Todesfälle handelt es sich um Patienten mit schlechtem Allgemeinzustand. Hier finden sich nur in Kuhns Berichten an die Pharmaindustrie Erwägungen zu einem allfälligen Zusammenhang zwischen Prüfpräparat und Tod, nicht aber in den Krankenakten. Zwei dieser drei Patienten verstarben 1947 und 1949; es waren die beiden Männer, die nach dem Versuch mit Parpanit weiter mit dieser Substanz behandelt wurden und dabei verstarben. Wie er in einem Gutachten über die Langzeitwirkung des Präparats schrieb, sah Kuhn jedoch keinen Zusammenhang zwischen der Behandlung und dem Tod der beiden Patienten.[12] Beim dritten Patienten – ein Mann, der 1967 im Alter von 73 Jahren einer Leberzirrhose erlag – erwog Kuhn gegenüber Roche, ob die schnell fortgeschrittene Gelbsucht auf die langjährige Verabreichung von Largactil zurückzuführen sei. Der Patient habe in der «Versuchsperiode», so Kuhn an die

11 StATG, 9'10, 5.4/8168; 9'10, 5.4/10205; 9'10, 5.4/11783; 9'10, 5.4/13569; 9'10, 5.4/14182; 9'10, 5.4/14808; ZA KA stationär 15568 (gleichzeitig 9'10, 6.2/3891); ZA KA stationär 15810 (gleichzeitig 9'10, 6.2/139); ZA KA stationär 17303 (gleichzeitig 9'10, 6.2/5832.1/2); ZA KA stationär 18871.
12 StATG, 9'10, 5.4/10205; 9'10, 5.4/11783; 9'40, 50.0.3/3, Gutachten Kuhns an Geigy, 20. 6. 1949. Siehe dazu Kapitel 1, S. 54.

Firma, die ersten Symptome eines Ikterus gezeigt und sei innerhalb weniger Tage gestorben. Die Gelbsucht falle jedoch «in Bezug auf Nebenwirkungen Ihres Präparates völlig ausser Betracht», sie sei auf ein Leberkarzinom zurückzuführen. In der Krankenakte ist das Prüfpräparat Ro 6-5136, mit dem der Patient kurz vor seinem Tod behandelt wurde, nicht einmal vermerkt.[13]

Bei den anderen sieben Fällen – vier Frauen und drei Männer – handelt es sich um Personen, die sehr überraschend starben.[14] Dass gerade diese Fälle gut dokumentiert sind, erstaunt wenig, ist doch davon auszugehen, dass ihr plötzlicher Tod Diskussionen und Überlegungen auslöste, die sich auch in den Akten niederschlugen. Ein weiterer Grund könnte ihr Alter sein. Von einer 70-jährigen Patientin abgesehen, waren nämlich alle noch relativ jung (27–52 Jahre). Sofort ins Auge fällt auch, dass alle abschliessenden Vermerke in den Krankengeschichten von Kuhn stammen – nicht etwa vom behandelnden Arzt oder vom Klinikdirektor. Zolliker bleibt also auch in diesem Kontext unfassbar.

Kuhn hielt seine Überlegungen meist erst Monate oder Jahre nach dem Tod der Patientinnen und Patienten in der Krankengeschichte fest. Josef Wenger beispielsweise kam 1953 in die Klinik. Er litt unter Schizophrenie und erhielt 1956 zunächst fünf Wochen Geigy Grün, anschliessend einige Tage Geigy Rot, das spätere Tofranil. Als die Kur mit Geigy Grün begann, wurde im Pflegerapport und in der Krankengeschichte übereinstimmend vermerkt, der Patient verweigere das neue Mittel.[15] Kurz darauf nahm der Mann nichts mehr zu sich, er fiel in einen katatonen Stupor, eine Bewegungsstarre, die «auf die Geigy-Medikation nicht mehr ansprach».[16] Nach zehn Tagen trat ein Kreislaufkollaps ein, Josef Wenger starb. Das Pathologische Institut, das die Obduktion vornahm, wurde nicht über die Medikation informiert, Geigy wurde ebenfalls nicht benachrichtigt.

Josef Wengers Tod beschäftigte Kuhn offenbar noch sieben Jahre später. Als er 1962 auf den Fall zurückblickte, kam er zu dem Ergebnis, der Kreislaufkollaps sei vermutlich nicht auf die verabreichten Medikamente, sondern auf den katatonen Stupor zurückzuführen. Er schloss zwar nicht grundsätzlich aus, dass sich Geigy Rot und Grün negativ auf den Zustand des Patienten ausgewirkt haben könnten, betonte jedoch, dass «keine schweren toxischen Gehirnveränderungen» vorlägen. Dieser Befund sprach seines Erachtens dagegen, dass der Tod mit der Medikation zusammenhängen könnte.[17]

13 StATG, 9'10, 5.4/8168; 9'40, 5.0.7/5, Kuhn an Dr. Foglar, 29. 9. 1967.

14 StATG, 9'10, 5.4/13569; 9'10, 5.4/14182; 9'10, 5.4/14808; ZA KA stationär 15568; ZA KA stationär 15810 (gleichzeitig 9'10, 6.2/139); ZA KA stationär 17303 (gleichzeitig 9'10, 6.2/5832.1/2); ZA KA stationär 18871. ZA KA stationär 18871 stellt insofern eine Ausnahme dar, als die letzten drei Einträge in der Krankengeschichte kein Kürzel aufweisen, was sehr ungewöhnlich ist.

15 StATG, 9'10, 5.4/14182.

16 Ebd., Bl. 7r, Zusammenfassung, o. D (Frühling 1956).

17 Ebd., Bl. 7v, 12. 3. 1962: «Wenn man im Zusammenhang mit dem histologischen Befund den ganzen Fall noch einmal überblickt, so kommt man doch zum Schluss, dass es sich wohl am ehesten um eine reine Katatonie gehandelt hat, mit dem bekannten üblen Verlauf. Heute würden wir trotz

In einigen Fällen setzten Kuhns Einträge schon bald nach dem Tod der Patientinnen und Patienten ein. Regina Gerber etwa wurde 1966 wegen hohen Fiebers, Atemnot und Ödemen von ihrem Hausarzt ins Kantonsspital Frauenfeld eingewiesen. Eine Woche später starb sie, 35-jährig, an einer schweren Leberschädigung, die innere Blutungen ausgelöst hatte. Sie war seit 1952 immer wieder in stationärer oder ambulanter psychiatrischer Behandlung gestanden, die Diagnose hatte auf «Depression bei hysterischer, infantiler Psychopathin» gelautet. In Münsterlingen hatte sie zahlreiche Psychopharmaka erhalten, unter anderem drei Prüfstoffe, zuletzt aber in Selbstmedikation auch hohe Dosen eines Abführmittels eingenommen.[18]
Kurz nach ihrem Tod schrieb Kuhn in die Krankengeschichte: «Man kann auf Grund der Kenntnis des ganzen Falles sich überlegen, ob der massive Gebrauch von Abführmitteln [...] zu einer Leberzirrhose geführt haben könnte. Dann muss man sich natürlich auch fragen, ob die vielen Psychopharmaka eine Leberschädigung hätten herbeiführen können. Es ist aber festzuhalten, dass die Pat. unseres Wissens nie einen Ikterus durchgemacht hat.»[19] Das Sektionsprotokoll – Regina Gerber wurde in Winterthur obduziert – verweist zwar auf den hohen Medikamentenkonsum der Patientin, erwähnt jedoch ausschliesslich zugelassene Substanzen: «Status nach langdauernder Largactil-, Insidon-, Pertofran- und Sandoxal-Behandlung wegen Depressionen laut klinischen Angaben.» Die Leberveränderungen konnten nicht näher bestimmt werden, weil der postmortale Zerfall zu weit fortgeschritten und nach dem Tod keine Gewebeprobe entnommen worden war. Ätiologische Rückschlüsse waren deshalb nicht möglich, aus Sicht des Obduzenten gab es aber «immerhin [...] gewisse Anhaltspunkte für eine medikamentös-toxische» Ursache.[20] In der psychiatrischen Krankengeschichte blieben diese Ergebnisse unkommentiert.
Kuhns Schlussfolgerung, es sei zwar möglich, aber unwahrscheinlich, dass die verabreichten Psychopharmaka den Tod der Patienten verursacht oder zumindest mitverursacht hätten, findet sich auch bei den restlichen fünf Fällen. Die untersuchten Quellen vermitteln deshalb den Eindruck, dass Kuhn Todesfälle grundsätzlich nicht mit Psychopharmaka in Verbindung brachte oder bringen

Fieber, Kollaps und Erregung Elektroschock machen und würden den Patienten vielleicht damit retten. Vor 7 Jahren war man in dieser Beziehung noch nicht so absolut überzeugt, wie heute, dass man in solchen sehr gefährlichen Situationen nur diese eine Aussicht hat. Der Fall zeigt zudem, dass Tofranil auf jeden Fall nicht geeignet ist, solche Erregungen günstig zu beeinflussen, und dass anscheinend auch andere sonst sehr gut beruhigende Medikamente, nicht wirken. Ob sie einen ungünstigen Einfluss hatten, kann wohl nicht mehr entschieden werden, wichtig ist in dieser Beziehung wohl, dass keine schweren toxischen Gehirnveränderungen vorliegen.»

18 StATG, 9'10, 6.2/5832; ZA KA stationär 17303. Dass die Patientin wenig ass und ausserhalb der Klinik hohe Dosen von Abführmitteln zu sich nahm, die zu schweren Durchfällen führten, war bekannt.

19 StATG, ZA KA stationär 17303, Bl. 12r, 11. 1. 1966.

20 Ebd., Bl. 12v, 27. 1. 1966; Austrittsbericht des Kantonsspitals Frauenfeld, 14. 2. 1966; 9'10, 9.1/16, Obduktionsbericht des Pathologischen Instituts des Kantonsspitals Winterthur, 24. 1. 1966.

wollte. In den meisten Fällen (26 von 36 Todesfällen) gibt es keine Anzeichen dafür, dass er einen solchen Zusammenhang auch nur in Erwägung gezogen hätte. In Akten, die entsprechende Überlegungen enthalten, lavierte Kuhn zwar manchmal hin und her, kam jedoch stets zu einem negativen Schluss. Diese Haltung verdichtete sich in einer sprachlichen Formel, die Kuhn mehrfach anwandte: «Man muss sich natürlich fragen», ob das verabreichte Mittel mit dem Todesfall zusammenhängt, kann dies «aber» im nächsten Satz gleich verneinen. Hinweise darauf, dass Kuhns Urteil bei Prüfsubstanzen vorsichtiger ausgefallen wäre als bei zugelassenen Medikamenten, liegen keine vor. Todesfälle von Patientinnen und Patienten, die zusätzlich unter körperlichen Krankheiten gelitten oder mehr als ein Präparat eingenommen hatten, hielt er zumindest für unklar. Fälle, die selbst Kuhn eindeutig gefunden hätte, dürften also schwer zu finden sein, nur schon weil in Münsterlingen üblicherweise mehrere Substanzen miteinander kombiniert wurden.

Über Todesfälle aufklären: Informationspraxis

Wenn Patientinnen und Patienten sterben, stellt sich nicht nur die Frage nach den Todesursachen. Es gilt auch, Angehörige, Behörden, vielleicht auch andere Ärzte oder die Pharmaindustrie zu informieren. Da die Pharmaunternehmen darauf hinarbeiteten, möglichst risikofreie Mittel zu entwickeln und zu vertreiben, waren sie daran interessiert, von schweren Zwischen- und Todesfällen zu erfahren, wenn die Möglichkeit bestand, dass diese auf ein verabreichtes Mittel zurückgeführt werden könnten. Das galt für Prüfsubstanzen wie für zugelassene Medikamente. In der Schweiz mussten solche Fälle ab 1965 der Schweizerischen Akademie der Medizinischen Wissenschaften (SAMW) gemeldet werden, die Abklärungen vornahm und anschliessend an die betreffende Firma, die Interkantonale Kontrollstelle für Heilmittel und die Verbindung der Schweizer Ärzte (FMH) Empfehlungen abgab.[21] Wie also kommunizierte man in Münsterlingen nach aussen über Todesfälle? Wer wurde worüber informiert?

Über Deborah Langs Tod wurde mit vielen Akteuren gesprochen. Die Patientin starb 1958, im Alter von 27 Jahren. Man hatte ihr Trilafon, ein seit 1957 zugelassenes antipsychotisches Mittel, gespritzt, was zu einem akuten Herzstillstand geführt hatte.[22] Die Patientin war 1950 in die Klinik gekommen, ihre Diagnosen reichen von Depression über Psychopathie bis zu Schizophrenie. Während des achtjährigen Klinikaufenthalts hatte man ihr über lange Zeit hinweg die ver-

21 FA Novartis, Geigy, PP 12/3, Produktion Pharma, Pharma-Gremium, Protokoll 2/65, 2. 2. 1965, S. 5. Für ausführlichere Informationen siehe Kapitel 4, S. 125.

22 StATG, 9'10, 5.4/14808.

schiedensten Präparate verabreicht – unter anderem die Prüfsubstanzen Geigy Weiss, Rot und Rosa. Deborah Langs Verwandten gegenüber wurde der «plötzliche[ ] Herzstillstand» mit einem unerkannten Herzleiden begründet. Der unmittelbare Auslöser sei eine «zusätzliche Belastung» gewesen, die bei solchen psychischen Störungen vorkomme: «Es muss sich um eine Krankheit gehandelt haben, die den Herzmuskel befallen hatte und die wahrscheinlich sehr lange zurückgelegen hat, ohne dass sie Erscheinungen gemacht hätte und ohne dass sie deshalb erkannt werden konnte. Es brauchte nur noch eine zusätzliche Belastung des Herzens, wie sie in einer akuteren Phase ihrer Gemütskrankheit vorkommen kann, dass das Herz plötzlich seinen Dienst versagte. Es hätte auch bei einer andern Gelegenheit dasselbe geschehen können, bei irgend einer körperlichen Anstrengung zum Beispiel.»[23] Die Prüfsubstanzen kamen also der Familie gegenüber genauso wenig zur Sprache wie die Trilafon-Injektionen, die man der Patientin unmittelbar vor dem Tod verabreicht hatte.

An Geigy schrieb Kuhn hingegen, die Patientin habe «seit Jahren zeitweise grosse Mengen von Tofranil» erhalten. «In den letzten Monaten vor ihrem Tod hatte sie fast dauernd ca. 25 mg Tofranil im Tag, daneben aber 25 mg G 31406 [Geigy Rosa] und daneben noch allerlei Schlaf- und Beruhigungsmittel.» Trotz dieser Erwähnung von Prüfstoffen und zugelassenen Psychopharmaka brachte Kuhn jedoch Deborah Langs plötzlichen Tod mit einer Herzschädigung in Verbindung. Dass Geigy vom Tod der Patientin erfuhr, hängt mit einer Anfrage des Unternehmens zusammen, die kurz nach dem Todesfall in Münsterlingen eintraf. Darin wurde Kuhn gefragt, ob es möglich und sinnvoll wäre, das Gehirn «eines während längerer Zeit mit Tofranil behandelten Patienten» zu untersuchen. Der Fall würde sich zwar an sich für eine solche Untersuchung eignen, so seine Antwort, werde «aber wahrscheinlich viel zu vieldeutig sein, als dass man irgend etwas wird aussagen können».[24]

Deborah Langs Tod beschäftigte Kuhn stark. In der Klinik war die Anteilnahme am plötzlichen Tod der jungen, langjährigen Patientin gross. Selbst die Aufsichtskommission wurde informiert (für andere Fälle gibt es keine entsprechenden Quellenbelege), fragte aber offenbar nicht nach.[25] Der Todesfall sei, so Kuhn in einem Brief, für die Klinik «sehr unangenehm».[26] Nicht nur in der Krankengeschichte, der Korrespondenz mit Geigy und den Verwandten der Patientin finden sich Überlegungen zur Todesursache, Kuhn fragte auch Fachleute anderer Institutionen an. Er informierte Manfred Bleuler, den Direktor des Zürcher Burghölzlis, dem die Patientin ebenfalls bekannt war, wandte sich

23 StATG, 9'10, 5.4/14808.2, Kuhn an die Familie der Patientin, 28. 3. 1959.

24 StATG, 9'40, 5.0.3/11, Kuhn an PD Dr. R. Oberholzer, Geigy, 24. 11. 1958.

25 StATG, 4'840'33 Aufsichtskommission, Protokolle 1935–1964, Protokoll der Zweierdelegation vom 26. 11. 1958, S. 2.

26 StATG, 9'40, 5.0.3/11, Kuhn an M. Bleuler, Psychiatrische Klinik Zürich, 27. 11. 1958; 9'10, 5.4/14808.2, Kuhn an die Familie der Patientin, 21. 11. 1958.

an den Leiter einer deutschen Universitätsklinik, in der jemand an einer «Trilafonkomplikation» gestorben war, und diskutierte mit dem Pathologen des Kantonsspitals St. Gallen, mit Ernst Grünthal und einem Genfer Kardiologen über mögliche Todesursachen.[27]

Der letzte Eintrag in die Krankengeschichte erfolgte drei Jahre nach Deborah Langs Tod. Nach einem Gehirnbefund, den das Hirnanatomische Institut in Bern Anfang 1962 erstellt hatte, glaubte Kuhn die Frage, ob die verabreichten Psychopharmaka mit dem Tod zusammenhängen könnten, endgültig verneinen zu können. Er vermute, so sein Fazit, dass die organische Herzschädigung und der kleine Verödungsherd im Hirn «wohl am ehesten mit der Insulinbehandlung zusammenhängen dürften, die in einer andern Anstalt durchgeführt worden ist».[28]

Weit weniger lang diskutiert wurde der Fall Christine Räbers, eine Patientin, die 1970 an einer schweren Leberschädigung starb. Sie war zum Zeitpunkt ihres Todes 42 Jahre alt und litt seit mehreren Jahren unter Chorea Huntington, einer unheilbaren, erblichen Erkrankung des Gehirns, die sich äusserlich in Störungen des Gefühlslebens und der Muskelsteuerung erkennen lässt. Ihr Aufenthalt in Münsterlingen dauerte ein knappes Jahr. Drei Monate nach dem Klinikeintritt begann man die Patientin mit SUM 3170 zu behandeln. Das Präparat stammte von der Firma Wander und wurde zwischen 1966 und 1968 zunächst bei Psychosen und anschliessend bei Chorea Huntington geprüft. Obwohl sich Christine Räbers Zustand zunächst etwas zu verbessern schien, war längerfristig kein deutlicher Erfolg erkennbar. Die Substanz wurde durch ein zugelassenes Medikament ersetzt. Als man den Eindruck hatte, dass es der Patientin wieder schlechter ging, wurde ihr erneut SUM 3170 verabreicht. Kurz darauf verschlimmerte sich der körperliche Zustand schnell, nach wenigen Tagen kam es zum Tod.[29] Der behandelnde Assistenzarzt verfasste einen langen Eintrag in der Krankengeschichte, der mit dem Fazit endete, dass sich das hohe Fieber «am ehesten» auf die Chorea Huntington, «der dystrophische Schub an der Leber wohl am ehesten auf die notwendige hohe Medikamentendosierung» zurückführen lasse.[30]

Christine Räber war eigentlich eine Patientin Zollikers, der zur Vererbung der Chorea Huntington forschte. Weil aber Zolliker im Urlaub weilte, wurde Wander von Kuhn über den Todesfall informiert. Auch hier warf er die Frage nach

27 StATG, 9'40. 5.0.3/11, Kuhn an Prof. Flügel, Psychiatrische Klinik Erlangen, 27. 11. 1958; Kuhn an E. Grünthal, Psychiatrische Klinik Waldau, Bern, 13. 1. 1958, 31. 5. 1960; Kuhn an M. Bleuler, Psychiatrische Klinik Zürich, 27. 11. 1958; Kuhn an G. Pilleri, Hirnanatomisches Institut der Waldau, Bern, 2. 3. 1962. Ebd., 9'10, 5.4/14808.1, Bl. 20v, 21r., Einträge 21. 11. 1958–8. 3. 1962; Grünthal an Kuhn, 12. 1. 1959; Pathologisches Institut des Kantonsspitals an Zolliker, 23. 12. 1958. Ebd., 9'10, 5.4/14808.2, Kuhn an die Familie der Patientin, 28. 3. 1959.

28 Ebd., Kuhn an G. Pilleri, Hirnanatomisches Institut der Waldau, Bern, 2. 3. 1962.

29 StATG, ZA KA stationär 18871.

30 Ebd., Bl. 2v, 12. 8. 1970.

der Todesursache auf: «Es fragt sich nun natürlich, ob irgend eines der verabreichten Medikamente an der Lebererkrankung und damit am Tod schuld sein könnte. Wir können das schlechterdings nicht entscheiden. [...] Die Chorea Huntington selbst hätte wohl sicher auch ohne Lebererkrankung in nächster Zeit zum Tode geführt. Es ist uns aber nicht bekannt, dass Choreatiker besonders leicht an Leberatrophie erkranken. Im ganzen kann man sagen, dass das Präparat der Patientin doch während Monaten eine gewisse Besserung gebracht hat, dass das Absetzen eine Verschlimmerung hervorrief und das Wiederaufnehmen der Behandlung erneut eine Besserung brachte, obschon die Patientin sich in einem terminalen Stadium befand.» Wie bei Deborah Lang betonte Kuhn also gegenüber Wander, dass Christine Räber früher oder später sowieso an ihrer Krankheit gestorben wäre.[31]

SUM 3170 wurde in Münsterlingen offenbar trotz der unklaren Todesursache der Patientin weiterverwendet; zumindest wurden im Dezember 1970 nochmals 3000 Tabletten bestellt.[32] Der Todesfall schien Kuhn weniger zu beunruhigen als Wander. Die Firma analysierte diesen nämlich eingehend – allerdings erst ein Jahr nach dem Tod der Patientin –, wobei sie auch Resultate aus anderen klinischen Prüfungen mit SUM 3170 einfliessen liess. Im November 1971 wurde schliesslich ein fünfseitiger Bericht verfasst. Falls eines oder mehrere Medikamente zum Tod der Patientin beigetragen hätten, heisst es dort, handle es sich vermutlich um eine individuelle Unverträglichkeit, nicht «um eine durch die chemische Struktur» des Präparats bedingte Lebertoxizität. Unter den verabreichten Präparaten kämen Largactil, Phenergan und SUM 3170 in Betracht. Dass Christine Räber während neun Monaten hohe Dosen der Versuchssubstanz erhalten hatte, obwohl in den Richtlinien ursprünglich eine Behandlungszeit von zwölf Wochen vorgesehen war, kam nicht zur Sprache. Das abschliessende Fazit lautete jedoch: «Da SUM-3170 nicht mit Sicherheit entlastet werden kann, sollte eine eventuelle Beziehung von SUM-3170 zu Leberschäden in den nächsten Prüfungen sorgfältig beachtet werden.»[33]

Wie bei Deborah Lang deutet auch in Christine Räbers Akte nichts darauf hin, dass die Familie über die Verabreichung des Versuchspräparats und den allfälligen Zusammenhang mit dem Tod der Patientin informiert worden wäre. Die Klinik hatte den Angehörigen zwar mitgeteilt, dass sich der Zustand der Patientin stark verschlechtert habe, die Veränderung aber mit der Chorea Huntington in Verbindung gebracht: «Es sind sehr hohe Fieber aufgetreten, die im Zusammenhang stehen mit ihrem Nervenleiden, und ihr Zustand ist nicht gut, sodass mit einer fatalen Entwicklung gerechnet werden muss.»[34]

31 StATG, 9'10, 9.5/4, Kuhn an Wander, 17. 9. 1970.

32 StATG, 9'10, 1.2.11/6.3, Kuhn an Wander, 19. 12. 1970.

33 StATG, 9'10, 9.5/4, Wander, an Zolliker, 29. und 30. 9. 1969; Kuhn an Wander, 13. 8. 1971; Wander an Kuhn, 30. 12. 1971, inkl. Bericht vom 3. 11. 1971.

34 StATG, ZA KA stationär, 18871, Brief an die Familie der Patientin, 10. 8. 1972.

Anna Tuchschmid erkrankte 1961 mit 70 Jahren plötzlich an einer akuten Leukämie, die nach wenigen Tagen zum Tod führte. Sie litt unter einer endogenen Depression, war zwischen 1955 und 1961 sechs Mal hospitalisiert gewesen und hatte zum Zeitpunkt ihres Todes seit über sechs Jahren hohe Dosen von Imipramin eingenommen, zunächst als Prüfsubstanz, später als zugelassenes Medikament. Laut Kuhn gehörte sie zu den ersten Patienten, denen Geigy Rot, das spätere Tofranil, verabreicht wurde, hatte sehr positiv auf die Behandlung reagiert und von «Wundertabletten» gesprochen. Bei ihrem letzten Klinikaufenthalt hatte man während dreier Monate einen Versuch mit Geigy Gelb, dem späteren Insidon, durchgeführt, war aber zum Tofranil zurückgekehrt, als dieses keine positive Wirkung gezeigt hatte. Da die Patientin seit langem schwankende Blutwerte aufgewiesen hatte, klärte Kuhn nach dem Tod der Patientin ab, ob man bei der letzten Hospitalisation ein neues Blutbild aufgenommen hatte: «Es ist eindeutig, dass dies nicht geschah, was z. T. wohl damit zusammenhängen dürfte, dass in der fraglichen Zeit [...] Laborantinnenwechsel war und ausserdem der Umzug in das neue Ärztehaus stattfand. Im übrigen haben wir uns die Situation genau überlegt. Vgl. Brief an Geigy.»[35]

Am gleichen Tag, wie Kuhn diesen Eintrag in die Krankengeschichte vornahm, teilte er den Todesfall auch Geigy mit. Er schrieb, die Patientin sei plötzlich schwer erkrankt und innerhalb weniger Tage an einer Leukämie gestorben. Dabei zog er auch in Erwägung, ob die Leukämie auf die langjährige Verabreichung von Tofranil zurückgeführt werden könne. «Obschon es an sich ja nicht sehr wahrscheinlich ist», fuhr er fort, «stellt sich doch die Frage, ob das Medikament und hauptsächlich sein sehr langer Gebrauch mit der Erkrankung in Zusammenhang stehen könnte». Es würde ihn deshalb interessieren, ob ähnliche Beobachtungen gemeldet worden seien.[36] Kuhn sorgte sich offenbar darum, dass die Blutbildveränderungen der Patientin mit der Einnahme von Tofranil zusammenhängen könnten. Diese Angst steht mit Erfahrungen mit anderen Stoffen in Verbindung, die man in Münsterlingen und an weiteren Kliniken gemacht hatte. Nachdem 1955 eine Prüfsubstanz bei zwei Patienten aus der Basler Friedmatt zur Erblindung geführt hatte, befürchtete man, dass Geigy Weiss ebenfalls zu Augenschäden führen könnte,[37] später standen Leberschäden und Blutbildveränderungen im Zentrum der Aufmerksamkeit. Der Versuch mit Geigy Gelb allerdings blieb gegenüber der Firma unerwähnt. Die Krankengeschichte des Kantonsspitals Münsterlingen, wo die Patientin starb, vermerkt

35 StATG, 9'10, 6.2/139; ZA KA stationär 15810, Bl. 3v, 27. 2. 1956 und 2. 3. 1962 (Zitate); 9'40, 5.0.3/10, Typoskript zu G 22355, undatiert.

36 StATG, 9'40, 5.0.3/15, Kuhn an Rothweiler, Geigy, 2. 3. 1962. Der Brief findet sich auch in der stationären Krankenakte der Patientin.

37 Siehe Kapitel 2, S. 67.

nur die wiederholten psychiatrischen Behandlungen, die Medikation kommt nicht zur Sprache.[38]

Kuhn klärte also – so lässt sich zusammenfassen – gegen aussen nicht konsequent und transparent über Todesfälle auf. Die selektive Informationspolitik betraf die Angehörigen der verstorbenen Patienten, die Pharmafirmen, deren Substanzen zum Einsatz gekommen waren, sowie andere Spitäler und Ärzte, die in den jeweiligen Fall involviert waren. So wurden zwar alle Patienten, die in der Klinik starben, routinemässig obduziert, die Pathologen aber nicht darüber informiert, wenn jemand Prüfsubstanzen erhalten hatte.[39] Die Obduktionsprotokolle gehen deshalb in der Regel auch nicht auf die Frage ein, ob der Tod mit der Medikation zusammenhängen könnte. Ergab sich trotzdem einmal ein Hinweis auf eine mögliche Verbindung – etwa, wenn es heisst, es lägen gewisse Anhaltspunkte vor, dass einer Leberschädigung medikamentös-toxische Ursachen zugrunde liegen könnten –, blieb dieser im luftleeren Raum hängen.

Leponex: Neue Reaktionen in den 1970er-Jahren

Hielt Kuhn ein Präparat für vielversprechend, liess er sich von Zwischen- und Todesfällen nicht ohne Weiteres abschrecken. Sieht man von den Prüfpatienten mit schlechtem Allgemeinzustand ab, deren Tod Kuhn nie stark zu interessieren oder zu beunruhigen schien, schenkte Kuhn Zwischen- und Todesfällen in späteren Jahren eher weniger Beachtung als in frühen. Dies ist auch deshalb bemerkenswert, weil die klinischen Prüfungen im Laufe der Zeit zunehmend reguliert wurden. Besonders deutlich wird dies bei zwei Fällen aus den 1970er-Jahren, die eindeutig auf die Verabreichung von Leponex, einem damals bereits zugelassenen Neuroleptikum der Firma Wander, zurückzuführen sind. Die beiden Patienten, eine junge Frau und ein 74-jähriger Mann, entwickelten unter Leponex eine Agranulozytose, eine schwere Störung der Blutbildung, an der sie in Kürze starben. Auch hier bemühte sich Kuhn nicht, den Ursachen der Agranulozytose auf die Spur zu kommen. Im Unterschied zu früher sah er sich nun aber mit Akteuren konfrontiert, die den Fällen nachgehen wollten – auch wenn es sich nicht um ein Prüfpräparat handelte.

Sarah Linder starb 1973, einige Monate nachdem Leponex in der Schweiz die Zulassung erlangt hatte. Ihre Behandlung mit dem neuen Neuroleptikum setzte

38 StATG, 9'40, 5.0.3/15, Kuhn an Rothweiler, Geigy, 2. 3. 1962; 9'40, 5.0.3/10, Abschrift aus der Krankengeschichte des Kantonsspitals Münsterlingen inkl. Ergebnis der Obduktion.

39 Dass die Pathologen nicht über die verabreichten Prüfsubstanzen aufgeklärt wurden, muss nicht unbedingt damit zusammenhängen, dass Kuhn ihnen diese Informationen gezielt vorenthalten wollte. Die Praxis könnte beispielsweise auch ein Zeichen dafür sein, dass Prüfsubstanzen im Klinikalltag so selbstverständlich waren, dass man gar nicht auf die Idee kam, auf die Medikation hinzuweisen.

erst nach der Zulassung an, sie erhielt also keine Prüfsubstanzen. Kuhn fällt in ihrer Akte vor allem durch Abwesenheit auf. Zwar war er über den Zustand und die Behandlung der Patientin informiert; es handelte sich um eine sehr junge Frau, die plötzlich schwer psychotisch geworden war. Er selbst nahm aber in ihrer Krankengeschichte keine Einträge vor, nicht einmal – wie bei anderen Fällen, deren Akte Überlegungen zur Todesursache enthält – nach Sarah Linders Tod.[40] Die schriftliche Überweisung der Patientin ins Kantonsspital, die den Briefkopf der Klinikdirektion trägt, wurde vom behandelnden Assistenzarzt verfasst und unterzeichnet. Darüber hinaus unterliess es Kuhn, der zwei Jahre vorher die Leitung der Klinik übernommen hatte, Wander über den Todesfall zu benachrichtigen. Aus einer vertraulichen, firmeninternen Notiz geht hervor, dass Wander durch einen ehemaligen Münsterlinger Assistenzarzt von Sarah Linders Tod erfahren hatte. Als sich die Firma daraufhin bei Kuhn meldete, erwiderte dieser, er habe es nicht für angebracht gehalten, Wander zu informieren: «Er meldete seinerzeit den Fall nicht, da die Erkrankung so komplex war, dass jede Spekulation über die Ursache der Agranulozytose müssig wäre.»[41]
Der Assistenzarzt, der Sarah Linders Abteilung betreute, verliess Münsterlingen kurz nach dem Tod der Patientin. Er habe ursprünglich geplant, zwei Jahre dort zu bleiben, so der Psychiater, sei jedoch an den Verhältnissen in der Klinik völlig verzweifelt; er habe sogar erwogen, sich umzubringen oder den Beruf aufzugeben. Kuhn habe die Patienten und das Personal «auf Biegen und Brechen ausgenützt». Seine Beziehung zu Kuhn sei sehr konfliktreich gewesen, was auch für viele andere Ärzte gegolten habe. Trotz Sarah Linders Zustand sei es ihm nur gegen grössten Widerstand gelungen, die Patientin ins Kantonsspital zu verlegen. Ihr Tod habe das Fass zum Überlaufen gebracht. Der Assistenzarzt kündigte zum nächstmöglichen Termin, suchte eine neue Stelle und wies dort einen Mitarbeiter der Firma Wander auf den Todesfall hin.[42]
1975 – zwei Jahre nach Sarah Lindners Tod – traten in Finnland in kurzer Zeit mehrere Agranulozytose-Fälle unter Leponex auf. Wander nahm weitere Abklärungen vor, informierte die Interkantonale Kontrollstelle für Heilmittel (IKS) und versandte ein Rundschreiben, in dem auf die Notwendigkeit von regelmässigen Blutbildkontrollen aufmerksam gemacht wurde.[43] Ende November empfing Kuhn einen Vertreter der Firma, mit dem er – wie er in seinem Tagebuch

40 StATG, 9'40, 1.0.3/0, S. 131, 3./4. 2. 1973.

41 StATG, ZA KA stationär 20371, Kopie einer Aktennotiz der Firma Wander, 28. 9. 1973, die ein Wander-Mitarbeiter Kuhn am 29. 9. 1973 zur Orientierung zukommen liess. Im Begleitschreiben versicherte der Mann, neben dem Leiter des medizinischen Büros der Firma Wander werde nur die Leitung der Forschungsstelle für Humantoxikologie des Sandoz-Konzerns vom Fall erfahren. «Sie können also sicher sein, dass das ärztliche Geheimnis gewahrt bleibt.»

42 Gespräch mit ehemaligem Assistenzarzt der Psychiatrischen Klinik Münsterlingen, 17. 1. 2018. Der Mann erinnerte sich im Interview aktiv an den Namen, das Alter und das Todesdatum der Patientin, sagte aber, er sei davon ausgegangen, dass Kuhn den Fall Wander ebenfalls gemeldet habe.

43 StATG, 9'40, 5.1.1/7, Rundschreiben der Firma Wander, 4. 9. 1975.

festhielt – die «problematischen schädigenden Wirkungen von Leponex» besprach.[44] Spätestens ab diesem Zeitpunkt war klar, dass bei der Verabreichung des Medikaments höchste Vorsicht am Platz war.

Die Risiken des Mittels wurden in Münsterlingen allerdings unterschiedlich eingeschätzt. Franziska Weiss beispielsweise verliess die Klinik im Dezember 1975. Ihre Austrittsmedikation bestand aus einem Schlafmittel, Leponex und Trasicor, obschon sie seit Jahren unter einer Leukopenie, einer verminderten Zahl der weissen Blutkörperchen, litt und die Einnahme von Trasicor zu einer Bronchitis geführt hatte. Nach der Entlassung wurde die Patientin im Ambulatorium weiterbetreut. Der Arzt, der sie dort behandelte, beschloss schon bei der ersten Konsultation, Trasicor abzusetzen, fand aber offensichtlich auch die Verabreichung von Leponex problematisch. Da die Leukopenie die Gefahr einer Agranulozytose erhöhte, notierte er in die Krankengeschichte: «Wie mit Prof. Bein [der zu jener Zeit als Gastarzt in Münsterlingen arbeitete] besprochen, beliessen wir Leponex, solange zumindest 1000 Granulocyten [Untergruppe der Leukozyten, der weissen Blutkörperchen] aufschienen.» Obwohl die Patientin gut auf Leponex reagierte, begann er kurz darauf, sie auf ein anderes Medikament umzustellen.[45]

1976 wurde der 74-jährige Ulrich Tanner zum ersten Mal wegen Verfolgungsideen in die Psychiatrische Klinik Münsterlingen eingewiesen. Man diagnostizierte eine Altersschizophrenie und verabreichte dem Patienten von Beginn weg Leponex, später auch ein weiteres Neuroleptikum. Nach drei Monaten bekam Ulrich Tanner hohes Fieber, ein Infekt liess sich aber nicht feststellen. Einige Tage später wurde eine Leukozytenkontrolle vorgenommen, die einen alarmierenden Befund ergab. Der Patient wurde sofort ins Kantonsspital verlegt, starb dort aber nach wenigen Tagen an einer Agranulozytose. Nach dem Tod erhielt Kuhn einen Bericht der Medizinischen Klinik des Kantonsspitals, in dem eine «medikamentös-toxische Agranulozytose auf Leponex» in Betracht gezogen wird. «Im Zeitpunkt des Diktierens dieses Berichtes ist die zeitliche Abhängigkeit der Leponexmedikation mit dem Auftreten der Agranulozytose nicht gesichert. Deshalb wurde die Krankengeschichte der psychiatrischen Klinik Münsterlingen zur genaueren Abklärung angefordert.»[46] Schliesslich erfuhr auch Wander von Ulrich Tanners Tod – auf welchem Weg, ist unklar. Da sich aber weder in der Krankenakte noch in Kuhns Nachlass entsprechende Hinweise finden, liegt es nahe, dass die Firma durch die Medizinische Klinik des Kantonsspitals Münsterlingen benachrichtigt wurde.[47]

44 StATG, 9'40, 1.0.3/1, S. 82, 28. 11. 1975.

45 StATG, ZA KA ambulant 34377/II, Bl. 4r, 4. 5. 1976 (Zitat).

46 StATG, ZA KA stationär 21863, Bericht der Medizinischen Klinik des Kantonsspitals Münsterlingen an die ärztliche Leitung der Psychiatrischen Klinik Münsterlingen, 15. 9. 1976.

47 StATG, 9'10, 9.5/4, Medizinisches Büro der Firma Wander an Kuhn, 26. 10. 1976.

1977 führte das Kantonsspital St. Gallen eine landesweite Studie über hämatologische Zwischenfälle durch, die unter Leponex erfolgt waren. Als Kuhn gebeten wurde, sich an der Umfrage zu beteiligen, zeigte er sich zugeknöpft: «Wir haben einen Todesfall wegen Agranulozytose gehabt und einzelne Fälle von mehr oder weniger asymptomatischer Leukopenien. Wir haben diese Fälle der Firma Wander gemeldet. Diese hat unsere Fälle sehr genau analysiert. Die Beantwortung Ihres Fragebogens würde uns eine grosse Arbeit geben, zudem reichen unsere Unterlagen zum Teil nicht aus.» Kuhn empfahl, für weitere Informationen Wander zu kontaktieren, und fügte bei: «Ergänzend könnte ich Ihnen höchstens noch sagen, dass wir nicht wissen, in wievielen Fällen wir Leponex verordnet haben, es sind sicher aber sehr viele Fälle, sicher viele Hundert. [...] Im übrigen handelt es sich bei Leponex tatsächlich um ein ganz ausgezeichnetes Medikament, das deshalb sehr viel verwendet wird, was natürlich die Zahl gefährlicher Komplikationen automatisch erhöht [...].»[48]

Die Resultate der Studie wurden Ende 1977 unter dem Titel «Gehäufte durch Clozapin (Leponex) induzierte Fälle von Agranulozytosen in der Ostschweiz?» publiziert. Den Anstoss zu dieser Arbeit hätten, so die Autoren, zwei eigene Agranulozytose-Fälle «sowie die Vermutung einer Häufung» von Fällen in der Ostschweiz» gegeben. Worauf diese Vermutung gründete, bleibt unerwähnt. Die Umfrage war allen psychiatrischen Kliniken und Akutspitälern der Schweiz zugesandt worden; knapp die Hälfte hatte geantwortet. Insgesamt wurden 20 Zwischenfälle gemeldet (acht davon mit letalem Ausgang), von einigen hatte die Herstellerfirma nichts gewusst. Die Autoren zogen den Schluss, dass die Häufung der Fälle in der Ostschweiz «augenfällig» sei, kommentierten das Resultat aber nicht. An einer anderen Stelle schimmert jedoch deutlich durch, was sie von Kollegen wie Kuhn hielten: «Äusserst aufschlussreich waren die zahlreichen Reaktionen auf unsere Umfrage, die von Kommentaren wie ‹Leponex wurde als untauglich erkannt und für jeden Gebrauch untersagt› über interessierte Kooperation bis zu Indifferenz und Ablehnung reichten. Jedenfalls können wir feststellen, dass weder die Tatsache potentiell letaler Komplikationen dieses Medikaments noch die Notwendigkeit regelmässiger Blutkontrollen überall bekannt sind.»[49]

Schwere Zwischen- und Todesfälle unter Prüfsubstanzen oder Medikamenten blieben also in den 1970er-Jahren nicht mehr ausschliesslich Sache der Herstellerfirma und des klinischen Prüfers. Das fachinterne Bewusstsein für die Restrisiken von klinischen Prüfungen und Medikationen war gewachsen, der Anspruch, solche Fälle möglichst genau und systematisch abzuklären und offen

48 Ebd., Kuhn an Dr. J. Senn, Kantonsspital St. Gallen, 15. 2. 1977. Vgl. auch Senn u. a. (1977). Kuhns Aussage, die Fälle seien Wander gemeldet worden, trifft zumindest für die oben erwähnten Beispiele nicht zu. Weitere Aganulozytose-Fälle unter Leponex gibt es in unserem Sample nicht.

49 Jungi et al. (1977), S. 1862. Vgl. auch Senn et al. (1977). Die zwei Agranulozytose-Fälle in St. Gallen waren innerhalb von drei Monaten beobachtet worden.

darüber zu kommunizieren, stieg. Kuhn nahm für sich stets in Anspruch, mithilfe seines geübten Blickes zu erkennen, ob eine Substanz wirke oder nicht. Bei Todesfällen von Prüfpatienten hingegen – so das Fazit, das sich auf Basis der 36 analysierten Fälle ziehen lässt – hat er offenbar nicht besonders genau hingesehen.

Dass sich die Zeiten in den 1970er-Jahren endgültig veränderten,[50] lässt sich nicht nur daran erkennen, dass Kuhn zunehmend mit Akteuren konfrontiert wurde, die mit Todesfällen anders umgingen als er. Das Selbst- und Fremdbild der Psychiatrie war damals einem grundlegenden Wandel unterworfen, der auch den Blick auf die Patientinnen und Patienten prägte. Kuhns autoritäre Haltung scheint deshalb immer mehr Klinikangestellte befremdet zu haben. Ende 1978 verfügte er beispielsweise, dass sich eine langjährige Patientin, die dem Personal schwere Probleme bereitete, in ihrem Zimmer aufhalten müsse, wenn nicht mindestens vier Pfleger oder Schwestern in der Nähe seien. Einige Monate später schrieb eine Pflegerin mit rotem Kugelschreiber unter diesen «Rapportbeschluss»: «Es braucht nicht mehr gefragt zu werden wegen einer Aufhebung dieser Anordnung. Prof. Kuhn ist der Meinung, dies solle für immer bestehen bleiben, da es dem Mädchen gut täte.»[51] Wie lange die Weisung galt, ist unklar. «Für immer» bestimmt nicht. Kuhn verliess die Klinik 1980 – weit früher als die Patientin.

50 Siehe dazu Kapitel 6.

51 StATG, ZA KA stationär 18288, Rapportbeschluss vom 15. 12. 1978, Ergänzung vom 21. 2. 1979. Die Patientin war zu diesem Zeitpunkt 28 Jahre alt, wollte aber mit dem Vornamen angesprochen werden. Dieser Wunsch erklärt vielleicht Kuhns Verwendung des Begriffs «Mädchen» ein Stück weit.

8 1980er-Jahre: Ein langer, ruheloser Ausklang

Im Februar 1980 trat Kuhn in den Ruhestand, einige Monate zuvor hatte er in Münsterlingen noch sein 40. Dienstjubiläum gefeiert. Neuer Chefarzt wurde Karl Studer, der von der Psychiatrischen Universitätsklinik Basel kam; der Amtsübergabe waren Gespräche und Treffen vorangegangen.[1] «Einheitlicher Lobgesang im Blätterwald begleitete den Abschied», heisst es in einem Leserbrief der *Schweizerischen Bodensee-Zeitung*, in einem anderen, der Regierung zufolge habe sich Kuhn «für die neuen Wege in der Seelenheilkunde ... in Wort und Schrift und Tat unermüdlich eingesetzt».[2] Als Autor zeichnete jeweils Walter Dahinden, ein Ingenieur, der den Militärdienst verweigert und deshalb ein paar Wochen in Münsterlingen verbracht hatte. Um einen Kontrapunkt zu den vielen Ehrungen zu setzen, berichtete er nach Kuhns Pensionierung in verschiedenen Medien von seinem Klinikaufenthalt, wobei er neben den dortigen Zuständen auch Kuhn und die Regierung kritisierte.[3] Kuhn verliess die Psychiatrische Klinik Münsterlingen also 1980, weshalb auch wir den Schauplatz wechseln: Die Klinik rückt in den Hintergrund, im Fokus stehen Kuhns Aktivitäten nach der Pensionierung, Selbst- und Fremdbilder, die einsetzende Historisierung sowie seine persönliche Beschäftigung mit der eigenen Biografie.

Als Kuhn in Pension ging, blieb ihm bis zu seinem Tod 2005 nicht weniger als ein Vierteljahrhundert, das er mit seiner Frau zusammen erlebte – ein weites Feld möglicher Reflexion, der Pflege freundschaftlich-kollegialer Kontakte, des Einbringens der Ernte seiner rastlosen Tätigkeit. So etwas wie eine Bilanz, die Zufriedenheit mit dem Erreichten erkennen lässt, sucht man indes vergebens. Viel häufiger wechselte Kuhn in einen missmutig-klagenden Ton. Sein Blick auf die zeitgenössische Psychiatrie wurde immer kritischer – ein Bild des Nieder-

1 Siehe beispielsweise Gespräch mit Karl Studer, 3. 11. 2016; StATG, 9'40, 1.0.2/2.

2 Archiv PKM, Direktionsarchiv Studer, 1.62.04, Briefe an die SBZ (Schweizerische Bodensee-Zeitung), 14. 2. 1980.

3 Ebd., Thurschau, Zeitschrift für Politik und Kultur, Nr. 3, März 1980, S. 1 f., 6 f. (Zitat S. 7). Viele Punkte waren bereits Anfang der 1970er-Jahre bemängelt worden, als Kuhn inner- und ausserhalb der Klinik unter starken Druck geraten war (siehe dazu Kapitel 6, S. 206–208). Erneut zur Sprache kam auch «die einseitige Ausrichtung auf die medizinische, medikamentöse Behandlung der Patienten». Dahinden brachte nun allerdings den Begriff «Versuchskaninchen» ins Spiel: «Patienten werden mit Medikamenten abgefüllt, zur Ruhe gebracht. Sehr zur Freude der Pharma-Industrie, der die Münsterlinger Patienten gelegentlich auch mal Versuchskaninchen spielen dürfen»; ebd., S. 7.

gangs. Die darin enthaltene kollektive Abwertung der jüngeren Generation fiel ihm offenbar gar nicht auf. Ähnlich traurig stand es seines Erachtens um die Psychopharmakologie. «Vor 40 Jahren war die Schweiz auf diesem Gebiet weltweit führend, heute tut man für die Psychopharmakologie nichts.»[4] So radikal resümierte Kuhn die Situation Anfang 2001. In diesem Fall hatte er nicht einmal Unrecht. In der pharmazeutischen Industrie hatten sich gewaltige Änderungen vollzogen. Die Firmen, mit denen er zu tun gehabt hatte – Geigy, Ciba, Wander, Sandoz –, existierten nicht mehr in der alten Form, seit der Fusion von Ciba-Geigy und Sandoz 1996 verblieb einzig noch Novartis.[5] Dort zählte die ‹grosse Strategie› der Umstrukturierungen und Übernahmen; an vergangenen Erfolgen bestand kein Interesse mehr. Ausserdem natürlich Hoffmann-La Roche, wo Kuhns Kontaktnetze allerdings stets bescheiden geblieben waren.

Alles nur Niedergang? Das war, wie immer, auch eine Frage der Perspektive. Hans Heimann, ein mit Kuhn befreundeter Fachkollege, riet 1998 zur Gelassenheit, als er auf eine diesbezügliche Klage antwortete. «Ich erinnere mich nicht an eine Zeit, in der die Psychiatrie *nicht* in einer schweren Krise war! Es scheint so zu sein, dass das ‹in Krise sein› zur Psychiatrie gehört, weil sich in unserem Fach die vielfältigen Aspekte des Menschseins spiegeln und ihre Vertreter letztlich in der Perspektive des Ganzen und seiner Teile begrenzt bleiben.» Er war im Übrigen, anders als Kuhn, der Ansicht, dass es «auch zu positiven Ergebnissen führen kann, wenn systematisch quantifiziert und gemessen wird».[6]

Der umtriebige Pensionär

Als Kuhn 1980 in den Ruhestand trat, konnte von Ruhe nicht die Rede sein. Er verfolgte weiterhin eine Vielfalt von Tätigkeiten und Interessen und war oft unterwegs. Zum Zeitpunkt der Pensionierung war er 68-jährig. Die Verlängerung seiner Amtszeit hätte korrekterweise einen Regierungsratsbeschluss erfordert; man beliess es bei einer mündlichen Übereinkunft.[7] 1975 hatte er den Wunschtraum geäussert, er könnte «als Direktor vorzeitig zurücktreten, um als wissenschaftlicher Leiter weiter zu amten».[8] Im November 1978 liess er gegenüber einem Kollegen erkennen, dass ihm daran gelegen war, das 40. Dienst-

4 StATG, 9'40, 12/326, Kuhn an Prof. Ulrich Honegger, Universität Bern, 17. 2. 2001.

5 Siehe König (2016), S. 255–264.

6 StATG, 9'40, 3.42/0, Hans Heimann an Kuhn, 14. 8. 1998.

7 Die Verletzung der korrekten Form wurde sichtbar, als der Rechnungsrevisor des Finanzdepartements 1979 reklamierte, Roland Kuhn könne kein Jubiläumsgeschenk zum 40-jährigen Dienstjubiläum empfangen, da die Verlängerung seiner Dienstzeit nie amtlich beschlossen worden sei. Anstatt den Formfehler zu korrigieren, entschuldigte Regierungsrat Alfred Abegg sich bei dem konsternierten Kuhn; siehe StATG, 9'40, 1.0.11/2, Revisor Huber an Sanitätsdepartement, 6. 6. 1979 (Kopie an Kuhn).

8 So gegenüber Hugo J. Bein; siehe FA Novartis, PE 4.01 (Hugo Bein, CIBA), Tagebuch, 4. 5. 1975.

jubiläum vom Herbst 1979 noch in Münsterlingen zu erleben.[9] Mit dem Erwerb eines Einfamilienhauses im nahen Ort Scherzingen[10] war 1977 der Weg zum Übergang in den Ruhestand geebnet worden: Er hatte nun ausreichend Platz, seine Bibliothek und umfangreiche Unterlagen, darunter zahlreiche Akten aus der Klinik, insbesondere Prüfungsunterlagen und Krankenakten, zu sich nach Hause zu nehmen. Letzteres war illegal.[11] 1980 eröffnete er in seinem Haus eine Privatpraxis.

Das Verhältnis zur in Spazierdistanz gelegenen Klinik blieb vorerst eng, umso mehr als seine Frau bis zu ihrer eigenen Pensionierung 1983 weiter dort tätig war.[12] Kuhn kam oft in die Klinik und wünschte Kopien von Beiträgen aus Fachzeitschriften, die auch angefertigt wurden. Zudem war er weiterhin auf das Kliniklabor angewiesen, wollte er doch mithilfe eines deutschen Arztes eine bereits begonnene biochemische Studie abschliessen, die sich mit dem Noradrenalin-Stoffwechsel bei depressiven Patienten befasste. Zu diesem Zweck stellte Kuhn eine Tiefkühltruhe für Urinproben in der Klinik auf, die er von einem Laboranten untersuchen liess; sein Nachfolger war orientiert.[13]

Vieles blieb also über die Pensionierung hinaus unverändert; auch seine regelmässigen Lehrveranstaltungen an der Universität Zürich, die Kuhn erst im Juli 1998 beschloss, mit einer Abschiedsvorlesung, die auf das Thema der Antrittsvorlesung von Anfang 1959 zurückgriff (Wissenschaft und Kunst in der Seelenheilkunde – nach 40 Jahren).[14] Noch länger traf sich die philosophische Mittwochsrunde eines kleinen Kreises von Getreuen, vor denen er referierte.

9 StATG, 9'40, 3.1.85/0, Kuhn an Hans Walther-Büel, pensionierter Direktor der Waldau, 14. 11. 1978. «Vorläufig bin ich noch in ungekündigter Stellung hier und warte, was die Regierung weiter zu tun gedenkt. Ich nehme an, dass ich in nächster Zeit etwas hören werde über die Ergebnisse der Ausschreibung meiner Stelle und dass man dann etwas weitersieht. Im Mai nächsten Jahres werde ich 40 Jahre hier sein, bis dahin habe ich im Sinn, hierzubleiben, falls nicht etwas Unerwartetes dazwischenkommt.» Ende 1974 hatte Kuhn noch von einer Pensionierung in zwei Jahren gesprochen, also keine Verlängerung in Betracht gezogen; siehe StATG, 9'40, 3.1.11/0, Kuhn an Wolfgang Blankenburg, 14. 12. 1974.

10 Scherzingen ist seit 1994 Teil der Gemeinde Münsterlingen.

11 Siehe StATG, 9'40, 2.2/0, Karl Studer an Kuhn, 18. 3. 1985. Studer, der Nachfolger Kuhns, verlangte die Rückgabe von Krankenakten.

12 Diverse Zeitzeugen erwähnen die häufige Anwesenheit Kuhns; er hatte auch freien Zugang zu den Krankenakten.

13 Gespräch mit ehemaliger Verwaltungsangestellter der Klinik, 28. 11. 2016; StATG, 9'40, 5.0.4/2, Kuhn an Ciba-Geigy, 5. 3. 1980; Archiv PKM, Direktionsarchiv Studer, 1.60.01, Medikamentenforschung, MHPG. In der Studie ging es um die Höhe des Ausscheidungswertes von MHPG, einem Abbauprodukt von Adrenalin und Noradrenalin. Um 1980 wurde in der Psychiatrie die These aufgestellt, dass bei Depressionen der Noradrenalin-Stoffwechsel verändert sei. Der Laborant scheint eigens für diese Studie angestellt worden zu sein. Wer die Kosten für die Laboruntersuchungen trug, ist unklar. Eventuell war der «einmalige und ausserordentliche Laborforschungsbeitrag» in der Höhe von 10 000 Franken, den Ciba-Geigy 1980 ausrichtete, dafür vorgesehen. Vgl. FA Novartis, Geigy, G JU/V, ZF Recht, Geigy-Verträge, Nr. 2214; Ciba-Geigy an RK, 10. 3. 1980.

14 Siehe den umfangreichen Bestand dazu: StATG, 9'40, 9.0, Vorlesungen an der Universität Zürich, 1948–1998.

Im Jahr 2003 fanden sich noch 16 Namen auf der Adressliste.[15] Die Zahl Gleichaltriger nahm immer mehr ab; als im November 2002 eine einstige Mitschülerin starb, notierte Kuhn, dass nunmehr nur noch zwei aus der Maturaklasse am Leben seien.[16]

Kuhn verfügte über ein umfangreiches Archiv; er blieb stets der ordnungsbeflissene Dokumentarist der eigenen Aktivitäten. Eine Sekretärin half ihm privat nach der Pensionierung, ein neues Ordnungssystem aufzubauen, das seinen aktuellen Interessen folgte (die «Blauen Ordner»).[17] Er sammelte umfassend nach Personen und Sachthemen – säuberlich herausgeschnittene Zeitungsartikel (meist aus der *Neuen Zürcher Zeitung*), Fachartikel, Werbung oder Buchprospekte. Was ihm bedeutsam erschien, unterstrich er, nie ohne Verwendung eines Lineals. Ab 1987 benutzte er einen Computer; auch den Umgang mit E-Mail eignete er sich noch an.[18] Zuschriften beantwortete er pflichtbewusst – und vermerkte es übel, wenn eigene Briefe unbeantwortet blieben. Immer wieder wandte er sich mit schwierigen bibliografischen Suchanfragen und Kopieraufträgen an die Kantonsbibliothek in Frauenfeld, um seine eigenen Bestände auszubauen.[19] «Ich sammle natürlich Äusserungen über mich. Es gibt deren sehr viele, die ich nicht alle habe. Jedes Glied in der Kette dieser Publikationen über mich ist mir wertvoll.»[20] Bisweilen verlor er sich jedoch in den selbst angelegten labyrinthischen Ablagen – und dokumentierte auch dies mit einer Notiz: «Irgendwo gibt es noch mehr unter diesem Stichwort. Heute weiss ich nicht wo suchen! 8. XI. 04. R. Kuhn.»[21]

Die Pensionierung stellte aber auch einen erhofften Zeitgewinn dar. «Etwas mehr Freiheit» geniesse er jetzt schon, schrieb er Ende 1980, relativierte jedoch gleich: «Ich habe aber noch eine Privatpraxis und verschiedene Verpflichtungen, so dass ich voll beschäftigt bin und bei weitem vor allem wissenschaftlich nicht das tun kann, was ich eigentlich gerne täte und wovon ich auch glaube, dass ich es tun sollte. Ich hoffe aber, wie schon seit Jahrzehnten, immer noch auf bessere Zeiten.»[22] Die Hoffnung blieb unerfüllt. In seiner Korrespondenz

15 Siehe StATG, 9'40, 12/413, Rundschreiben, 28. 5. 2003 (mit beiliegender Adressliste). Die Manuskripte von Kuhns Referaten erscheinen seit 2013 in der Schriftenreihe Münsterlinger Kolloquien, 6 Bände, Würzburg 2013–2018, StATG, 9'40, 8.0/316.

16 StATG, 9'40, 12/681; siehe auch 9'40, 12/647, Kuhn an Prof. Peralta, 3. 11. 2004: «A mon âge je n'ai presque plus de connaissance d'autre personne. Tous mes amis et collègues sont morts, et il est difficile de trouver de nouvelles relations.»

17 StATG, 9'40, 12/0, Handschriftliche Erläuterung zu den Blauen Ordnern, womöglich hinterlegt für zukünftige Erschliesser seines Nachlasses. Dieser Teil des Nachlasses füllt nun 22 Archivschachteln.

18 StATG, 9'40, 12/250, Kuhn an Prof. Schota Gamkrelidze, Tiflis, 26. 2. 2002: «Now I am also able to write you by e-mail!».

19 Siehe Korrespondenz 2002–2004 in StATG, 9'40, 12/368. Zugleich dachte Kuhn über die elektronische Erschliessung seiner Bestände nach, geordnet nach Sachgebieten; siehe StATG, 9'40, 12/83.

20 StATG, 9'40, 12/733, Kuhn an Dr. H. Stahl, 22. 8. 2001.

21 StATG, 9'40, 12/344, Ablage zum Liedermacher Hanns In der Gand, Notiz vom 8. 11. 2004.

22 StATG, 9'40, 3.1.11/0, Kuhn an Wolfgang Blankenburg, 10. 11. 1980, S. 2.

wiederholen sich die Hinweise auf unzählige Termine, Tagungen und Vorträge, verbunden mit kleinen Reisen, die er gewöhnlich gemeinsam mit seiner Frau antrat. Bald klagte er über die permanente Belastung, bald zählte er mit einem gewissen Behagen auf, wie gefragt er war. «Ich beginne mich so langsam in meinem sogenannten Ruhestand einzurichten, praktiziere etwas, habe aber zuviel Patienten, so dass sich alles nicht nach Programm gestaltet. Ich weiss noch nicht, wie ich das weiter machen werde, denn eigentlich möchte ich doch endlich das tun können, was ich meiner Lebtag gern hätte tun wollen und nicht tun konnte.»[23] Es war der Wunsch nach intellektuell herausfordernder Arbeit, der ihn umtrieb: neben der Daseinsanalyse, die ihn seit jeher interessierte, nun auch auf dem Gebiet der Psychopharmakologie.

Die Zahl seiner Publikationen blieb hoch; darunter befanden sich gewichtige und arbeitsintensive Abhandlungen, wiederholt auch historischer Art.[24] Der Traum einer grösseren Publikation liess sich jedoch unter den wesentlich von ihm selbst gestalteten Bedingungen nicht realisieren. Eine Zeit lang verfolgte er die in den 1970er-Jahren entstandene Idee, mit dem befreundeten Hugo J. Bein gemeinsam ein Lehrbuch herauszubringen.[25] Als es mit der Arbeit einfach nicht vorangehen wollte, zog sich Bein 1980 zurück.[26] Kuhn verfolgte das Projekt noch eine Weile alleine weiter. «Ich habe jetzt bereits ein Manuskript von über 100 Seiten», berichtete er 1982, «in welchem meine Erfahrungen und meine theoretischen Vorstellungen zur Psychopharmakologie niedergelegt sind und die sich von allem, was man liest, in vielen Punkten unterscheiden. Ich habe mich deshalb schon vor längerer Zeit entschlossen, mein ganzes Projekt zu ändern und eine Schrift herauszugeben mit dem Titel: ‹Studien zur Psychopharmakologie›. Die Kapitelüberschriften sind ganz ungewöhnlich, und was in den einzelnen Kapiteln steht ebenfalls.»[27] So fortgeschritten, wie es hier den Anschein macht, war die Arbeit indes nicht – sie wurde nie fertig.[28] Am Schluss verblieb noch die Hoffnung auf eine publizierte Sammlung seiner wichtigsten Artikel. Doch hatte er sich zu lange mit anderem beschäftigt, jetzt reichten die Kräfte nicht mehr. Als es mit den Verlagskontakten nicht recht klappen wollte, vermutete er heimliche Gegner und Sabotage. «Offenbar werden», so schrieb er 2003 an Hans Heimann, «jeweils irgendwelche Ratgeber gefragt, die ein Interesse daran haben, dass meine unüblichen Publikationen nicht weiter verbreitet werden.»[29] Erst 2004 erschien mit der Hilfe seiner ehemaligen Psychiatrie-Schüler

23 StATG, 9'40, 3.2.0/4, Kuhn an Dr. med. H. Scherer, 14. 5. 1980.

24 Von 1980 bis 1989 erschienen 35 Publikationen, darunter 12 mit einem psychopharmakologischen Thema; 1990 bis 1999 erschienen 37, davon 8 psychopharmakologische.

25 StATG, 9'40, 3.1.11/0, Kuhn an Blankenburg, 17. 4. 1978.

26 StATG, 9'40, 8.4.3/8, Bein an Kuhn, 2. 7. 1980.

27 StATG, 9'40, 3.1.42/0, Kuhn an Heimann, 8. 3. 1982.

28 In StATG, 9'40, 8.4.0, 8.4.3 und 8.4.4, finden sich zahlreiche Textfragmente aus dieser Zeit.

29 StATG, 9'40, 12/295, Kuhn an Heimann, 28. 8. 2003.

doch noch ein schmaler Band, der neben einigen seiner Abhandlungen die Beiträge von Freunden und Kollegen zu seinem 90. Geburtstag sowie ein nützliches Verzeichnis seiner Schriften enthielt.[30]

Offen bleibt, welchen Umfang die Privatpraxis des Ehepaars Kuhn hatte. Beide begannen nach ihrer Pensionierung nahtlos bei sich zu Hause Sprechstunden durchzuführen. Sie dürfte zunächst noch lebhaften Zuspruch gefunden haben, in den 1990er-Jahren ging dann aber die Zahl der Patienten wohl altersbedingt stark zurück. Im Sommer 2002 entschuldigte sich Kuhn beim Kantonsarzt, seine Frau und er könnten an der Hausarztumfrage nicht mehr teilnehmen. «Ich habe pro Woche 1–2 Sprechstunden, Vreni hat etwas mehr, aber auch sehr wenig, und so können wir die gestellten Fragen mit bestem Willen nicht beantworten. Ich habe sogar in den letzten Wochen einen neuen Patienten bekommen, den Sohn eines Patienten, den ich schon seit Jahrzehnten behandle, und habe mit 10 mg Ludiomil einen wunderbaren Erfolg erzielt. Das gibt mir den Mut, auch mit 90 Jahren noch weiter ärztlich zu wirken, wenn ich auch natürlich sehr zurückhaltend bin [...].»[31]

Levoprotilin: Ein letzter Versuch

Mit der Zulassung von Ludiomil hatte Ciba-Geigy dank entscheidender Hinweise Kuhns 1972 einen grossen Erfolg erzielt, der sogleich – in der Hoffnung auf noch höhere Wirksamkeit – die Arbeit an verwandten Stoffen nach sich zog. Die Zeit des grossen Optimismus war allerdings längst vorbei; der Aufwand zur Entwicklung neuer Substanzen war immer grösser geworden, die Innovationsrate hatte abgenommen. Gleichzeitig war klar, dass es einen ständigen Strom von Neuheiten brauchte, um die führende Position zu halten, die Ciba-Geigy inzwischen auf dem Gebiet der Antidepressiva einnahm. In einer Standortbestimmung der Division Pharma vom Herbst 1976 hiess es, man liege mit einem Marktanteil von zirka 24 Prozent nach Merck, Sharp & Dohme in der Spitzengruppe und sei international am besten vertreten.[32] «Die im Handel befindlichen AD [Antidepressiva] (eigene und Konkurrenz) bewegen sich – seit Tofranil und Amitriptylin – mehr im Bereich von me-too [Nachahmerprodukten]. Der Markt ist dadurch so kompetitiv geworden, dass nur noch echte Innovationen grössere Umsätze erwarten

30 Siehe Kuhn (2004). Die vorangehenden Bemühungen bei diversen Verlagen sind dokumentiert in StATG, 9'40, 12/329 (Huber Verlag Frauenfeld); 9'40, 12/353 (Huber Verlag Bern); 9'40, 12/127 (Schwabe Verlag). Ausserdem StATG, 9'40,12/295, Kuhn an Heimann, 28. 8. 2003, wo er schreibt, dass eine gesammelte Ausgabe seiner Abhandlungen bisher bei keinem Verlag Anklang gefunden habe.

31 StATG, 9'40, 12/367, Kuhn an Kantonsarzt Dr. Alfred Muggli, 29. 7. 2002.

32 FA Novartis, Ciba-Geigy, PH 2, Division Pharma, Standortbestimmung der Ciba-Geigy Produkte 1975/76, 21. 10. 1976, S. 2 f.

lassen und die ominöse Barriere von 5–10 % M. A. [Marktanteil] überspringen können.» Einer der neu synthetisierten Stoffe jener Jahre, CGP 12103 A, wurde im Juni 1978 erstmals im Pharma-Forschungsausschuss vorgestellt.[33] Man ging davon aus, ein weiteres potenzielles Antidepressivum vor sich zu haben.[34] Die Prüfung begann in Deutschland, unter Leitung der Ciba Frankfurt, der genaue Zeitpunkt ist unklar.[35] Die breitere klinische Prüfung, die in fünf Jahren zum Ziel führen sollte, setzte wohl erst 1983 ein. Doch geriet der Prozess bereits 1985 ins Stocken, als in Folge eines Arzneimittelskandals in einem westdeutschen Krankenhaus die Bestimmungen abrupt verschärft wurden.[36] Vorerst lief gar nichts mehr, sodass die Ciba Frankfurt eine Fortsetzung der Versuche in der DDR und der Tschechoslowakei ins Auge fasste. Bereits 1986 konnte man auf diese Weise die Arbeit wiederaufnehmen. Eine möglichst rasche Fortsetzung der Prüfungen war das Motiv der Verlagerung, nicht etwa die Hoffnung auf tiefere Standards – in der DDR arbeitete man eher sorgfältiger als in Westdeutschland.[37]

In dieser Situation kam Kuhn ab Sommer 1986 erneut als Prüfer zum Zug. Die Kontaktnahme ist schlecht dokumentiert. Alexandra Delini-Stula, die den Versuch von Basel aus begleitete, erinnert sich, dass die Initiative von Kuhn selbst ausgegangen sei.[38] Das wirft allerdings die Frage auf, auf welchem Weg er von der neuen Substanz erfahren hatte, die ab 1987 den Namen Levoprotilin trug (Abb. 28). Seine formelle Verbindung zu Ciba-Geigy war zu dieser Zeit beendet; Ende 1984 war auch die Zahlung der Ludiomil-Beteiligung vertraglich ausgelaufen.[39] Informelle Kontakte bestanden aber weiterhin. Belegt ist ein Besuch Kuhns bei Direktor Max Wilhelm im Sommer 1986, bei dem man sich offensichtlich über die Lieferung der neuen Substanz verständigte.[40] Ciba-Geigy wollte die Zusammenarbeit noch einmal aufnehmen, weil man dem entstandenen Engpass bei den klinischen Prüfungen entgegenwirken wollte und die bisherigen Ergebnisse zu wenig eindeutig ausgefallen waren. Kuhn seinerseits hatte Mühe nachzuvollziehen, weshalb die Entwicklung neuer Antidepressiva so schwierig geworden sein sollte – Max Wilhelm hatte sich wohl in diesem

33 FA Novartis, Ciba-Geigy, PH 4.00.2, Division Pharma, Pharma-Forschungs-Ausschuss, 21. 6. 1978.

34 Bei Hess et al. (2016), S. 70, Anm. 17, findet sich die Angabe, das Mittel sei zunächst für Herzrhythmusstörungen vorgesehen gewesen; das muss ein Irrtum sein, im Forschungs-Ausschuss von Ciba-Geigy ist bereits 1978 von einem Antidepressivum die Rede.

35 Die folgenden Angaben nach Hess et al. (2016), S. 71–80; siehe auch Steger/Jeskow (2018) mit weiteren Daten zu der Verlagerung in die DDR.

36 Siehe Hess et al. (2016), S. 73. Im Bezirkskrankenhaus von Ansbach waren nicht zugelassene Stoffe oder vom Markt genommene Mittel an psychiatrischen Patienten ohne deren Zustimmung erprobt worden.

37 Siehe ebd., S. 81–87.

38 Gespräch mit Alexandra Delini-Stula, 19. 6. 2017.

39 Siehe dazu Kapitel 5, S. 180.

40 StATG, 9'40, 5.0.4/1, Kuhn an Direktor Max Wilhelm, 1. 8. 1986; die zu prüfende Substanz bleibt ungenannt im Brief («und ich freue mich mit der neuen Substanz zu arbeiten»), es muss jedoch CGP 12103 gemeint sein.

Sinn geäussert. «Ich kann nicht ganz verstehen, warum man in Ihrer Firma so Schwierigkeiten hat mit den Antidepressiva. Gerade heute habe ich wieder gelesen, die Weltgesundheitsorganisation schätze die Zahl der depressiv erkrankten Menschen auf 3 % der Weltbevölkerung [...]. Jedes Medikament, das hier etwas helfen kann, hat doch sehr gute Aussichten, und schliesslich ist doch der Ludiomilerfolg auch nicht ganz zu vernachlässigen.»[41]

So begann für Kuhn die letzte Prüfung eines potenziellen Antidepressivums, die ihn viele Jahre beschäftigen sollte. Verena Kuhn war von Anfang an beteiligt, ein Drittel der Patienten kam über sie; die ganze Kommunikation mit der Firma lag aber, wie immer, ausschliesslich bei ihrem Gatten. Ciba-Geigy umschrieb das Verfahren als «offene, nichtvergleichende, multizentrische Prüfung, um das Wirkungsprofil und die Verträglichkeit von Levoprotilin zu erfassen. Eine Gesamtzahl von 70–100 Patienten wird angestrebt. [...] Die Behandlung sollte mindestens 6 Wochen pro Patient betragen. Die angestrebte Behandlungszeit ist allerdings 6 Monate oder länger.»[42] Die Verlängerung ging auf Kuhns Wunsch zurück, der eine Prüfung über wenige Wochen schon immer für unzulänglich gehalten hatte. Da man in der Privatpraxis nicht so viele Patienten wie erwartet zusammenbrachte, gewannen die Kuhns einen befreundeten Kollegen in Porrentruy für die Beteiligung.[43] Bei ihnen nahmen bis Ende 1989 35 ambulante Patientinnen und Patienten an der Prüfung teil, 31 davon sind namentlich erfasst, eine grosse Mehrheit von 24 war weiblich; über den Kollegen kamen rund 50 weitere hinzu, über die keine näheren Angaben vorliegen.[44] Auch die Professoren Hugo J. Bein in Oberwil bei Basel sowie Boris Luban-Plozza in Locarno beteiligten sich mit einigen Patienten aus ihrer Privatpraxis.[45]

Die ersten 300 Dragées erhielt Kuhn im November 1986, parallel verwies Delini-Stula auf die Unzulänglichkeit der bisherigen Prüfungen und die Erwartungen, die man mit seiner Teilnahme verband: «In allen diesen Studien war das einzige Kriterium für die therapeutische Effizienz eine Änderung der Hamilton Scores [ein Fragebogen zum Vorliegen einer Depression] und Sie wissen, wie wenig das über die Qualität der Wirkung von Antidepressiva aussagt. Ihre Beobachtungen werden deswegen einen ganz besonderen Wert haben [...].»[46] Kurz darauf mel-

41 Ebd.

42 Klinisches Archiv Novartis, Doc 205 (A), Arch No: M-850, Vertraulich, CGP 12103 A, Levoprotilin, Prüfplan EN/P 01, Ciba-Geigy, Basel, Forschung und Entwicklung, 43 Seiten, undatiert, S. 2.

43 StATG, 9'40, 5.0.4/20.1, Delini-Stula, Ciba-Geigy, an Arzt aus Porrentruy, 8. 9. 1987.

44 Klinisches Archiv Novartis, Box 112, Binder 3/12, Acc. No. 23646, Besprechung über Klinische Studie EN/PO 1 (Levoprotilin), Basel, 13. 11. 1989.

45 StATG, 9'40, 5.0.4/20.1, H. J. Bein an Delini-Stula, Ciba-Geigy, 30. 10. 1988 (er schickte Resultate für sechs Patienten; diese liegen nicht vor). An anderer Stelle wird Prof. Boris Luban-Plozza, Locarno, genannt; ebd., Prüfprotokoll CGP 12103 A, September 1987, S. 9; nähere Angaben zur Person siehe HLS.

46 Ebd., Delini-Stula an Kuhn, 10. 11. 1986; Zustellung der ersten Tabletten: ebd., Dr. Armin Fuchs an Kuhn, 10. 11. 1986.

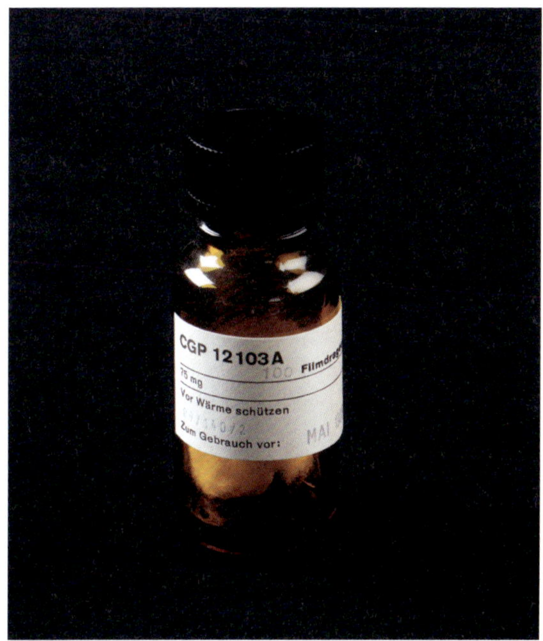

Abb. 28: Glasfläschchen für Levoprotilin-Dragées, 1987/88.

dete Kuhn den Beginn der Prüfung mit drei Patienten, dem er im Juli 1987 einen «ersten vorläufigen Bericht» folgen liess. Die Substanz sei wissenschaftlich sehr interessant, weil sie zum Nachdenken über den Wirkungsmechanismus anrege. Zudem weise sie einige handfeste Vorzüge auf, so namentlich, dass sie keine Gewichtszunahme auslöse und die sexuelle Funktion bei Männern nicht beeinträchtige, wie das vor allem bei Anafranil der Fall sei. Leider werfe sie aber auch Fragen auf, da «wie bei allen andern Antidepressiva schwierig ist zu entscheiden, ob eine Wirkung vorliegt oder nicht. Kranke, die wohl typisch vitaldepressiv sind, aber nicht sehr schwer unter ihrem Zustand leiden, sind sehr beeinflussbar, erhoffen von einem neuen Medikament eine Wirkung, man muss sie über das Medikament aufklären, damit [sie] bereit sind, es zu nehmen, sie haben dann eine ausgesprochene Erwartung und glauben dann, etwas zu spüren, was vielleicht in Wirklichkeit gar nicht der Fall ist. Nach und nach stellt sich dann heraus, dass doch einige Zweifel bestehen, ob die Wirkung tatsächlich bestanden hat oder nicht.»[47]
Die erwähnte Aufklärung war offenbar bei ambulanten Patienten nicht mehr zu umgehen. Aber noch ein weiterer Punkt hatte sich grundsätzlich gewan-

47 Ebd., Kuhn an Delini-Stula, 17. 7. 1987, S. 3.

delt:[48] Für die Levoprotilin-Prüfung liegen im Nachlass Kuhn erstmals unterschriebene Einverständniserklärungen vor; eine Neuheit in den Prüfungsunterlagen.[49] Ciba-Geigy hatte für die Levoprotilin-Prüfung ein Prüfprotokoll erstellt und auch auf dessen Einhaltung bestanden. «Für diese Prüfung gelten die ethischen Anforderungen, wie sie in der Deklaration von Helsinki festgehalten sind», heisst es dort. Das Kriterium der Freiwilligkeit der Teilnahme müsse gewährleistet sein; die Patienten müssten über das Präparat und das Ziel der Prüfung «adäquat informiert» werden. Die Information der Patienten müsse mündlich vorgelegt und «auch mündlich erklärt» werden; der Patient solle «schriftlich festhalten, dass er die Informationen verstanden hat und mit der Behandlung einverstanden ist». Darüber hinaus sei er berechtigt, jederzeit von der Prüfung zurückzutreten.[50] Die Freiheit der Prüfer wurde also von Firmenseite erheblich eingeschränkt. Zwei Jahre später sollte Ciba-Geigy zudem festhalten, dass die Levoprotilin-Tabletten nur für individuell auf den Formularen erfasste Patienten zugestellt würden.[51] Die Blechkisten mit Unmengen an Prüfsubstanzen gehörten der Vergangenheit an.
Im Dezember 1987 referierte Kuhn an einem Treffen bei Ciba-Geigy in Basel, nachdem er bis zu diesem Zeitpunkt 20 Patienten seiner Privatpraxis in die Versuche einbezogen hatte.[52] «In sieben Fällen konnte die neue Substanz allein geprüft werden, in den andern wurde sie zu einer bereits bestehenden Behandlung hinzugefügt.»[53] Kuhn gab sich sehr Mühe, seine qualitativ-individualisierende Forschungsmethode noch einmal möglichst differenziert, in sorgfältig ausformulierten Sätzen zu erklären. Damit komme man weiter als mit den «exakten wissenschaftlichen Methoden» (Testen im Vergleich zu einem Placebo, im Doppelblindverfahren usw.), die bis dahin offensichtlich wenig eindeutige Resultate geliefert hatten. Bei Levoprotilin handle es sich zweifellos um ein Antidepressivum, «das ungefähr dieselben Wirkungen hat wie andere bekannte Substanzen. [...] Man kann die vorliegenden Zahlen immer wieder prüfen, vergleichen, abwägen, man wird nicht recht klug.»[54]

48 Möglicherweise auch im Zusammenhang mit dem Arzneimittelskandal in der BRD. Siehe S. 247.

49 StATG, 9'40 5.0.4/20.2, Einwilligungserklärungen von 17 Patientinnen und Patienten zu einem Versuch mit CGP 12103 (einmal von einer Mutter, sonst eigenhändig von Patienten unterschrieben), aus dem Zeitraum 1987–1989. Vgl. auch Kapitel 3, S. 111 f.

50 StATG, 9'40, 5.0.4/20.1, Prüfprotokoll CGP 12103 A (Levoprotiline), September 1987 (first draft), S. 11.

51 Klinisches Archiv Novartis, Box 112, Binder 3/12, Acc. No. 23646, Dr. A. Rosselet, Besprechung über Klinische Studie EN/PO 1 (Levoprotilin), Basel 13. 11. 1989.

52 Es existiert ein Manuskript, das allerdings 1993 gewisse Ergänzungen erfuhr, sodass sich der 1987 vorgetragene Text nicht mehr mit völliger Sicherheit identifizieren lässt; unklar ist auch, wer anwesend war und wie die Diskussion verlief; siehe StATG, 9'40, 8.2/152, Vorläufige Mitteilung über erste Erfahrungen mit Levoprotilin Ciba-Geigy, Das Wirkungsbild des Levoprotilins bei depressiven Patienten, Die Beobachtung als Grundlage der Hypothesenbildung, Basel, 12. 11. 1987.

53 Ebd., S. 6; für die Gesamtzahl der einbezogenen Patienten liegen solche Angaben nicht vor.

54 Ebd., S. 2.

Faszinierend sei aber nur schon, dass Levoprotilin die Wiederaufnahme von Noradrenalin, eines körpereigenen Botenstoffes, nicht hemme – eine Eigenschaft, die man bisher bei Antidepressiva für entscheidend gehalten hatte.[55] Was die Wirkung betraf, hielt Kuhn fest: «Unseres Erachtens der wichtigste Punkt, auch im Hinblick auf eine Einführung des Präparates, ist die fehlende Appetitsteigerung. Hier liegt eine grosse Schwierigkeit der Therapie mit Antidepressiva, ganz besonders bei Frauen [...].» Dies sei namentlich auch ein Problem mit Ludiomil, «da dieses Präparat bekanntlich am stärksten zu Gewichtzunahme führt».[56] Unter Umständen könne sogar eine Anwendung gegen Adipositas (Fettleibigkeit) möglich werden, womit sich «ein enormes Wirkungsfeld» ergäbe.

Damit hatte sich die Sache. Die Versuche zogen sich in die Länge, vom ursprünglich angezielten Abschlussjahr 1988 war nicht mehr die Rede. Kuhn machte weiter, ohne dem «ersten vorläufigen Bericht» einen ausführlicheren folgen zu lassen. Mitunter brachte er jedoch einige seiner alten Lieblingsideen wieder ins Spiel. Die Wirkung von Levoprotilin, so schrieb er Ende 1987 an Direktor Max Wilhelm, sei oft wenig nachhaltig. «Es verhält sich hier ähnlich wie mit dem seinerzeitigen Keto-Imipramin, das auch eine zusätzliche Medikation erfordert. [...] Ich meine, dass sich verschiedene Versuche mit abgewandelten Substanzen lohnen würden, wobei ich daran denke, die Abänderung der Seitenkette nicht nur beim Ludiomil, sondern in derselben Weise beim Anafranil und eventuell auch beim Tofranil vorzunehmen. Ferner müsste die Angelegenheit des Keto-Imipramins doch weiter verfolgt werden, man sollte ein Keto-Clomipramin herstellen und prüfen und ebenfalls prüfen, ob sich mit dem Maprotilin-Gerüst ebenfalls eine solche Ketoform herstellen liesse und schauen, was das bringt.»[57] Es war, als ob die Zeit stillgestanden hätte – Kuhn gab gute Ratschläge und entwickelte pharmakologisch-geschäftliche Ideen, wie er das schon vor mehr als 25 Jahren getan hatte. Nur war auf der Gegenseite niemand mehr, der seine Botschaft vernommen hätte; der bürokratisierte Grosskonzern funktionierte nicht mehr wie die ehemals überschaubare Pharmaabteilung von Geigy, wo der persönliche Kontakt zentral gewesen war. Direktor Wilhelm fand die Vorschläge interessant, bekannte aber in seiner verzögerten Antwort, dass er «nicht mehr allzu viel Kontakt mit den Laboratorien habe» und durch grössere organisatorische Umstrukturierungen in der Firma absorbiert sei.[58]

Was es mit den Umstrukturierungen auf sich hatte, sollte sich bald zeigen. Nach monatelanger Kommunikationspause traf im Sommer 1989 bei Kuhn die Mitteilung ein, dass Alexandra Delini-Stula als Projektleiterin für CGP 12103

55 Ebd.
56 Ebd., S. 8.
57 StATG, 9'40, 5.0.4/20.1, Kuhn an Max Wilhelm, 28. 12. 1987.
58 Ebd., Max Wilhelm an Kuhn, 28. 1. 1988.

abgelöst worden sei. Offenbar wurden zahlreiche Ciba-Geigy-Leute ausgewechselt, die Sprache war nunmehr Englisch. Delini-Stula verabschiedete sich – sie ging wenig später zu Roche – und fügte hinzu: «Ich weiss auch nicht, ob der neue Leiter des Projektes die gute Tradition unserer Zusammenarbeit weiterhin zu pflegen beabsichtigt.»[59] Kuhns an der Prüfung beteiligter Kollege aus Porrentruy reagierte sehr ungehalten, da er nun mit Leuten zu tun hatte, die er gar nicht kannte.[60] Um das beschädigte Vertrauen wiederherzustellen und die Prüfer neu zu verpflichten, lud die Firma im Dezember 1989 zu einem Treffen nach Basel ein.[61] Die neuen Leiter drängten Kuhn, die Patientenberichte auf den von der Firma gelieferten Formularen abzuliefern. Kuhn liess sich jedoch weiterhin Zeit, entschuldigte sich mit Krankheit und lieferte die Berichte erst acht Monate später, im August 1990. Die zusammenfassende Beurteilung stand immer noch aus, der Aufwand und die nötigen Literaturstudien seien umfangreich, er wisse nicht, wie lang er dafür brauche. Zu diesem Bericht kam es nie – am 26. November 1990 teilte ihm die Firma mit, man habe die Entwicklung von Levoprotilin per sofort aufgegeben. «Die aus kontrollierten Studien mit grossen Patientenzahlen gewonnenen Daten lassen für Levoprotilin keinen statistisch gesicherten Wirkungsunterschied zu Placebo erkennen und zeigen ausserdem, dass die antidepressive Wirkung des Levoprotilin derjenigen von Amitriptylin unterlegen ist. Wir sind gegenwärtig damit beschäftigt, das internationale Studienprogramm mit Levoprotilin abzuschliessen und die noch laufenden Studien abzubrechen. Dürfen wir Sie deshalb bitten, keine neuen Patienten mit Levoprotilin zu behandeln und Ihre mit Levoprotilin behandelten Patienten auf ein geeignetes Handelspräparat umzustellen.»[62]

Kuhn war konsterniert. Er kämpfte noch einige Zeit für ‹sein› Mittel und gewann auch einzelne Verbündete in der Firma, die den Entscheid ebenfalls für verfehlt hielten.[63] Allmählich aber musste er einsehen, dass das Interesse in Basel erloschen war. Erneut machte er die schmerzliche Erfahrung, dass ein Stoff, der ihn völlig überzeugte, aufgegeben wurde.[64] Lediglich eine begrenzte weitere Versorgung der noch in Behandlung befindlichen Patienten konnte er aushandeln. Ein Jahr nach der Aufgabe erhielt er noch einmal 5000 Tabletten. Die wie-

59 Ebd., Delini-Stula an Kuhn, 10. 8. 1989.

60 Ebd., Arzt aus Porrentruy an Delini-Stula, 24. 8. 1989.

61 Klinisches Archiv Novartis, Box 112, Binder 3/12, Acc. No. 23646, Dr. A. Rosselet, Besprechung über Klinische Studie EN/PO 1 (Levoprotilin), Basel, 13. 11. 1989 (liegt auch vor in StATG, 9'40, 5.0.4/20.1).

62 Ebd., Rosselet und Wilhelm an Kuhn, 26. 11. 1990.

63 So Novartis Research Archives, Sichtmappe Levoprotilin, Laurent Maître an Max Wilhelm, 25. 10. 1991, Bericht über AGNP-Tagung (Arbeitsgemeinschaft für Neuropsychopharmakologie und Pharmakopsychiatrie), starke Enttäuschung in der Diskussion; ferner die Publikation von Günter Wendt (1993), S. 396 f.

64 Ende 1970 wurde entschieden, das Antidepressivum Ketotofranil, auf das Kuhn grosse Stücke hielt, nicht mehr weiterzuverfolgen. Siehe dazu Kapitel 4, S. 143 f.

derholt an ihn gerichtete Aufforderung, seine Patienten auf ein übliches Handelspräparat umzustellen, erboste ihn besonders, gab es doch in seinen Augen ein solches Präparat gar nicht. «Das wirkt für mich so, als ob man, was ich sage und schreibe, nicht für wert hält, ernst genommen zu werden, und ich fühle mich dadurch verletzt.»[65] Ebenso verärgert war er, als auch keine ernsthafte Antwort auf sein Anliegen einer gemeinsamen Publikation mehr kam, um die gegensätzlichen Positionen darzulegen. Zunächst hatte sich die Firma offenbar bereitgefunden, auf dieses Ansinnen einzutreten. Andere Leute würden auch über Levoprotilin publizieren, so Kuhn. «Wenn man mich daran hindern will, dasselbe zu tun, dann empfinde ich das nicht nur als befremdend, sondern als ungehörig und für mich als beleidigend.»[66] Früher sei der Umgang der Firma anders gewesen, «die Herren von der Forschungsabteilung und den klinischen Prüfungen sind häufig, mindestens einmal monatlich hergekommen, haben sich erkundigt, wie die Versuche laufen». Nun aber sitze man «einfach im Büro» und warte, «dass Resultate kommen, die Zahlen liefern, mit denen man zu den zuständigen Behörden reisen kann».[67]

Die Erfahrung mit Levoprotilin veranlasste Kuhn noch einmal zu einer Begründung, weshalb er die von der behördlichen Regulierung verlangten Prüfverfahren und Dokumentationen für fatal hielt. Sie seien «nicht nur wertlos, sondern in hohem Grade schädlich, weil sie neue Erkenntnisse geradezu unterdrücken».[68] «Grosse kontrollierte Studien» hätten auch schon erkennen lassen, «dass Imipramin sich von Placebo nicht unterscheide», was «total der klinischen Erfahrung über die Wirksamkeit von Imipramin an Millionen von kranken Menschen» widerspreche. Diese Studien gelangten dann «in die Hand von Psychotherapeuten, die depressiven Patienten erzählen, die Wirkung von Antidepressiva sei nur scheinbar, rein psychisch, durch den Glauben daran bedingt».[69] Zudem warf Kuhn den aktuellen Studien mangelnde Sorgfalt vor. «Wenn zum Beispiel eine Hauptindikation in dem Vermeiden der Nebenwirkung der Gewichtszunahme der klassischen Antidepressiva besteht, dann ist es selbstverständlich, dass man eine kontrollierte Studie auf Patienten beschränken muss, die während einer Antidepressiva-Therapie faktisch unter Gewichtszunahme leiden. [...] Wenn [...] Ihre grossen Versuchsreihen nicht unter Berücksichtigung dieser Kriterien durchgeführt wurden, dann ist das negative Ergebnis nichtssagend und völlig bedeutungslos!»[70] Kuhns Kritik zeigt, dass er

65 StATG, 9'40, 5.0.4/20.1, Kuhn an Max Wilhelm, 7. 11. 1991.

66 Ebd.

67 Ebd., Kuhn an Max Wilhelm, 9. 1. 1992, S. 2.

68 Ebd., Kuhn an Max Wilhelm, 8. 12. 1990.

69 Ebd.

70 Ebd.; siehe auch StATG, 9'40, 5.0.4/22, Kuhn an Dr. Justus Gelzer, Ciba-Geigy, 12. 5. 1992: «Die grosse Kalamität der antidepressiven Therapie ist und bleibt die Gewichtszunahme mit allem, was das mit sich bringt an Beeinträchtigung der compliance. Auch davon ist in den Arbeiten, die Sie mir geschickt haben, nicht die Rede. Hier hat das Levoprotilin eine zentrale Bedeutung, und es

die neuen Verfahren nicht vollständig verstand und ein methodisches Durcheinander machte. «Hauptindikation» für die Verwendung von Levoprotilin war die Diagnose Depression. Zugleich eine zweite Hauptindikation einzuführen war nicht möglich, für eine spezielle Berücksichtigung der Gewichtszunahme hätte man andere Wege einschlagen müssen.[71]

Kuhn schlug Ciba-Geigy vor, gemeinsam Front zu machen gegen die staatliche Regulierung und ihre Instanzen. «Es wäre dies ein hervorragendes Beispiel, das zeigen würde, dass und warum die zur Zeit üblichen Forschungsmethoden in der Psychopharmakologie scheitern, woher es kommt, dass seit mehr als zwei Jahrzehnten in der Psychopharmakologie überhaupt kein klinisch wesentlicher Fortschritt mehr erzielt worden ist und was vorzukehren ist, um diesem Übelstand abzuhelfen.»[72] Gemeinsam müsse man «die Entwicklung neuer Präparate verunmöglichende Reglementierung der Zulassungsbehörden [zurückweisen], was nicht nur im Interesse der Kranken, der Forschung, sondern vor allem auch der pharmazeutischen Industrie läge!»[73] Interne Stellungnahmen von Ciba-Geigy sind dazu nicht greifbar. Man kann sich aber mühelos vorstellen, für wie aussichtsreich man dort einen derartigen Frontalangriff gegen die staatlichen Instanzen, darin inbegriffen die mächtigen und längst massgebenden US-Behörden, befunden haben dürfte.

Kuhn sprach zwar durchaus Punkte an, die den Pharmaunternehmen Probleme bereiteten, namentlich die erschwerte Zulassung und die zahlreichen, nun erforderlichen statistischen Belege für die Wirksamkeit eines neuen Stoffes. Gleichzeitig schien sein Beharren auf explorativen, qualitativen Methoden aber definitiv unzeitgemäss. Keto sei einfach ein schlechtes Mittel gewesen, erinnert sich die ihm wohlgesinnte, ehemalige Ciba-Geigy-Mitarbeiterin Alexandra Delini-Stula.[74] Laurent Maître, der ebenfalls für diese Firma gearbeitet hatte, sah das ähnlich: «Sie zeigen [...]», so schrieb er Kuhn im Jahr 2001, «eine gewisse Sehnsucht nach älteren Präparaten (z. B. Ketimipramin, GP 31406 [Geigy Rosa] und Levoprotilin). Von meinem Standpunkt aus, d. h. vom Standpunkt eines ehemaligen Industrie-Menschen sehe ich die Sistierung der ersten zwei Substanzen, trotz unvollkommen characterisierter, interessanter Eigenschaften, nicht speziell mit einem weinenden Auge, wohl aber – und wie! – diejenige des

ist mir wirklich unverständlich, wie man, wenn man ein derartiges Präparat in den Händen hat, dessen Aussichten nur als hervorragend bezeichnet werden können, einen solchen Trumpf aus der Hand gibt. Es ist dies wahrscheinlich doch eine Folge der ungeeigneten Untersuchungsmethoden mit den unglücklichen Fragebogen, die nicht darauf eingerichtet sind, etwas Neues wie eben das Levoprotilin in seiner Bedeutung hervortreten zu lassen.»

71 Ob Letzteres geschah, ist aus der zu Levoprotilin vorliegenden Literatur nicht erkenntlich; Hess et al. (2016), S. 69–80; Steger/Jeskow (2018). Zum Inhalt der klinischen Studien über Levoprotilin findet sich dort fast nichts.

72 StATG, 9'40, 5.0.4/20.1, Kuhn an Max Wilhelm, 8. 12. 1990, S. 3.

73 Ebd.

74 Gespräch mit Alexandra Delini-Stula, 19. 6. 2017.

Levoprotilins. Jetzt, ca. 10 Jahre nach der Sistierung des Levoprotilins finde ich noch mehr als damals: das war in mancher Hinsicht eine desaströse und unbeachtet sehr kostspielige Entscheidung der Firma.»[75]

Alexandra Delini-Stula datierte das Erlöschen des Interesses an der Antidepressiva-Forschung schon auf 1986/87. «I have the impression that classical psychiatric indications are slowly losing their importance for big companies because I believe, they are not considered as very profitable.»[76] Eine neue, mehr geschäftlich als fachlich-medizinisch und psychiatrisch interessierte Manager-Generation sei bei Ciba-Geigy in den Vordergrund getreten. «There was no further active research in antidepressants. In Roche the same thing is happening in the benzodiazepine field and in Sandoz, I guess, in neuroleptic research.»[77]

Levoprotilin war somit definitiv gestrandet;[78] ein weiteres Ärgernis für den alternden Kuhn. «Ich sehe», so schrieb er 1996 an Maître, «wie die schweizerische Forschung, die seinerzeit weltweit an der Spitze stand, jede Bedeutung eingebüsst hat. An dem grossen Kongress in Paris, wo über die Zukunft der Antidepressiva im nächsten Jahrhundert gesprochen wurde, war von der Schweiz überhaupt nicht die Rede. Unser Land ist in dieser Beziehung zur Bedeutungslosigkeit herabgesunken.»[79] Maître, der um die Entscheidungswege bei Ciba-Geigy wusste, erklärte: «Das Levoprotilin ist ein gutes Beispiel repetitiver industrieller Fehlentscheide.» Er selbst möge sich allerdings öffentlich nicht mehr dazu äussern. «Mein Entscheid ist kürzlich durch eine Mitteilung bestärkt worden, nach welcher die letzte Charge der Reinsubstanz (oder der Rest davon, und es ist sehr viel Material gewesen!), verbrannt wurde: für *sehr* teures Geld, dafür jedoch technisch *lege artis* und umweltfreundlich.»[80]

Die Affäre Schenker und Fragen der Aufsicht

Im Jahr 1986, als Kuhn mit der Levoprotilin-Prüfung begann, wurde das Thurgauer Gesundheitswesen von einer Affäre um den Kantonsarzt Schenker erschüttert, deren juristische Bewältigung mehrere Jahre dauern sollte. Obwohl kein unmittelbarer Bezug zu Kuhn bestand, gab es vielfältige indirekte Zusammenhänge, weshalb er schliesslich 1989 eine amtliche Anfrage erhielt.

75 StATG, 9'40, 12/458, Laurent Maître an Kuhn, 6. 8. 2001. Nähere Unterlagen der Firma dazu wurden bisher nicht zugänglich gemacht.

76 Alexandra Delini-Stula, Gespräch mit David Healy, November 1994, in: Healy (1996), S. 434.

77 Ebd., S. 435.

78 Es gab noch einen Versuch mit der schwedischen Astra, Levoprotilin wiederzubeleben; Kuhn bemühte sich sehr, doch 1993 zogen sich auch die Schweden unter Verweis auf existierende Placebo-Studien zurück. Siehe StATG, 9'40, 5.0.4/23, Kontakte mit Astra, Schweden, 1993.

79 StATG, 9'40, 12/458, Kuhn an Laurent Maître, 21. 2. 1996.

80 Ebd., Laurent Maître an Kuhn, 25. 6. 1996.

Darauf verfasste Kuhn eine ausführliche Erklärung in eigener Sache, wie er sie weder vorher noch nachher je abgab.

Hans Schenker, Arzt und Psychiater aus Schaffhausen, leitete seit 1964 vorläufig und seit 1967 offiziell das einstige Kranken- und Greisenasyl St. Katharinental nahe dem thurgauischen Diessenhofen, das seit 1966 zum Alters- und Pflegeheim umbenannt und modernisiert worden war (heute Klinik St. Katharinental).[81] Er hatte dort ein 40-Prozent-Pensum. Bis er 1979 das Amt des Thurgauer Kantonsarztes übernahm, betrieb er zudem eine Hausarztpraxis. Der umtriebige Mann war auf vielen Feldern tätig, er war nicht nur in Politik, Militär und gesellschaftlichen Vereinigungen der Region engagiert, sondern war auch Präsident der Vereinigung Schweizer Kantonsärzte. Darüber hinaus publizierte er wissenschaftlich, sodass man sich fragt, wie das arbeitsmässig alles zu bewältigen war.

Im März 1986 informierte eine Arztgehilfin, zugleich Laborantin des Heims, den Vorsteher des Erziehungs- und Sanitätsdepartements, Arthur Haffter, dass in St. Katharinental klinische Versuche ohne Einverständnis der Patientinnen und Patienten durchgeführt würden. Es dauerte einen Monat, bis Schenker zum Sanitätsdirektor zitiert und mit den Vorwürfen konfrontiert wurde. Laut der entsprechenden Aktennotiz wurde ihm neben den «Medikamentenversuchen» an sich in erster Linie vorgehalten, die Zustimmung der Patienten nicht eingeholt, den Auftraggebern teilweise gefälschte beziehungsweise erfundene Untersuchungsergebnisse übermittelt, das Personal und die Infrastruktur des kantonalen Heims genutzt und dabei gleichzeitig Entschädigungen für sich bezogen zu haben. Die Weiterführung der laufenden Versuche wurde Schenker mit sofortiger Wirkung untersagt.[82] Die von der Regierung veranlasste Überprüfung verlief äusserst diskret, ganz auf eine Schonung Schenkers ausgerichtet. Man stellte ihn während des Verfahrens nicht einmal im Amt ein. Die Arztgehilfin wurde für ihre mutige Aktion nie verdankt, man nahm ihr im Gegenteil ein Schweigeversprechen ab.[83] Sie war erst ein halbes Jahr auf der Stelle gewesen, als sie beim Regierungsrat vorstellig wurde. Ihre Vorgängerin lehnte es lange ab, sich überhaupt befragen zu lassen – aus Angst vor dem Einfluss des mächtigen Hans Schenker, von dem sie annahm, dass er ihr beruflich immer noch schaden könne. Die Whistle-Blowerin hingegen stammte aus einem anderen Kanton, war erst kürzlich zugezogen und offensichtlich noch nicht in regionale Netzwerke eingebunden.

Schenkers Versuche in St. Katharinenthal hatten etwa 15 Jahre gedauert, wurden aber nicht umfassend untersucht. Stattdessen beschränkte man sich auf

81 Die Darstellung folgt der präzisen Aufarbeitung durch Müller (2018).

82 Ebd., S. 4.

83 Dies war unzulässig, da die von der Angestellten eingeklagten Sachverhalte mit dem ärztlichen Berufsgeheimnis nichts zu tun hatten.

die Prüfungen der letzten fünf Jahre – es wurde Verjährung geltend gemacht.[84] Es gab auch keine Bemühungen, die Patienten als Hauptbetroffene zu befragen (angeblich waren sie allesamt nicht zurechnungsfähig). Die Richtlinien der Schweizerischen Akademie der Medizinischen Wissenschaften (SAMW), die – wenn auch ohne rechtsetzende Kraft – die Wahrung der «geistigen und körperlichen Unversehrtheit» des Patienten anmahnten, wurden nicht einbezogen.[85] Den Grossen Rat informierte man nicht, ja nicht einmal die Aufsichtskommission der Krankenanstalten erfuhr etwas, was die bereits geschilderte, bescheidene Rolle dieser Kommission noch einmal sichtbar macht.[86] Dabei hatte jeder Untersuchungsschritt neue und schwerwiegende Delikte zutage gefördert. Schenker hatte die Patienten für eigene wissenschaftliche Interessen ausgenutzt, der Schaffhauser Firma Cilag gefälschte Daten geliefert, den Kanton durch massive Steuerhinterziehung betrogen und das Personal im Katharinental benutzt, das eine hohe zusätzliche Arbeitslast auf sich nehmen musste, ohne je über die Versuche informiert zu werden.
Das disziplinarrechtliche Verfahren endete im September 1986 mit einem Verweis, der mildesten der möglichen Massnahmen. Schenker sollte im Amt verbleiben, sofern der Ausgang des Strafverfahrens dem nicht im Wege stand.[87] Bewegung in der Öffentlichkeit kam erst auf, als die Sozialdemokratische Partei von der Affäre erfuhr, vermutlich informiert aus Kreisen des Personals des Pflegeheims St. Katharinental. Am 17. November 1986 reichte der sozialdemokratische Grossrat Thomas Onken mit 16 weiteren Parlamentariern eine Interpellation ein, die der Behörde zahlreiche Fragen stellte. Der grosse Sturm in der Öffentlichkeit blieb zwar aus, doch musste der zuständige Sanitätsdirektor Arthur Haffter den Grossen Rat nun detailliert informieren. Im März 1987 trat Schenker unter Druck von seiner Funktion als Direktor und Kantonsarzt zurück.
Ein Jahr später, im März 1988, verurteilte das Bezirksgericht Diessenhofen Schenker wegen diverser strafrechtlicher Delikte, die er im Rahmen seiner Versuche begangen hatte, zu einer unbedingten Gefängnisstrafe von 26 Monaten und einer Busse. Dieser focht das Urteil vor dem Thurgauer Obergericht an, das die Berufung teilweise guthiess und die Strafe auf 15 Monate Gefängnis bedingt reduzierte. Zudem kam es zum Schluss, das Sanitätsdepartement hätte eigentlich von Schenkers Forschungstätigkeit Kenntnis haben müssen. Haffters Vorgänger, Alfred Abegg, habe die Studien 1979 in der Zeitschrift der kantonalen

84 Müller (2018), S. 12. Dies war nur im Rahmen des disziplinarrechtlichen Verfahrens zulässig, bei einem gleichzeitig laufenden strafrechtlichen Verfahren hätten dessen (längere) Fristen gegolten.
85 Zitiert nach ebd., S. 11.
86 Siehe Kapitel 1, S. 38 f.
87 Die strafrechtlichen Untersuchungen begannen erst nach Abschluss des disziplinarrechtlichen Verfahrens. Der Thurgauer Regierungsrat schloss die disziplinarische Untersuchung gegen Schenker im Sommer 1986 ab und leitete danach verschiedene potenzielle Tatbestände ans Strafgericht weiter.

Verwaltung erwähnt.[88] Schenker habe auch regelmässig Kopien seiner publizierten Studien ans Sanitätsdepartement geschickt. In einem Interview mit der *Bodensee-Zeitung* hatte der damalige Präsident der Thurgauer Ärztegesellschaft Alfred Muggli (später Kantonsarzt) bereits im November 1986 bestätigt: «Ja, das war im Prinzip nichts Geheimnisvolles, denn Dr. Schenker hat verschiedene Ergebnisse seiner Untersuchungen in Fachzeitschriften publiziert. Die meisten Ärzte im Kanton haben darum gewusst, dass in St. Katharinental solche Medikamente erprobt werden.»[89]

Regierungsrat Haffter verteidigte sich, er habe nichts von den finanziellen Entschädigungen für diese Studien gewusst, was der Staatsanwalt für wenig überzeugend hielt. «Schon die allgemeine Lebenserfahrung spreche dagegen und überdies hätte der Verwaltung die langjährige Praxis des Direktors der Psychiatrischen Klinik Münsterlingen Roland Kuhn bekannt sein müssen, der mit Einwilligung von Schenkers Vorgängern im Kantonsarztamt ebenfalls Honorare der pharmazeutischen Industrie erhalten und für sich behalten habe.»[90]

Damit kam Kuhns Name ins Spiel. Um den Fall Schenker besser einordnen zu können, hatte sich das Obergericht im Juli 1989, zwei Monate vor dem Urteil, mit zwei zentralen Fragen an Kuhn gewandt. «Haben Sie für Ihre wissenschaftliche Tätigkeit Entschädigungen sowie Auslagenersatz von privaten Institutionen oder Unternehmungen erhalten?» Und zweitens: «Bestand mit Bezug auf die Behandlung dieser Entschädigungen und des Auslagenersatzes eine ausdrückliche oder stillschweigende Vereinbarung mit dem Sanitäts- und Erziehungsdepartement respektive mit dem Kantonsarzt?» Es folgten Detailfragen, wie diese Vereinbarung – falls existent – gelautet habe, respektive wie man faktisch verfahren sei, wenn keine solche explizite Übereinkunft existierte. Und abschliessend: «Hatten das Sanitäts- und Erziehungsdepartement oder der Kantonsarzt von dieser Handhabung Kenntnis?»[91]

Kuhn antwortete bereits wenige Tage später, in einem dicht gedrängten fünfeinhalbseitigen Schreiben. Es ist ein eigenartiger Brief. Während die Anfrage auf eine Einordnung von Schenkers Versuchen abzielte, äusserte sich Kuhn zu zahlreichen Fragen, die gar nicht gestellt worden waren. Unübersehbar sind der rechtfertigende Charakter und ein gewisses Ressentiment. Er müsse «weiter ausholen, als die einfache Beantwortung Ihrer Fragen dies nahelegen würde», erklärte Kuhn einleitend, liess dem aber sogleich eine Unwahrheit folgen. «Die Sachverhalte, über welche Sie mich befragen, liegen Jahrzehnte zurück. Ich habe darüber keine Akten und bin deshalb auf mein Gedächtnis angewiesen.»[92] Akten besass er bekanntlich in grösster Menge, zu seinen Versuchen,

88 Müller (2018), S. 23.
89 Bodensee-Zeitung, 21. 11. 1986, S. 21, zitiert nach Müller (2018), S. 25, Anm. 125.
90 Müller (2018), S. 23 f.
91 StATG, 9'40, 1.05/5, Vizepräsident des Obergerichts Thomas Zweidler an Kuhn, 10. 7. 1989.
92 Ebd., Kuhn an Zweidler, 17. 7. 1989.

seinen Kontakten mit der Industrie und zu seiner Honorierung. Gelten lassen kann man bestenfalls, dass es kaum Unterlagen zur Information von Kantonsarzt und Regierung über die Entschädigungsfrage gab, welche das Obergericht in den Vordergrund stellte. Gemäss Kuhns eigener Auskunft existierten nur mündliche Regelungen, was so umfassend nicht stimmt.[93] Auch schien er davon auszugehen, dass eine mündliche Vereinbarung mit dem Kantonsarzt einer Bewilligung durch das Sanitätsdepartement gleichkam. Was die «Jahrzehnte» betrifft, die das alles zurücklag, ist daran zu erinnern, dass er vier Jahre zuvor die grösste je bezogene Zahlung von Ciba-Geigy erhalten hatte, die letzte vertraglich vereinbarte Umsatzbeteiligung für Ludiomil.

Bevor sich Kuhn der Frage der Entschädigung zuwandte, begründete er ausführlich, warum wissenschaftliche Arbeit in der Psychiatrie überaus wichtig sei – er habe sich darüber schon beim Dienstantritt 1939 mit Direktor Zolliker verständigt. Dann legte er dar, wie es zur Entdeckung von Tofranil gekommen war, betonte dessen weltweite Verbreitung und unterstrich, wie vorsichtig und sorgfältig man bei den Versuchen vorgegangen sei. «Zu Beginn der Prüfung einer neuen Substanz haben wir immer nur einen Viertel der von der Herstellerfirma angegebenen Dose verabreicht und stets sogleich eine sehr genaue klinische Beobachtung und Untersuchung der Auswirkungen vorgenommen.»[94] Damit war indirekt eingeräumt, dass solche Prüfungen auch Risiken beinhalteten; in der Realität allerdings ging Kuhn keineswegs so vorsichtig vor wie behauptet. Ebenso hielt er fest, dass die chemische Industrie «Garantie für alle eventuell aus den Versuchen entstehenden Schäden» übernommen habe.[95] Dass diese Frage angesprochen wurde, ist allerdings nur für eine einzige Prüfung belegt.[96]

«In Münsterlingen war freilich wissenschaftliche Arbeit sowohl für Direktor Zolliker wie für mich selbst immer Freizeitarbeit», so charakterisierte Kuhn die Substanzprüfungen in der Klinik.[97] Dies war eine von Kuhn wiederholt gern benutzte Wendung, mit der er die grossen Opfer unterstrich, die er erbracht hatte. Bedenkt man den enormen Umfang und den damit verbundenen Arbeitsaufwand der Prüfungen, erscheint der Anspruch freilich absurd. Die ganze Klinik war in diese «Freizeitarbeit» involviert; ohne die umfassende Nutzung ihrer Infrastruktur wären die Prüfungen gar nicht möglich gewesen. Inwiefern dies «privat» sein konnte und nicht doch eine eigenmächtig vorgenommene Erweiterung von Kuhns amtlicher Funktion darstellte, blieb im Unbestimmten.[98]

93 Siehe Kapitel 5, S. 187.
94 StATG, 9'40, 1.05/5, Kuhn an Zweidler, 17. 7. 1989, S. 2.
95 Ebd., S. 4.
96 Siehe die Prüfung von Ciba 24160 im Jahr 1959; StATG, 9'40, 5.0.2/2, Dr. med. H. J. Kaufmann an Kuhn, 1. 12. 1959.
97 StATG, 9'40, 1.05/5, Kuhn an Zweidler, 17. 7. 1989, S. 2.
98 Vgl. Kapitel 5, S. 183.

Was die Einwilligung der behandelten Patientinnen und Patienten betraf, erklärte Kuhn ungefragt: «Die Patienten wurden dahingehend orientiert, wir hätten ein neues Medikament, das ihnen vielleicht besser helfen könne als die bisher angewendeten Mittel. [...] Es gibt gerade in der Psychiatrie oft Menschen, die man nicht zuerst fragen kann, ob sie mit einer Behandlung einverstanden seien, sei es, dass ihre geistige Entwicklung nicht genügt, um sinnvoll Stellung zu beziehen, sei es, dass ihre aktuelle Krankheit ihre Urteilsfähigkeit schwer einschränkt oder gar das Bewusstsein stark einschränkt. In diesen Fällen ist es Sache des verantwortungsbewussten Arztes zu entscheiden, oder wenn eine entsprechende Kommission besteht, vor dieser einen Behandlungsantrag zu vertreten.» Von den Angehörigen und den gesetzlichen Vertretern der Patienten war nicht die Rede. Kuhn berief sich ganz auf die nur im Interesse des Patienten handelnde ärztliche Autorität, die er der laienhaften Unwissenheit gegenüberstellte, ging dann aber vom Wohl des einzelnen Prüfpatienten nahtlos zum Wohl der Allgemeinheit über, die von der Entwicklung neuer, wirksamerer Medikamente profitiere. Leider sei es aber «für viele Menschen offensichtlich sehr schwer die Bedeutung medizinischer Forschungen und Entdeckungen zu ermessen». «So hat man auch im Kanton Thurgau die Leistungen in der Psychiatrischen Klinik Münsterlingen nicht zur Kenntnis genommen.» Zudem werde die Pharmaindustrie «durch behördliche Reglementierung nicht nur in finanzieller Beziehung eingeschnürt, sondern wahrscheinlich noch mehr durch Vorschriften über die Prüfung neuer Substanzen am kranken Menschen».[99]
Damit ging Kuhn zur Frage der Entschädigungen über, wo sein Groll gegen den Kanton unverhüllt hervortrat. «In Münsterlingen waren die leitenden Beamten über Jahrzehnte ungenügend bezahlt.» Zolliker habe immer Nebenbeschäftigungen übernehmen müssen, um seine Familie überhaupt durchzubringen, und sei froh gewesen, als Kuhn dank seiner wissenschaftlichen Tätigkeit ebenfalls eine Erhöhung der Einnahmen erzielte. Als Nachfolger Zollikers habe er eine Zulage von 10 000 Franken zu seinem Salär von damals 38 000 Franken erhalten. «Man erklärte mir, der Kanton bezahle einen Nachfolger grundsätzlich nicht besser als den Vorgänger.» Der damalige Kantonsarzt, Dr. Bütler, habe ihm gesagt, er müsse seinen Lohn «auf denjenigen eines durchschnittlichen Allgemeinpraktikers erhöhen, was damals etwa einen Betrag in der Grössenordnung des Drei- bis Vierfachen meiner Besoldung ausgemacht hätte».[100] An dieser Stelle übertrieb Kuhn kräftig, wie eine von ihm selber stammende Notiz von 1971 verdeutlicht; dort war nur von einer Verdopplung die Rede.[101] Ohnehin waren die Zahlen schlecht vergleichbar, da ein Allgemeinpraktiker als selbstän-

99 StATG, 9'40, 1.05/5, Kuhn an Zweidler, 17. 7. 1989, S. 2 f.
100 Ebd., S. 4.
101 Siehe StATG, 9'10, 1.2.8/6, Besprechung mit Kantonsarzt Dr. Julius Bütler, Aktennotiz Kuhn, 26. 6. 1971, S. 1: «Man gibt sich Rechenschaft, dass diese Gehälter im Vergleich zu denjenigen anderer Kantone ungenügend sind. Man rechnet angesichts der Finanzlage des Kantons nicht damit, dass

dig Erwerbender ganz anders abrechnete. Bei der erwähnten Zahl von 38 000 respektive 48 000 Franken handelte es sich zudem nur um Kuhns Grundlohn.[102] Zur Frage nach den Einnahmen aus der chemischen Industrie übergehend, erklärte Kuhn, der Kantonsarzt habe ihm seinerzeit gesagt, er «sei über Jahrzehnte derart ungenügend bezahlt worden, dass er es nur als recht und billig betrachte, wenn ich nachträglich wenigstens etwas entschädigt werde. Dr. Bütler und später Kantonsarzt Dr. Nufer, den ich über meine Abmachung mit seinem Vorgänger orientierte und der damit einverstanden war, waren beide über meine damalige finanzielle Situation genau orientiert. Ich habe auch meine Nebeneinnahmen immer wahrheitsgetreu vollständig auf der Steuererklärung deklariert.»[103]
Abschliessend hob Kuhn hervor, dass die Medikamentenausgaben der Klinik infolge der Versuche «um Beträge fünfstelliger Zahlen» reduziert worden seien, ein Spareffekt, für den die Klinik ausdrücklich gelobt worden sei.[104] Sodann resümierte er: «Ich weiss nicht, ob und gegebenenfalls wann und wie Direktor Zolliker das Sanitätsdepartement über die Medikamentenprüfungen orientierte. [...] Solange Direktor Zolliker im Amt war, bestand eine Vereinbarung zwischen ihm als meinem Vorgesetzten und mir betreffend die Behandlung dieser Entschädigungen. Inwiefern das Sanitätsdepartement von Direktor Zolliker orientiert worden ist, weiss ich nur zum Teil. Ich weiss nur, dass vermutlich Ende der 50er Jahre die Aufsichtskommission von Direktor Zolliker über die Durchführung von Versuchen für die chemische Industrie unterrichtet wurde. Ob damals auch von finanziellen Regelungen die Rede war, weiss ich nicht, es dürfte dies jedoch eher unwahrscheinlich sein.»[105]
Was das Obergericht mit dieser Antwort anfing, ist unklar. Man sah aber offensichtlich davon ab, Kuhn gegenüber zu reagieren oder gar seine Versuchspraxis zu untersuchen. Von Kuhn sind ebenfalls keine weiteren Äusserungen zur Anfrage des Obergerichts überliefert.[106] Auch in seiner Privatkorrespondenz findet sich nichts. Somit bleibt offen, ob er sich allenfalls doch – vom ersten Urteil im Fall Schenker aufgeschreckt – von einer denkbaren Kritik seiner eigenen Tätigkeit bedroht fühlte und deshalb so ausführlich und rechtfertigend antwortete.

diese Gehälter in absehbarer Zeit denjenigen anderer Kantone angeglichen werden können. Man müsste sie sonst um mindestens fast den gleichen Betrag erhöhen.»

102 Vgl. Kapitel 5, S. 184 f.

103 StATG, 9'40, 1.05/5, Kuhn an Zweidler, 17. 7. 1989, S. 4. Vgl. Kapitel 5, S. 177 f., 183, 187.

104 StATG, 9'40, 1.05/5, Kuhn an Zweidler, 17. 7. 1989, S. 5.

105 Ebd., S. 5 f.; das Protokoll der Aufsichtskommission deutet an, dass die Versuche im Juni 1960 tatsächlich thematisiert wurden; siehe StATG, 4'840'33, Aufsichtskommission, Protokolle, 29. 6. 1960.

106 Hingegen existiert ein zwei Wochen früher entstandener Brief Kuhns an Dr. med. Udo Benzenhöfer, der ihm einige Fragen zur Imipramin-Einführung und zur Frage des Einverständnisses der Patienten gestellt hatte (siehe Schlusswort, S. 279 f.). Die Formulierungen sind teilweise praktisch identisch mit dem Brief ans Obergericht (siehe StATG, 9'40, 5.1.2/2, Kuhn an Benzenhöfer, 29. 6. 1989).

Ebenso möglich ist, dass er sich eine solche Wende aus lauter Stolz auf seine Verdienste schlichtweg nicht vorzustellen vermochte. In jenem Fall wären die überbordenden Auskünfte lediglich durch seinen Hunger nach Anerkennung zu erklären und durch sein Ressentiment, im Kanton Thurgau wie darüber hinaus nie in einer ihm angemessen scheinenden Weise gewürdigt und verdankt worden zu sein.
Der Fall Schenker aber, der diesen bemerkenswerten Brief Kuhns zur Folge hatte, führte auf gesetzlicher Ebene zur Beendigung des bis dahin geltenden Laisser-faire. Im Juni 1987 erfuhr das neue Gesundheitsgesetz von 1985 eine Ergänzung durch eine «Verordnung über die Rechtsstellung der Patienten in den kantonalen Einrichtungen des Gesundheitswesens».[107] Hier wurden erstmals die Begriffe «Heilversuch» und «wissenschaftliche Versuche» eingeführt, wobei mit letzterem Medikamentenversuche zu Forschungszwecken gemeint waren.[108] Schriftliche Information und Zustimmung waren nun unabdingbar. Versuche mit urteilsunfähigen Personen waren verboten; klinische Prüfungen wurden explizit als Nebenverdienste ausgeschlossen. Darüber hinaus rief der Thurgau als erster Schweizer Kanton eine «medizinisch-ethische Kommission» ins Leben; man war ein wenig stolz auf diese Premiere.[109] Die Kommission hatte den «medizinischen und therapeutischen Wert» eines jeden Versuchs festzustellen und den Sanitätsdirektor darüber zu informieren.[110] Die Ära der grossen, gänzlich unbeaufsichtigten Versuche lag allerdings längst zurück. In der Klinik Münsterlingen gab es während der 1980er- und 1990er-Jahre nur noch einzelne klinische Prüfungen, über die wenig bekannt ist.[111] Roland und Verena Kuhn hingegen waren damals in ihrer Privatpraxis immer noch mit der Erprobung von Levoprotilin beschäftigt. Eine Bewilligung der Kommission benötigten sie dafür nicht, da Letztere bei Beginn der Versuche 1986 noch nicht existiert hatte.[112]

Kontroverse Erinnerungen: Kuhn wird historisch

Kuhns Verdienste um die Entdeckung der antidepressiven Wirkung von Tofranil waren – etwas verzögert – in grossen Teilen der Fachwelt zur Kenntnis genommen worden. In den 1970er-Jahren setzten die öffentlichen Ehrungen ein,

107 Müller (2018), S. 31–35.
108 Damit wurde die Unterscheidung der SAMW von 1970, die «Forschungsuntersuchungen im Interesse der zu untersuchenden Person» von solchen abgrenzte, «die der allgemeinen medizinischen Forschung dienen» (vgl. Kapitel 6, S. 200 f.), rechtsverbindlich.
109 Zur Geschichte der Ethikkommissionen in der Schweiz siehe Jenni (2010).
110 Zit. bei Müller (2018), S. 33.
111 Wenige Hinweise finden sich in den Akten des Direktionsarchivs Studer; siehe Archiv PKM, 1.60.01, Medikamentenforschung: Sandoz NB 106-689, 1984/85; Risperidon bei Schizophrenen, 1993/94.
112 Auskunft von Rainer Andenmatten, ehemaliger Kantonsapotheker und 1996–2016 Präsident der Kantonalen Ethikkommission; E-Mail an die Projektleiterin, 6. 1. 2019.

bemerkenswerterweise zuerst in den USA, obwohl seine Kontakte dort infolge seiner schlechten Englischkenntnisse immer begrenzt geblieben waren.[113] Ab 1981 erhielt er drei Ehrendoktortitel, aus dem belgischen Louvain (1981), von der angesehenen Pariser Sorbonne (1986) und schliesslich auch von der Medizinischen Fakultät der Universität Basel (1992), die sich teils auf seine Verdienste um die Daseinsanalyse, teils auf diejenigen um die Psychopharmaka bezogen.[114] Wiederholt wurde er als Zeitzeuge zu Anlässen eingeladen, die sich mit der frühen Entwicklung der Psychopharmaka befassten. Zum 40. Geburtstag von Tofranil veranstaltete die Psychiatrische Universitätsklinik Frankfurt ein Symposium, an dem er ebenfalls sprach.[115] «Ich werde so selbst langsam zu einer geschichtlichen Person», schrieb er 1998 an einen ehemaligen Fachkollegen.[116]

Im März 1982 gelangten die Psychiater Hans Heimann und Gerhard Langer an Kuhn; sie wollten ein Handbuch «Psychopharmaka. Grundlagen und Therapie» herausgeben und ihm das Werk widmen. «Es liegt uns daran», so schrieb der mit Kuhn befreundete Heimann, «Dich als einen der Pioniere der klinischen Psychopharmakologie zu ehren und den Leser darauf aufmerksam zu machen, dass wesentliche Impulse zur Entwicklung dieser Therapieverfahren dem europäischen und hier dem deutschsprachigen Raum zu verdanken sind.»[117] Im Handbuch wurde Kuhn als «europäischer Kliniker und Forscher» gewürdigt, der umfassende theoretische Erkenntnis mit praktisch-therapeutischer Erfahrung verband und die «begrenzten Probleme der psychopharmakologischen Behandlung, ihre Grundlagen und ihre Praxis, in einen umfassenden theoretischen Horizont menschlicher Existenz zu stellen» vermochte.[118] Das war viel der Ehre. Kuhn reagierte erfreut und brachte sogleich Ergänzungsvorschläge an, als das Handbuch Anfang 1984 erschien. In einer zweiten Auflage werde das gewiss möglich sein, versicherte ihm Heimann.[119]

1997 erschien dann *The Antidepressant Era*, ein Buch des britischen Psychiaters und Psychiatriehistorikers David Healy, in dem es um die Einführung und Verbreitung von Antidepressiva geht.[120] Healy hatte zahlreiche Interviews mit

113 Die frühen Ehrungen aus den USA hebt er selber hervor; siehe Kuhn (1977), S. 224.

114 Siehe StATG, 9'40, 13.0, 13.1, 13.3. In Paris wurde er für die Daseinsanalyse geehrt, in Basel für Imipramin, in Louvain für beides. Viele seiner daseinsanalytischen Texte wurden auf Französisch übersetzt.

115 StATG, 9'40, 12/73, Korrespondenz mit Prof. H.-G. Baumgarten, Berlin.

116 StATG, 9'40, 12/429, Kuhn an Jules Angst, 8. 5. 1998.

117 StATG, 9'40, 3.42/0, Hans Heimann an Kuhn, 2. 3. 1982.

118 Langer/Heimann (1983), Widmung.

119 StATG, 9'40, 3.42/0, Heimann an Kuhn, 1. 3. 1984 (Antwort auf Kuhns nicht erhaltene Reaktion auf das Buch).

120 Siehe Healy (1997). Healy publizierte weiter auf dem Gebiet (Healy 2002). Inzwischen engagiert er sich stark gegen die vorschnelle Verschreibung von Antidepressiva, namentlich auch an Jugendliche (Suizidgefahr), und tritt als Gutachter in Prozessen gegen grosse Konzerne auf; siehe seine materialreiche Homepage https://davidhealy.org/ (12. 7. 2019).

noch lebenden Pionieren der Psychopharmaka-Entwicklung geführt und auch diese Gespräche in drei Bänden veröffentlicht, was wiederum eine Grundlage für sein Antidepressiva-Buch bildete.[121] Im September 1996 war Healy in Begleitung des kanadischen Historikers Edward Shorter in Scherzingen zu Besuch gewesen, um auch ein Gespräch mit Kuhn zu führen.[122] Eine erste Ahnung vom ihn betreffenden Inhalt des Buchs erhielt dieser spätestens im Sommer 1999, als Jules Angst ihm von einem Vortrag schrieb, den David Healy in Zürich gehalten hatte. Dabei sei der Name des ehemaligen Geigy-Mitarbeiters Paul Schmidlin gefallen. «Es würde mich interessieren», so bemerkte Angst, «wie Sie die Rolle von Paul Schmidlin einschätzen, der bis zu seinem Tode immer wieder geäussert hatte, er hätte aufgrund der durch Sie und andere gemachten klinischen Beobachtungen geschlossen, Imipramin [Tofranil] sei ein Antidepressivum.»[123] In Zürich wie in Basel habe Schmidlin diese Sicht der Dinge immer wieder vertreten. Kuhn antwortete ausführlich, das Buch von Healy konsultierte er aber nicht.[124] Die angelsächsische Literatur lag ihm schon aus sprachlichen Gründen fern. Erst um die Jahreswende 2000/01 holte er die Lektüre nach, nachdem ihn jemand darauf aufmerksam gemacht hatte, dass dort seine zentrale Rolle in der Entwicklung von Tofranil erheblich in Zweifel gezogen werde.[125]

Nun war Kuhns Zorn gross; Erinnerungen kamen hoch. Bei der Lektüre weiterer, von Healy und Kollegen publizierter Bände ärgerte er sich erneut, als er Äusserungen über seine Person entdeckte, die er als beleidigend empfand.[126] Im August 2001 protestierte er in einem langen Brief an David Healy.[127] Es gehe hier nicht um Meinungen und Interpretationen, sondern um Fakten. Paul Schmidlins in Healys Buch wiedergegebene Äusserungen würden den Anschein wecken, dass er – Roland Kuhn – sich fremdes geistiges Eigentum angeeignet habe, indem er unterschlagen habe, dass der Geigy-Mitarbeiter ihm den entscheidenden Hinweis gegeben habe, das spätere Tofranil auch bei Depressionen zu prüfen.[128] Healy hatte tatsächlich nie mit Schmidlin gesprochen, der bereits 1984 verstorben war. Dessen Ansichten waren ihm nur von dritter Seite

121 Siehe Healy (1996, 1998, 2001).

122 Publiziert in Healy (1998), S. 93–118. Der Text ist nicht leicht verständlich infolge der grossen Schwierigkeiten, die Kuhn mit der englischen Sprache hatte.

123 StATG, 9'40, 12/31, Jules Angst an Kuhn, 28. 6. 1999.

124 Ebd., Kuhn an Angst, 5. 7. 1999. Es habe seinerzeit Schwierigkeiten mit Schmidlin gegeben, an die er sich nicht genau erinnere. «Ich habe dann hie und da auf irgendwelchen Wegen gehört, dass Schmidlin sich über mich beklage, ich hätte seine grossen Verdienste um die Entdeckung des Tofranils nicht gewürdigt. Ich bin aber dieser Sache nie nachgegangen, weil es mich eigentlich nicht so sehr interessierte.» (S. 4).

125 Wer Kuhn informierte, bleibt unklar. Die erste dokumentierte Reaktion auf die Lektüre findet sich in StATG, 9'40, 12/144, Kuhn an Arvid Carlsson, Göteborg, 23. 1. 2001.

126 Ban et al. (1998).

127 Abgedruckt in Ban et al. (2002), S. 286–288.

128 Siehe Kapitel 2, S. 71 f.

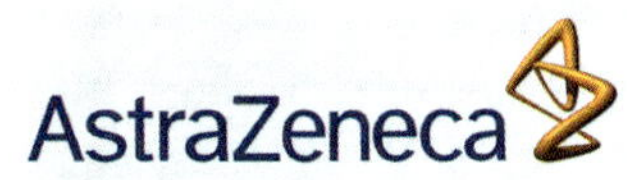

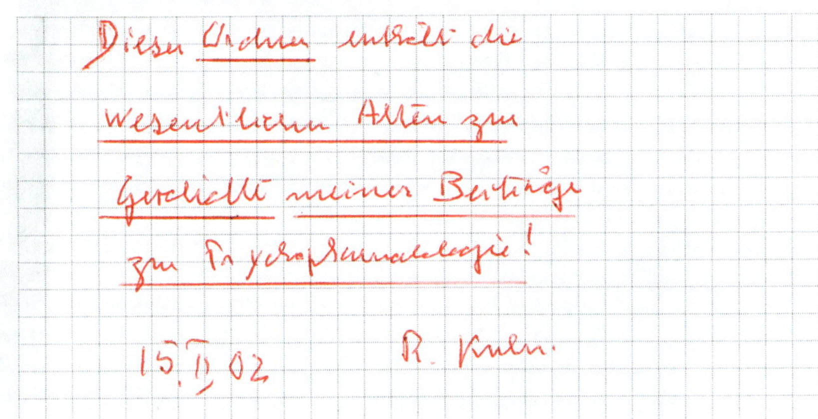
Dieser Ordner enthält die wesentlichen Akten zur Geschichte meiner Beiträge zur Psychopharmakologie!

15.II.02 R. Kuhn

Abb. 29: «Dieser Ordner enthält die wesentlichen Akten zur Geschichte meiner Beiträge zur Psychopharmakologie!» Roland Kuhn schreibt sich in die Geschichte ein, Notiz, 2002.

zugespielt worden, ohne dass Healy darüber klar Auskunft gab.[129] In einer altertümlichen Wendung beharrte Kuhn darauf, diese Darstellung verletze seine Ehre und den guten Namen seiner Familie; er verlangte eine Richtigstellung.[130] David Healy entschuldigte sich wegen der offensichtlichen Kränkung, berief sich aber auf seine Dokumentation. Er sei in den geführten Interviews bewusst ein wenig provokativ vorgegangen, um das Gespräch in Gang zu bringen. Im Zusammenhang mit Kuhns Rolle sei ihm wiederholt – so räumte er ein – eine gewisse Feindseligkeit von anderen Parteien aufgefallen, die er sich nicht habe erklären können.[131] Bei so widersprüchlichen Ansichten wäre eine Konfrontation der beteiligten Interviewpartner angemessen gewesen; die Organisation eines solchen Austauschs mit Gelegenheit zur Replik hatte er unterlassen. Da sich ein weiterer Dokumentationsband bereits der Fertigstellung näherte, gelang es, Kuhn zu besänftigen, indem er dort Raum erhielt, um seine Position

129 Mit einem dieser Übermittler, dem Basler Psychiater Raymond Battegay, Schüler von Kielholz, suchte Kuhn Anfang 2001 den brieflichen Kontakt, der ziemlich kühl verlief; siehe StATG, 9'40, 12/71.

130 Kuhn an Healy, 20. 8. 2001, in: Ban et al. (2002), S. 288.

131 Healy an Kuhn, 23. 8. 2001, in: ebd., S. 289 f.

ausführlich darzustellen.[132] Der Termin war knapp, in grosser Eile machte er sich an die Arbeit. Er begann seine Aktenbestände zu durchstöbern und umzuordnen. Ab und zu hinterlegte er eine Notiz, dass diese Dokumente Historie und bedeutungsvoll seien – ein Hinweis für die künftige Forschung: «Dieser Ordner enthält die wesentlichen Akten zur Geschichte meiner Beiträge zur Psychopharmakologie», vermerkte er beispielsweise auf einem Zettel, der das Markenzeichen einer Pharmafirma trägt (Abb. 29).[133]

Ob Kuhn seine innere Ruhe wiederfand, als seiner Version der Entdeckungsgeschichte von Tofranil ebenfalls Platz eingeräumt wurde, bleibt allerdings unklar. Während er gegenüber Healy die Höflichkeit wahrte und von «Irrtümern» sprach, deren Korrektur er verlangte, klang es in seiner privaten Korrespondenz weit härter. Durchweg sah er sich als Opfer von «Verleumdung», also von bewusst böser Absicht.[134] Im Mai 2001 ging er so weit zu vermuten, dass er nicht mehr eingeladen werde an Kongresse zur Geschichte der Antidepressiva, weil man Healys Darstellung in der *Antidepressant Era* weithin Glauben schenke.[135] Wer die unsichtbaren Gegner waren, liess er offen. Es gab keinen plausiblen Grund, weshalb Healy Kuhn hätte Schaden zufügen wollen.

Kuhn blickte mit Stolz auf sein Werk, das in seiner Erinnerung zentralen Raum einnahm. Das ‹Werk› war aus seiner Sicht ein wichtiger Baustein beruflicher Lebensbewältigung.[136] Lange Zeit hatte er dieses vor allem über die Daseinsanalyse definiert; im Alter gewann die Psychopharmakologie daneben an Boden, hatte er doch hier konkrete Erfolge vorzuweisen. Wurde dies nicht angemessen gewürdigt, zeigte er eine hohe Kränkungsbereitschaft.

Anlässlich von Kuhns 90. Geburtstag fand zu seinen Ehren 2002 ein Symposium in der Klinik Münsterlingen statt. In seinen eigenen Beiträgen wie in jenen der Gratulanten erscheint er als subtiler, philosophisch geschulter Beobachter und Analytiker menschlicher Befindlichkeiten. Etliche Jahre später, nach Kuhns Tod im Oktober 2005, entstand in den von uns geführten Zeitzeugeninterviews ein

132 Ban et al. (2002). Der Band enthält ein «Imipramin-Dossier», das unter anderem Korrespondenz Kuhns mit David Healy, Pierre Simon und Edward Shorter, eine Stellungnahme Kuhns zu Aussagen aus Healys «The Antidepressant Era» von 1997 sowie eine Reihe von Dokumenten aus Kuhns privatem Archiv umfasst.

133 Die neue Kompilation von Akten ist heute abgelegt unter StATG, 9'40, 5.1.0/0.2. Darin sind zahlreiche Notizen Kuhns enthalten. Dieser verwendete oft die Rückseite unbenutzter Einzahlungsscheine, um Papier zu sparen. Die Notizen sind gut erkennbar, da meist datiert und mit einem roten Kugelschreiber verfasst.

134 Siehe StATG, 9'40, Bestand 12, Blaue Ordner. Darin gibt es diverse Briefe Kuhns aus dieser Zeit, in denen der Begriff der Verleumdung erscheint; so 9'40, 12/144, an Arvid Carlsson, 23. 1. 2001; 9'40, 12/71, an R. Battegay, 30. 1. 2001; 9'40, 12/593, an Thomas Pollmächler, Max-Planck-Institut München, 14. 4. 2001; 9'40, 12/458, an Laurent Maître, 22. 8. 2001 (dort spricht er von «unwahren Behauptungen»).

135 StATG, 9'40, 12/140, Kuhn an Charles Kahn, Montreal, 14. 5. 2001; Kahn übersetzte Kuhns Darstellung für das «Imipramin-Dossier» ins Englische.

136 Siehe den bereits in Kapitel 1, S. 43, zitierten Artikel, Kuhn (1994), der in dieser Hinsicht auch autobiografische Züge trägt.

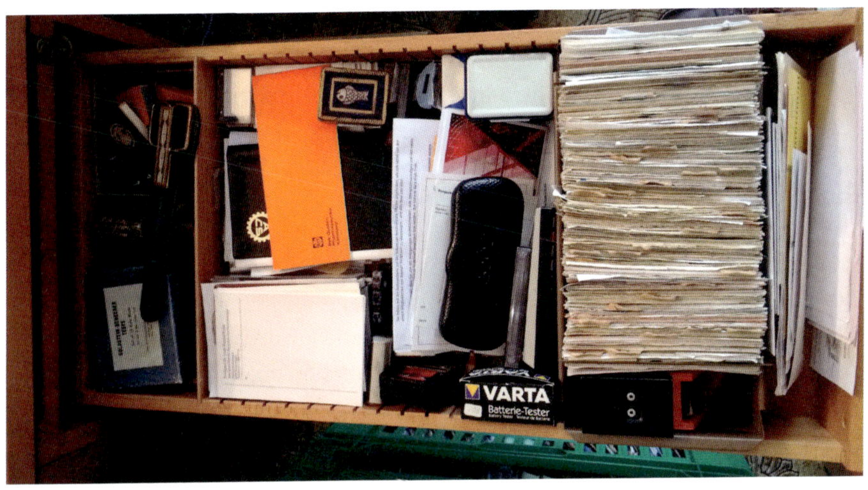

Abb. 30: Schreibtisch-Schublade Roland Kuhns, 2013.

anderes Bild. Inzwischen hatte die einsetzende öffentliche Diskussion einige kritische Akzente gesetzt und insbesondere die klinischen Prüfungen problematisiert; die Bereitschaft zur uneingeschränkten Bewunderung nahm ab. Niemand bezweifelte, dass er ein unglaublich harter und fleissiger Arbeiter gewesen war. «Das ganze Leben in der Klinik [sei] fast klösterlich gewesen», erinnert sich Albert Lingg, Assistenz- und dann Oberarzt in den 1970er-Jahren.[137] Kuhn lebte ganz und gar für die Klinik, streng war er, in den Augen mancher allzu streng. Kritisiert wurde seine Distanziertheit, zum Beispiel beim Ablauf der Visite – seine Art, die Patienten anzusprechen, sei mechanisch gewesen, ohne wahrnehmbare Wertschätzung.[138] «Er war kein zugewandter Mensch», meint eine ehemalige Klinikangestellte; er war «schlecht im Kontakt», sagt ein anderer.[139] Ausgleichend wirkte neben ihm Verena Kuhn, in sozialer Beziehung weit wärmer, mitunter sogar herzlich.[140] Ihm war vor allem die Befolgung seiner Ratschläge und Anordnungen wichtig. Zu einer näheren Begegnung kam es am ehesten, wenn Kuhn jemanden nützlich oder interessant fand, etwa wenn ein

137 Gespräch mit Albert Lingg, 7. 9. 2016.
138 Telefoninterview mit einer ehemaligen Schwester, die 1970 in der Psychiatrischen Klinik Münsterlingen arbeitete, 11. 11. 2016.
139 Gespräch mit ehemaliger Verwaltungsangestellter, 28. 11. 2016; Gespräch mit Jürg Grundlehner, der 1971–1974 eine Lehre in der Psychiatrischen Klinik Münsterlingen absolvierte, 23. 8. 2017.
140 So diverse Aussagen von Zeitzeugen: Gespräch mit ehemaliger Verwaltungsangestellter der Klinik, 28. 11. 2016; Gespräch mit Karl Studer, Nachfolger Kuhns, 3. 11. 2016; Gespräch mit ehemaligem Assistenzarzt, 6. 3. 2018.

Patient oder eine Patientin mitteilungsfähig war und zum Gesprächspartner wurde. Oder wenn er von den pharmakologischen Kenntnissen eines Mitarbeiters wie Hugo J. Bein profitieren konnte. Mit einzelnen ambulanten Patienten entstanden bisweilen langjährige Beziehungen – die Betreffenden erinnern sich positiv an ihn. Aufmerksamer und zugewandter Beobachter oder ein kontaktarmer, primär am Respekt für seine hierarchische Stellung orientierter Mensch? Der Gegensatz kann hier nur festgehalten werden, auflösen lässt er sich nicht.

Was im ganz hohen Alter, in Kuhns letztem Lebensabschnitt verblieb, war die Sorge um sein Nachleben, um seine wissenschaftliche Hinterlassenschaft. Wie die hinterlegten Notizen zeigen, beschäftigte er sich auch nach dem Streit mit David Healy noch mit der Sichtung der eigenen Bestände.[141] Dieses anhaltende Interesse wurde unmittelbar sichtbar, als der Staatsarchivar des Kantons Thurgau ihn im April 2005 kontaktierte.[142] Das Staatsarchiv hatte inzwischen die Akten der Klinik übernommen und erschlossen und interessierte sich für deren Ergänzung. Kuhn reagierte umgehend und positiv, es kam wenige Tage später zu einer persönlichen Begegnung und ersten Besichtigung des privaten Archivs. Die Überführung seiner Papiere ins Staatsarchiv schien Kuhn eine gute Lösung. Der Tod durchkreuzte die eigenhändige Durchführung dieser Absicht, 2005 verstarb Kuhn im Alter von 93 Jahren. Der bemerkenswerte Bestand gelangte erst 2012/13 ins Staatsarchiv (Abb. 30), das diesen in aufwendiger Detailarbeit ordnete und erschloss. Er stellt eine vermutlich einmalige Dokumentation dar; ohne sie wäre dieses Buch nicht möglich gewesen.

141 Siehe Einleitung, S. 9 f., mit dem Zitat eines Kommentars von 2004 zu einigen finanziellen Unterlagen.

142 StATG, 9'99, 04.20.19, Bestand 9'40, Brief Staatsarchiv an Kuhn, 28. 4. 2005.

Schlusswort

Die Resultate unseres Projekts lassen sich nicht in wenige Zeilen fassen. Dazu braucht es schon ein ganzes Buch. Denn es galt nicht nur die Abfolge und das Ausmass der Münsterlinger Versuche zu beschreiben, sondern diese auch einzuordnen und die sich wandelnden Umstände und Rahmenbedingungen aufzuarbeiten. Der chronologische Aufbau mit thematischen Einschüben bildet diese verwobene Geschichte ab. Die psychiatrischen Kliniken veränderten sich ab den 1950er-Jahren stark. Zäune verschwanden, das therapeutische Angebot erweiterte sich, die Zahl der ambulanten Behandlungen wuchs. Viele dieser Neuerungen hängen auch mit der psychopharmakologischen Wende zusammen: 1953 läutete Largactil die Ära der modernen Psychopharmaka ein und in der pharmazeutischen Industrie kam es zu einem regelrechten Entwicklungsboom. Zu den ersten Neuroleptika gesellten sich bald Antidepressiva und Tranquilizer, der Arzneimittelmarkt wurde laufend erweitert. Ging man in den 1950er-Jahren bei klinischen Versuchen noch explorativ und offen vor, setzten um 1962 erste Regulierungen der Zulassung neuer Medikamente, der Risiken und Nebenwirkungen sowie der Testmethoden ein. Die Prüfungen sollten nun schrittweise vereinheitlicht und auf statistische, quantitative Massgaben ausgerichtet werden. Impulse zu diesem Wandel kamen nicht nur von Behördenseite, sondern auch aus der Pharmaindustrie. Mit der Deklaration von Helsinki von 1964 und den Richtlinien der SAMW zu Forschungsuntersuchungen am Menschen von 1970 wurden schliesslich neue ethische Grundsätze eingeführt.

Die Versuche in Münsterlingen sind deshalb vor einem Hintergrund zu betrachten, der sich ebenfalls veränderte. Dabei lassen sich durchaus wichtige Verschiebungen beschreiben: In den 1960er-Jahren entwickelte sich Roland Kuhn immer mehr zu einem anachronistischen Prüfer, der Neuerungen ablehnte, die sich anderswo durchsetzten. Damit ist die zentrale Frage nach der Einordnung von Kuhns klinischen Tests angesprochen: Wich man in Münsterlingen von zeitgenössischen Prüfpraktiken ab? Oder war die Klinik Teil einer ganzen Reihe von Prüfstationen, die Substanzen testeten? Waren die Kuhn'schen Versuche problematischer als andere? Oder handelte es sich einfach um düsterere Zeiten, in denen man sich noch weniger um das Wohl der Patienten sorgte, wenig Bewusstsein für ethische Fragen hatte und ein pharmakologischer Fortschrittsglauben vorherrschte?

Von der Einordnung gelangt man rasch zur Frage der Beurteilung der Münsterlinger Versuche. Für beides kann der historische Blick Wichtiges und Hilfreiches zutage bringen. Denn den eben skizzierten Fragen liegt die Vorstellung einer linearen Vorwärtsbewegung zugrunde: dass es heute besser ist, dass unsere Gesellschaft, die Medizin und die Psychiatrie Fortschritte gemacht und klare Normen festgelegt haben und dass wir, aus der gegenwärtigen Position zurückblickend, das Vergangene an heutigen Massstäben messen können. Aus dieser Sicht lassen sich obige Fragen denn auch leicht – jedoch ahistorisch – beantworten: Man würde es heute anders machen, man dürfte es heute nicht mehr so machen. Aber die gesellschaftlichen Werte für das, was im medizinisch-psychiatrischen Bereich als zulässig gilt, haben sich über den gesamten Zeitraum hinweg ebenfalls verändert. Auch ethische Normen haben eine Geschichte.[1]

Für unsere Studie bedeutet dies, dass auch die Massstäbe, an denen wir Kuhns Versuche messen, nicht stabil sind. So ist zunächst zu fragen: Wann galten welche Normen? Wie entwickelte sich das Bewusstsein für Risiken, Gefahren und Nebenwirkungen psychoaktiver Stoffe? Fiel die Prüfpraxis in Münsterlingen aus dem Rahmen dessen, was zulässig oder gang und gäbe war? Nebst dieser einordnenden Perspektive entschieden wir uns für die Strategie des genauen Hinschauens: Prüfte Kuhn beispielsweise weiter, obwohl er wusste, dass eine Substanz gefährlich war? Setzte er gewisse Patientengruppen willentlich grösseren Risiken aus? Blieben andere eher verschont? *Testfall Münsterlingen* untersucht, wie die ‹Versuchsstation Münsterlingen› genau funktionierte, sich veränderte und in der Landschaft klinischer Prüfungen zu verorten ist. Dazu wurde zunächst einmal die Blickrichtung umgekehrt: Wir stellten uns quasi in Roland Kuhns Schuhe und gingen damit Schritt für Schritt durch die Zeit und seinen Nachlass. Im historischen Verlauf, so merkten wir nach diesem Marsch, lässt sich Kuhn durchaus einordnen.

Problematisches, so finden wir heute, liegt vor allem in feinen Diskrepanzen, in alltäglichen Grenzüberschreitungen: Wenn aus wissenschaftlichem Eifer und Zeitdruck auf eigentlich bereits übliche Vorabklärungen verzichtet wurde.[2] Wenn Kuhn bei einer Patientin aus Vorsicht eine gefährliche Prüfsubstanz absetzte, aber zugleich neue Patienten in dieselbe Versuchsreihe aufnahm.[3] Wenn ein Versuch von Firmenseite abgebrochen wurde, in Münsterlingen jedoch informell weitergemacht wurde.[4] Wenn man zu wenig genau hinschaute und Prüfungen zu wenig überwachte, um rechtzeitig zu merken, dass es zu rasanten körperlichen Verschlechterungen kam, die sich vielleicht noch hätten

1 Diese setzte spätestens mit dem Nürnberger Kodex von 1947 ein, als die Menschenversuche in den nationalsozialistischen Konzentrationslagern verurteilt und ethische Normen formuliert wurden, unter anderem die freiwillige Zustimmung der Versuchspersonen und das Vermeiden von willkürlichen, überflüssigen Versuchen sowie unnötigen Leidens.

2 Verträglichkeit- und Toxizitätsprüfungen. Vgl. für diese und die folgenden Schlagworte das Sachwortregister im Anhang, das einen Wegweiser zu den entsprechenden Passagen im Buch bietet.

3 Risiken; Patientenhierarchien.

4 Abgabe trotz Versuchsende.

aufhalten lassen.[5] Wenn Substanzen mit unberechenbarer Wirkung zunächst den hoffnungslosen, sogenannt ‹schweren Fällen› verabreicht wurden, um ein erstes Bild zu gewinnen, und man danach zu Patienten mit günstigerer Prognose überging.[6] Wenn Prüfsubstanzen Patientengruppen verabreicht wurden, deren Diagnosen nicht zur gesuchten Wirkung passten.[7] Wenn nicht registrierte Stoffe getarnt abgegeben wurden oder Patienten unter wachsendem Druck zur Einnahme von Substanzen bewegt wurden.[8] Wenn Patienten ohne Information oder Zustimmung in Versuche einbezogen wurden, obwohl bereits Richtlinien existierten, die dies gefordert hätten.[9] Wenn nicht zuletzt aus finanziellen Gründen die Strategie verfolgt wurde, einen Grossteil der Patienten mit Prüfsubstanzen statt mit zugelassenen Medikamenten zu behandeln.[10]

Zum Ausmass der Prüfungen

Was die ‹Versuchsstation Münsterlingen› von der zeitgenössischen Prüflandschaft unterscheidet, ist die gute Dokumentationslage, die es erstmals erlaubt, klinische Prüfungen derart eng nachzuverfolgen. Darüber hinaus ist es das schiere Ausmass der Experimente. Dies betrifft sowohl die Anzahl Substanzen, die lange Dauer mancher Prüfungen wie auch die Zahl der einbezogenen Patientinnen und Patienten. 1946 führte Kuhn einen ersten Versuch mit Parpanit durch, 1990 endete der letzte, mit Levoprotilin, in seiner Privatpraxis. Mit einer Ausnahme standen alle unter seiner Federführung: Klinikdirektor Zolliker begann in den 1960er-Jahren mit der Prüfung eines Chorea-Huntington-Mittels, die Kuhn dann aber übernahm.

Für die Firma Geigy prüfte Kuhn mindestens 32 Stoffe, für die Ciba elf Substanzen. Nach der Fusion führte er klinische Versuche mit acht Ciba-Geigy-Präparaten durch. Aus dem Hause Hoffmann-La Roche kamen fünf, von Wander vier Prüfstoffe nach Münsterlingen; für Sandoz sind Versuche mit sechs Substanzen belegt. Auch für die amerikanische Firma Wyeth führte Kuhn einen Test durch. Insgesamt haben wir 117 Substanzen in unserer Datenbank erfasst. Für viele fehlen sichere Belege, dass sie Kuhn nach der Anfrage auch testete, bei 67 Stoffen liegen jedoch eindeutige Beweise für eine Prüfung vor.[11] In dieser Mindestzahl nicht enthalten sind Versuche mit Stoffen, die wiederaufgenommen wur-

5 Überwachung.
6 Patientenhierarchien.
7 Diagnosen.
8 Zwang; Tarnung.
9 Information; Einwilligung.
10 Finanzielle Motive.
11 Dabei handelt es sich um diejenigen Mittel, für die Prüfungsunterlagen oder Hinweise in Krankenakten gefunden wurden. Die Versuche erfolgten an der Psychiatrischen Klinik Münsterlingen oder in Kuhns Privatpraxis.

den; Substanzen, für die nur Lieferungen belegt sind, wurden ebenfalls nicht mitgezählt. Die Form der belegten Prüfungen variiert stark – neben Schnellprüfungen mit einigen wenigen Personen gab es gross angelegte Tests, in die über tausend Fälle involviert waren.[12]

In unserer Datenbank finden sich die Namen von 1112 Personen, denen mindestens eine Prüfsubstanz verabreicht wurde. Auch diese Zahl ist eine Mindestangabe, da sich nicht alle Namen entziffern oder einer Person zuordnen liessen. Stichproben in Krankenakten haben zudem ergeben, dass keiner der Quellenbestände wirklich zuverlässig ist: In manchen Krankenakten fanden wir Hinweise auf Prüfstoffe, ohne dass die entsprechende Person in den Prüfungsunterlagen vorkäme. Umgekehrt wurde die Verabreichung von Versuchssubstanzen in Krankenakten nicht systematisch vermerkt, selbst bei Patienten, die in den Prüfungsunterlagen namentlich erwähnt werden. So gibt es überall Lücken – auf der einen Seite über 1000 identifizierbare Prüfpatienten, auf der anderen Seite eine Dunkelziffer, die um einiges höher sein muss. In Kuhns Prüfberichten und Unterlagen wird – zusammengerechnet – von 2789 Fällen gesprochen. Auch diese Angabe ist konservativ, da Kuhn nicht immer alle Fälle mitzählte und nicht bei jeder Substanz angab, wie viele Personen involviert waren. Zudem fehlen manche Prüfberichte, und Fallzahlen entsprechen – aufgrund von Mehrfachbetroffenen – nicht der Anzahl Patienten.

Die verlässlichste Orientierung über die Dimensionen der Versuche bietet wohl die Stoffmenge: Über den gesamten Zeitraum hinweg gelangten mindestens drei Millionen Einzeldosen an Prüfsubstanzen nach Münsterlingen.[13] Die Diskrepanz zwischen diesen riesigen Liefermengen und der Zahl der namentlich bekannten Patienten ist gross; auch Kuhns Angaben in seinen Berichten an die Pharmaindustrie lassen eine weit höherer Anzahl Betroffener vermuten – selbst wenn man bedenkt, dass Fall- und Patientenzahlen nicht gleichzusetzen sind. Dasselbe gilt für die Zahl der Prüfstoffe, die den einzelnen Patienten verabreicht wurden. Für über zwei Drittel der namentlich bekannten Patienten ist nur eine Versuchssubstanz dokumentiert. Am anderen Ende des Spektrums gibt es 29 Patienten, die mindestens sechs Prüfsubstanzen erhielten. Einer schizophrenen Patientin wurden über einen Zeitraum von 20 Jahren hinweg gar mindestens dreizehn Prüfsubstanzen verabreicht. Eine Schätzung, wie viele Patienten in Versuche involviert waren und wie viele Prüfstoffe sie durchschnittlich erhielten, liesse sich nur über eine systematische Stichprobe aus den Krankenakten vornehmen, die im Rahmen dieses Projektes nicht geleistet werden konnte. Auch dieses Resultat wäre jedoch wieder ein Mindestwert.

12 Vgl. beispielsweise Kapitel 4, S. 137–145, 155, zum Grossversuch mit Ketotofranil und Schnellprüfungen.

13 Siehe Kapitel 5, S. 167.

Beide Geschlechter waren ähnlich stark in die Versuche involviert.[14] Kuhn fand zwar die Wirkungsbeurteilung bei Frauen wegen des Zyklus schwieriger, was sich jedoch offenbar nicht in der Prüfpraxis niederschlug. Bis Ende der 1950er-Jahre wurden vor allem Patientinnen und Patienten mit organischen und schizophrenen Störungen Prüfsubstanzen verabreicht, ab 1957 kamen Personen mit affektiven Störungen hinzu. Deren Zahl wuchs, bis sie diejenige der Patienten mit organischen Störungen in den 1960er-Jahren einholte und schliesslich verdrängte. Die Zahl der schizophrenen Patienten, die in Prüfungen involviert waren, blieb hingegen mehr oder weniger konstant, bis Ende der 1970er-Jahre mit dem Übergang in die Privatpraxis hauptsächlich Versuche mit depressiven Patienten durchgeführt wurden.

Um eine Einordnung zu ermöglichen, müssten diese Prüfdimensionen mit denjenigen anderer Kliniken verglichen werden. Über klinische Versuche in der Schweiz ist allerdings noch wenig bekannt. Klar ist aber, dass vielerorts getestet wurde.[15] In den konsultierten Quellenbeständen fand sich ein breites Spektrum weiterer in- und ausländischer Prüfstellen, das von Kliniken über Heime bis zu Privatpraxen reichte. Gerade bei nichtuniversitären Kliniken dürften, wie in Münsterlingen, finanzielle Aspekte und der Zugang zu neuen Arzneimitteln ausschlaggebend gewesen sein. In kleineren Kliniken wurden Experimente nicht unbedingt in Publikationen verwertet. Da dies bei Universitätskliniken eher der Fall war, sind deren Versuche auf den ersten Blick besser sichtbar. Obwohl klinische Prüfungen noch kaum erforscht sind, lässt sich aber schon jetzt sagen, dass die Pharmafirmen zahlreichen in- und ausländischen Kliniken Prüfsubstanzen zur Verfügung stellten, die dann im Gegenzug von ihren Erfahrungen berichteten.[16] Auch wenn es also in der Schweiz vielleicht keinen zweiten ‹Kuhn› gab: In jüngster Zeit verdichteten sich die Hinweise, dass Münsterlingen kein Einzelfall ist und anderswo vergleichbare Praktiken aufzuarbeiten wären.

14 In der Datenbank sind 537 Frauen und 523 Männer erfasst; bei 52 Personen ist unklar, welchem Geschlecht sie angehörten.

15 Vgl. für Basel-Stadt Germann (2017); für Zürich Rietmann et al. (2018); für Luzern Richli (2018); für Basel-Land Lienhard/Condrau (2019).

16 Hinweise auf Prüfungen fanden wir in den konsultierten Archiven unter anderem für folgende Institutionen: Rosegg (Kanton Solothurn), St. Urban (Kanton Luzern), Herisau (Kanton Appenzell Ausserrhoden), Münsingen (Kanton Bern), Königsfelden und Schürmatt (Kanton Aargau), Hasenbühl (Kanton Baselland), Marsens (Kanton Freiburg), Rheinau und Schlössli (Kanton Zürich), Breitenau (Kanton Schaffhausen), Littenheid (Kanton Thurgau), Wil und St. Pirminsberg (Kanton St. Gallen) sowie für alle fünf Universitätskliniken der Schweiz: Zürich (Burghölzli), Bern (Waldau), Basel (Friedmatt), Lausanne (Cery) und Genf (Bel-Air).

Roland Kuhn: Der biografische Blick und darüber hinaus

Roland Kuhn polarisierte. Im Laufe dieses Buches wurden verschiedentlich Stimmen zitiert, die Kuhn völlig gegensätzlich darstellten. Im Gedächtnis bleiben vor allem prägnante Sprachbilder. Laut einer Pflegerin wurde Kuhn «Daddy Long leg» genannt;[17] eine andere meinte, er habe trotz seiner Sprödigkeit durchaus eine gewisse Überzeugungskraft besessen. Der als wenig charismatisch beschriebene Psychiater in «Heilandsandalen» konnte sich intern offenbar über die klinische Hierarchie, seine Seriosität und seinen Arbeitseifer Respekt verschaffen.[18] Bezeichnend für die Aussenwahrnehmungen sind die «Pfefferminzpartys», wie seine Diskussionsabende unter der Hand genannt wurden.[19] Im dort gereichten Pfefferminztee scheinen geradezu sinnbildlich zentrale Charakteristika Kuhns auf: Eine stets alkoholfreie, asketische Strenge, gemischt mit protestantisch anmutendem Arbeitseifer (bis hin zur Hyperaktivität), eiserne Disziplin sich selbst und den Mitarbeitern gegenüber sowie eine umfassende Nüchternheit, die nur zu schwinden schien, wenn er sich in philosophische Höhen begab. Kuhn habe sich – so ein ehemaliger Assistenzarzt – seinen Mitarbeitern gegenüber nur dann geöffnet, wenn das Schlüsselwort ‹Daseinsanalyse› gefallen sei. Jene, die sich nicht dafür interessierten, habe er hingegen behandelt wie «Menschen zweiter Klasse».[20]

Sein Nachlass vermittelt den Eindruck eines sich mit zunehmendem Alter verkannt fühlenden Arztes, der sich zu Höherem berufen glaubte, sich stets etwas am Rande bewegte und einiges unternahm, um dazuzugehören. Er sammelte minutiös alles über sich und war besorgt darum, dass er auch ‹richtig› in die Annalen der Geschichtsschreibung eingehen würde. Fehler in der Berichterstattung nahm er als Verleumdungen wahr, seine missglückten universitären Berufungen als Ablehnung und Ausschluss seitens seiner Kollegen. Im Laufe seines Lebens fand er verschiedene Foren für die Suche nach Anerkennung: Zunächst in Forschungen zum Rorschachtest, später zur Daseinsanalyse, die ihm beide Zugang zu einer geistigen Community verschafften, insbesondere zu Ludwig Binswanger in der Nachbarklinik Bellevue. Der Austausch mit ihm, altersmässig eher Lehrer denn Kollege, lag ihm am Herzen. Auch die Partnerschaft und die Zusammenarbeit mit Akteuren der Pharmaindustrie waren ein wichtiges Forum. Seine Korrespondenz mit Industriepartnern, mitunter der umfangreichste Briefbestand, zeigt, dass er keineswegs nur minimalistische Resultate ablieferte, sondern Grösseres suchte: Er formulierte seine Überlegungen, stellte Thesen auf, suchte und fand Austausch, Aufmerksamkeit und Anerkennung. Die Beziehungen zu Geigy und

17 Fotoalbum der ehemaligen Pflegerin Marlies Verhofnik, Gespräch vom 12. 9. 2016.

18 Gespräch mit ehemaliger Lernpflegerin, 18. 4. 2018.

19 Gespräch mit René Bloch, 14. 3. 2018; Gespräch mit ehemaliger Verwaltungsangestellter, 28. 11. 2016.

20 Gespräch mit René Bloch, 14. 3. 2018.

später auch zur Ciba gingen weit über blosse Transaktionen von Wissen, Stoffen und Vergütungen hinaus. Man hatte auf mehreren Ebenen gemeinsame Interessen. Schliesslich wurden seine Forschungsleistungen auch in der Wissenschaft gewürdigt: Kuhn erhielt drei Ehrendoktortitel und fand als Entdecker der Antidepressiva Eingang in die zentralen psychiatrischen Fachbücher seiner Zeit.
Die zweite wichtige Partnerschaft war privater Natur: mit ‹Vreni›, Verena Kuhn-Gebhart, seiner Ehefrau. Noch mit 90 Jahren schrieb er in einem Brief, «ich bespreche meine Fälle regelmässig mit Vreni und sie bespricht ihre Fälle mit mir».[21] Im Gegensatz zu ihrem Mann, der akribisch aufschrieb und sammelte, lässt sich über Verena Kuhn weit weniger in Erfahrung bringen. Während Roland Kuhn als ambivalente und etwas rätselhafte Figur durch diese Seiten und seinen Nachlass geistert, bleibt Verena Kuhn aktenmässig praktisch unfassbar. Sie verschwindet – und verschwand wahrscheinlich auch zu Lebzeiten – hinter ihrem Mann, der in beider Namen Korrespondenz führte, Vorträge hielt, publizierte und Psychopharmaka-Forschung betrieb. Eine «stille, zurückgezogene Frau» sei sie gewesen, erinnert sich eine Pflegerin: «Sie lächelte. Sie [...] gab einem das Gefühl, dass sie sich einem zuwendet. Aber ganz zurückhaltend.» Im Gegensatz zur Sekretärin, deren Gang so gewirkt habe, als würde sie in fremden Schuhen stehen, sei Verena Kuhn sich selber gewesen, auch in der Art, wie sie sich bewegte. Ganz anders als die Oberschwester Mathilde, die mit ihrem Königspudel rumstolzierte. Man habe auch gerne darüber gewitzelt, wie sich die Eheleute allmorgendlich ihre Träume erzählten.[22] Andere Zeitzeugen beschrieben Verena Kuhn, weniger wohlwollend, als «graue Maus».[23] In der Praxis, insbesondere im Ambulatorium, spielte sie jedoch eine zentrale Rolle. Dort betreute sie zahlreiche Patienten, spezialisierte sich auf Kinder und Jugendliche und verabreichte auch Prüfsubstanzen; typisch für sie ist der häufige Satz «wir wollen es mal mit diesem Mittel versuchen», mit dem sie die Verabreichung eines Prüfpräparates einleitete.
Über die Beziehung des Ehepaars Kuhn wissen wir wenig. Es muss sich jedoch um einen engen, stark fachlich und klinikpraktisch geprägten Austausch gehandelt haben. Konflikte oder Meinungsverschiedenheiten sind in den eingesehenen Quellen nicht belegt; Roland und Verena Kuhn treten durchweg als Team auf. Gegenüber pharmakologischen Substanzen scheinen beide ähnlich aufgeschlossen; sie glaubten generell an die Wirksamkeit psychopharmakologischer Behandlungen. In diesem Dienste standen denn auch die Psychopharmaka-Prüfungen: eine Notwendigkeit, um noch bessere Mittel zu erhalten, den pharmakologischen Fortschritt voranzutreiben, bei der fast nebenbei auch für die Klinik einiges absprang. Dass das Paar anecken konnte, zeigen nicht zuletzt die zahlreichen Konflikte unter dem Personal, das stets mit Überlastung zu kämpfen hatte.

21 StATG, 9'40, 12/367, Kuhn an Kantonsarzt Dr. Alfred Muggli, 29. 7. 2002. Kuhn hatte zu dieser Zeit pro Woche noch eine bis zwei Sprechstunden mit Privatpatienten.
22 Gespräch mit ehemaliger Lernpflegerin, 18. 4. 2018. Siehe auch Kapitel 1, S. 33, 48.
23 Gespräch mit Alexandra Delini-Stula, 19. 6. 2017.

Beide Kuhns nutzten ihre psychotherapeutischen Sitzungen mit Pflegerinnen auch dazu, diese über Streitereien auf den Abteilungen auszuhorchen und Konflikte so indirekt anzugehen. Auch unter den Assistenzärzten scheint die Stimmung gegenüber den Kuhns nicht immer positiv gewesen zu sein.
Der biografische Blick, den ein persönlicher Nachlass nahelegt, bringt vieles zutage, verdeckt aber auch einiges. Die Historikerin läuft Gefahr, ihrem Informanten auf den Leim zu gehen, ihm zu viel Bedeutung beizumessen, andere Akteure auszublenden und seine Selbstdarstellungen zu verstetigen. Korrespondenzen erhalten mehr Gewicht als die täglichen Gespräche des Ehepaars Kuhn; Verschriftlichtes überwiegt Alltagspraktisches. Vor allem aber drohen andere Akteure sowie strukturelle Aspekte aus dem Blick zu geraten: die grossflächigen Veränderungen auf dem Pharmamarkt, der Wandel psychiatrischer Kliniken und behördlicher Aufsicht und Regulierung, das hierarchisch strukturierte, aber vielschichtige Arbeits- und Lebensgefüge im ‹Biotop› der Klinik Münsterlingen und seiner ambulanten Arme. Patientinnen, Pfleger, Assistenzärzte, Angehörige, eine Schlummermutter, einweisende Allgemeinärzte, Briefpartner, Apothekerinnen, Chemiker, Pharmakologinnen, Formulare, Fragebogen, EEG-Geräte und nicht zuletzt die Stoffe selbst waren in diesem weitreichenden, grossmaschigen Netz der ‹Versuchsstation Münsterlingen› alle Akteure. Ein- und Ausgänge – nicht nur von Patientinnen, sondern auch von Information, Wissen, Geld und Stoffen – waren dabei mindestens ebenso wichtig wie das Innenleben der Klinik selbst. Man kann sich deshalb unseren Untersuchungsgegenstand als Knotenpunkt in diesem Netz vorstellen: mit einem Arm zu den kantonalen Behörden im Thurgau, einem zweiten zu den Firmen in Basel, weiteren in die Wissenschaft mit ihren Publikationen und Vorträgen und vielen kleinen in Arztpraxen und ins Zuhause ambulanter Patienten.

Basel–Münsterlingen retour: Partnerschaften

Roland Kuhn polarisierte zunächst vor allem als Person, weniger durch seine Versuche. Erst nach seinem Tod gerieten die Psychopharmaka-Tests in den Fokus, angestossen durch Medienberichte und Aussagen von Betroffenen. Zeitgenössische Kritik wurde praktisch nie laut; vereinzelte Stimmen bemängelten vor allem seine Methodik und Auswertung als impressionistisch und wenig wissenschaftlich.
Auseinandersetzungen mit den Pharmafirmen gab es in erster Linie, wenn Kuhns Einschätzung einer neuen Substanz nicht mit Firmenbeschlüssen oder der Beurteilung anderer Prüfer übereinstimmte; am prominentesten bei Keto und Levoprotilin.[24] Konflikte zu seinem Vorgehen sind hingegen keine belegt.

24 Siehe Kapitel 4, S. 139 f., 143 f., und Kapitel 8, S. 252 f.

Vielmehr scheint es, dass die Pharmaunternehmen auf ihre Prüfer angewiesen waren und einiges daransetzten, diese nicht zu vergraulen. Nicht nur die Firmen, sondern auch Kuhn ging in dieser Partnerschaft mitunter strategisch vor. Wenn er an eine Substanz glaubte, konnte er sich über alle Hierarchiestufen hinwegsetzen und in taktischen Coups seine verschiedenen Ansprechpartner gegeneinander ausspielen.

Wenn man die Praxis der Zusammenarbeit unter die Lupe nimmt, lässt sich allerdings durchaus ein Wandel ausmachen: Kuhns Rolle als Prüfer verschob sich mit der Zeit, ausgelöst durch Veränderungen der Medikamentenzulassung und der Prüfmethoden. Er hatte eine eigentliche ‹Prüfphilosophie› entwickelt, an der er zeitlebens vehement festhielt. Die ‹Entdeckung› von Tofranil bestärkte ihn darin. Zusammengefasst bestand diese – und dabei in der Tat mehr Philosophie denn Methodik – aus folgenden Elementen: seinem beobachtenden Blick als Versuchsleiter; einem explorativen Vorgehen, in welchem keine im Voraus festgelegten Indikationen überprüft wurden, sondern offen und oft über mehrere Diagnosekategorien hinweg Stoffwirkungen gesucht wurden; einer langen Versuchsdauer; Stoffkombinationen; wechselnden Dosierungen sowie der Ablehnung von Placebos, statistischer Auswertung oder der Verwendung von Kontrollsubstanzen. Dabei reklamierte Kuhn einen ganzheitlichen Blick für sich, der die Patienten nicht auf Zahlen, Kurven und Statistik reduziere, sondern den gesamten Menschen erfasse. Seit den Veränderungen in der Pharmaindustrie ab Mitte der 1960er-Jahre war dies nicht mehr zeitgemäss; es hätte das Ende der ‹Prüfstation Münsterlingen› bedeuten können. Das Gegenteil war jedoch der Fall: Kuhn füllte eine wichtige Lücke im Reigen der Prüfungen. Die Firmen setzten ihn als Schnellprüfer für «pilote tests» ein, also ganz zu Beginn der klinischen Prüfphase einer neuen Substanz, oder liessen seinem Enthusiasmus in Langzeitversuchen freien Lauf.

Gemessen an den Standards, die seit 1962 innerhalb und ausserhalb der Pharmaindustrie entstanden, wich Kuhns Prüfpraxis in folgenden drei Punkten von der Norm ab:

Erstens gab es Substanzen, die nach Münsterlingen in die Prüfung kamen, ohne die bereits gängigen Vorprüfungen durchlaufen zu haben. Dies war insbesondere bei Geigy der Fall, wenn Kuhn Vorschläge für neue Stoffabwandlungen machte. «Aus wissenschaftlichem Interesse», so die firmeninterne Wendung, gab man manche Substanzen nur zu Kuhn in die Prüfung. Die heute gängigen Phasen einer Stoffprüfung wurden erst in den 1960er-Jahren definiert. Demgemäss sollte eine neue Substanz in der vorklinischen Phase zuerst auf Toxizität geprüft werden, worauf die Verträglichkeitsprüfungen an freiwilligen, gesunden Versuchspersonen folgten. Erst danach begann die klinische Phase mit den Prüfungen an Patienten. In manchen Fällen waren jedoch die tiertoxikologischen Prüfungen noch nicht abgeschlossen, wenn die klinische Prüfung bei Kuhn einsetzte; manchmal wurden auch nicht alle üblichen Tests durchgeführt. Von Kuhn

sind mehrfach Aussagen überliefert, er wolle die Toxizität einer neuen Substanz zuerst an einem chronischen Fall testen. Einige Versuchsstoffe kamen also nach Münsterlingen, ohne dass sie sämtliche Stadien der bereits üblichen Vorabklärungen durchlaufen hätten. Dies insbesondere, wenn es darum ging, Kuhns Vorschläge für Seitenketten und pharmakologische Thesen zu überprüfen.[25]
Zweitens befolgte Kuhn die neuen methodischen Vorgaben nicht. Diese waren zwar lange nicht juristisch bindend, wurden jedoch für die Zulassungsanträge in den USA und ab den 1970er-Jahren auch in der Schweiz notwendig (Doppelblindversuche). Damit nahmen seine Ergebnisse zwar einen wichtigen, aber informellen Status an. Zudem hielt sich Kuhn nicht an die von den Firmen vorgegebenen Prüfanfänge und -enden, sondern verwendete gewisse Substanzen nach Prüfungsabbruch weiter. Schliesslich gab er Stoffe auch dann weiter, wenn ein Versuch bereits abgeschlossen war. Dass er Restbestände zurück nach Basel gesandt hätte, wie von manchen Firmen verlangt, scheint unwahrscheinlich.[26] Prüfpläne, die mancherorts ab Ende der 1960er-Jahre erstellt wurden, ignorierte er offenbar. Ein solcher Prüfplan hätte zum Beispiel eine im Vorhinein festgelegte Patientenzahl, klare Diagnosen und festgelegte Dosierungen, keine Stoffkombinationen sowie eine klar definierte Fragestellung erfordert.
Drittens gab es mit dem Nürnberger Kodex von 1947 und der Deklaration von Helsinki von 1964 Richtlinien für Versuche am Menschen, welche die Information und Einwilligung der Patienten einforderten. 1970 publizierte die Schweizerische Akademie der Medizinischen Wissenschaften ebenfalls Richtlinien für die Forschung am Menschen.[27] Spätestens ab diesem Zeitpunkt begann sich ein Bewusstsein für ethische Fragen bei klinischen Prüfungen am Menschen und die damit verbundenen Risiken und Gefahren zu entwickeln. Es gibt aber Hinweise darauf, dass Kuhn bei weitem nicht der einzige Arzt war, der diese zunächst kaum zur Kenntnis nahm. Zudem hielten anfänglich viele Psychiater die Verwendung von Placebos für unethisch, da man Patienten so wissentlich unwirksame Stoffe verabreichte. In Münsterlingen wurden die Grenzen zwischen therapeutischer Forschung und wissenschaftlichem Experiment – also zwischen Heilversuchen und Experimenten ohne Heilabsicht – immer wieder verwischt. Diese heute geläufige Unterscheidung wurde jedoch erst mit der Deklaration von Helsinki 1964 eingeführt; davor war es gängige Praxis, das eine nicht streng vom andern zu un-

25 Bei manchen Stoffen verzichtete Geigy zum Beispiel auf eine zusätzliche toxikologische Prüfung am Hund mit der Begründung, dass diese ausschliesslich zu Kuhn in die Prüfung kämen. Vgl. dazu Kapitel 4, S. 135.

26 Nach Auflösung der Klinikapotheke Ende 1986 verblieben zwölf Blechboxen, die jeweils zwischen 5000 und 25 000 Kapseln oder Dragées enthielten. Aktennotiz Rainer Andenmattens, ehemaliger Kantonsapotheker, zuhanden des Staatsarchivs Thurgau, 2. 10. 2014. Vgl. auch Kapitel 4, S. 119 f., und das Umschlagbild.

27 Siehe Kapitel 4, S. 128, und Kapitel 6, S. 200. Es handelte sich dabei um Normen, nicht um Gesetze. Inwiefern die Versuchspraktiken bereits dem Grundrecht auf körperliche und psychische Integrität widersprechen, ist eine juristische Frage, auf die wir hier nicht eingehen können.

terscheiden. Die Neuerungen für klinische Versuche, die in den 1960er-Jahren einsetzten, wurden in der Schweiz vor allem von den Pharmafirmen – auf Druck der Zulassungsbehörden im angelsächsischen Sprachraum – eingeleitet. Auf der anderen Seite ist jedoch festzuhalten, dass die Pharmafirmen praktisch nie intervenierten, wenn Kuhn ihre Standards nicht befolgte. Man beliess es bei punktuellen, freundlichen Erinnerungen, insistierte aber nicht weiter – schliesslich war man auf diesen wichtigen Prüfpartner angewiesen, der einem erste Eindrücke von einer neuen Substanz liefern konnte.

Einwilligung, Information und getarnte Stoffe

Trotz des einsetzenden ethischen Bewusstseins seit Helsinki und neuen Forschungsrichtlinien schien der Graben zwischen Prüfnormen und Kuhn'scher Praxis lange nicht ganz aufzubrechen. Zwar war es über die Jahre hinweg zu verschiedenen Spannungsmomenten gekommen, wo Kuhn unvermittelt in Kritik geriet – aber noch nicht im Hinblick auf seine Versuche.

So im Fall Schenker, wo Kuhn wortreich von seinen Versuchen berichtete und die Behörden offenbar zu überzeugen vermochte.[28] Oder im Zuge der immer lauter werdenden Psychiatriekritik der 1970er-Jahre, welche die Zustände in den Kliniken unter die Lupe nahm und öffentlich verhandelte. Im Kanton Thurgau kam es zu einer Interpellation, die sich vor allem um Personalkonflikte, die desolaten räumlichen Zustände und die «Verwahrungspsychiatrie» drehte.[29] Wie anderswo wurden also in erster Linie die ‹Anstaltsordnung› und das Stigma thematisiert, das mit psychischen Krankheiten verbunden war; wenn Psychopharmaka zur Sprache kamen, stand ihre routinemässige Verwendung als ‹chemische Knebel› im Vordergrund.

Erst in den späten 1980er-Jahren wendete sich das Blatt: Für 1987 liegen erstmals schriftliche Einverständniserklärungen von Patienten zum Levoprotilin-Versuch vor. Zwei Jahre später traf ein Brief eines angehenden Medizinhistorikers bei Kuhn ein. Er erkundigte sich über die «Begleitumstände» der Entdeckung von Tofranil und stellte dabei neue Fragen: nach ethischen Richtlinien, der Einwilligung der Patienten und Kuhns Vorgehen.[30] Dieser reagierte postwendend. Dabei liess er zwar die Frage nach Selbstversuchen unbeantwortet, gab jedoch zu anderen Aspekten umso offenherziger Auskunft. Es habe damals «überhaupt keine Vorschriften, geschweige denn gesetzliche Regelungen» gegeben. Während der Versuche seien stets Blutdruck, Puls und Blutbild überprüft worden und er habe durch seine enge Beobachtung der Patienten persönlich sicher-

28 Siehe Kapitel 8, S. 255–262.

29 Siehe Kapitel 6, S. 206–208.

30 StATG, 9'40, 5.1.2/2, Udo Benzenhöfer an Kuhn, 21. 6. 1989.

gestellt, «eventuelle Schädigungen frühzeitig zu erkennen und die Versuche sogleich abzubrechen». Von einer konsequenten, engen Kontrolle kann allerdings nicht die Rede sein; Zwischenfälle, zum Teil mit fatalem Ausgang, liessen sich nicht immer vermeiden.[31]
Besonders aufschlussreich ist jedoch die Frage nach der Einwilligung. Kuhn schrieb hierzu freimütig: «Wir haben Patienten nie um ihre Einwilligung gefragt, ein Versuchspräparat einzunehmen. Wir haben immer mit Patienten begonnen, die schwer unter ihren Krankheiten litten und die wir mit den uns zur Verfügung stehenden Mitteln nicht bessern konnten. Dann hat man ihnen gesagt, wir hätten ein neues Medikament, das vielleicht doch noch helfen könnte, und so haben wir eigentlich keine Schwierigkeiten gehabt, weder mit den Patienten noch mit deren Angehörigen noch mit dem Pflegepersonal oder gar mit Assistenten.»[32]
Kuhn scheinen die seit den 1970er-Jahren lauter gewordenen Forderungen nach einer informierten Zustimmung der Patienten eher ein Hindernis gewesen zu sein, weil sie seines Erachtens die Auswahl der Probanden zu stark beeinflusste: Für eine Einwilligung müssten Patienten verstehen, was man ihnen vorschlage, und diesem Vorschlag zustimmen können. Der Einwilligungsprozess verfälsche zudem die Resultate einer Prüfung, da er Erwartungen, Hoffnungen und Ängste wecke.[33] Seine eigenen Erwartungen als Versuchsleiter und Beobachter reflektierte er hingegen nicht. In den Krankenakten der Psychiatrischen Klinik Münsterlingen fanden sich keine Hinweise auf Einwilligungen der Patienten zu klinischen Versuchen. Stattdessen entstand bei der Quellenarbeit der Eindruck, dass Kuhn auf sprachlich vage Wendungen zurückgriff: Man habe ein neues Mittel, das helfen könne. Dass damit kein zugelassenes Arzneimittel gemeint war, sondern eine Testsubstanz, wurde mit dieser Formulierung nicht offengelegt.[34]
Im Gegensatz dazu holte man bei Elektroschocks oder Leukotomien schweizweit die Einwilligung der Patienten oder der Angehörigen ein. Diese hatten einen anderen Status als chemische Substanzen und waren schwerwiegende Eingriffe in die körperliche Integrität. Eine Pille, Kapsel oder Spritze mit einer neuen chemischen Substanz mag demgegenüber als niedrigschwelligere Intervention betrachtet worden sein, die sich körperlich weniger stark auswirkte. Zudem schien sie, im Gegensatz zu den genannten somatischen Kuren, reversibel, da man Medikationen abbrechen konnte und dachte, damit würden auch deren unerwünschte Wirkungen verschwinden. Der auffällige Kontrast in der Einwilligungspolitik könnte sich also zum einen auf die Unterscheidung

31 Siehe Kapitel 7.
32 StATG, 9'40, 5.1.2/2, Kuhn an Benzenhöfer, 29. 6. 1989.
33 Kuhn (2007), S. 160.
34 Kuhn verwendete den Begriff «Mittel» in solchen Wendungen viel häufiger als «Medikament». Während «Medikament» auf ein registriertes Arzneimittel verweist, sind die am häufigsten verwendeten zeitgenössischen Begriffe «Mittel», «Präparat» oder «Kur» vager und können sich sowohl auf Prüfsubstanzen als auch auf registrierte Stoffe beziehen.

zwischen körperlichen und psychischen Behandlungen zurückführen lassen. Zum anderen könnte er auch mit dem Schweregrad des Eingriffs zusammenhängen, wollten sich die Ärzte bei somatischen Kuren doch absichern, bei allfälligen Zwischenfällen keine Probleme zu bekommen.
Kuhns Aussagen legen jedoch nahe, dass gerade der Versuchsstatus es rechtfertigte, die Verabreichung von Prüfsubstanzen zu verheimlichen: Erst das Nichtwissen der Patienten ermöglichte ihm eine freie Patientenauswahl und stellte sicher, dass die Resultate nicht durch Erwartungen verfälscht würden. Die deutlichsten Indizien, dass Kuhn Patienten absichtlich im Unwissen liess, finden sich bei den Stoffen selbst. Er bat nämlich mehrfach darum, die Materialität eines Prüfstoffes derjenigen einer bekannten Substanz anzugleichen, um eine getarnte Abgabe zu ermöglichen. 1960 schlug er Geigy vor, ein neues Präparat genau gleich einzufärben wie Tofranil, damit die Patienten nicht merkten, dass sie ein anderes Präparat bekämen. Noch 1976 bat er Ciba-Geigy, Dragées einer Prüfsubstanz herzustellen, die wie ein anderes, bereits zugelassenes Medikament aussähen. Ob die Firmen diesen Bitten Folge leisteten, ist nicht überliefert.[35]
Dass Patientinnen und Patienten völlig freiwillig an klinischen Versuchen teilnahmen, kam in Münsterlingen selten vor. Mit dem Aufkommen psychoaktiver Pillen, Dragées und Spritzen war das Spektrum zwischen Zwang und Freiwilligkeit vielfältiger geworden; es gab nun mehr Spielraum für Tarnung, Überreden und Druck. Stationären Patienten, die keine Mittel einnehmen wollten, mischte man Prüfsubstanzen auch mal in den Kaffee oder in die Suppe. Wie lange diese Praxis weitergeführt wurde, ist unklar. Für spätere Zeiten finden sich Belege, dass Prüfungen abgebrochen wurden, wenn sich Patienten erfolgreich widersetzten. Es gab unterschiedlich subtile Strategien, sowohl des Widerstandes wie auch der Gegenmassnahmen. Neben der häufigen Praxis des Überredens und Überzeugens finden sich auch Fälle von Zwangsverabreichungen, beispielsweise mittels Injektion, sowie Strategien des Druckaufbaus. Hier kam vor allem die Drohung zum Zug, jemanden zu isolieren oder auf eine andere Abteilung zu verlegen.[36]
In manchen Fällen, gerade bei psychiatrisch geschulten oder ambulanten Patienten, informierte Kuhn genauer. Teilweise jedoch erst auf Nachfrage: So erkundigten sich mehrere Pflegerinnen, ob sie die Stoffe, die ihnen im Rahmen von Psychotherapien gegeben wurden, bezahlen müssten. Erst dann klärte sie Kuhn auf, dass es sich teilweise um Gratissubstanzen handle. Andere hingegen wurden relativ umfassend über Prüfstoffe informiert, besonders ‹Lieblingspatienten›, die eine positive Einstellung zu Medikamenten hatten. Bei ambulanten Patienten war man allgemein stärker auf Kooperation angewiesen, weil diese

35 Siehe Kapitel 6, S. 220.
36 Siehe Kapitel 3, S. 113 f.

die Substanzen selbständig einnehmen und berichten mussten, wie es ihnen damit ergangen war. Dies wirkte sich auch auf die Informationspraxis aus.[37]
Die Einwilligungspolitik in Münsterlingen fiel im zeitgenössischen Vergleich wohl kaum stark aus dem Rahmen. Vermutlich wurden Prüfungen auch in anderen Institutionen lange ohne die informierte Zustimmung der Patienten durchgeführt. Wann sich dies änderte, ist eine offene Forschungsfrage. Für die Psychiatrische Universitätsklinik Zürich fanden sich erst für die Zeit nach 1978 vereinzelte, aber eindeutige Hinweise auf schriftliche Einwilligungen und Aufklärung.[38] Für Kuhn lässt sich dies erst ein knappes Jahrzehnt später nachweisen. In der klinischen Praxis war es lange üblich, Informationen zurückzuhalten; nicht immer wussten Patienten also, welche Mittel sie einnahmen, seien es Prüfsubstanzen oder zugelassene Medikamente.

Vieles ist anders, als es scheint

Was Kuhn schrieb und was er tat, stimmte nicht immer überein. Die Fallzahl, die er in seinen Prüfberichten nannte, entsprach zum Beispiel meist nicht der tatsächlichen Anzahl involvierter Patienten. Kuhn liess in seinen Auswertungen für die Pharmaindustrie Patienten weg, allerdings nicht zwingend besonders problematische Fälle. Vielmehr scheint er die sogenannten Vorversuche nicht in die Auswertung eingeschlossen zu haben, da diese für ihn ein erstes Abtasten waren, um eine Substanz kennenzulernen. Es ging hier also noch nicht um eine Wirkungsfindung im eigentlichen Sinn. Auch auf anderen Ebenen ist Skepsis geboten, liess sich doch seine Prüfphilosophie in der Praxis schlicht nicht durchweg umsetzen. Wie sah also Kuhns Prüfpraxis aus, wenn man seinen Beschreibungen misstraut? Sind dabei wiederkehrende Muster auszumachen? Gab es Patientengruppen, die besonders betroffen waren?
Kuhns Prüfphilosophie entsprach insofern seiner Praxis, als er explorativ vorging und dies mit daseinsanalytischen Überlegungen rechtfertigte. Dass er jede Systematik, alle Zahlen, Daten, Statistiken und andere Methoden ablehnte, die seine Beobachterposition relativiert hätten, lässt sich auch für den Prüfalltag feststellen. Es ist jedoch unplausibel, dass mit dieser Abwehr eine enge Beobachtung und Überwachung der Prüfpatienten verbunden gewesen wäre. Ständig mit Überlastung kämpfend, fehlte dem Klinikpersonal auf allen Hierarchiestufen schlicht die Zeit, um Probanden eng zu betreuen, alles akribisch in Rapporten festzuhalten und stets sämtliche erwünschten Begleituntersuchungen durchzuführen. Dass nur Kuhn die wichtigsten Wirkungen und Nebenwirkungen neuer Substanzen beobachtet hätte, ist ebenfalls unrealistisch. Schon

37 Vgl. Kapitel 3, S. 109–112; für die Pflegerinnen auch Kapitel 4, S. 133 f.
38 Rietmann et al. (2018), S. 245.

auf der schriftlichen Ebene lässt sich verfolgen, wie Kuhn sich aus Pflegerapporten bediente und ‹seine› Beobachtungen substanziell anreicherte. Zudem sind Gruppenbesprechungen zu Stoffen belegt, wo auch Assistenzärzte von ihren Prüfpatienten berichteten.[39] Kuhns Entdeckerblick bestand tatsächlich aus vielen beobachtenden Blicken, die ihm hierarchisch untergeordnet waren.

Die Frage, ob die Prüfungen einem Muster folgten, ist schwierig zu beantworten. Das Vorgehen erscheint oft willkürlich; wann immer wir ein Muster auszumachen glaubten, zerfiel es bei näherer Betrachtung wieder. Nichtsdestoweniger gibt es einige Eckpfeiler: Kuhn bevorzugte eine lange Prüfdauer, vor allem bei Substanzen, die er positiv beurteilte. Demgegenüber kam es bei ‹uninteressanten› Substanzen durchaus auch zu Kürzest- und Kleinsttests, manchmal mit einem einzigen Probanden. Im Vorfeld festgelegte Regeln oder Abmachungen existierten nicht, das Vorgehen blieb stets offen und intuitiv. Kuhn erweiterte Prüfungen laufend, er hatte also keine von Beginn an definierte Zahl oder Gruppe von Patienten. Dasselbe gilt für Diagnosen, auch hier herrschte grösstmögliche Flexibilität. Kuhn bezog nach Gutdünken Patienten mit weiteren Diagnosen in eine Prüfreihe ein, wenn eine Wirkung in diese Richtung möglich schien. Wenn er fand, dass ein Stoff zwar antidepressiv wirke, jedoch auch noch andere Wirkkomponenten habe, nahm er ohne Rücksprache mit den Pharmafirmen sogleich Patienten mit den entsprechenden Diagnosen in die Prüfung auf. Oft waren diese diagnostischen Erweiterungen an pharmakologisch-theoretische Überlegungen geknüpft. Allerdings müssen auch diese Muster wiederum relativiert werden: Rund die Hälfte aller Prüfsubstanzen, die nach Münsterlingen kamen, war als Antidepressiva gedacht. Die Klinikpopulation bestand jedoch nicht aus derart vielen depressiven Patientinnen und Patienten. In der Praxis bedeutete dies, dass potenziell antidepressive Prüfsubstanzen immer häufiger an ambulanten Patienten geprüft wurden. Unter den stationären Patienten wurden viele einbezogen, die andere Diagnosen, zum Beispiel psychotische Störungen, aufwiesen. Noch weniger einleuchtend scheint es, wenn Kuhn Patienten mit Diagnosen wie Intelligenzminderung oder organische Schädigungen in Antidepressiva-Versuche einbezog. Dass Diagnose und gesuchte Stoffwirkung hier irgendwie zusammengepasst hätten, ist stark zu bezweifeln; es müssen also andere Kriterien mitgespielt haben. Schizophrenien und Depressionen sowie die dazugehörigen Stoffgruppen Neuroleptika und Antidepressiva waren zwar für Kuhn enger miteinander verbandelt als für andere; bei manchen Schizophrenien vermutete Kuhn depressive Komponenten und bei einigen potenziellen Antidepressiva neuroleptische Wirkungen. Zusammenhänge zwischen gesuchter Wirkung und Diagnose lassen sich jedoch längst nicht immer erkennen.

Der genaue zeitliche Ablauf einer Prüfung bringt ein weiteres Muster in den Blick, das auch erklärt, weshalb Diagnosegruppen wie Intelligenzminderung in Versu-

39 StATG, 9'40, 5.0.3/11, Notiz Ärztebesprechung über Gelb II, 4. 4. 1961.

che einbezogen wurden: Kuhn prüfte einen neuen Stoff oft zuerst an chronischen Patienten – den sogenannt ‹schweren Fällen› mit wenig Hoffnung auf Besserung. Ziel war hier jeweils, einen unbekannten Stoff ‹etwas kennenzulernen› und die Verträglichkeit sowie die passende Dosierung zu ermitteln. Für genauere Prüfungen schienen ihm diese Patienten hingegen ungeeignet, da sie oft nur schwache Reaktionen zeigten, sich schlechter als andere ausdrücken konnten und unter vielfältigen körperlichen Beschwerden litten. In einem nächsten Schritt ging Kuhn deshalb auf eine zweite Patientengruppe über, die stärker reagierte und mehr Wirkungsbeobachtungen zuliess. Kuhn hatte also bei den Versuchen eine klare Patientenhierarchie im Hinterkopf. Dies bedeutete jedoch nicht, dass bestimmte Patientengruppen kategorisch von Prüfungen ausgeschlossen worden wären: Auch seinen ‹Lieblingspatienten› wurden Prüfsubstanzen verabreicht, allerdings meist Stoffe, die bereits positive Wirkungen gezeigt hatten.
Kinder und Jugendliche behandelte das Ehepaar Kuhn nicht grundlegend anders als Erwachsene. Man dosierte aber niedriger und versuchte eher, bereits bekannte Wirkungen zu bestätigen oder therapeutisch zu nutzen.[40] Somit lässt sich nur betonen, wie vielfältig die Bandbreite der Betroffenen war. Alle möglichen Personen erhielten Prüfsubstanzen. Kategorien wie Bevormundung, soziale Herkunft oder Geschlecht scheinen bei der Patientenauswahl keine Rolle gespielt zu haben. In seinem pharmakologischen Optimismus ging Kuhn somit offenbar demokratisch vor – mit Ausnahme der chronischen, schweren Fälle, die er aufgegeben hatte und dazu benutzte, neue Stoffe kennenzulernen.
Aus heutiger Sicht erscheint deshalb der Einbezug der Gruppe der schwer und chronisch kranken Patientinnen und Patienten am problematischsten. Ihr Krankheitsbild passte oft überhaupt nicht zur vorgesehenen Wirkung eines Prüfstoffes, dazu kam bei vielen ein schlechter körperlicher Allgemeinzustand. Einige waren durchaus gut auf eine Standardmedikation eingestellt, die wegen einer Prüfung abgesetzt wurde. Dass Kuhn hier ausschliesslich Patienten auswählte, bei denen alle anderen Therapien versagt hätten, trifft also nicht zu.
Ein weiteres Muster betrifft Stoffkombinationen. Kuhn kombinierte freihändig Prüfstoffe mit zugelassenen Medikamenten oder mit weiteren Versuchssubstanzen. Bestehende Medikationen wurden nicht systematisch abgesetzt, bevor Patienten in Prüfungen einbezogen wurden. Kuhn war überzeugt, dass Kombinationen zu einer Verbesserung des Resultates führen konnten; sie halfen in seinen Augen, Wirkungen besser herauszuarbeiten und Nebenwirkungen zu lindern. Prüfsubstanzen konnten sich somit seines Erachtens gegenseitig in die Hände spielen. Er war sicher, selbst aus Stoffcocktails die Wirkung einer einzelnen Prüfsubstanz herauslesen zu können. Dieses Vorgehen widersprach syste-

40 Siehe Kapitel 3, S. 106. Zu den Vorwürfen, dass Kinder aus dem Kinderheim St. Iddazell in Fischingen ebenfalls von Versuchen betroffen waren, siehe Einleitung, S. 10 f.

matischen, wissenschaftlichen Prüfungsanordnungen, aber die Pharmafirmen liessen ihn trotzdem gewähren. Skepsis wurde selten geäussert.

Nebenwirkungen und Risiken bedeuteten in Kuhns Augen keineswegs, dass Substanzen ungeeignet oder unwirksam waren. Im Gegenteil: Schwierige Stoffe konnten aus seiner Sicht hochwirksam sein. Tauchten Probleme auf, schloss er daraus, dass die Dosierung angepasst werden müsse oder dass man andere Patienten brauche, um die Wirkung besser zu erkennen. Nebenwirkungen liessen sich seines Erachtens durch weitere Substanzen lindern. Dies hatte Konsequenzen für seinen Umgang mit Risiken. Grosse Risiken bedeuteten bei Kuhn nicht automatisch einen Versuchsabbruch. Für vier Substanzen ist ein Abbruch vonseiten Kuhns belegt. Dabei handelte es sich um Stoffe, die ihm zu schwierig erschienen oder zu Komplikationen führten. Weit häufiger wurden aber Versuche von Firmenseite abgebrochen, sei dies aus Marktüberlegungen, aus Patentgründen oder weil man die Wirksamkeit für zu geringfügig hielt.[41]

Motive und behördliche Aufsicht

Kuhn gab immer wieder finanzielle Gründe für seine Prüftätigkeit an. Man habe in Münsterlingen zu wenig Geld für Largactil gehabt, weshalb er die Prüfungen für Geigy weitergeführt habe. Die modernen Psychopharmaka, die 1953 mit Largactil aufkamen, waren in der Tat teuer. Das Medikamentenbudget der Klinik sei durch die Versuche in beträchtlichem Masse entlastet worden, so eine weitere Wendung Kuhns. Damit hatte man zwei Fliegen auf einen Schlag: Zugang zu den neusten Substanzen und Sparmöglichkeiten für Klinik und Kanton.

Schätzungen über eingesparte Medikamentenkosten wurden an die Behörden gerichtet; diese wussten somit Bescheid und hiessen sie gut. Die Versuche seien der vorgesetzten Instanz, also dem thurgauischen Sanitätsdepartement und der Aufsichtskommission der Klinik, gemeldet worden; diese hätten nicht die geringsten Bedenken gehabt, so Kuhn 1989.[42] Die Experimente wurden den vorgesetzten Behörden gegenüber immer wieder thematisiert. Diese schauten allerdings nicht genau hin; der überlieferte Austausch bezieht sich fast ausschliesslich auf einzelne Patienten oder auf finanzielle, bauliche und personelle Fragen. Eine Kontrolle der klinischen Versuche fand nicht statt. Kuhn wurde nicht aufgefordert, darüber Rechenschaft abzulegen, Prüfunterlagen wurden unseres Wissens nie eingesehen. Man ging davon aus, dass Forschung betrieben wurde, die erst noch das Medikamentenbudget senkte, und gab sich zufrieden damit. Rechtlich geregelt wurde die Forschung am Menschen im Thurgau erst

41 Siehe Kapitel 4, S. 151 f.

42 StATG, 9'40, 5.1.2/2, Kuhn an Benzenhöfer, 29. 6. 1989, den bereits erwähnten Medizinhistoriker; vgl. S. 279 f.

Ende der 1980er-Jahre, als die erste kantonale Ethikkommission der Schweiz eingesetzt wurde. Dies unter anderem in Reaktion auf den Fall Schenker, mit dem auf Behördenseite ein erstes Problembewusstsein entstand.[43]

Roland Kuhn wurde mit seiner klinischen Forschung wohlhabend. Total beliefen sich seine Forschungseinkünfte auf rund acht Millionen Franken (in Preisen von 2015 ausgedrückt). Praktisch alle Vergütungen gingen an ihn persönlich. Kuhn betonte stets, dass er die klinischen Versuche in seiner Freizeit durchgeführt habe. Dass er dabei auf Personal, Infrastruktur und nicht zuletzt auf die Patienten der Klinik zurückgriff, liess er unerwähnt.[44] Die Frage nach Kuhns persönlicher Motivation kann nicht abschliessend beantwortet werden; Forschungsinteresse und finanzielle Motive lassen sich bei Kuhn kaum voneinander trennen. Sein Lebensstil war arbeitsam und mittelständisch; er wurde verschiedentlich als bescheidener Mensch beschrieben. Geld scheint für ihn weniger ‹an sich› wichtig gewesen zu sein, zum Beispiel für einen gehobenen Lebenswandel oder als Zeichen für sozialen Aufstieg. Vielmehr war es für ihn eine Erfolgsbestätigung und Form der Anerkennung.

Die klinische Forschung bot Kuhn eine Möglichkeit, Renommee zu gewinnen. Seit Tofranil, als dessen «Vater» er bekannt wurde, war die ‹Entdeckung› neuer Medikamente für ihn ein vorgespurter Weg, um sich einen Namen zu machen, der in Ruhm und Ehre münden konnte. Kuhn gab sich nicht zufrieden mit einem beschaulichen Dasein, er wollte in Austausch mit den geistigen Grössen seiner Zeit treten und Akzeptanz unter seinen Kollegen finden. Auch am fachlichen Austausch mit Pharmaleuten muss ihm viel gelegen haben. Nur so lässt sich erklären, dass er sich derart weit aus seinem angestammten Gebiet der Psychiatrie herausgewagt und in Spekulationen über chemische und pharmakologische Gesetzmässigkeiten begeben hatte. Gerade sein hartnäckiges Festhalten an Stoffen wie Ketotofranil oder Levoprotilin wirft Fragen auf. Ging es ihm hier möglicherweise darum, auf Biegen und Brechen ein neues Tofranil zu ‹entdecken›, was finanziellen Erfolg und Anerkennung mit sich gebracht hätte? Finanzielle und fachliche Anerkennung waren über klinische Versuche jedenfalls beide zu holen.

Neben Forschungsinteresse und einem starken Bedürfnis nach Bestätigung war Kuhn auch von einem grossen pharmakologischen Optimismus geprägt. Er befürwortete die Medikation verschiedenster Beschwerden und glaubte an die Wirksamkeit chemischer Substanzen. Andere therapeutische Zugänge sagten ihm wenig – zu nennen sind hier die Psychoanalyse oder sozialpsychiatrische Ansätze, die einer rein pharmakologischen Therapie kritisch gegenüberstanden. Stattdessen versuchte Kuhn den Spagat, seine klinischen Prüfungen mit der Daseinsanalyse zu verknüpfen, und kombinierte psychopharmakologische und psychotherapeutische Ansätze. Auffallend oft beurteilte Kuhn Substanzen

43 Zum Informationsstand siehe Kapitel 5, S. 174–177; zum Fall Schenker Kapitel 8, S. 255–262.
44 Vgl. zu den Finanzen Kapitel 5, S. 177–187.

positiver als andere Prüfer, nur selten fand er Stoffe uninteressant oder unwirksam. Dieser manchmal seltsam anmutende Optimismus war an ein teilweise riskantes Vorgehen bei der Verabreichung von Prüfstoffen geknüpft.[45] Zudem setzte Kuhn Versuchsreihen ausserordentlich lange fort. Die lange Dauer war bei ihm zwar eine erkenntnistheoretische Alternative zu Placebos, mit der er die Suggestivwirkung ausschalten wollte. Der Übergang zur rein therapeutischen Anwendung scheint jedoch nahtlos gewesen zu sein.

Das Ende vom Anfang

Testfall Münsterlingen muss zentrale Fragen unbeantwortet lassen. Mit einer systematischen, umfassenden Stichprobe von Krankenakten könnte der Nachlass Kuhn um eine weitere, zentrale Quellenbasis ergänzt werden. Dies erscheint umso wichtiger, als wir bisher keine genaueren Zahlen ermitteln konnten: Wie viele Patientinnen und Patienten erhielten Prüfsubstanzen, ohne dass ihr Name in Kuhns Nachlass verzeichnet wurde? Zu wie vielen schweren Zwischen- und Todesfällen kam es? Gibt es weitere Patientengruppen, die Prüfsubstanzen erhielten? Und gibt es Gruppen, denen keinerlei Prüfsubstanzen verabreicht wurden?
Auch wenn Kuhn in vielen Aspekten ein aussergewöhnlicher und besonders eifriger Prüfer war – klinische Versuche mit psychoaktiven Stoffen fanden nicht nur in Münsterlingen, sondern auch an zahlreichen anderen Institutionen der Schweiz statt. Um die ‹Versuchsstation Münsterlingen› weiter einzuordnen und zu beurteilen, wären Vergleiche mit anderen Kliniken nötig. Erst so könnte die Frage beantwortet werden, wie die schweizerische Prüflandschaft insgesamt aussah, inwiefern sich die Prüfpraktiken anderswo von denjenigen Kuhns unterschieden und wie sich die Praxis wandelte, Patienten über Versuche zu informieren und deren Zustimmung einzuholen.
Was den Fall Münsterlingen jedoch besonders auszeichnet, ist die reichhaltige Quellenlage. Anhand von Kuhn und der Klinik Münsterlingen liessen sich zahlreiche weitere Themen bearbeiten. So wären etwa biografische Wanderungen von Patienten durch verschiedene Einrichtungen nachzuverfolgen; auch die Frage der Indikationserweiterungen bei zugelassenen Medikamenten oder die Begutachtungspraxis, zum Beispiel im Zusammenhang mit Schwangerschaftsabbrüchen, wären geeignete Untersuchungsfelder. Nicht zu vergessen sind zudem die unzähligen Einzelschicksale, die in den Krankenakten aufscheinen: ganze Leben mit ihren Wechselfällen, die zusammengenommen nicht nur eine Sozialstudie des Kantons Thurgau, sondern ein grossflächiges Gesellschaftsbild der Nachkriegszeit ermöglichten.

45 Vgl. etwa Kapitel 2, S. 90 f.; Kapitel 4, S. 146–152; Kapitel 6, S. 221.

Dank

Das Forschungsprojekt, aus dem *Testfall Münsterlingen* hervorging, wurde von zahlreichen Personen und Institutionen unterstützt, denen wir an dieser Stelle danken möchten.

Der erste Dank gebührt dem Team des Staatsarchivs Thurgau. Unser Projekt liess sich nur durchführen, weil sich Staatsarchivar André Salathé dafür eingesetzt hatte, dass der Nachlass von Roland und Verena Kuhn nach Frauenfeld kam und finanzielle Mittel für ein historisches Forschungsprojekt zur Verfügung gestellt wurden. Die Mitarbeiterinnen und Mitarbeiter des Archivs, die den Nachlass in jahrelanger, umsichtiger Arbeit ordneten und erschlossen, schufen Bedingungen, die historische Forschung dieser Art erst ermöglichen. Kim de Solda, Beat Oswald, André Salathé, Urban Stäheli und Erich Trösch haben uns bei der Quellenarbeit und bei Recherchen stets sachkundig und interessiert unterstützt. In der letzten Phase half Nathalie Kolb beim Redigieren des Manuskripts, Martin Polt übernahm das Fotografieren und Bearbeiten der Abbildungen. Im Historischen Archiv der Novartis wurden wir von Carole Billod, Walter Dettwiler, Philipp Gafner und Florence Wicker entgegenkommend unterstützt, im Klinischen Archiv und im Research Archive von Felix Brugger, Maha Khaled, Matthias Leuenberger und Robert Sieber. Alexander Bieri hat uns im Roche-Archiv beraten, Andreas Altorfer im Archiv Psychiatrie-Museum Bern. Swissmedic, die Psychiatrische Klinik Münsterlingen, die Psychiatrische Klinik Marsens, das Staatsarchiv Freiburg und der *Schweizerische Beobachter* haben uns Einblick in einzelne Bestände gewährt. Ein grosses Dankeschön geht an die vielen Zeitzeuginnen und Zeitzeugen, die sich gemeldet und uns von ihren Erinnerungen erzählt haben; die Gespräche brachten wertvolle Informationen und Perspektiven auf die ‹Versuchsstation› Münsterlingen zutage.

Unserem Projekt stand eine Gruppe von politischen Vertretern und Experten aus verschiedenen Disziplinen zur Seite, der wir für die Begleitung, das Feedback und das eingebrachte Fachwissen danken möchten: Rainer Andenmatten (Pharmakologie), Monika Dommann (Geschichte), Thomas Geiser (Rechtswissenschaft), Daniel Hell (Psychiatrie), Andreas Keller (Generalsekretär des Departements für Inneres und Volkswirtschaft des Kantons Thurgau), Stephan Krähenbühl (Pharmakologie), Martha Monstein (Chefin des Kulturamts des Kantons Thurgau), André Salathé (Staatsarchiv Thurgau, Präsident) und Urban Stäheli (Staatsarchiv Thurgau, Sekretär). Als Expertinnen standen uns zudem die Chemikerin Daniela Hoegger, die Juristin Margot Michel und die Medizinhistorikerin Maike Rotzoll zur Verfügung. Mit einer Gruppe von Historikerinnen und Historikern – Cornelius Borck, Cornelia Brink, Monika Dommann, Maike Rotzoll, Carola Sachse und Jakob Tanner – diskutierten wir im Rahmen eines Workshops erste Ergebnisse und Forschungsfragen, was sich als wegweisend erwies. Francesco Spöring arbeitete im ersten Projektjahr mit und trug viel zur Grundlagenarbeit bei; Niklaus Müller führte Recherchen für uns durch und las in der Endphase das Manuskript. Joanna Haupt und Florian Müller übernahmen wirtschaftshistorische Berechnungen, Stefan Klauser und Gerold Ritter danken wir für ihre Hilfe im Informatikbereich. Mit einer Reihe weiterer Personen haben wir konkrete Fragen und grössere Zusammenhänge diskutiert. Namentlich erwähnt seien Beat Bächi, Thomas Bein, Anna Joss, Oliver König, Luzia Meier und Felix Waldmeier, mit denen wir uns etwa über Stoff- und Quellenspuren, medizinische Fragen oder Daseinsanalyse austauschten.

Dieses Buch ist das Resultat einer engen, fruchtbaren Zusammenarbeit. Zwei Personen möchten wir deshalb ganz besonders danken: Ursina Klauser war zunächst als wissenschaftliche Nachwuchskraft im Projekt angestellt. Als sie danach ihr Dissertationsstipendium antrat, blieb sie uns weiterhin eng verbunden, lektorierte alle Kapitel und legte dabei grosse Umsicht und Sachkunde an den Tag. Als Mario König im letzten Sommer erkrankte, griff sie uns unter die Arme, wenn wir Hilfe brauchten. Ihr ist es wesentlich zu verdanken, dass *Testfall Münsterlingen* mehr oder weniger termingerecht abgeschlossen wurde. Dass Mario König das publizierte Buch nicht mehr in die Hände nehmen kann, macht uns traurig. Er war nicht nur ein wunderbarer, geistreicher Arbeitskollege, sondern wurde im Laufe der letzten Jahre auch unser Freund. Wir danken ihm für alles, was wir zusammen erlebten, und schätzen es sehr, dass er unser gemeinsames Buch schliesslich vertrauensvoll in unsere Hände legte.

Marietta Meier und Magaly Tornay
Zürich und Wien, Mai 2019

Glossar

Medizinische und chemische Fachbegriffe, die im Buch (exklusive Anmerkungsapparat) verwendet und nicht beziehungsweise nicht jedes Mal erklärt werden.

Ätiologie, ätiologisch	Gesamtheit der Faktoren, die zu einer bestimmten Krankheit geführt haben; Lehre von Krankheitsursachen
Affektive Störung	Psychische Störung, mit Veränderung der Stimmungslage einhergehend
Agranulozytose	Störung des Blutbildes
Ambulatorium	Klinik beziehungsweise Teil einer Klinik für die ambulante Untersuchung und Behandlung von Patienten
Antihistaminikum	Wirkstoff, der die Wirkung des körpereigenen Botenstoffs Histamin hemmt und zur Verhinderung beziehungsweise Abschwächung allergischer Reaktionen führt
Antipsychotikum	Medikament zur Behandlung von Psychosen (unter anderem Schizophrenien)
Anxiolytikum, anxiolytisch	Medikament zur Lösung beziehungsweise Verminderung von Angst- und Spannungszuständen
Arteriosklerose, arteriosklerotisch (Umgangssprache); Artherosklerose	Krankhafte Veränderung der Arterien
Benzodiazepine	Substanzklasse (mit einem Benzol- und einem Diazepinring als chemischer Grundstruktur), die krampflösende, beruhigende und schlaffördernde Wirkungen aufweist
Benzyl-	Chemische Gruppe/Rest ($-CH_2-C_6H_5$)
Betablocker	Mittel, das den Blutdruck und die Herzfrequenz senkt
Butyrophenone	Gruppe chemischer Verbindungen, die zur Behandlung von → Psychosen eingesetzt werden
Chorea Huntington, Choreatiker	Unheilbare, erbliche Erkrankung des Gehirns, die sich in Störungen des Gefühlslebens und der Muskelsteuerung manifestiert

Cortison	Körpereigenes Hormon; wird medikamentös zur Behandlung von Entzündungsreaktionen eingesetzt
Daseinsanalyse	Der Psychoanalyse nahestehende, sich aber von dieser abgrenzende psychiatrische beziehungsweise psychotherapeutische Richtung
DDT	Dichlor-Diphenyl-Trichlorethan; früher häufig verwendetes Insektizid
Debilität, debil (veraltet)	Niedrige Intelligenz beziehungsweise leichtere Intelligenzminderung oder geistige Behinderung
Derivat (Chemie)	Weiterentwicklung einer chemischen Substanz, die eine ähnliche Struktur wie die Grundsubstanz aufweist
Dibenzyl-	Chemische Verbindung mit zwei → Benzylgruppen (CH_2-C_6H_5)
Dystrophie, dystrophisch	Durch Entwicklungsstörungen einzelner Zellen, Gewebe, Körperteile, Organe oder des gesamten Organismus bedingte Degeneration (Fehlwuchs)
Elektroenzephalografie	Technische Methode zur Erfassung von elektrischen Strömen des Gehirns
Endogene Depression	Depression, die sich (im Unterschied zur exogenen Depression) nicht auf eine erkennbare äussere Ursache zurückführen lässt
Encephalitis lethargica	Gehirnentzündung, die Lethargie, unkontrollierbare Schlafanfälle und eine vorübergehende, der Parkinson-Krankheit ähnliche Störung auslöst
Epilepsie, epileptisch	Erkrankung, bei der es wiederholt zu epileptischen Anfällen kommt, d. h. zu einer zeitlich begrenzten Funktionsstörung der Hirnnervenzellen
Erregung, Erregungszustand (Psychiatrie)	Zustand von Unruhe und Ängstlichkeit, geschäftigem oder planlosem Umhergehen, Schimpfen, Stereotypien bis zum Bewegungsdrang und zur Tobsucht
Existenzphilosophie, Existenzialphilosophie	Philosophische Richtung, die das Wesen des Menschen als Ganzes erfassen will
Extrapyramidal-motorische Dyskinesie	Störung des Bewegungsablaufs, bei der es zu einer Zunahme oder Verminderung der Bewegungen kommt, verbunden mit erhöhtem oder vermindertem Spannungszustand der Muskeln
Fieberkur (Psychiatrie, ca. 1920–1970)	Kur, bei der künstlich Fieber ausgelöst wurde, um die körpereigenen Abwehrkräfte der Patienten zu stimulieren und damit, so die Hoffnung, auch deren psychischen Zustand zu verbessern
Galeniker	Fachperson für die materielle Verabreichungsform von Arzneimitteln (Tablette, Salbe, Injektion etc.)

Gemütskrankheit (veraltet)	Störung des Gefühls- und Gemütslebens mit intakten Verstandesfunktionen; in Abgrenzung zur Geisteskrankheit
Halluzinogen	→ Psychotrope Substanz, die unter anderem Wahrnehmungsveränderungen auslöst
Hämatologisch	Das Blut und die blutbildenden Organe betreffend
Idiotie, idiotisch (veraltet)	Schwere angeborene oder im frühesten Kindesalter erworbene Intelligenzminderung
Ikterus	Gelbsucht
Imino-Gruppe	Stickstoff- und Wasserstoffatom, die mit dem benachbarten Kohlenstoffatom über eine Doppelbindung zwischen einem Stickstoff- und einem Kohlenstoffatom verbunden ist (H-N=C-)
Iminodibenzyl	Chemische Verbindung, die eine → Iminogruppe und zwei Benzylgruppen (CH_2-C_6H_5) aufweist
Iminostilbenderivat	Chemische Verbindung, die aus einer Verbindung entstanden ist, die eine → Imino-Gruppe und ein ungesättigtes Kohlenwasserstoff enthält
Katatonie, kataton, katatone Schizophrenie	Unterform der Schizophrenie mit schweren psychomotorischen Störungen
Kefauver-Harris Amendment	Änderung des Federal Food, Drug, and Cosmetic Act von 1962
Leberatrophie	Leberschrumpfung
Leberkarzinom	Bösartiger Lebertumor
Leberzirrhose	Chronische Leberkrankheit
Lobotomie	Hirnoperation, bei der die Nervenbahnen zwischen Frontallappen und Thalamus sowie Teile der grauen Substanz durchtrennt werden
LSD	Lysergsäure-Diäthylamid; ein von Albert Hofmann für Sandoz entwickeltes → Halluzinogen
Tranquilizer	Chemisch heterogene Gruppe von Psychopharmaka, die gleichzeitig angstlösend und beruhigend wirken
Manisch-depressives Irresein (veraltet)	Affektive Störung, durch extreme gegensätzliche Schwankungen von Stimmung, Antrieb und Aktivitätsgrad gekennzeichnet
Marantische Endokarditis	Entzündung der Herzinnenhaut, die mit Kräftezerfall und Auszehrung einhergeht
Mental drug	Medikament zur Behandlung psychischer Störungen
Morphinderivat	Pharmakologisch aktive Substanz, die sich chemisch vom Morphin ableitet
Mutismus, mutistisch	Kommunikationsstörung; Unfähigkeit, verbal zu kommunizieren, ohne dass ein Defekt der Sprechorgane und des Gehörs vorliegt

Neuroleptikum	Medikament zur Behandlung von Psychosen (unter anderem Schizophrenien)
Neurovegetative Nebenerscheinung	Unerwünschte Wirkung auf das vegetative Nervensystem. Dieses reguliert die vom Bewusstsein weitgehend unabhängig verlaufenden lebenswichtigen Vorgänge innerhalb des Gesamtorganismus
Noradrenalin	Neurotransmitter und Stresshormon
Opium	Rausch- und Betäubungsmittel
Placebo	Arzneimittel, das keinen Wirkstoff enthält und somit auch keine pharmakologische Wirkung hat, die sich auf die Substanz zurückführen liesse
Psychoaktive Substanz	Wirkstoff, der die menschliche Psyche beeinflusst
Psychomotorische Störung	Störung des Bewegungsapparats, die auf psychische Vorgänge zurückgeführt wird
Psychopharmakon	Medikament zur Behandlung von psychischen Störungen
Psychose	Psychische Störung, bei der die Wahrnehmung und Deutung der erlebten Wirklichkeit erheblich beeinträchtigt ist
Psychotrope Substanz	Wirkstoff, der die menschliche Psyche beeinflusst. Im Gegensatz zu «Psychopharmakon» schliesst der Begriff neben Medikamenten auch Drogen ein
Rorschachtest (Rorschach-Formdeuteversuch, Tintenkleckstest)	Vom Psychiater Hermann Rorschach entwickeltes Testverfahren, mit dem die Persönlichkeit eines Menschen erfasst werden soll
Schizoide Störung	Psychische Störung, die sich durch einen Rückzug von zwischenmenschlichen Kontakten auszeichnet
Schizophrenie	Psychische Störung, bei der im akuten Stadium eine Vielzahl von Symptomen auftreten, die fast alle das innere Erleben und das Verhalten betreffen
Schlafkur (Psychiatrie, ca. 1920–1970)	Körperliches Behandlungsverfahren, bei dem der Patient während einiger Tage in Dauernarkose versetzt wurde
Schocktherapie (Psychiatrie, ca. 1930–1970; Elektroschocktherapie weiterhin in Anwendung)	Körperliches Behandlungsverfahren mit äusserst stark wirksamen, physikalischen oder chemischen Reizen, die eine Erschütterung in Form von unterschiedlichen, intensiven Reaktionen auslöst und, so die Hoffnung, auch den psychischen Zustand des Patienten verbessert
Seitenkette (organische Chemie)	Rest einer Hauptkette oder einer Gruppe mit Ringstruktur
Selektive Serotonin-Wiederaufnahmehemmer (SSRI)	Untergruppe der Antidepressiva, die die Konzentration von Serotonin im Gehirn erhöhen

Senile Demenz	Anhaltende oder fortschreitende Beeinträchtigung der Hirnleistung in höherem Alter, deren Ursprung im Gehirn selber liegt
Stupor	Starrezustand des ganzen Körpers bei wachem Bewusstsein
Sulfonamide	Gruppe künstlich hergestellter chemischer Verbindungen, die aufgrund ihrer antimikrobiellen Wirkung als Antibiotika eingesetzt werden
Teratogen	Keimschädigend, Fehlbildungen beim Embryo bewirkend
Thymoleptisch	Stimmungsaufhellend, stimmungslösend
Toxizität	Giftigkeit
Tetrazyklisches Antidepressivum	Antidepressivum, das dem → trizyklischen Antidepressivum strukturell und pharmakologisch gleicht, in der chemischen Grundstruktur aber nicht drei, sondern vier Ringe aufweist
Trizyklisches Antidepressivum	Antidepressivum, das die Wiederaufnahme der Neurotransmitter Serotonin, Noradrenalin und Dopamin hemmt. Der Begriff «trizyklisch» leitet sich aus der charakteristischen chemischen Grundstruktur der Substanz ab, die unter anderem aus drei aneinandergefügten Ringen besteht
Vier-Phasen-Modell	Modell, das die Arzneimittelforschung in vier Phasen unterteilt: präklinische Phase I (pharmakologische und toxikologische Tests), Phase II (Verträglichkeitsprüfungen an gesunden Freiwilligen), Phase III (Klinische Prüfungen an Patienten) und Phase IV (Überwachung nach Markteinführung)
Weltärztebund, World Medical Organization	Internationaler Zusammenschluss der Ärzte (Standesverband)

Chronologischer Überblick

1839/40	Gründung der Anstalt Münsterlingen, bestehend aus einer «Irrenabteilung» und einer Krankenabteilung
1850	Thurgauisches Sanitätsgesetz (bleibt bis 1985 in Kraft)
1871	Die beiden alten, ehemals klösterlichen Gebäudekomplexe der Anstalt Münsterlingen werden durch eine Bahnlinie voneinander getrennt
1895	Definitive Trennung von «Irrenanstalt» und «Spital» Münsterlingen
1900	Vereinbarung zwischen fünf Kantonen, der sich nach und nach weitere Kantone anschliessen: Schaffung der Interkantonalen Kontrollstelle für Heilmittel (IKS), die neue Arzneimittel überprüft und registriert
4. 3. 1912	Geburt Roland Kuhns, Biel
1912	Hermann Wille wird Direktor der PKM
3. 8. 1921	Geburt Verena Gebharts, Kreuzlingen
1929/30	Namensänderung von «Irrenanstalt» in «Irrenheilanstalt»
1937	Roland Kuhn: Staatsexamen in Bern, Stelle als Assistenzarzt in der Waldau unter Jakob Klaesi
1938/39	Erste Publikationen Roland Kuhns zum Rorschachtest und zur Daseinsanalyse
	Einrichtung des Ambulatoriums an der PKM
1939	Roland Kuhn wird Oberarzt an der PKM, Adolf Zolliker Direktor und Agathe Christ Sekretärin
	Namensänderung von «Thurgauische Irrenheilanstalt Münsterlingen» in «Thurgauische Heil- und Pflegeanstalt Münsterlingen»
1942	Einrichtung eines Labors an der PKM
	Revision der Vereinbarung der IKS: Neu muss jedes neue Heilmittel begutachtet und registriert werden, bevor es die Kantone zulassen können
1946	Beginn der Zusammenarbeit mit Geigy, Kuhn schickt erste Berichte nach Basel
1947	Verena Gebhart wird vierte Assistenzärztin an der PKM
1949	Der Chemiker Walter Schindler synthetisiert bei Geigy die Substanz G 22355, das spätere Tofranil
1950	Erste Versuchsmenge von G 22150 an der PKM getestet
1952	Verena Gebhart wird Oberärztin an der PKM

1953	Largactil (Chlorpromazin), erstes Neuroleptikum, wird an der PKM eingeführt
1954	Patientenzahl der PKM erreicht Höchststand von über 700 Menschen
	G 22150 an der PKM im Grossversuch
	Largactil wird in der Schweiz offiziell zugelassen
	Kantone übergeben die Prüfung und Begutachtung von Heilmitteln vollständig der IKS
1954/55	G 22355 (Tofranil) trifft ein, wird zunächst hinsichtlich Wirkung auf Schizophrenie getestet
1956	Erster Bericht Roland Kuhns an Geigy über antidepressive Wirkung von G 22355
	Verheiratetes Personal der PKM darf nun extern übernachten; Arbeitszeit wird auf 60 Stunden pro Woche gekürzt.
1957	Habilitierung Roland Kuhns an der Universität Zürich
	Entfernung der Umzäunung der PKM am Seeufer
	Roland Kuhns erste Publikation zu G 22355
	Paul Schmidlin empfiehlt seinen Vorgesetzten bei Geigy die Markteinführung von G 22355
1958	Heirat von Roland Kuhn und Verena Gebhart
	Zulassung von G 22355 Imipramin als Tofranil in der Schweiz
	USA-Reise Roland und Verena Kuhns mit Paul Schmidlin zur Propagierung von Tofranil
1959	Zulassung von Tofranil in den USA
	Roland Kuhn erhält erstmals jährlichen Tofranil-Bonus
1960	Roche sucht Kontakt zu Roland Kuhn
1961	Neubau des ärztlichen Zentrums an der PKM; Umzug der Familie Kuhn in die neue Oberarztwohnung
	Roche lanciert mit Elavil (Amitriptylin) ein eigenes Antidepressivum
	Geigy lanciert Insidon
	Contergan-Skandal
1962	Geigy lanciert Pertofran
	Kefauver-Harris-Amendment, das die FDA-Richtlinien in den USA verschärft
	FR-33-Versuch an der PKM (bis 1964)
1963	IKS erweitert Dokumentationspflicht und fordert damit einen klinischen Wirkungsnachweis für neue Präparate ein
	Ketotofranil-Versuch (bis ca. 1970)
1964	Deklaration von Helsiniki: Forschungsethische Richtlinie für klinische Prüfungen
	Siegeszug der Roche-Substanzen Librium und Valium beginnt

	Kuhn erhält von nun an einen jährlichen Tofranil-Bonus von 60 000 Franken (bis 1976)
1965	Schweizerische Akademie der Medizinischen Wissenschaften (SAMW): Meldepflicht für Zwischen- und Todesfälle, die mit der Verabreichung von Prüfsubstanzen oder zugelassenen Medikamenten zusammenhängen könnten
1966	Roland Kuhn wird Titularprofessor an der Universität Zürich
	Ciba-34276-Versuch (Ludiomil) an der PKM (bis 1972)
	Geigy lanciert Anafranil
	Namensänderung von «Thurgauische Heil- und Pflegeanstalt Münsterlingen» in «Psychiatrische Klinik Münsterlingen»
1967	Fusion von Sandoz und Wander
1970	Fusion von Ciba und Geigy zu Ciba-Geigy
1970	Eröffnung der Schwesternschule und des Personalhauses an der PKM
	SAMW: Richtlinien «Forschungsuntersuchungen am Menschen»
1971	Roland Kuhn übernimmt die Direktion der PKM
	Einrichtung eines Pools für Nebeneinkünfte an der PKM
	IKS übernimmt die Aufgabe, die Herstellung neuer Medikamente zu kontrollieren
1972	Zulassung von Ludiomil
	Roland Kuhn erhält erstmals eine Umsatzbeteiligung für Ludiomil (bis 1985)
	Verena Kuhn wird leitende Ärztin an der PKM
1972/73	Öffentliche Kritik an Kuhn und an den Zuständen in der PKM, Interpellation im kantonalen Parlament
1973	Neu wird dem Direktor und den leitenden Ärzten offiziell erlaubt, auf eigene Rechnung Sprechstunden zu halten und Gutachten zu verfassen
1974	Hugo J. Bein (ehemals Ciba) wird Gastarzt an der PKM (bis 1978)
1975	Pensionierung von Agathe Christ
1976	Roland Kuhn erhält neu jährlich über 100 000 Franken Umsatzbeteiligung für Ludiomil (bis 1984)
1977	Roland und Verena Kuhn ziehen von ihrer Wohnung auf dem Klinikareal in ein Einfamilienhaus in Scherzingen
	IKS: Überarbeitung der Registrierungsrichtlinien von 1963. Klinische Studien am Menschen sind grundsätzlich als kontrollierte klinische Studien durchzuführen
1978	Aufhebung der Geschlechtertrennung auf zwei Stationen der PKM
1980	Pensionierung Kuhn, Eröffnung der Privatpraxis
	Karl Studer wird Klinikdirektor
1981	Roland Kuhn erhält Ehrendoktor der Universität Louvain, Belgien
1983	Pensionierung Verena Kuhn-Gebhart

1986	Roland Kuhn erhält Ehrendoktor der Universität Sorbonne, Paris
	Affäre Schenker: Disziplinar- und Strafverfahren gegen Kantonsarzt Hans Schenker (bis 1989)
1987	Einsetzung einer medizinisch-ethischen Kommission im Kanton Thurgau
	Ergänzung des thurgauischen Gesundheitsgesetzes durch eine «Verordnung zur Rechtsstellung der Patienten in den kantonalen Einrichtungen des Gesundheitswesens», die unter anderem Vorschriften zu klinischen Versuchen enthält
1992	Roland Kuhn erhält Ehrendoktor der Universität Basel
1995	IKS: Reglement über die Heilmittel im klinischen Versuch
1996	Fusion von Sandoz mit Ciba-Geigy zu Novartis
1998	Ende von Roland Kuhns Lehrtätigkeit an der Universität Zürich
2002	Heilmittelgesetz auf Bundesebene
10.10.2005	Tod Roland Kuhns
2012	Nachlass von Roland Kuhn und Vorlass von Verena Kuhn-Gebhart kommen per Schenkung der Erbengemeinschaft Kuhn an das Staatsarchiv des Kantons Thurgau
20.4.2015	Tod Verena Kuhn-Gebharts

Prüfsubstanzen

Prüfnummer	Klinikinterne Bezeichnung	Substanzname	Handelsname	Hersteller
38904 Ba				Ciba-Geigy
(Alival)		Nomifensinum hydrogenmaleinicum	Alival	Farbwerke Hoechst
AMPT		Alpha-methyl-p-thyronsine		Astra Läkemedel
AW 143076				Wander
AW 151129				Wander
Ba-49802 B		Oxaprotilin		Ciba-Geigy
BY 54				Sandoz
BY 107		Ciclopramin		Byk Gulden
C 7245				Cilag-Chemie
CGP 12103		Levoprotilin		Ciba-Geigy
CGP 14175		Citatepin Mesylat	Tetral	Ciba-Geigy
Ciba 10870				Ciba
Ciba 17040				Ciba
Ciba 20068				Ciba
Ciba 21024				Ciba-Geigy
Ciba 21401		Tribenosid	Glyvenol	Ciba
Ciba 24160				Ciba
Ciba 27937				Ciba
Ciba 30803		Benzoctamin	Tacitin	Ciba
Ciba 32143				Ciba
Ciba 34276	Ciba, Ciba-Mittel	Maprotilin	Ludiomil	Ciba
Ciba 34647		Baclofen	Lioresal	Ciba
Ciba 34799				Ciba
Ciba 39089		Oxprenolol	Trasicor	Ciba
Ciba 42694		Beta-Melanotropin, Beta-MSH		Ciba-Geigy
EMD 25004				Merck
FR 33		Butyrophenon		Sandoz
G 2747		Parpanit	Parpanit	Geigy
G 14133				Geigy
G 14134		Parpanit-Tartrat		Geigy

Anfrage	Prüfung	Zulassung
	07.1976–08.1976	
09.1973		16.03.1977
	07.1976–11.1976	
03.09.1968	03.1969–04.1969	
06.07.1967	07.1967–09.1968	
05.11.1976		
08.10.1958	10.1958–01.1960	
25.02.1975		
01.1964–06.1964		
07.1986	11.1986–11.1990	
31.03.1988	05.1988–1988	
15.09.1954; 02.12.1957	10.1954–1955	
07.1956	07.1956–1960	
01.02.1967; 01.1972	03.1972	
01.1972	03.1972–07.1973	
11.1968		06.04.1967
11.1959	12.1959–01.1960	
05.1962	06.1962–11.1964	
29.05.1962; 17.11.1964; 15.03.1967	1963–1967	03.04.1970
1962	06.1964–10.1965	
10.1965	01.1966–10.1972	10.10.1972
15.03.1967; 01.1975	03.1967–1969; 01.1975–1976	18.12.1970
1962/1963	06.1964–11.1964	
	06.1974–1980	21.05.1968
06.1973	06.1973–1975	
01.1976		
08.1962	08.1962–09.1964	
03.1946	04.1946–12.1946	30.12.1946
04.1950	04.1950	
10.1946	11.1946	

Prüfnummer	Klinikinterne Bezeichnung	Substanzname	Handelsname	Hersteller
G 21302				Geigy
G 22150	Geigy Weiss			Geigy
G 22355	Geigy Rot	Imipramin	Tofranil	Geigy
G 22355 R 1683/1*		Tofranilfumarat, Imipraminfumarat		Geigy
G 23746	Geigy Gelb			Geigy
G 24075				Geigy
G 24415	Geigy Blau			Geigy
G 24575				Geigy
G 27032				Geigy
G 28342	Geigy Braun			Geigy
G 28364	Geigy Schwarz	Dichlorimipramin		Geigy
G 28568	Geigy Grün			Geigy
G 31002	Geigy Weiss (II)			Geigy
G 31220	Geigy Grün (II), Geigy Orange			Geigy
G 31406	Geigy Rosa, Stilben-Tofranil			Geigy
G 31531				Geigy
G 32883		Carbamazepin	Tegretol	Geigy, Ciba-Geigy
G 33006	Geigy Blau (II)			Geigy
G 33040	Geigy Gelb (II), Geigy Violett (II)	Opipramol	Insidon	Geigy
G 33679	Geigy Violett, Metabolit I			Geigy
G 34586	Chlor-Tofranil, Monochlor-Tofranil	Clomipramin	Anafranil	Geigy
G 35020	Metabolit III	Desipramin, Desmethylimipramin	Pertofran	Geigy
G 35259	Keto	Ketotofranil, Ketimipramin		Geigy
G 35570	Geigy Grün (III)			Geigy
G 35754 (R 1875)				Geigy
G 35878				Geigy
G 36526	Metabolit VI			Geigy
G 37329				Geigy
G 37815				Geigy
G 37816				Geigy
G 38038				Geigy
G 38462				Geigy
GP 41369				Geigy
GP 43011				Ciba-Geigy

* und weitere Retardformen

Anfrage	Prüfung	Zulassung
1962		
01.10.1950; 03.1954	10.1950–12.1951; 04.1954–12.1956	
08.1954	11.1954–03.1958	13.03.1958
1958	09.1958–03.1959	
07.1956	07.1956–03.1957	
02.1951		
07.1956	08.1956–08.1957	
03.08.1951		
09.1958	09.1958–12.1959	
10.1956	07.1957–08.1958	
10.1956	03.1957–11.1957	
10.1955	11.1955–10.1956	
06.1956–07.1956	07.1956–1960	
15.08.1956	08.1956–11.1956; 09.1959–01.1960	
12.07.1957	08.1957–12.1960	
01.07.1965; 15.06.1966	06.1966–07.1966	
01.06.1962; 07.1974	07.1962–12.1963; 1974–1975	05.06.1963
10.12.1958	06.1959–03.1961	
09.1958	01.1959–11.1960; 01.1961–1961	12.10.1961
09.06.1958; 17.11.1961	06.1958–12.1958; 12.1961–12.1962	
10.03.1960	04.1960–1961	25.10.1966
	09.1961–06.1962	06.06.1962
08.1963	10.1963–12.1970	
19.06.1959	1960–1976	
11.1959		
16.09.1960		
1964; 15.06.1966	1964–1966	
22.11.1961	11.1961–03.1963; 01.1964–12.1964	
11.1961		
11.1961		
09.01.1963	01.1963–12.1964	
31.10.1963; 15.06.1966	11.1963–04.1967	
01.1967	02.1967–02.1968	
01.1972		

Prüfnummer	Klinikinterne Bezeichnung	Substanzname	Handelsname	Hersteller
GP 44964				Ciba-Geigy
GP 47680	Keto-Tegretol, Tegretol-Nachfolger	Keto-Carbamazeptin, Oxcarbazepin	Trileptal	Ciba-Geigy
GP 49203				Ciba-Geigy
H 102/09		Zimelidin	Normud	Astra Läkemedel
HF 1854		Clozapin	Leponex	Wander
HH 222				Hommel
I.C.I 58834		Vilaxozin	Vivalan	Imperial Chemical Industries
IB 503				Sandoz
IBD 78				Sandoz
(Irgapyrin)			Irgapyrin	Geigy
IS 884				Sandoz
(Largactil)			Largactil	Specia
NR 286		Flutinezol, Thienobenzothiazin		Sandoz
PSP 900				Sandoz
R 1899/1				Geigy
R 5147		Spiroperidol		Cilag-Chemie
Ro 4-9661				Hoffmann-La Roche
Ro 6-2728				Hoffmann-La Roche
Ro 6-5136				Hoffmann-La Roche
Ro 6-5670				Hoffmann-La Roche
(Serpasil)		Reserpin	Serpasil	Ciba
(Serpasil & Ritalin)				Ciba
(Solcoderm)			Solcoderm	Solco
(Solcoseryl)			Solcoseryl	Solco
SUM 3170		Loxapin		Wander
Wy 3263	Amerikanisches Mittel	Iprindol	Galatur	Wyeth
YF 181		Indenopyridin		Sandoz

Stoffe in der Spalte «Prüfnummer», die in Klammern gesetzt sind, werden im Buch nur unter ihrem Substanz- und/oder Handelsnamen aufgeführt.

Bei den Daten in den Spalten «Anfrage» und «Prüfung» handelt es sich teilweise um Annäherungswerte, vor allem wenn grössere Zeiträume angegeben sind.

Zulassung: Erstzulassung des Wirkstoffs. Die Zulassungsdaten stammen von Swissmedic beziehungsweise wurden von Swissmedic überprüft.

Anfrage	Prüfung	Zulassung
01.1972	02.1972–12.1972	
09.1977	10.1977–1978	23.12.1994
01.1972	02.1972–05.1972	
11.1976		19.05.1982
06.07.1967	07.1968–05.1969; 09.1972–11.1972	02.11.1972
03.1969		
08.06.1973		11.01.1977
01.02.1965; 05.1967; 18.09.1967	02.1965–12.1965; 05.1967–07.1967; 10.1967–1969	
08.1965		
28.06.1950	07.1950–08.1950	01.04.1950
18.12.1968		
	09.1953–02.1954	11.02.1954
05.1970	06.1970–1971	
07.1965	08.1965–06.1966; 06.1966–05.1967	
06.1959	08.1959–02.1960	
06.1964		
04.05.1966	06.1966–11.1966	
01.12.1966	12.1966–07.1967	
1967	08.1967–09.1967	
1968	1968–10.1969	
05.1954–06.1954	06.1954–05.1955	23.09.1953
05.1954–06.1954	06.1954–09.1954	
29.06.1978	1978–1979	12.03.1984
	8.1977	03.01.1957
08.1969	10.1969 – 01.1971	
03.11.1961	11.1961–04.1962	
1970	12.1970–03.1971	

Abkürzungen

CA	Clinical Archive
FA	Firmenarchiv
FDA	Food and Drug Administration
GCP	Good Clinical Practice
GLP	Good Laboratory Practice
HAR	Historisches Archiv Roche
HLS	Historisches Lexikon der Schweiz
IKS	Interkantonale Kontrollstelle für Heilmittel
Jb.	Jahresbericht
KA	Krankenakte
RCT	Randomized Controlled Trial (randomisierte kontrollierte Studie)
SAMW	Schweizerische Akademie der Medizinischen Wissenschaften
StATG	Staatsarchiv des Kantons Thurgau
SWA	Schweizerisches Wirtschaftsarchiv
UPD	Universitäre Psychiatrische Dienste
WHO	World Health Organization
ZA	Zwischenarchiv

Abbildungsnachweise

Abb. 1	StATG, 9'40, 5.0.4/2.
Abb. 2	StATG, 9'40, 5.0.3/6.
Abb. 3	StATG, 9'40, 11.7/0.
Abb. 4	Hermann Wille, Hundert Jahre Heil- und Pflegeanstalt Münsterlingen 1840–1940, Frauenfeld 1944, S. 65.
Abb. 5	ETH-Bibliothek Zürich, Bildarchiv / Stiftung Luftbild Schweiz / Fotograf: Friedli, Werner / LBS_H1-012064 / CC BY-SA 4.0.
Abb. 6	Fotoalbum Marlies Verhofnik.
Abb. 7	StATG, 9'40, 8.0/311, 312, S. 6.
Abb. 8	FA Novartis.
Abb. 9	Fotoalbum Marlies Verhofnik.
Abb. 10	Fotoalbum Marlies Verhofnik.
Abb. 11	Fotoalbum Marlies Verhofnik.
Abb. 12	StATG, ZA KA stationär 18405.
Abb. 13	Archiv SRF, Sendung Antenne, 5. 11. 1973.
Abb. 14	StATG, 9'10, 1.7.0/3.
Abb. 15	Fotoalbum einer ehemaligen Lernpflegerin.
Abb. 16	StATG, 9'40, 15.2/0; 9'40, 15.2/1; 9'40, 15.2/10.
Abb. 17	StATG, 9'40, 15.1/8.
Abb. 18	StATG, 9'40, 5.1.1/1.
Abb. 19	Schweizerisches Sozialarchiv, Ar 31.30.2, Zentralstelle für Praktische Psychiatrie (SZP), Büro Farner, Presseinformationen 1967–1968, Mai 1968.
Abb. 20	StATG, 9'40, 5.0.3/32.
Abb. 21	Grundlage der Berechnungen: StATG, 9'10 und 9'40, vor allem 9'40, 5.
Abb. 22	StATG, 9'40, 15.2/4.
Abb. 23	StATG, 9'40, 5.0.3/2.
Abb. 24	StATG, 9'10, 1.7.0.1/5.
Abb. 25	StATG, 9'10, 1.7.0.1/5.
Abb. 26	StATG, 9'10, 1.7.0.1/5.
Abb. 27	StATG, 9'10, 5.4/9896.2.
Abb. 28	StATG, 9'40, 15.2/8.
Abb. 29	StATG, 9'40, 5.1.0/0.2.
Abb. 30	Amtsarchiv des Staatsarchivs des Kantons Thurgau.

Bibliografie

Quellen

Archivalische Quellen

Archiv des Psychiatrie-Museums, Bern

Akten Ernst Grünthal (1894–1972), Waldau

Archiv Psychiatrische Klinik Münsterlingen, Münsterlingen 1981 ff.

1.53.01 Regierungsrat und Departement: Korrespondenz (1978–1986)
1.53.01 Regierungsrat und Departement: Korrespondenz (1987–1992)
1.53.01 Departement ab Januar 1987 (Korrespondenz, Verordnungen, Beschlüsse)
1.53.01 Regierungsrat und Departement: Korrespondenz
1.54.03 Labor: Akten und Korrespondenz
1.60.01 Medikamentenforschung: 3-Methoxy-4-Hydroxyphenylglycol (MHPG)
1.60.01 Medikamentenforschung: Sandoz NB 106–689, Haldol-decanoas
1.60.01 Medikamentenforschung: Risperidon bei Schizophrenen
1.62.04 Pressetexte und Dokumentationen (1980–1994)
Personalakte Verena Kuhn-Gebhart

Archiv Swissmedic, Bern

Klinische Dokumentationen und Kopien aus Zulassungsdossiers zu
Anafranil
Glyvenol
Insidon
Leponex, Lioresal, Ludiomil
Melleril
Pertofran
Serpasil
Tacitin, Tegretol, Tofranil, Trasicor

Novartis AG, Basel

Firmenarchiv (FA Novartis)

Ciba

Ciba, FO 5.03, Forschung. Zweckforschung, chemische Protokolle, Pharma-Forschungsausschuss, Nr. 1/63–16/70 (1. 6. 1963–23. 9. 1970)
Ciba, PE 4.01 (Hugo Bein, CIBA)
Ciba, Vf 1, Pharma-Informations-Comité, Protokolle, 1953–1963
Ciba, Vf 1, Verkauf. Pharma-Protokolle, Pharma-Planungsausschuss, 1966–1970

Ciba, Vf 1, Verkaufs- und Werbeausschuss, Pharma-Protokolle, 1967–1970
Ciba, Vg 1.10.1, Verwaltung, Geschäftsleitung, Pharma-Protokolle, 1964–1970

Ciba-Geigy

Ciba-Geigy, RE 14.02, ZF Recht, Freie Mitarbeiter, Aufstellung der Zahlungen, 1982–1986
Ciba-Geigy, PH 8.01.01, Division Pharma, Pharma Schweiz, Pharmazeutischer Spezialitäten-Umsatz, Ciba-Linie 1970–1983
Ciba-Geigy, VR 1, 1973/74
Ciba-Geigy, Z 9.01, Zentralsekretariat, Darstellungsservice, Organigramme Stammhaus, 1970
Ciba-Geigy, PH 1, Divison Pharma, Protokolle der Divisionsleitung, Index für die Jahre 1976–1981
Ciba-Geigy, PH 2, Division Pharma, Berichte, Psycho-Neuropharmaka, Standortbestimmung der Ciba-Geigy Produkte 1975/6, 21. 10. 1976
Ciba-Geigy, PH 4.00.2, Division Pharma, Forschung, Protokolle, Pharma-Forschungs-Ausschuss, 1/70–21/78, Oktober 1970–Juli 1978
Ciba-Geigy, PH 4.02, Division Pharma, Forschung Konzern, Research Conference Basle/USA 1975
Ciba-Geigy, PH 7.01, Marketing-Medizinisch-pharmazeutische Information, Psyche + Soma 1975–1980
Ciba-Geigy, PH 7.04, Division Pharma, Präparate und Information, diverse
Ciba-Geigy, PH 8.06, Pharma-International, PHI-Protokolle Jan. 1983 bis April 1984

Geigy

Geigy, FB 1, Material zu Dr. med. Paul E. Schmidlin (1917–1984)
Geigy, FB 4/3, Firmengeschichte, Biographisches, Dr. Robert Boehringer (1884–1974), Berichte und Beobachtungen, Pharma. Agrochemie, Pharma-Erfahrungen, Exposé 25 Jahre Pharma, Spezialitäten Geigy
Geigy, FB 4/4 Firmengeschichte, Biographisches. Dr. Robert Boehringer (1884–1974). Korrespondenz mit Carl Koechlin-Vischer, 1948–1957
Geigy, G_JU/V, ZF Recht, Abgelaufene Verträge, Nr. 2081–2219
Geigy, G_JU/V, ZF Recht, Geigy-Verträge, Nr. 2183–2250
Geigy, GB 26, Technische Jahresberichte 1956–1959
Geigy, GL 10, Geschäftsleitender Ausschuss (GA), Protokolle 1955–1956
Geigy, GL 11, Geschäftsleitender Ausschuss (GA), Protokolle 1957–1958
Geigy PP 1a, Produktion Pharma, Geigy-Pharmaka, Jahresberichte, 1947, 1950, 1962–1966, 1. Quartal 1967
Geigy, PP 1b: Produktion Pharma, Jahresberichte, Diverses
Geigy, PP 3, Produktion Pharma, Pharmazeutische Abteilung, Gründung, Forschung & Entwicklung; Tierversuche, Ph.-Fertigung, Klinische Prüfung, Packungswesen, Verkauf, Umsätze, Interpharma, Preisfragen, Veterinär-Produkte
Geigy, PP 9/2, Produktion Pharma, Pharma Fassionierungsbetrieb, Sammlung Dr. K. Reber, Quartals- und Jahresberichte 1954–1958

Geigy, PP 12/1, Produktion Pharma, Pharma-Gremium, Protokolle, Nr. 26–156, Jan. 1952 bis Dez. 1957, Nr. 1/58–19/60
Geigy, PP 12/2, Produktion Pharma, Pharma-Gremium, Prot. Nr. 1/61–12/64, 1961–1964
Geigy, PP 12/3, Produktion Pharma, Pharma-Gremium, Prot. Nr. 1/65–12/67, 1965–1967
Geigy, PP 12/4, Produktion Pharma, Pharma-Gremium, Protokolle: Geigy Pharmaka/ Pharma-Planung, Forschungs- und Vertriebssitzung, Piraten-Komitee, Pharma Engagement, 1953–1956
Geigy, PP 12/5, Produktion Pharma, Medizinische Abteilung, Sachgebietsprotokolle
Geigy, PP 22/6, Produktion Pharma, Psychopharmaka, Tofranil
Geigy, PP 22/7, Produktion Pharma, Psychopharmaka, Tofranil
Geigy, PP 36, Produktion Pharma, Forschung, Quartalsberichte 1965–1970, Sammlung Dr. E. Girod
Geigy, PP 42, Produktion Pharma, Medizinische Abteilung, Jahresberichte 1964–1967
Geigy, PP 50, Produktion Pharma, Pharmakologische Abteilung, Klinik-Präparate, Entwicklungspräparate, Statistische Jahresberichte 1955–1966
Geigy, PP 52, Produktion Pharma, Medizinische Abteilung, Planung, Organisation, Prüfungsprogramme, Entwicklungspräparate 1969–1971
Geigy, PP 130, Produktion Pharma, Jahresberichte der Pharmazeutischen Abteilung, 1947–1959

Sandoz
Sandoz, C 304.001, 1957–1959
Sandoz, C 304.001, 1960–1963
Sandoz, C 304.001, 1964–1969
Sandoz, C 307.000, 1967
Sandoz, C 307.000, 1968
Sandoz, C 307.000, 1969
Sandoz, H 101.002/003
Sandoz, H 205.003/205.004
Sandoz, H 205.006, 1959–1960
Sandoz, H 209.005, 1956–1966
Sandoz, H 209.006–209.008, Protokolle der Sitzungen der Klinischen Forschungsabteilung
Sandoz, H 121.000, Pharmazeutisches Departement, Protokoll der Geschäftsführung

Wander
Gesellschaften 1968/69
Jahresberichte Tochtergesellschaften 1968, 1969, 1970
Tochtergesellschaften 1968
Tochtergesellschaften 1969/I
Tochtergesellschaften 1969/II
Tochtergesellschaften 1970/I
Tochtergesellschaften 1970/II
Tochtergesellschaften 1971

Klinisches Archiv; Research Archive, Novartis AG
Einzeldokumente

Roche AG, Basel

Historisches Archiv Roche

Interne Mitteilung Dr. H. Bruderer, VI/Chem., H.W. Roth, VI/ZS, Present State and Prospects in the Field of Antidepressants, 23. 5. 1975

Rapport Nr. B-53'543, Interner Forschungsbericht. Ein Bericht über Neuroleptika, Dr. E. Kyburz, 29. 9. 1975

Rapport Nr. 54'333, Dr. L. Havas, Bactrim Injektionslösung Ro 06-2580/022. Ergebnisse über Therapie und Verträglichkeit, 25. 4. 1972

Rapport Nr. 70'563, Abschlussbericht von Dr. G. J. Foglar, Abt. VI/Klin., Präparat Ro 6-5670, 24. 3. 1970

Rapport Nr. 71'499, Dr. J. E. Blum, Vergleichende Beurteilung von Benzodiazepinen in verschiedenen pharmakologischen Tests, 4. 1. 1968

Staatsarchiv des Kantons Freiburg

Hôpital psychiatrique cantonal de Marsens

HPC 49, Traitement du personnel, 1953–1954

HPC 202, Pensionnaires, 1956–1968

HPC 305, Correspondances, 1954–1961

HPC 446, Commission administrative, sous-commission médicale, Rapports, séances, 1959–1963

Staatsarchiv des Kantons Thurgau (StATG)

Finanzdepartement

4'30 Finanzdepartement allgemein (1803–)

4'34 Finanzverwaltung: Staatsanstalten III (1804–1990)

Gesundheitsamt

9'14, 5.2.6 Psychiatrische Klinik Münsterlingen (1962–1996)

Grosser Rat

2'30'331-A, 54/9-1, Allgemeine Akten Grosser Rat, Botschaft des Regierungsrats zum Gesetz über das Gesundheitswesen, 8. 9. 1981

Psychiatrische Klinik Münsterlingen

9'10, 0 Rechtliche Grundlagen (1840–1978)

9'10, 1 Direktion und Verwaltung (1840–1995)

9'10, 2 Rechnungswesen (1851–1992)

9'10, 3 Bauwesen (1843–1980)

9'10, 4 Personalwesen (1850–1994)

9'10, 5 Patienten und Patientinnen stationär (1839–1959)

9'10, 6 Patienten und Patientinnen ambulant (1916–1980)

9'10, 8 Testverfahren, Diagnostik (1926–1994)
9'10, 9 Forschung, Therapie (1844–1994)
9'10, 10 Pflege (1909–1980)

Nachlass Alfred Huggenberger
9'42, 1.1/58 Kuhn Ernst (1874–), Buch- und Kunsthandlung, Biel BE (1908–1943), Korrespondenz

Nachlass Roland Kuhn / Verena Kuhn-Gebhart
9'40, 1 Roland Kuhn: Oberarzt und Klinikdirektor (1935–1993)
9'40, 2 Roland Kuhn: Der Schreibtisch des Jahres 2005 (1934–2006)
9'40, 3 Roland Kuhn: Korrespondenz (1912–2014)
9'40, 4 Roland Kuhn: Dokumentationen (1862–2005)
9'40, 5 Roland Kuhn: Psychopharmakologie (1946–2002)
9'40, 8 Roland Kuhn: Publikationen und Vorträge (1940–2014)
9'40, 9 Roland Kuhn: Der Universitätslehrer (1942–2000)
9'40, 11 Roland Kuhn: Krankengeschichten (1878–2014)
9'40, 12 Roland Kuhn: Blaue Ordner (ca. 1800–2008)
9'40, 13 Roland Kuhn: Ehrungen (1980–2004)
9'40, 14 Roland Kuhn: Privatpraxis ab 1980 (1980–1992)
9'40, 15 Roland Kuhn: Kleinobjekte (ca. 1920–ca. 2000)
9'40, 21 Verena Kuhn-Gebhart: Berufliche Tätigkeit (1952–2006)
9'40, 22 Verena Kuhn-Gebhart: Krankengeschichten (1950–2008)
9'40, 23 Verena Kuhn-Gebhart: Kleinobjekte (ca. 1960–ca. 2000)

Sanitätsdepartement
4'800 Manuale (1970–1990)
4'802 Allgemeine Akten (1803–1990)
4'803 Allgemeines, Personelles, Gesetzgebung (1869–1987)
4'840'33, Protokolle Aufsichtskommission (1935–1970)

Strafgerichte
6'10'50 Obergericht Criminale: Protokoll (5. 1. 1989–15. 12. 1989)
6'11'** 1989 Obergericht Criminale: Akten, S 48

Verein und Kinderheim St. Iddazell Fischingen
8'943, 6 Kinderdossiers
8'943, 11 Nachlieferungen ab 1. März 2014 (1969–1985)

Zwischenarchiv (ZA)
Ambulante Krankenakten der Psychiatrischen Klinik Münsterlingen
Stationäre Krankenakten der Psychiatrischen Klinik Münsterlingen
Akten der Steuerverwaltung

Mündliche Quellen

Gespräche mit Zeitzeuginnen und Zeitzeugen

Personen, deren Aussagen namentlich wiedergegeben werden

Jules Angst, Dr. med., 1969–1994 Professor für Klinische Psychiatrie und Direktor der Forschungsabteilung der Psychiatrischen Universitätsklinik Zürich, 9. 5. 2016

René Bloch, Dr. med., 1970–1972 Assistenzarzt, 1973–1974 stellvertretender Oberarzt an der Psychiatrischen Klinik Münsterlingen, 14. 3. 2018

Alexandra Delini-Stula, Dr. med., 1966–1970 in der Forschung bei Geigy, 1971–1989 bei Ciba-Geigy, 19. 6. 2017

Colette Grosspietsch, 1973–1977 Lehre als Psychiatriepflegerin, seither Psychiatriepflegerin an der Psychiatrischen Klinik Münsterlingen, 13. 9. 2016

Jürg Grundlehner, 1970–1974 Lehre als Psychiatriepfleger an der Psychiatrischen Klinik Münsterlingen, 23. 8. 2017

Albert Lingg, Dr. med., 1975–1977 Assistenzarzt, 1977–1978 stellvertretender Oberarzt, 1978–1977 Oberarzt an der Psychiatrischen Klinik Münsterlingen, 7. 9. 2106

Doris Meli-Nyffenegger, 1971–1974 Lehre als Psychiatriepflegerin, danach bis 2015 Psychiatriepflegerin an der Psychiatrischen Klinik Münsterlingen, 13. 9. 2016

Uwe Moor, Primarlehrer und Historiker aus dem Kanton Thurgau, 15. 11. 2016

Ernst Müller, 1970/71 als junger Erwachsener zweimal stationär in der Psychiatrischen Klinik Münsterlingen behandelt, 29. 11. 2016

Ingrid Ruoss, 1960, mit 28 Jahren zunächst ambulant, anschliessend für dreieinhalb Wochen stationär in der Psychiatrischen Klinik Münsterlingen behandelt, 14. 11. 2016

Marianne Sax, 1975 als Kind ambulant in der Psychiatrischen Klinik Münsterlingen abgeklärt, 30. 11. 2016

Karl Studer, Dr. med., 1980–2006 Chefarzt der Psychiatrischen Klinik Münsterlingen, 3. 11. 2016

Marlies Verhofnik, 1958–1961 Lehre als Psychiatriepflegerin, 1963–1978 Nachtwache, 1986–1991 Psychiatriepflegerin an der Psychiatrischen Klinik Münsterlingen, 12. 9. 2016

Heinz Wiederkehr, Anfang der 1960er-Jahre als Kind ambulant in der Psychiatrischen Klinik Münsterlingen abgeklärt und behandelt, 16. 12. 2016

Kaspar Winterhalter, Dr. med., 1970–1974 Mitglied des Friedrich Miescher Instituts (eine Stiftung, die 1970 auf Initiative von Ciba und Geigy gegründet wurde und medizinische Grundlagenforschung betreibt) und Konsulent der Firma Solco, 1977–2005 Professor für Biochemie an der ETH Zürich, 11. 12. 2017

Ernst Wyrsch, 1966–1973 Vizeoberpfleger, 1973–2003 Oberpfleger an der Psychiatrischen Klinik Münsterlingen, 19. 8. 2016

Personen, deren Aussagen in anonymisierter Form wiedergegeben werden

Mann, der 1963–1981 bei Roland Kuhn in ambulanter Behandlung stand, 21. 7. 2016

Arzt, der 1984–1986 als Assistenzarzt an der Psychiatrischen Klinik Münsterlingen arbeitete, 28. 7. 2016

Zwei Schwestern, deren Mutter Anfang der 1960er-Jahre einige Jahre im Ambulatorium der Psychiatrischen Klinik Münsterlingen behandelt wurde, 23. 11. 2016

Frau, die in den 1980er-Jahren in der Verwaltung der Psychiatrischen Klinik Münsterlingen arbeitete, 28. 11. 2016

Mann, der in den 1970er- und 1980er-Jahren mehrmals stationär in der Psychiatrischen Klinik Münsterlingen behandelt wurde, 7. 12. 2016

Mann, der 1959/60 als Assistenzarzt an der Psychiatrischen Klinik Münsterlingen und später in der Pharmaindustrie arbeitete, 6. 3. 2018

Frau, die 1957–1960 die Lehre als Psychiatriepflegerin in der Psychiatrischen Klinik Münsterlingen absolvierte und 1958–1960 in ambulanter Behandlung bei Verena Kuhn stand, 18. 4. 2018

Mann, der 1965/66 als Jugendlicher bei Verena Kuhn in ambulanter Behandlung stand, 12. 1. 2018

Telefoninterviews mit 29 Zeitzeuginnen und Zeitzeugen

Geführt wurden die Telefoninterviews mit 13 ehemaligen stationären und ambulanten Patientinnen und Patienten der Psychiatrischen Klinik Münsterlingen (8. 11. 2016–3. 3. 2017), neun Angehörigen und Bekannten von ehemaligen Patientinnen und Patienten der Psychiatrischen Klinik Münsterlingen (9. 11. 2016–7. 2. 2017), fünf ehemaligen Angestellten der Psychiatrischen Klinik Münsterlingen (9. 11. 2016, 11. 11. 2016, 5. 12. 2016, 13. 2. 2017, 17. 1. 2018), einem ehemaligen Behördenmitglied (10. 11. 2016) und einer weiteren Person (10. 11. 2016).

Gedruckte Quellen

Angst, Jules; Pöldinger, Walter, Klinische Erfahrungen mit dem Butyrophenonderivat Methylperidol (Luvatren). Vergleichender Beitrag zur Methodik pharmakopsychiatrischer Untersuchungen, in: Schweizerische Rundschau für Medizin 52/44 (1963), S. 1348–1354.

Angst, Jules; Battegay, Raymond; Bente, Dieter et al., Über das gemeinsame Vorgehen einer deutschen und schweizerischen Arbeitsgruppe auf dem Gebiet der Psychiatrischen Dokumentation, in: Schweizer Archiv für Neurologie, Neurochirurgie und Psychiatrie 100 (1967), S. 207–211.

Angst, Jules et al., Das Dokumentations-System der Arbeitsgemeinschaft für Methodik und Dokumentation in der Psychiatrie, in: Arzneimittel-Forschung 19 (1969), S. 399–405.

Angst, Jules, Leerpräparate in Therapie und Forschung, in: Praktische Psychiatrie 47/1 (1969), S. 2–12.

Angst, Jules, Doppelblindversuch, in: Christian Müller (Hg.), Lexikon der Psychiatrie, Berlin, Heidelberg, New York 1973, S. 140.

Angst, Jules; Theobald, Walter, Tofranil (Imipramin), Bern 1970.
Bein, Hugo J., Psychopharmakologie. Quo vadis, in: Schweizer Archiv für Neurologie, Neurochirurgie und Psychiatrie 115 (1974), S. 17–25.
Bein, Hugo J., Prejudices in Pharmacology and Pharmacotherapy. The So-called Anticholinergic Effect of Antidepressants, in: Agents and Actions 7 (1977), S. 313–315.
Birkmayer, Walther (Hg.), Anfall – Verhalten – Schmerz. Internationales Symposium St. Moritz, 6.–7. Januar 1975, Bern, Stuttgart, Wien 1976.
Brodie, Bernhard; Dick, Pierre; Kielholz, Paul; Pöldinger, Walter; Theobald, Walter, Preliminary Pharmacological and Clinical Results with Desmethylimipramin (DMI) G 35020, a Metabolite of Imipramine, in: Psychopharmacologia 2 (1961), S. 467–474.
Ciba Aktiengesellschaft (Hg.), Entspannung – neue therapeutische Aspekte. Internationales Symposium St. Moritz, 16. Januar 1970, Basel 1970.
Ciba Aktiengesellschaft (Hg.), Entspannungstherapie psychosomatischer Störungen. Internationales Symposium St. Moritz, 11.–13. Januar 1971, Basel 1971.
Gebhart, Verena, Zum Problem der intellektuellen Entwicklung im Rorschachschen Formdeutversuch, in: Monatsschrift für Psychiatrie und Neurologie 124 (1952), S. 91–125.
Grünthal, Ernst, Über Parpanit, einen neuen, extrapyramidal-motorische Störungen beeinflussenden Stoff, in: Schweizerische Medizinische Wochenschrift 50 (1946), S. 1286–1289.
Interkantonale Vereinbarung über die Kontrolle der Heilmittel, 3. Juni 1971, 812.2.
Jungi, Walter Felix et al., Gehäufte durch Clozapin (Leponex) induzierte Agranulozytosen in der Ostschweiz?, in: Schweizerische Medizinische Wochenschrift 107/49 (1977), S. 1861–1864.
Kielholz, Paul; Battegay, Raymond, Behandlung depressiver Zustandsbilder. Unter spezieller Berücksichtigung von Tofranil, einem neuen Antidepressivum, in: Schweizerische Medizinische Wochenschrift, 88/31 (1958), S. 763–767.
Kielholz, Paul, Einführung, in: Juan J. Lopez Ibor (Hg.), Proceedings of the Fourth World Congress of Psychiatry, Madrid 5–11 Sept. 1966, Amsterdam, New York 1968, S. 817.
Kielholz, Paul (Hg.), Depressive Zustände. Erkennung, Bewertung, Behandlung, Internationales Symposium St. Moritz, 10.–11. Januar 1972, Bern, Stuttgart, Wien 1972.
Kielholz, Paul (Hg.), Die larvierte Depression, Internationales Symposium St. Moritz, 8.–10. Januar 1973, Bern, Stuttgart, Wien 1973.
Kielholz, Paul (Hg.), Betablocker und Zentralnervensystem, Internationales Symposium St. Moritz, 5.–6. Januar 1976, Bern, Stuttgart, Wien 1978.
Kuhn, Roland, Über Maskendeutungen im Rorschachschen Versuch, Basel 1944.
Kuhn, Roland, Maskendeutungen im Rorschachschen Versuch, 2., verb. und erw. Auflage, Basel 1954.
Kuhn, Roland, Über die Behandlung depressiver Zustände mit einem Iminodibenzylderivat (G 22355), in: Schweizerische Medizinische Wochenschrift 87/35–36 (1957), S. 1135–1140.

Kuhn, Roland, Probleme der klinischen und poliklinischen Anwendung psychopharmakologischer Substanzen, in: Schweizer Archiv für Neurologie, Neurochirurgie und Psychiatrie 84/1–2 (1959), S. 319–329.
Kuhn, Roland, Medikamentöse Behandlung der Depression und der Nervosität, in: Zeitschrift für ärztliche Fortbildung 50/7 (1961), S. 518–528.
Kuhn, Roland, Daseinsanalyse und Psychiatrie, in: Hans W. Gruhle et al. (Hg.), Psychiatrie der Gegenwart, Bd. 1/2, Berlin 1963, S. 853–902.
Kuhn, Roland, Untersuchungen über mögliche Zusammenhänge zwischen Metabolitenausscheidung und Krankheitsverlauf depressiver Zustände unter Imipramin-Medikation, in: Psychopharmacologia 8 (1965), S. 201–222.
Kuhn, Roland; Taeschler, M.; Schoch, J., Pharmakologische und klinische Eigenschaften eines neuen Butyrophenon-Derivates (FR 33), in: Psychopharmacologia 9 (1966), S. 351–362.
Kuhn, Roland, Beobachtungen und Erfahrungen an einem psychiatrischen Ambulatorium während 30 Jahren, in: Schweizer Archiv für Neurologie, Neurochirurgie und Psychiatrie 106/2 (1970), S. 345–353.
Kuhn, Roland, Vorwort, in: Jules Angst et al. (Hg.), Tofranil (Imipramin), Bern 1970, S. VI.
Kuhn, Roland, Klinische Erfahrungen mit einem neuen Antidepressivum, in: Paul Kielholz (Hg.), Depressive Zustände. Erkennung, Bewertung, Behandlung, Internationales Symposium St. Moritz, 10.–11. Januar 1972, Bern, Stuttgart, Wien 1972, S. 195–202.
Kuhn, Roland, Die Therapie der larvierten Depression, in: Paul Kielholz (Hg.), Die larvierte Depression, Internationales Symposium St. Moritz, 8.–10. Januar 1973, Bern, Stuttgart, Wien 1973, S. 194–200.
Kuhn, Roland, Ambulante Depression, in: Paul Kielholz (Hg.), Die Depression in der täglichen Praxis, Internationales Symposium St. Moritz, 7.–8. Januar 1974, Bern, Stuttgart, Wien 1974, S. 98–101.
Kuhn, Roland, Die psychotrope Wirkung von Carbamazepin bei nicht-epileptischen Erwachsenen, in: Walther Birkmayer (Hg.), Anfall – Verhalten – Schmerz, Internationales Symposium St. Moritz, 6.–7. Januar 1975, Bern, Stuttgart, Wien 1976, S. 267–270.
Kuhn, Roland, Über die neuroleptische Wirkung von Baclofen bei chronisch Schizophrenen, in: Arzneimittel-Forschung 26 (1976), S. 1187.
Kuhn, Roland, Erkennung thymoleptischer Wirkungen im klinischen Bereich, in: Paul Kielholz (Hg.), Ergebnisse der Anwendung von Antidepressiva, vorgetragen anlässlich des von den Troponwerken Köln am 6. Mai 1977 veranstalteten Symposions, Tropon Arzneimittel, Köln 1978, S. 7–12.
Kuhn, Roland, Beitrag zur Daseinsstruktur von Suchtverhalten, in: Gerhardt Nissen (Hg.), Abhängigkeit und Sucht. Prävention und Therapie, Bern 1994, S. 54–61.
Kuhn, Roland, Clinique et expérimentation en psychopharmacologie, in: ders., Ecrits sur l'analyse existentielle. Textes réunis et présentés par Jean-Claude Marceau, préface de Mareike Wolf-Fedida, Paris 2007, S. 149–165.
Kuhn-Gebhart, Verena, Erfahrungen mit einem neuen Antidepressivum bei der Behandlung von Kindern, in: Paul Kielholz (Hg.), Depressive Zustände. Er-

kennung, Bewertung, Behandlung, Internationales Symposium St. Moritz, 10.–11. Januar 1972, Bern, Stuttgart, Wien 1972, S. 230–232.
Kuhn-Gebhart, Verena, Die Behandlung larvierter Depressionen bei Kindern und Jugendlichen, in: Paul Kielholz (Hg.), Die larvierte Depression, Internationales Symposium St. Moritz, 8.–10. Januar 1973, Bern, Stuttgart, Wien 1973, S. 160–162.
Kuhn-Gebhart, Verena, Ambulante Depressionsbehandlung von Kindern, in: Paul Kielholz (Hg.), Die Depression in der täglichen Praxis, Internationales Symposium St. Moritz, 7.–8. Januar 1974, Bern, Stuttgart, Wien 1974, S. 251 f.
Kuhn-Gebhart, Verena, Die psychotrope Wirkung von Carbamazepin bei nicht-epileptischen Kindern, in: Walther Birkmayer (Hg.), Anfall – Verhalten – Schmerz, Internationales Symposium St. Moritz, 6.–7. Januar 1975, Bern, Stuttgart, Wien 1976, S. 263–266.
Mayer-Gross, Wilhelm, The Idea of a Psychiatric Vocabulary, in: Werner A. Stoll (Hg.), 2nd International Congress for Psychiatry, Zürich, 1.–7. 9. 1957, Zürich 1959, Bd. IV, S. 269–271.
Morgenthaler, Walter, Die Pflege der Gemüts- und Geisteskranken, 5. erw. u. verb. Auflage, Bern 1948.
Oberholzer, Rudi J. H., Die klinische Prüfung neuer Arzneimittel, hg. von der Informationsstelle der forschenden pharmazeutischen Industrie, Biel 1964 [ebenfalls in: Pharmaceutica Acta Helvetiae 39/465 (1964)].
Osmond, Humphry, Chemical Concepts of Psychosis (Historical Contributions), in: Max Rinkel (Hg.), Chemical Concepts of Psychosis. Proceedings of the Symposium on Chemical Concepts of Psychosis held at the 2nd International Congress of Psychiatry in Zurich, Sept. 1–7, 1957, New York 1958, S. 3–26.
Richtlinien der IKS betreffend Anforderungen an die Dokumentation für die Registrierung von Arzneimitteln der Humanmedizin (Registrierung-Richtlinien), 16. 12. 1977, Bern 1977.
Rinkel, Max, Foreword, in: ders. (Hg.), Chemical Concepts of Psychosis. Proceedings of the Symposium on Chemical Concepts of Psychosis held at the 2nd International Congress of Psychiatry in Zurich, Sept. 1–7, 1957, New York 1958, S. VII–IX.
Robson, J. M.; Sullivan F. M., The Production of Foetal Abnormalities in Rabbits by Imipramine, in: The Lancet 281/7282 (23. März 1963), S. 638–639.
Schindler, Walter; Häfliger, Franz, Über Derivate des Iminodibenzyls, in: Helvetia Chimica Acta 37/2 (1954), S. 472–483.
Schwab, Robert S.; Leigh, Denis, Parpanit in the Treatment of Parkinson's Disease, in: Journal of the American Medical Association (5. März 1949), S. 629–634.
Schweizerische Akademie der Medizinischen Wissenschaften, Richtlinien für Forschungsuntersuchungen am Menschen, Basel 1970.
Senn, Hans-Jörg et al., Clozapine and Agranulocytosis, in: The Lancet 5 (1977), S. 547.
Theobald, Walter et al., Zur Pharmakologie von Metaboliten des Imipramins, in: Medicina et Pharmacologia Experimentalis 15 (1966), S. 187–197.
Wille, Hermann, Hundert Jahre Heil- und Pflegeanstalt Münsterlingen 1840–1940, Frauenfeld 1944.

Woggon, Brigitte; Angst, Jules, Grundlagen und Richtlinien für erste klinische Psychopharmaka-Prüfungen (Phase I, II) aus der Sicht des klinischen Prüfers, in: Arzneimittelforschung 28 (1978), S. 1257–1259.

World Medical Organization: Declaration of Helsinki 1964, in: British Medical Journal 313 (1996), S. 1448–1449 [1964].

Zolliker, Adolf, Die wissenschaftlichen und praktischen Erfahrungen in der ambulanten Behandlung von Psychosen, in: Schweizer Archiv für Neurologie, Neurochirurgie und Psychiatrie 87/2 (1961), S. 391–402.

Periodika

Der Nervenarzt. Organ der Deutschen Gesellschaft für Psychiatrie, Psychotherapie und Nervenheilkunde. Mitteilungsblatt der Deutschen Gesellschaft für Neurologie, 1935–1985.

Der Schweizerische Beobachter, Schlagwortkatalog, 1947–1984.

Interkantonale Kontrollstelle für Heilmittel in Bern, Monatsberichte, 1947–1988.

Interkantonale Kontrollstelle für Heilmittel in Bern, Tätigkeitsberichte (Jahresberichte), 1950–1995.

Leuetatze, Hauszeitung der Thurgauischen Staatsverwaltung, 1974–1985.

Schweizer Archiv für Neurologie und Psychiatrie. Offizielles Organ der Schweizerischen Neurologischen Gesellschaft sowie der Schweizerischen Gesellschaft für Psychiatrie, 1930–1992.

Darstellungen

Akermann, Martina; Jenzer, Sabine; Meier, Thomas; Vollenweider, Janine, Kinder im Klosterheim. Die Anstalt St. Iddazell Fischingen 1879–1978, Frauenfeld 2015.

Ammann, Jürg; Studer, Karl (Hg.), 150 Jahre Münsterlingen. Das Thurgauische Kantonsspital und die Psychiatrische Klinik 1840–1990, Weinfelden 1990.

Bächi, Beat, Vitamin C für alle! Pharmazeutische Produktion, Vermarktung und Gesundheitspolitik (1933–1953), Zürich 2009.

Bacopoulos-Viau, Alexandra; Fauvel, Aude, The Patient's Turn. Roy Porter and Psychiatry's Tales, Thirty Years on, in: Medical History 60 (2016), S. 1–18.

Balz, Viola, Zwischen Wirkung und Erfahrung. Eine Geschichte der Psychopharmaka. Neuroleptika in der Bundesrepublik Deutschland, 1950–1980, Bielefeld 2010.

Ban, Thomas A.; Healy, David; Shorter, Edward (Hg.), The Rise of Psychopharmacology and the Story of CINP, Bd. 1, Budapest 1998.

Ban, Thomas A.; Healy, David; Shorter, Edward (Hg.), The Triumph of Psychopharmacology, and the Story of CINP, Bd. 2, Budapest 2000.

Ban, Thomas A.; Healy, David; Shorter, Edward (Hg.), From Psychopharmacology to Neuropsychopharmacology in the 1980s and the Story of CINP, Bd. 3, Budapest 2002.

Ban, Thomas A.; Healy, David; Shorter, Edward (Hg.), Reflections on Twentieth-Century Psychopharmacology, Bd. 4, Budapest 2004.

Bersot, Henri, Die Fürsorge für die Gemüts- und Geisteskranken in der Schweiz, Bern 1936.

Bersot, Henri, Das Pflegepersonal der öffentlichen und privaten psychiatrischen Anstalten der Schweiz, Bern 1939.

Brandenberger, Katharina, Psychiatrie und Psychopharmaka. Therapien und klinische Forschung mit Psychopharmaka in zwei psychiatrischen Kliniken der Schweiz, 1950–1980, Diss. Zürich 2012.

Braunschweig, Sabine, Zwischen Aufsicht und Betreuung. Berufsbildung und Arbeitsalltag der Psychiatriepflege am Beispiel der Basler Heil- und Pflegeanstalt Friedmatt, 1886–1960, Zürich 2013.

Bühler, Rahel; Galle, Sara; Grossmann, Flavia; Lavoyer, Matthieu; Mülli, Michael; Neuhaus, Emmanuel; Ramsauer, Nadja, Ordnung, Moral und Zwang. Administrative Versorgungen und Behördenpraxis, Veröffentlichungen der Unabhängigen Expertenkommission Administrative Versorgungen, Bd. 7, Zürich 2019.

Campbell, Nancy D.; Stark, Laura, Making up «Vulnerable» People. Human Subjects and the Subjective Experience of Medical Experiment, in: Social History of Medicine 28 (2015), S. 825–848.

Daemmrich, Arthur, A Tale of Two Experts. Thalidomide and Political Engagement in the United States and West Germany, in: Social History of Medicine 15 (2002), S. 137–158.

Daemmrich, Arthur, Pharmacopolitics. Drug Regulation in the United States and Germany, Chapel Hill 2004.

Dammann, Gerhard, Zur Einführung. Phänomenologische Psychiatrie heute und ihr geschichtlicher Bezug zur Klinik Münsterlingen, in: ders. (Hg.), Phänomenologie und psychotherapeutische Psychiatrie, Stuttgart 2015, S. 11–19.

Dettwiler, Walter, Von Basel in die Welt. Die Entwicklung von Geigy, Ciba und Sandoz zu Novartis, Zürich 2013.

Dornes, Martin, Macht der Kapitalismus depressiv? Über seelische Gesundheit und Krankheit in modernen Gesellschaften, Frankfurt am Main 2016.

Ehrenberg, Alain, Das erschöpfte Selbst. Depression und Gesellschaft in der Gegenwart, Frankfurt am Main 2008.

Ehrenbold, Tobias, Samuel Koechlin und die Ciba-Geigy. Eine Biografie, Zürich 2017.

Erni, Paul, Die Basler Heirat. Geschichte der Fusion Ciba-Geigy, Zürich 1979.

Fischer, Peter, Werdegang, Aufgaben und Organisation der Interkantonalen Kontrollstelle für Heilmittel, in: Interkantonale Kontrollstelle für Heilmittel (Hg.), 75 Jahre interkantonale Heilmittelkontrolle (1900–1975), Bern 1975, S. 33–51.

Gaudillière, Jean-Paul; Hess, Volker, General Introduction, in: dies. (Hg.), Ways of Regulating Drugs in the 19th and 20th Centuries, New York 2013, S. 1–16.

Gaudillière, Jean-Paul; Thoms, Ulrike (Hg.), The Development of Scientific Marketing in the Twentieth Century. Research for Sales in the Pharmaceutical Industry, Abingdon 2015.

Gerber, Lucie, Marketing Loops. Clinical Research, Consumption of Antidepressants and the Reorganization of Promotion at Geigy in the 1960s and 1970s, in: Jean-Paul Gaudillière; Ulrike Thoms (Hg.), The Development of Scientific Marketing in the Twentieth Century. Research for Sales in the Pharmaceutical Industry, Abingdon 2015, S. 167–189.

Gerber, Lucie; Gaudillière, Jean-Paul, Marketing Masked Depression. Physicians, Pharmaceutical Firms, and the Redefinition of Mood Disorders in the 1960s and 1970s, in: Bulletin of the History of Medicine 90 (2016), S. 455–490.

Germann, Urs, Psychiatrie und Strafjustiz. Entstehung, Praxis und Ausdifferenzierung der forensischen Psychiatrie in der deutschsprachigen Schweiz 1850–1950, Zürich 2004.

Germann, Urs, Medikamentenprüfungen an der Psychiatrischen Universitätsklinik Basel, 1953–1980. Pilotstudie mit Vorschlägen für das weitere Vorgehen, Bern, 9. 3. 2017.

Goltermann, Svenja, Opfer. Die Wahrnehmung von Krieg und Gewalt in der Moderne, Hamburg 2017.

Greene, Jeremy, Prescribing by Numbers. Drugs and the Definition of Disease, Baltimore 2007.

Greene, Jeremy; Podolsky, Scott, Reform, Regulation, and Pharmaceuticals. The Kefauver-Harris Amendments at 50, in: New England Journal of Medicine 367/16 (2012), S. 1481–1483.

Greene, Jeremy, Generic. The Unbranding of Modern Medicine, Baltimore 2014.

Hafner, Urs; Janett, Mirjam, Draussen im Heim. Die Kinder der Steig, Appenzell 1945–1984. Historischer Bericht zuhanden der Standeskommission Appenzell Innerrhoden, Appenzell 2017.

Hägele, Ralf H. W., Arzneimittelprüfung am Menschen. Ein strafrechtlicher Vergleich aus deutscher, österreichischer, schweizerischer und internationaler Sicht, Baden-Baden 2004.

Hähner-Rombach, Sylvelyn; Hartig, Christine, Medikamentenversuche an Kindern und Jugendlichen im Rahmen der Heimerziehung in Niedersachsen zwischen 1945 und 1978. Forschungsprojekt im Auftrag des Niedersächsischen Ministeriums für Soziales, Gesundheit und Gleichstellung, 2019, www.ms.niedersachsen.de/themen/gesundheit/psychiatrie_und_psychologische_hilfen/versorgung-psychisch-kranker-menschen-in-niedersachsen-14025.html (12. 7. 2019).

Haller, Lea, Cortison. Geschichte eines Hormons, 1900–1955, Zürich 2012.

Healy, David, The Psychopharmacologists. Interviews, 3 Bände, London 1996, 1998, 2001.

Healy, David, The Antidepressant Era, Cambridge 1997.

Healy, David, The Creation of Psychopharmacology, Cambridge 2002.

Herzberg, David, Happy Pills in America. From Miltown to Prozac, Baltimore 2009.

Hess, Volker, Psychochemicals Crossing the Wall. Die Einführung der Psychopharmaka in der DDR aus der Perspektive der neueren Arzneimittelgeschichte, in: Medizinhistorisches Journal 42/1 (2007), S. 61–84.

Hess, Volker; Hottenrott, Laura; Steinkamp, Peter, Testen im Osten. DDR-Arzneimittelstudien im Auftrag westlicher Pharmaindustrie, Berlin 2016.

Hirshbein, Laura D., Science, Gender, and the Emergence of Depression in American Psychiatry, 1952–1980, in: Journal of the History of Medicine and Allied Sciences 61 (2006), S. 187–216.

Historische Statistik der Schweiz, https://hsso.ch.

HLS, Historisches Lexikon der Schweiz, elektronische Version, http://hls-dhs-dss.ch.

Hurst, Samia; Sprumont, Dominque, Recherche avec l'être humain, in: Droit de la santé et médecine légale, Chêne-Bourg 2014, S. 465–472.

Jenni, Christoph, Forschungskontrolle durch Ethikkommissionen aus verwaltungsrechtlicher Sicht. Geschichte, Aufgaben, Verfahren, Zürich, St. Gallen 2010.

Kissener, Michael, Boehringer Ingelheim im Nationalsozialismus. Studien zur Geschichte eines mittelständischen chemisch-pharmazeutischen Unternehmens, Stuttgart 2015.

Klauser, Ursina, «Schwierige» Kinder. Abklärung, Therapie und Forschung in der ambulanten Kinder- und Jugendpsychiatrie, 1950–1980, laufendes Dissertationsprojekt.

König, Mario; Siegrist, Hannes; Vetterli, Rudolf, Warten und Aufrücken. Die Angestellten in der Schweiz 1870–1950, Zürich 1985.

König, Mario, Besichtigung einer Weltindustrie – 1859 bis 2016, in: Georg Kreis; Beat von Wartburg (Hg.), Chemie und Pharma in Basel, Bd. 1, Basel 2016.

Kuhn, Roland, Roland Kuhn, in: Ludwig Pongratz (Hg.), Psychiatrie in Selbstdarstellungen, Bern 1977, S. 213–257.

Kuhn, Roland, Geschichte und Entwicklung der psychiatrischen Klinik, in: Jürg Ammann; Karl Studer (Hg.), 150 Jahre Münsterlingen. Das Thurgauische Kantonsspital und die Psychiatrische Klinik 1840–1990, Weinfelden 1990, S. 99–125.

Kuhn, Roland, Psychiatrie mit Zukunft. Beiträge zu Geschichte, Gegenwart, Zukunft der wissenschaftlichen und praktischen Seelenheilkunde, Basel 2004.

Langer, Gerhard; Heimann, Hans (Hg.), Psychopharmaka. Grundlagen und Therapie, Wien 1983.

Lienhard, Marina; Condrau, Flurin, Psychopharmakologische Versuche in der Psychiatrie Baselland zwischen 1950 und 1980. Bericht zuhanden der Psychiatrie Baselland, Liestal, Zürich 2019.

Lopez-Muñoz, Francisco; Alamo, Cecilio, Monoaminergic Neurotransmission. The History of the Discovery of Antidepressants from 1950s Until Today, in: Current Pharmaceutical Design 15 (2009), S. 1563–1586.

Lüönd, Karl, Rohstoff Wissen. Geschichte und Gegenwart der Schweizer Pharmaindustrie im Zeitraffer, Zürich 2009.

Majerus, Benoît, Making Sense of the «Chemical Revolution». Patient's Voices on the Introduction of Neuroleptics in the 1950s, in: Medical History 60 (2016), S. 67–86.

Marks, Harry M., The Progress of Experiment. Science and Therapeutic Reform in the United States, 1900–1990, Cambridge 1997.

Marks, Harry M., What Does Evidence Do? Histories of Therapeutic Research, in: Christian Bonah et al. (Hg.), Harmonizing Drugs. Standards in Twentieth-Century Pharmaceutical History, Paris 2009, S. 81–100.

Meier, Marietta, Spannungsherde. Psychochirurgie nach dem Zweiten Weltkrieg, Göttingen 2015.

Meier, Thomas; Jenzer, Sabine; Keller, Willi, Eingeschlossen. Alltag und Aufbruch in der psychiatrischen Klinik Burghölzli zur Zeit der Brandkatastrophe von 1971, Zürich 2017.

Meyers, Todd, Pharmacy and its Discontents, in: BioSocieties 8/4 (2013), S. 507–511.

Moncrieff, Joanna, The Myth of the Chemical Cure. A Critique of Psychiatric Drug Treatment, Basingstoke 2008.

Müller, Niklaus, Das Disziplinarverfahren gegen den Thurgauer Kantonsarzt Hans Schenker im Jahr 1986 und seine Folgen, Unpublizierte Bachelorarbeit, Historisches Seminar der Universität Zürich, 2018.

Pidoux, Vincent, Expérimentation et clinique électroencéphalographiques entre physiologie, neurologie et psychiatrie (Suisse, 1935–1965), in: Revue d'histoires des sciences 63 (2010), S. 439–472.

Pidoux, Vincent, Psychotrope, dépression et intersubjectivité. L'Epistémologie clinique de Roland Kuhn ou le *faire science* de la psychiatrie existentielle, in: Histoire, médecine et santé 6 (2014), S. 49–69.

Pignarre, Philippe, Comment la dépression est devenue une épidémie, Paris 2001.

Pignarre, Philippe, Psychotrope Kräfte. Patienten, Macht, Psychopharmaka, Zürich, Berlin 2006.

Pongratz, Ludwig (Hg.), Psychiatrie in Selbstdarstellungen, Bern 1977.

Porter, Roy, The Patient's View. Doing Medical History from Below, in: Theory and Society 14 (1985), S. 175–198.

Ratmoko, Christina, Damit die Chemie stimmt. Die Anfänge der industriellen Herstellung von weiblichen und männlichen Sexualhormonen 1914–1938, Zürich 2010.

Rees, W. Linford, in conversation with David Healy, The Place of Clinical Trials in the Development of Psychopharmacology, in: History of Psychiatry 8 (1997), S. 1–20.

Richli, Paul, Bericht über den Umgang mit Arzneimittelversuchen in der Luzerner Psychiatrie in den Jahren 19500–1980 aus rechtlicher Sicht. Im Auftrag des Gesundheits- und Sozialdepartements des Kantons Luzern, Luzern 2018.

Rietmann, Tanja; Germann, Urs; Condrau, Flurin, «Wenn Ihr Medikament eine Nummer statt eines Markennamens trägt». Medikamentenversuche in der Zürcher Psychiatrie 1950–1980, in: Beat Gnädinger; Verena Rothenbühler (Hg.), Menschen korrigieren. Fürsorgerische Zwangsmassnahmen und Fremdplatzierungen im Kanton Zürich bis 1981, Zürich 2018, S. 201–254.

Ritzmann, Heiner (Hg.), Historische Statistik der Schweiz, Zürich 1996.

Roelcke, Volker, The Use and Abuse of Medical Research Ethics. The German *Richtlinien*/Guidelines for Human Subject Research as an Instrument for the Protection of Research Subjects – and of Medical Science, ca. 1931–1961/64, in: Paul Weindling (Hg.), From Clinic to Concentration Camp. Reassessing Nazi Medical and Racial Research, 1933–1945, London 2017, S. 33–56.

Rose, Nikolas, Psychopharmaceuticals in Europe, in: Martin Knapp et al. (Hg.), Mental Health Policy and Practice across Europe, Milton Keynes 2007, S. 146–187.

Rotzoll, Maike, Rezension zu: Dietrich-Daum, Elisabeth: Über die Grenze in die Psychiatrie. Südtiroler Kinder und Jugendliche auf der Kinderbeobachtungsstation von Maria Nowak-Vogl in Innsbruck 1954–1987. Innsbruck 2018, in: H-Soz-Kult, 31. 10. 2018, www.hsozkult.de/publicationreview/id/rezbuecher-29430.

Sachse, Carola, Eckpunkte einer guten wissenschaftlichen Praxis der historischen Aufarbeitung schlimmer Vergangenheiten, in: WerkstattGeschichte 74 (2016), S. 85–99.

Schläpfer, Lea, Probandenschutz, Qualität und Transparenz in der klinischen Arzneimittelforschung. Die Rolle des Sponsors, Basel 2016.

Schmuhl, Hans-Walter; Roelcke, Volker (Hg.), «Heroische Therapien». Die deutsche Psychiatrie im internationalen Vergleich, 1918–1945, Göttingen 2013.

Schoefert, Anna Kathryn, The View from the Psychiatric Laboratory. The Research of Ernst Grünthal and his Mid-Twentieth-Century Peers, Unpublizierte Dissertation, University of Cambridge 2015.

Schwerin, Alexander von, 1961. Die Contergan-Bombe. Der Arzneimittelskandal und die neue risikoepistemische Ordnung der Massenkonsumgesellschaft, in: Nicholas Eschenbruch; Viola Balz; Ulrike Klöppel; Marion Hulverscheidt (Hg.), Arzneimittelgeschichte des 20. Jahrhunderts. Historische Skizzen von Lebertran bis Contergan, Bielefeld 2009, S. 255–282.

Shorter, Edward, Geschichte der Psychiatrie, Hamburg 2003 [1997].

Shorter, Edward, Before Prozac. The Troubled History of Mood Disorders in Psychiatry, Oxford 2009.

Shorter, Edward, How Everyone Became Depressed. The Rise and Fall of the Nervous Breakdown, Oxford, New York 2013.

Snelders, Stephen; Kaplan, Charles; Pieters, Toine, On Cannabis, Chloral Hydrate, and Career Cycles of Psychotropic Drugs in Medicine, in: Bulletin of the History of Medicine 80/1 (2006), S. 95–114.

Spiegel, René, Einführung in die Psychopharmakologie. Für Ärzte, Psychologen, Sozialarbeiter, Juristen und Pflegepersonal, 2., erg. und überarb. Auflage, Bern 1995.

Sprumont, Dominique, La Protection des Sujets de Recherche, Bern 1993.

Sprumont, Dominique; Girardin, Sara; Lemmens, Trudo, The Helsinki Declaration and the Law. An International and Comparative Analysis, in: Andrea Frever; Ulf Schmidt (Hg.), History and Theory of Human Experimentation. The Declaration of Helsinki and Modern Medical Ethics, Stuttgart 2007, S. 223–252.

Steger, Florian; Jeskow, Jan, Das Antidepressivum Levoprotilin in Jena. Arzneimittelstudien westlicher Pharmaunternehmen in der DDR, 1987–1990, Leipzig 2018.

Stupnicki, Roger, Die soziale Stellung des Arztes in der Schweiz, Bern 1953.

Tobbell, Dominique, «Who's Winning the Human Race?» Cold War as Pharmaceutical Political Strategy, in: Journal of the History of Medicine and Allied Sciences 64/4 (2009), S. 429–473.

Tornay, Magaly, La gentille dame Largactil, la méchante dame Geigy. La clinique psychiatrique de Münsterlingen vers 1954, in: Jean-François Bert; Elisabetta Basso (Hg.), Foucault à Münsterlingen. A l'origine de l'Histoire de la folie, Paris 2015, S. 57–68.

Tornay, Magaly, Zugriffe auf das Ich. Psychoaktive Stoffe und Personenkonzepte in der Schweiz, 1945 bis 1980, Tübingen 2016.

Tröhler, Ulrich, Doctors' Ethos and Statute Law concerning Human Research in Europe, in: Ulf Schmidt, Andreas Frewer (Hg.), History and Theory of Human Experimentation. The Declaration of Helsinki and Modern Medical Ethics, Stuttgart 2007, S. 27–54.

Undritz, Nils (Hg.), Rechtshandbuch für das Gesundheitswesen mit besonderer Berücksichtigung des Krankenhauswesens, 3. Aufl., Aarau 1992.

Van der Geest, Sjaak; Reynolds Whyte, Susan; Hardon, Anita, The Anthropology of Pharmaceuticals. A Biographical Approach, in: Annual Review of Anthropology 25 (1996), S. 153–178.

Wagner, Sylvia, Ein unterdrücktes und verdrängtes Kapitel der Heimgeschichte. Arzneimittelstudien an Heimkindern, in: Sozial.Geschichte Online 19 (2016), S. 61–113 (http://sozialgeschichteonline.wordpress.com).

Wagner, Sylvia, Arzneimittelstudien an Heimkindern in der BRD. Deskription und Erklärungsansätze, in: Virus. Beiträge zur Sozialgeschichte der Medizin 17 (2018), S. 89–110.

Wendt, Günther, Exkurs. Levoprotilin, in: Peter Riederer; Gerd Laux; Walter Pöldinger (Hg.), Neuro-Psychopharmaka. Ein Therapie-Handbuch, Bd. 3, Antidepressiva und Phasenprophylaktika, Wien, New York 1993, S. 396–399.

WHO, The Importance of Pharmacovigilance. Safety Monitoring of Medicinal Products, World Health Organization, Genf 2002.

Wüst, Felix, Die Interkantonale Vereinbarung über die Kontrolle der Heilmittel vom 16. Juni 1954, Muri bei Bern 1969.

Wüst, Felix, Die Arzneimittelkontrolle in der Schweiz, in: Orientierungen Nr. 53/1970, S. 9.

Namenregister

(natürliche und juristische Personen)

Sachregister

Prüfsubstanzen

Diese Liste enthält alle Stoffe, die von Roland Kuhn geprüft wurden und im Buch erwähnt werden (exklusive Fussnoten).

Prüfnummer[1]	Klinikinterne Bezeichnung	Substanzname
AMPT		Alpha-methyl-p-thyronsine
Ba-49802 B[2]		Oxaprotilin
CGP 12103		Levoprotilin
Ciba 32143		
Ciba 34276	Ciba, Ciba-Mittel	Maprotilin
Ciba 34647		Baclofen
Ciba 39089		Oxprenolol
FR 33		Butyrophenon, Roxoperon
G 2747		
G 22150	Geigy Weiss	
G 22355	Geigy Rot	Imipramin
G 23746	Geigy Gelb	
G 24415	Geigy Blau	
G 28342	Geigy Braun	
G 28364	Geigy Schwarz	Dichlorimipramin
G 28568	Geigy Grün	
G 31002	Geigy Weiss (II)	
G 31220	Geigy Grün (II), Geigy Orange	
G 31406	Geigy Rosa, Stilben-Tofranil	
G 31531		
G 32883		Carbamazepin
G 33006	Geigy Blau (II)	
G 33040	Geigy Gelb (II), Geigy Violett (II)	Opipramol
G 33679	Geigy Violett, Metabolit I	
G 35020	Metabolit III	Desipramin, Desmethylimipramin
G 35259	Keto	Ketotofranil, Ketimipramin
G 36526	Metabolit VI	
G 37329		
GP 47680	Keto-Tegretol, Tegretol-Nachfolger	Keto-Carbamazeptin, Oxcarbazepin
H 102/09[2]		Zimelidin
HF 1854		Clozapin
IB 503		
(Largactil)		Chlorpromazin
PSP 900		
Ro 6-5136		
(Serpasil)		Reserpin
(Solcoseryl)		
SUM 3170		Loxapin
Wy 3263	Amerikanisches Mittel	Iprindol

1 Stoffe in der Spalte «Prüfnummer», die in Klammern gesetzt sind, werden im Buch nur unter ihrem Substanz- und/oder Handelsnamen aufgeführt.

2 Substanz, für die eine Prüfanfrage vorliegt, die Durchführung der Prüfung aber nicht belegt werden kann.